CASOS CLÍNICOS
EM NEUROLOGIA

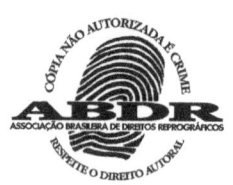

T756c   Toy, Eugene C.
         Casos clínicos em neurologia / Toy, Simpson, Tintner ; tradução:
        Renate Müller ; revisão técnica: Márcia Lorena Fagundes Chaves. –
        2. ed. – Porto Alegre : AMGH, 2014.
         xviii, 478 p. : il. ; 23 cm.

         ISBN 978-85-8055-290-4

         1. Medicina. 2. Neurologia – Casos clínicos. I. Simpson, Ericka.
        II. Tintner, Ron. III. Título.

                                                              CDU 616.8

         Catalogação na publicação: Ana Paula M. Magnus – CRB 10/2052

2ª Edição

CASOS CLÍNICOS
EM NEUROLOGIA

TOY • SIMPSON • TINTNER

Tradução:
Renate Müller
Médica neuropediatra pelo Hospital das Clínicas da Faculdade
de Medicina da Universidade de São Paulo (HCFMUSP).

Revisão técnica:
Márcia Lorena Fagundes Chaves
Médica neurologista pelo Hospital de Clínicas de Porto Alegre (HCPA).
Professora de Neurologia do Departamento de
Medicina Interna da Faculdade de Medicina da UFRGS.

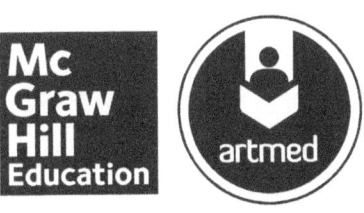

AMGH Editora Ltda.
2014

Obra originalmente publicada sob o título *Case files neurology*, 2nd Edition
ISBN 0071761705 / 9780071761703

Original edition copyright © 2013, The McGraw-Hill Global Education Holdings, LLC., New York 10020. All rights reserved.

Portuguese language translation copyright © 2014, AMGH Editora Ltda., a Grupo A Educação S.A. Company. All rights reserved.

Gerente editorial: *Letícia Bispo de Lima*

Colaboraram nesta edição
Editor: *Alberto Schwanke*
Assistente editorial: *Mirela Favaretto*
Preparação de originais: *Lisiane Andriolli Danieli*
Leitura final: *Carine Garcia Prates*
Arte sobre capa original: *Márcio Monticelli*
Editoração: *Armazém Digital® Editoração Eletrônica – Roberto Carlos Moreira Vieira*

NOTA

A medicina é uma ciência em constante evolução. À medida que novas pesquisas e a experiência clínica ampliam o nosso conhecimento, são necessárias modificações no tratamento e na farmacoterapia. Os autores desta obra consultaram as fontes consideradas confiáveis, em um esforço para oferecer informações completas e, geralmente, de acordo com os padrões aceitos à época da publicação. Entretanto, tendo em vista a possibilidade de falha humana ou de alterações nas ciências médicas, os leitores devem confirmar estas informações com outras fontes. Por exemplo, e em particular, os leitores são aconselhados a conferir a bula de qualquer medicamento que pretendam administrar, para se certificar de que a informação contida neste livro está correta e de que não houve alteração na dose recomendada nem nas contraindicações para o seu uso. Essa recomendação é particularmente importante em relação a medicamentos novos ou raramente usados.

Reservados todos os direitos de publicação, em língua portuguesa, à
AMGH EDITORA LTDA., uma parceria entre GRUPO A EDUCAÇÃO S.A.
e MCGRAW-HILL EDUCATION
Av. Jerônimo de Ornelas, 670 – Santana
90040-340 – Porto Alegre – RS
Fone: (51) 3027-7000 Fax: (51) 3027-7070

É proibida a duplicação ou reprodução deste volume, no todo ou em parte, sob quaisquer formas ou por quaisquer meios (eletrônico, mecânico, gravação, fotocópia, distribuição na Web e outros), sem permissão expressa da Editora.

Unidade São Paulo
Av. Embaixador Macedo Soares, 10.735 – Pavilhão 5 –
Cond. Espace Center – Vila Anastácio
05095-035 – São Paulo – SP
Fone: (11) 3665-1100 Fax: (11) 3667-1333

SAC 0800 703-3444

IMPRESSO NO BRASIL
PRINTED IN BRAZIL
Impresso sob demanda na Meta Brasil a pedido de Grupo A Educação.

AUTORES

Eugene C. Toy, MD
The John S. Dunn Senior Academic Chief
St. Joseph Medical Center
Houston, Texas
Vice Chair of Academic Affairs and Program Director
Department of Ob/Gyn, The Methodist Hospital
Houston, Texas
Clinical Professor and Clerkship Director
Department of Obstetrics and Gynecology
University of Texas—Houston Medical School
Houston, Texas

Ericka Simpson, MD
Associate Professor, Neurology
Weill-Cornell Medical College New York, New York
Co-Director MDA Neuromuscular Clinics and Director of ALS Clinical Research Division
Methodist Neurological Institute Houston, Texas
Program Director
The Methodist Hospital Neurology Residency & Neuromuscular Fellowship
Houston, Texas

Ron Tintner, MD
Associate Professor, Neurology
Weill-Cornell Medical College New York, New York
Co-Director Movement Disorders and Rehabilitation Center
Methodist Neurological Institute
Houston, Texas

Alise O. Welsh, MS, MSN, FNP-BC
Instructor, Baylor College of Medicine
Family Nurse Practitioner, Department of Pediatric Neurology
Comprehensive Epilepsy Program
Texas Children's Hospital
Houston, Texas
Lesão medular, traumática
Crises febris
Cefaleia pediátrica
Hipotonia infantil
Epilepsia rolândica benigna

Amit Verma, MD
Associate Professor, Neurology
Weill-Cornell Medical College
Director, Clinical Neurophysiology
Director, Comprehensive Epilepsy Program
Methodist Neurological Institute
Houston, Texas
Ausência versus crise parcial complexa
Pseudocrise
Crise epiléptica de início recente, criança
Epilepsia rolândica benigna
Crise epiléptica de início recente, adulto

Ashkan Mowla, MD
Chief Resident, Neurology
Methodist Neurological Institute
Weill-Cornell Medical College
Houston, Texas
Neurite óptica (NO)
Esclerose múltipla

David Chiu, MD
Associate Professor
Weill-Cornell Medical College
Medical Director, Eddy Scurlock Stroke Center
Methodist Neurological Institute
Houston, Texas
Infarto cerebral agudo
Acidente vascular encefálico em um paciente jovem (isquêmico agudo)

Ericka Simpson, MD
Associate Professor, Neurology
Methodist Neurological Institute
Department of Neurology
Houston, Texas
Delirium decorrente de traumatismo craniano
Concussão cerebral
Encefalite aguda disseminada
Meningite viral
Botulismo infantil
Demência associada ao HIV
Doença de Creutzfeldt-Jakob
Tabes dorsalis
Lesão intracraniana (toxoplasmose)
Pupila não reativa

Howard S. Derman, MD
Associate Professor, Neurology
Methodist Neurological Institute
Weill-Cornell Medical College
Houston, Texas
Cefaleia crônica
Cefaleia do tipo enxaqueca

James W. M. Owens, MD
Assistant Professor, Child Neurology
Director, Medical Student Neurology Education
Departments of Neurology and Pediatric Neurology
Baylor College of Medicine
Houston, Texas
Lesão medular, traumática
Crises febris
Cefaleia pediátrica (enxaqueca sem aura)
Hipotonia infantil
Epilepsia rolândica benigna

John J. Volpi, MD
Assistant Professor, Neurology
Co-director, Vascular Neurology
Director, Neurosonology
Methodist Neurological Institute
Weill-Cornell Medical College
Houston, Texas
Hemorragia subaracnóidea
Acidente vascular encefálico em paciente jovem (isquêmico agudo)
Síncope versus crise
Acidente vascular encefálico agudo

Kamayani Khare, MD
Attending Physician
Department of Neurology
Kelsey-Seybold Clinic
Houston, Texas
Ausência versus crise parcial complexa
Pseudocrise
Crise de início recente, criança
Epilepsia rolândica benigna

Milvia Pleitez, MD
Assistant Professor, Neurology
Methodist Neurological Institute
Weill-Cornell Medical College
Houston, Texas
Delirium *decorrente de traumatismo craniano*
Meningite viral
Botulismo infantil
Demência associada ao HIV
Doença de Creutzfeldt-Jakob
Tabes dorsalis
Lesão intracraniana (toxoplasmose)
Pupila não reativa

Paul W. Gidley, MD
Associate Professor
Department of Head and Neck Surgery
The University of Texas MD Anderson Cancer Center
Houston, Texas
Paralisia facial
Meningioma do nervo acústico
Vertigem paroxística benigna posicional

Ron Tintner, MD
Associate Professor, Neurology
Methodist Neurological Institute
Department of Neurology
Houston, Texas
Tremor essencial
Doença de Huntington
Distonia
Doença de Parkinson
Ataxia espinocerebelar
Discinesia tardia
Hematoma epidural/subdural
Demência de Alzheimer
Demência com corpúsculos de Lewy
Degeneração combinada subaguda da medula espinal

Stanley Fisher, MD
Assistant Professor, Neurology
Weill-Cornell Medical College
Co-director, Movement Disorders and Neurorehabilitation Center
Methodist Neurological Institute
Houston, Texas
Síncope versus *crise*
Síndrome de Tourette

DEDICATÓRIA

Este é o primeiro livro da série *Casos Clínicos* que se originou no The Methodist Hospital, Houston. É dedicado ao **Dr. Alan L. Kaplan**, líder perspicaz, excelente e compassivo do Departamento de Ginecologia e Obstetrícia no The Methodist Hospital, e professor de Ginecologia e Obstetrícia no Weill Medical College da Cornell University. Dr. Kaplan recebeu seu diploma de medicina em 1955, pela Columbia University of Physicians and Surgeons, em Nova Iorque. Completou sua residência no Columbia Presbyterian Medical Center em 1959. Serviu dois anos às Forças Armadas, 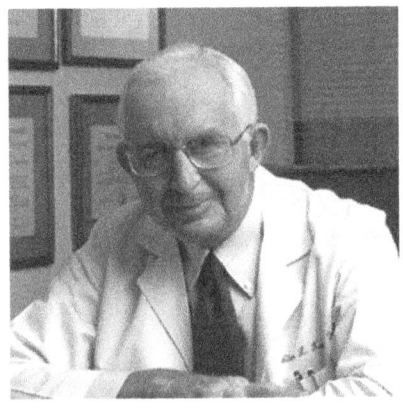 para então retornar ao Columbia Presbyterian Medical Center para treinamento prático na especialidade, concluindo-o em 1963. Juntou-se ao Baylor College of Medicine em 1963, tendo atuado no Departamento de Ginecologia e Obstetrícia durante 42 anos. Atuou como professor e diretor da Divisão de Oncologia. Dr. Kaplan recebeu sua certificação pelo American Board of Obstetrics and Gynecology em 1966, obtendo sua certificação em Oncologia Ginecológica em 1974. É membro de inúmeras sociedades profissionais, muitas das quais estão relacionadas com seu campo de especialidade – cânceres femininos. Atuou em vários conselhos editoriais e é ativo em comissões de organizações profissionais e hospitais nos quais exerce a profissão. Em sua clínica, atende mulheres com problemas ginecológicos cirúrgicos e cânceres. Gosta de ler, bem como de praticar corrida, natação e tênis.

Ao Dr. Alan L. Kaplan, cuja generosidade, excelência clínica e educacional, além de caráter impecável, criaram um alto padrão para muitos de nós.

-ECT

À minha eterna fonte de paz e força, Jesus Cristo.
Ao meu marido, Rodney, e a meus filhos, Emmanuel, Christian e Christopher.
Ao meu mentor e chefe, Stanley H. Appel,
por ter estabelecido um padrão de excelência e liderança.

-EPS

AGRADECIMENTOS

O plano de estudo que evoluiu para dar origem a esta série foi inspirado por dois estudantes talentosos e decididos, Philbert Yau e Chuck Rosipal, quando se formaram na faculdade de medicina. Tem sido um prazer trabalhar com a Dra. Ericka Simpson, professora brilhante e dedicada, e outros neurologistas talentosos. Ela tem sido uma excelente líder para a equipe, e foi ainda mais perspicaz e organizada no trabalho nesta 2ª edição. Sou muito grato à minha editora, Catherine Johnson, cuja experiência e visão ajudaram a dar forma a esta série. Agradeço a experiência editorial de Catherine Saggese e o direcionamento que Ridhi Mathur deu a este projeto. Fico contente que a McGraw-Hill tenha acreditado no conceito de ensino por meio de casos clínicos. Minha "família" na McGraw-Hill foi muito gentil, em especial recentemente, ao proporcionar à toda minha família uma visita magnífica às instalações de Nova Iorque. No Methodist Hospital, agradeço aos nossos excelentes administradores, Drs. Marc Boom, H. Dirk Sostman e Judy Paukert, e à Sra. Debra Chambers. Da mesma forma, sou grato aos muitos médicos excelentes do Departamento de Obstetrícia e Ginecologia, entre os quais agradeço, em particular, aos Drs. Aparna Kamat, Eric Haufrect, Barbara Held, Waverly Peakes e Keith Reeves. No Saint Joseph Medical Center, parabenizo os excelentes administradores Pat Mathews, Tina Coker, Paula Efird, Margaret Jones e os Drs. John Bertini e Thomas V. Taylor, por seu compromisso com a educação médica, e Linda Bergstrom, por seu sábio acompanhamento e apoio. Acima de tudo, agradeço à minha sempre bem-amada esposa, Terri, e a meus quatro filhos maravilhosos, Andy, Michael, Allison e Christina, por sua paciência, incentivo, encorajamento, compreensão e por "partilharem seu pai" com meus estudantes e livros.

Eugene C. Toy

PREFÁCIO

Agradecemos por todas as palavras amáveis e sugestões de muitos estudantes de medicina ao longo dos últimos três anos. Sua recepção positiva foi um incentivo incrível. Nesta 2ª edição do *Casos clínicos em neurologia*, mantivemos o formato padrão do livro, porém buscamos realizar os aprimoramentos necessários condizentes com uma nova edição – entre eles, a abordagem de temas importantes, como neurite óptica, esclerose múltipla e crises febris. Revisamos os cenários clínicos com a intenção de melhorá-los, mas as apresentações da "vida real", modeladas segundo a experiência clínica atual, são precisas e instrutivas. As perguntas de múltipla escolha foram cuidadosamente revisadas e reescritas, para assegurar que auxiliem na efetiva testagem do conhecimento. Nesta 2ª edição, esperamos que o leitor continue a desfrutar do aprendizado diagnóstico e do manejo de casos a partir dos casos clínicos simulados. Certamente é um privilégio ser professor de tantos estudantes, e é com humildade que apresentamos esta nova edição.

Os Autores

SUMÁRIO

SEÇÃO I
Como abordar problemas clínicos 1

1. Abordagem ao paciente..2
2. Abordagem à solução do problema clínico..7
3. Abordagem pela leitura..9

SEÇÃO II
Casos clínicos..13

SEÇÃO III
Lista de casos 455

Lista pelo número do caso..457
Lista por distúrbio (ordem alfabética)..458

Índice 461

INTRODUÇÃO

Dominar o conhecimento cognitivo dentro de um campo como a neurologia é uma tarefa complicada. É ainda mais difícil de recorrer ao conhecimento, procurar e filtrar os dados clínicos e laboratoriais, desenvolver um diagnóstico final e, finalmente, formar um plano racional de tratamento. Para adquirir essas habilidades, muitas vezes, o estudante aprende melhor à beira do leito, guiado e orientado por professores experientes, sendo inspirado para a leitura diligente autodirecionada. Fica claro que não existe nada que substitua o aprendizado à beira do leito. Infelizmente, as situações clínicas não costumam abranger todo o espectro da especialidade. Talvez, a melhor alternativa seja um caso de paciente elaborado com cuidado, projetado para simular a abordagem clínica e a tomada de decisão. Em uma tentativa para alcançar esse objetivo, construímos uma coleção de vinhetas clínicas para ensinar as abordagens diagnósticas ou terapêuticas relevantes para a disciplina de neurologia. Mais importante ainda, as explicações para os casos enfatizam os mecanismos e princípios básicos, em vez de trazer questões e respostas meramente rotineiras.

Este livro está organizado para favorecer a versatilidade: ele permite que o aluno "apressado" possa avançar rapidamente pelos cenários, verificando as respectivas respostas, assim como fornece explicações instigantes aos estudantes com mais tempo disponível. As respostas são apresentadas da forma mais simples à complexa: um resumo dos pontos pertinentes, respostas claras, uma abordagem ao tema, um teste da compreensão ao final para reforço e ênfase, e uma lista de recursos para leitura posterior. As vinhetas clínicas foram colocadas de modo aleatório, para simular a maneira pela qual os pacientes verdadeiros apresentam-se para o médico. Uma listagem dos casos foi incluída na Seção III para ajudar o estudante que deseja testar seu conhecimento em uma determinada área, ou para fornecer a revisão de um tópico, incluindo informações básicas. Finalmente, nós não usamos um formato de questões de múltipla escolha porque as pistas (ou distrações) não existem no mundo real. No entanto, questões desse tipo estão incluídas no final de cada um dos cenários, a fim de reforçar conceitos ou introduzir temas relacionados.

COMO APROVEITAR AO MÁXIMO ESTE LIVRO

Cada caso é feito para simular o contato com o paciente, com perguntas abertas. Às vezes, a queixa do paciente é diferente da questão mais preocupante e é oferecida informação irrelevante. As respostas são organizadas em quatro tópicos diferentes:

TÓPICO I

1. **Resumo** – os aspectos relevantes de caso são identificados e a informação irrelevante é filtrada. O aluno deve formular o seu próprio resumo do caso, antes de verificar as respostas. Uma comparação com o resumo encontrado nas respostas irá ajudar a melhorar sua capacidade de concentrar-se em dados importantes, enquanto descarta a informação irrelevante, o que é uma habilidade fundamental na resolução do problema clínico.
2. Para cada questão em aberto é fornecida uma resposta simples.
3. A **Análise do caso** é composta por duas partes:
   a. **Objetivos do caso** – uma lista dos dois ou três princípios básicos cruciais para o médico no manejo do paciente. Novamente, o aluno é desafiado a fornecer "palpites" sobre os objetivos do caso, por uma revisão inicial do cenário do caso, o que irá ajudar a formar suas habilidades clínicas e analíticas.
   b. **Considerações** – uma discussão sobre os pontos relevantes e uma breve abordagem a um determinado paciente.

TÓPICO II

A **Abordagem ao processo patológico** consiste em duas partes distintas:

a. **Definições** da neurofisiologia – terminologia ou correlatos neuroanatômicos pertinentes do processo patológico.
b. **Abordagem clínica** – uma discussão da abordagem ao problema clínico em geral, incluindo quadros, figuras e algoritmos.

TÓPICO III

Questões de compreensão – cada caso contém várias questões de múltipla escolha, que reforçam o material ou introduzem conceitos novos e relacionados. As questões sobre o material que não forem encontradas no texto serão explicadas nas respostas.

TÓPICO IV

Dicas clínicas – uma lista de vários pontos clinicamente importantes é reiterada, somando-se ao texto, e permite uma fácil revisão, que é necessária antes de um exame.

SEÇÃO I

Como abordar problemas clínicos

1 Abordagem ao paciente
2 Abordagem à solução do problema clínico
3 Abordagem pela leitura

1 Abordagem ao paciente

A aplicação do "aprendizado dos livros" em uma situação clínica específica é uma das tarefas mais desafiadoras na medicina. Para isso, o médico clínico deve não somente reter a informação, organizar fatos e ser capaz de recordar grandes quantidades de dados, mas também deve aplicá-los em seu paciente. O objetivo deste texto é facilitar esses processos.

O primeiro passo envolve a coleta de informações, também conhecida como o estabelecimento do banco de dados. Isto inclui saber a história, realizar um exame físico e obter exames laboratoriais seletivos, em especial, estudos e/ou exames de imagem. Um bom clínico também sabe como fazer a mesma pergunta de várias maneiras, usando terminologias diferentes. Os pacientes podem, por exemplo, negar que tenham "tremores", mas responder afirmativamente quando perguntados se apresentam "instabilidade".

> **DICA CLÍNICA**
> ▶ A história geralmente é a ferramenta isolada mais importante na obtenção de um diagnóstico. A arte de buscar essas informações de maneira neutra, sensível e abrangente, deve ser enfatizada.

HISTÓRIA

1. **Informações básicas:**
    a. **Idade:** Algumas condições são mais comuns em determinadas idades; por exemplo, dificuldade de memória tem maior probabilidade de ser causada por demência em um paciente mais idoso, do que em um adolescente com a mesma queixa.
    b. **Sexo:** Alguns transtornos são mais comuns em homens, como as cefaleias em salva. Em mulheres, por sua vez, as migrâneas (ou enxaquecas) são mais comuns. Da mesma forma, uma possível gravidez deve ser considerada em qualquer mulher em idade fértil.
    c. **Etnia:** Alguns processos patológicos são mais comuns em certos grupos étnicos (p. ex., diabetes melito tipo 2 em pacientes de origem hispânica).
    d. **Evolução:** Certas condições são caracterizadas por uma determinada evolução clínica, como recaída – remissão, lentamente progressiva ou aguda/subaguda, que pode facilitar a estabeler o diagnóstico diferencial.

> **DICA CLÍNICA**
> ▶ A disciplina de neurologia ilustra a importância de saber correlacionar a lesão neuroanatômica à manifestação clínica.

2. **Queixa principal:** O que levou o paciente até o hospital? Houve uma alteração em uma condição crônica ou recorrente, ou trata-se de um problema completamente novo? A duração e o caráter da queixa, os sintomas associados, assim como fatores exacerbantes e de alívio, devem ser registrados. A queixa principal dá origem a um diagnóstico diferencial e as possíveis etiologias devem ser exploradas em investigação adicional.

> **DICA CLÍNICA**
>
> ▶ A primeira linha de qualquer história deve incluir a *idade*, o *sexo*, o *estado civil*, a *dominância manual* e a *queixa principal*. Exemplo: um homem branco, de 32 anos, casado e destro, queixa-se de fraqueza e dormência no braço esquerdo.

3. **História médica pregressa**
   a. Doenças graves, como hipertensão, diabetes, doença reativa das vias aéreas, insuficiência cardíaca congestiva, angina ou acidente vascular encefálico, devem ser especificadas.
      i. Idade de início, gravidade e órgão final envolvido.
      ii. Medicamentos usados para a doença em particular, incluindo todas as alterações recentes nas medicações e os motivos das mudanças.
      iii. Última avaliação da condição (p. ex., quando foi realizada a última prova de esforço ou o último cateterismo cardíaco em um paciente com angina?).
      iv. Qual é o médico ou clínico que atende o transtorno apresentado pelo paciente?
   b. Doenças menos graves, como infecções recentes do trato respiratório superior, devem ser anotadas.
   c. Internações hospitalares, não importando se foram triviais, devem ser pesquisadas.
4. **História cirúrgica pregressa:** Verifique a data e o tipo de procedimento realizado, sua indicação e o resultado. O cirurgião, assim como o nome do hospital e sua localização devem ser listados. Essa informação deve ser correlacionada com as cicatrizes cirúrgicas encontradas no corpo do paciente. Quaisquer complicações devem ser descritas, incluindo as complicações anestésicas, dificuldades de intubação, e assim por diante.
5. **Alergias:** Reações a medicamentos devem ser registradas, incluindo a gravidade e a relação temporal com a medicação. A hipersensibilidade imediata deve ser diferenciada de uma reação adversa.
6. **Medicações:** Deve ser elaborada uma lista de medicações, dosagem, via de administração e frequência, além da duração de seu uso. Medicamentos prescritos, vendidos sem receita, fitoterápicos e drogas recreacionais ou de uso ilícito são relevantes. Se o paciente estiver usando antibióticos, é importante verificar qual infecção está sendo tratada.

7. **História da imunização:** A vacinação e a prevenção de doenças é um dos principais objetivos do médico de atenção primária; no entanto, o registro das imunizações recebidas, incluindo datas, idade, via de administração e reações adversas (caso tenham ocorrido), também são fundamentais na avaliação do paciente neurológico.
8. **História social:** Ocupação, estado civil, apoio familiar e tendências à depressão ou ansiedade são importantes. O uso ou abuso de drogas ilícitas, cigarro ou álcool também devem ser anotados.
9. **História familiar:** Muitos problemas médicos importantes são hereditários (p. ex., doença de Huntington e distrofia muscular). Além disso, uma família com história de condições como demência de Alzheimer e doença cardíaca isquêmica, pode ser um fator de risco para o desenvolvimento dessas doenças. A história social é importante, incluindo fatores de estresse conjugal, disfunção sexual e preferência sexual.
10. **Revisão dos sistemas:** Deve ser feita uma revisão sistemática, mas dirigida, de doenças que tragam riscos para a vida e que sejam comuns. Por exemplo, em um homem jovem que apresenta massa testicular devem ser investigados traumatismo na área, perda de peso e sintomas infecciosos. Em uma mulher mais idosa, com fraqueza generalizada, devem ser pesquisados sintomas sugestivos de doença cardiopulmonar, como dor torácica, respiração curta, fadiga ou palpitações.

EXAME FÍSICO

1. **Aspecto geral:** Verifique o estado mental, alerta *versus* obnubilada, ansiedade, com dores, desconforto, sua interação com membros da família e com o examinador. Verifique quaisquer características dismórficas da cabeça e do corpo, que também podem ser importantes para muitos distúrbios hereditários ou congênitos.
2. **Sinais vitais:** Registre a temperatura, pressão arterial, frequência cardíaca e respiratória. A saturação de oxigênio é útil em pacientes com sintomas respiratórios. Muitas vezes, o peso e a altura também são registrados, junto com o cálculo do índice de massa corporal (IMC= kg/m^2).
3. **Exame da cabeça e do pescoço:** Devem ser procuradas evidências de traumatismo, tumores, edema facial, bócio e nódulos da tireoide, além de sopros carotídeos. Em pacientes com estado mental alterado ou traumatismo de crânio, é importante verificar o tamanho pupilar, a simetria e a reatividade. As mucosas devem ser inspecionadas, procurando-se por palidez, icterícia e evidência de desidratação. Nódulos cervicais e supraclaviculares devem ser palpados.
4. **Exame das mamas:** Inspeção para verificar simetria e retração da pele ou mamilos, assim como palpação procurando por massas tumorais. O mamilo deve ser examinado para secreções, e as regiões axilar e supraclavicular devem ser examinadas.
5. **Exame cardíaco:** O *ictus cordis* deve ser determinado e o coração auscultado junto ao ápice, bem como na base. É importante observar se o ritmo auscultado

é regular ou irregular. Os sons cardíacos (incluindo B_3 e B_4), sopros, cliques e atritos devem ser caracterizados. Sopros de fluxo sistólico são muito comuns, sendo resultado do aumento do débito cardíaco; sopros diastólicos significativos são incomuns.

6. **Exame pulmonar:** Os campos pulmonares devem ser examinados sistematicamente e de modo abrangente. Estridor, sibilos, estertores e roncos devem ser registrados. O médico também deve procurar por evidências de consolidação (sons respiratórios brônquicos, egofonia) e aumento do trabalho respiratório (retrações, respiração abdominal, uso de músculos acessórios).

7. **Exame abdominal:** O abdome deve ser inspecionado para cicatrizes, distensão, massas e descoloração. Por exemplo, o sinal de Grey-Turner (equimoses nas áreas dos flancos) pode indicar hemorragia intra-abdominal ou retroperitonial. A ausculta deve identificar sons intestinais normais *versus* sons agudos e sons hiperativos *versus* hipoativos. O abdome deve ser percutido para verificar se existe um som maciço móvel (indicando ascite). Então, a palpação deve começar a ser feita em uma região distante da dor, progredindo até incluir todo o abdome, para avaliar sensibilidade, massas, organomegalia (p. ex., do baço ou fígado) e sinais peritoneais. Na presença de uma defesa abdominal, verifica-se se ela é voluntária ou involuntária.

8. **Exame da região posterior e da coluna:** As costas devem ser avaliadas para verificar a presença de simetria, aumento da sensibilidade dolorosa ou massas. É particularmente importante avaliar a região dos flancos, verificando se existe dor à percussão, o que pode indicar uma doença renal.

9. **Faça um exame genital e retal,** se necessário.

10. **Extremidades/pele:** A presença de derrames articulares, sensibilidade dolorosa, erupções, edema e cianose deve ser registrada. Também é importante verificar o enchimento capilar e os pulsos periféricos.

11. **Exame neurológico:** Pacientes que apresentam queixas neurológicas necessitam uma avaliação abrangente, incluindo estado mental, nervos cranianos, tônus muscular e força, sensibilidade, reflexos e função cerebelar, assim como da marcha, para determinar o local da *lesão* ou problema no sistema nervoso. A *localização da lesão* é o primeiro passo para a obtenção de possíveis diagnósticos diferenciais e aplicação de um plano de tratamento.

    a. Os nervos cranianos devem ser avaliados: ptose (III), desvio facial (VII), voz rouca (X), fala e articulação (V, VII, X, XII), posição do olho (III, IV, VI), pupilas (II, III), olfato (I); acuidade visual e campos visuais, reflexos pupilares à luz e acomodação; acuidade auditiva e testes de Weber e Rinne, sensibilidade dos três ramos do V nervo na face; levantamento dos ombros (XI), protrusão da língua (VII).

    b. Motor: observar a presença de movimentos involuntários, simetria muscular (direita *versus* esquerda, proximal *versus* distal), atrofia muscular, marcha. Fazer os pacientes moverem segmentos do corpo contra resistência (grupo muscular isolado, compare um lado com o outro e use uma escala de 0 a 5).

c. Coordenação e marcha: movimentos alternantes rápidos, movimentos ponto a ponto, teste de Romberg e marcha (caminhar, colocando calcanhar-pododáctilos em linha reta, andar sobre a ponta dos pododáctilos e calcanhares, agachamento e levantamento do estado sentado).
d. Reflexos: bíceps (C5, 6), tríceps (C6, 7), braquiorradial (C5, 6), patelar (L2-4), aquileu (S1, 2), sinais de liberação frontal ou reflexos patológicos (reflexo plantar, palmomental, glabelar, bucinador) e clônus.
e. Sensorial: os olhos do paciente devem estar fechados, compare os lados do corpo, distal *versus* proximal; sensibilidade vibratória (diapasão de baixa frequência); tato leve subjetivo; sensibilidade postural, exame de dermátomo, dor, temperatura.
f. Discriminação: grafestesia (identificar um algarismo "desenhado na palma da mão"), estereognosia (colocar um objeto conhecido na mão do paciente) e discriminação de dois pontos.
12. **Exame do estado mental:** Um exame neurológico abrangente requer um exame do estado mental. O Miniexame do estado mental consiste em uma série de tarefas verbais e não verbais que servem para detectar comprometimentos da memória, concentração, linguagem e orientação espacial.

> **DICA CLÍNICA**
>
> ▶ É importante um profundo conhecimento da anatomia funcional para aperfeiçoar a interpretação dos achados do exame físico.

13. **A avaliação laboratorial** depende das circunstâncias.
    a. Um hemograma completo (HC) pode evidenciar anemia, leucocitose (infecção) e trombocitopenia.
    b. Painel metabólico básico: eletrólitos, glicose, ureia sérica e creatinina (função renal).
    c. Exame comum de urina e urocultura para procurar hematúria, piúria ou bacteriúria. Um teste de gravidez é importante para mulheres em idade fértil.
    d. Aspartato aminotransferase (AST), alanina aminotransferase (ALT), bilirrubina, fosfatase alcalina para função hepática; amilase e lípase para avaliação pancreática.
    e. Marcadores cardíacos (creatina quinase miocárdica de banda miocárdica [CK-MB], troponina, mioglobina) na suspeita de doença arterial coronariana ou outra disfunção cardíaca. CK, CK-MB costumam estar elevados em muitos distúrbios neuromusculares. A aldolase é mais específica para músculo esquelético.
    f. Níveis de fármacos, como o nível de medicação anticonvulsiva, ou o nível de paracetamol em possíveis superdosagens. Um rastreamento para fármacos deve ser considerado em casos pertinentes.

g. A gasometria arterial fornece informação sobre a oxigenação, além do nível de dióxido de carbono e pH.
14. **Exames diagnósticos complementares**
   a. Eletrencefalografia quando há suspeita de patologia focal ou difusa do sistema nervoso central. Potenciais evocados (visuais, auditivos, sensoriais) quando há suspeita de lesão das vias sensoriais aferentes.
   b. Tomografia computadorizada (TC) é útil na avaliação de massas cerebrais, hemorragias, acidentes vasculares encefálicos e fraturas de crânio.
   c. A ressonância magnética (RM) auxilia muito na identificação de tecidos moles.
   d. Imagens obtidas com medicina nuclear (PET ou SPECT) podem ser úteis em alguns casos selecionados.
   e. A análise tecidual de nervos, músculos ou, de forma menos comum, do cérebro, é pouco usada.
   f. A punção lombar é indicada para avaliar quaisquer processos inflamatórios, infecciosos ou neoplásicos que podem afetar o cérebro, a medula espinal ou as raízes nervosas.
   g. Exames eletrodiagnósticos (EMG/VCN) são uma extensão do exame neurológico, sendo usados para avaliar distúrbios nervosos e musculares.

2 Abordagem à solução do problema clínico

SOLUÇÃO CLÁSSICA DO PROBLEMA CLÍNICO

Costumam existir quatro passos distintos usados pelo neurologista para solucionar sistematicamente os problemas clínicos mais importantes:

1. Fazer o diagnóstico;
2. Avaliar a gravidade da doença;
3. Realizar o tratamento com base no estágio da doença;
4. Acompanhar a resposta do paciente ao tratamento.

ESTABELECIMENTO DO DIAGNÓSTICO

O diagnóstico é feito pela avaliação cuidadosa do paciente, análise da informação, avaliação dos fatores de risco e elaboração de uma lista de diagnósticos possíveis (o diagnóstico diferencial). Em geral, uma longa lista de possíveis diagnósticos pode ser reduzida a alguns dos diagnósticos mais prováveis ou mais graves, com base no conhecimento e na experiência do médico e em exames selecionados. Por exemplo, um paciente de 30 anos, que se queixa de fraqueza facial do lado direito de início súbito e incapacidade de reter a saliva do lado direito, provavelmente apresenta uma paralisia do VII nervo craniano. No entanto, outro indivíduo, com 60 anos, com fraqueza facial à direita e dormência no braço esquerdo, provavelmente apresenta um acidente vascular encefálico isquêmico.

> **DICA CLÍNICA**
> ▶ O primeiro passo para a solução de um problema clínico é o estabelecimento do diagnóstico.

AVALIAÇÃO DA GRAVIDADE DA DOENÇA

Após o estabelecimento do diagnóstico, o próximo passo é a caracterização da gravidade do processo patológico; em outras palavras, descrever o "quão grave" é a doença. Isso pode ser tão simples quanto determinar se um paciente está "doente" ou "não está doente". Um paciente com um acidente vascular encefálico hemorrágico está comatoso ou apresenta uma "pupila dilatada"? Em outros casos, pode ser usado um estadiamento mais formal. No câncer, por exemplo, utiliza-se um estadiamento para a avaliar de forma rigorosa a extensão do processo maligno.

> **DICA CLÍNICA**
> ▶ O segundo passo é o estabelecimento da gravidade ou do estágio da doença. Isso normalmente tem um impacto sobre o tratamento e/ou prognóstico.

TRATAMENTO BASEADO NO ESTÁGIO

Muitas doenças são caracterizadas pelo seu estágio ou sua gravidade, pois isso afeta o prognóstico e tratamento. Por exemplo, um paciente com fraqueza leve da extremidade inferior e arreflexia, que se desenvolveu ao longo de duas semanas, pode ser cuidadosamente observado; no entanto, se apresentar uma depressão respiratória, é necessário fornecer um suporte respiratório.

> **DICA CLÍNICA**
> ▶ O terceiro passo é adaptar o tratamento para que se ajuste à gravidade ou ao "estágio" da doença.

ACOMPANHAMENTO DA RESPOSTA AO TRATAMENTO

O último passo na abordagem à doença é acompanhar a resposta do paciente ao tratamento. Algumas respostas são de ordem clínica, como a melhora (ou falta de melhora) na força de um paciente; é importante que exista um método de avaliação padronizado. Outras respostas podem ser acompanhadas por exames (p. ex., o exame do campo visual). O médico deve estar preparado para saber o que fazer se o paciente não responder como o esperado. O próximo passo seria tratar novamente, reavaliar o diagnóstico ou acompanhar o caso com outro exame mais específico?

> **DICA CLÍNICA**
> ▶ O quarto passo é monitorar a resposta ao tratamento ou a eficácia. Isso pode ser medido de maneiras diferentes – sintomaticamente ou com base no exame físico ou em outro exame.

3 Abordagem pela leitura

A abordagem pela leitura, orientada para o problema clínico, é diferente da pesquisa clássica "sistemática" de uma doença. Os pacientes raramente apresentam um diagnóstico claro; portanto, o estudante deve aprender a aplicar a informação contida no livro didático ao cenário clínico. Como a leitura feita com um propósito melhora a retenção de informações, o estudante deve ler com o objetivo de responder a questões específicas. Existem várias questões fundamentais que facilitam o raciocínio clínico. São elas:

1. Qual o diagnóstico mais provável?
2. Como você confirma o diagnóstico?
3. Qual deve ser a próxima etapa?
4. Qual a lesão neuroanatômica provável?
5. Quais os fatores de risco para essa condição?
6. Quais as complicações associadas ao processo patológico?
7. Qual o melhor tratamento?

> **DICA CLÍNICA**
> ▶ A leitura com o objetivo de responder às sete perguntas fundamentais melhora a retenção da informação e facilita a aplicação dos "conhecimentos contidos no livro" ao "conhecimento clínico".

QUAL O DIAGNÓSTICO MAIS PROVÁVEL?

O método para o estabelecimento do diagnóstico foi abordado na seção anterior. Um modo de abordar este problema é o desenvolvimento de abordagens padrão para problemas clínicos comuns. É útil compreender as causas mais comuns de diversas apresentações (ver as Dicas clínicas ao final de cada caso), como "a pior dor de cabeça na vida do paciente deve levar a pensar em uma hemorragia subaracnóidea"

O cenário clínico seria algo como:

Uma mulher de 38 anos apresenta uma dor de cabeça latejante e unilateral durante 2 dias. Qual o diagnóstico mais provável?

Sem qualquer outra informação para prosseguir, o estudante nota que a mulher tem uma cefaleia unilateral e fotofobia. Usando a informação de "causa mais comum", o estudante pode imaginar que a paciente apresenta uma cefaleia tipo enxaqueca. Se, em vez disso, for notado que a paciente apresenta "a pior dor de cabeça de sua vida", o estudante usaria a dica clínica: "A pior dor de cabeça na vida de um paciente pode indicar uma hemorragia subaracnóidea".

> ### DICA CLÍNICA
>
> ▶ A causa mais comum de uma cefaleia unilateral, latejante, com fotofobia é uma enxaqueca, mas a principal preocupação é uma hemorragia subaracnóidea. Se o paciente escreve o quadro como "a pior dor de cabeça de sua vida", a preocupação com um sangramento subaracnoide aumenta.

COMO VOCÊ CONFIRMA O DIAGNÓSTICO?

No cenário descrito, a mulher com a "pior dor de cabeça" levanta suspeita de hemorragia subaracnóidea. Esse diagnóstico deve ser confirmado por uma TC do crânio e/ou punção lombar (PL). O estudante deve aprender as limitações de diversos exames diagnósticos, em especial quando são usados precocemente em um processo patológico. A punção lombar evidenciando xantocromia (hemácias) é o teste padrão-ouro para o diagnóstico de hemorragia subaracnóidea, mas pode ser negativo na evolução inicial da doença.

QUAL DEVE SER A PRÓXIMA ETAPA?

Esta pergunta é difícil, porque o próximo passo tem muitas possibilidades; a resposta pode ser obter mais informação diagnóstica, o estágio da doença ou a introdução do tratamento. Essa pergunta frequentemente é mais desafiadora que a pergunta "Qual o diagnóstico mais provável?", pois é possível que exista informação insuficiente para fazer o diagnóstico, e o próximo passo seja a busca de mais informação diagnóstica. Outra possibilidade é a existência de informação suficiente para um diagnóstico provável, e o próximo passo seja o estadiamento da doença. Finalmente, a resposta mais apropriada pode ser iniciar o tratamento. Assim, a partir de dados clínicos, um julgamento precisa ser feito em relação ao caminho percorrido para:

    1. Estabelecer o diagnóstico → 2. Estadiar a doença →
    3. Tratar com base no estadiamento → 4. Acompanhar a resposta

Frequentemente, o aluno é ensinado "a regurgitar" a mesma informação que alguém escreveu sobre uma doença em particular, mas não é capaz de identificar o próximo passo. Este talento é aprendido à beira do leito do paciente, em um ambiente de apoio, com liberdade para dar palpites e com *feedback* construtivo. Uma amostra do cenário pode descrever o processo de pensamento de um estudante da seguinte forma:

1. **Estabeleça um diagnóstico:** "Com base na informação que tenho, acredito que o Sr. Silva apresenta um acidente vascular encefálico do lado esquerdo."

2. **Estadie a doença:** "Eu não acredito que esta doença seja grave, porque sua pontuação na escala de Glasgow é 12 e ele está alerta."
3. **Trate com base no estadiamento:** "Portanto, meu próximo passo é tratar com oxigenação, monitorar o estado mental e a pressão arterial, e obter uma TC do crânio."
4. **Acompanhe a resposta:** "Eu quero acompanhar o tratamento pela avaliação de sua fraqueza, estado mental e fala."

> **DICA CLÍNICA**
>
> ▶ Normalmente, a pergunta "Qual deve ser a próxima etapa" é a mais difícil de responder, pois a resposta pode ser diagnóstica, de estadiamento ou terapêutica.

QUAL O COMPROMETIMENTO (OU LESÃO) NEUROANATÔMICO PROVÁVEL?

Uma vez que o campo da neurologia tenta relacionar a neuroanatomia com o comprometimento funcional, o estudante de neurologia deve estudar constantemente a função dos vários centros cerebrais e as vias neurais para o órgão final. De modo conveniente, a neurologia pode ser subdividida em áreas como transtornos do movimento, doenças cerebrovasculares, tumores e distúrbios metabólicos para a finalidade de leitura; contudo, o paciente pode apresentar um processo patológico que afeta mais de uma função nervosa central.

QUAIS OS FATORES DE RISCO PARA ESTA CONDIÇÃO?

A compreensão dos fatores de risco ajuda o praticante a estabelecer um diagnóstico e determinar como interpretar os exames. Por exemplo, a compressão da análise de fatores de risco pode ajudar no tratamento de uma mulher de 55 anos com insuficiência carotídea. Se a paciente apresentar fatores de risco para a formação de uma placa arterial carotídea (como diabetes, hipertensão e hiperlipidemia) e apresentar queixas de episódios transitórios de fraqueza ou dormência de extremidades, ela pode apresentar um mecanismo de doença embólico ou trombótico.

> **DICA CLÍNICA**
>
> ▶ A capacidade de avaliar fatores de risco ajuda a direcionar os exames e desenvolver o diagnóstico diferencial.

QUAIS AS COMPLICAÇÕES ASSOCIADAS AO PROCESSO PATOLÓGICO?

Os médicos devem estar cientes das complicações de uma doença para que entendam como acompanhar e monitorar o paciente. Às vezes, o estudante irá fazer o diagnós-

tico a partir de pistas clínicas e, então, aplicará seu conhecimento das consequências do processo patológico. Exemplo: "Um homem com 26 anos queixa-se de uma cefaleia latejante grave, com secreção nasal clara". Se o paciente apresentou episódios similares, provavelmente é uma cefaleia em salvas. Porém, se for adicionada a frase :
"O paciente apresenta pupilas dilatadas e taquicardia", é provável que ele seja usuário de cocaína. A compreensão das consequências também ajuda o médico a estar ciente dos perigos para um paciente. Uma intoxicação com cocaína tem consequências diferentes, como infarto do miocárdio, acidente vascular encefálico e hipertensão maligna.

QUAL O MELHOR TRATAMENTO?

Para responder a essa pergunta, os médicos não só precisam chegar ao diagnóstico correto e avaliar a gravidade da condição, como também devem pesar a situação para determinar a intervenção apropriada. Para o estudante, o conhecimento das dosagens exatas não é tão importante quanto o conhecimento da melhor medicação, via de administração, mecanismo de ação e possíveis complicações. Para o estudante é importante ser capaz de verbalizar o diagnóstico e os fundamentos para o tratamento.

DICA CLÍNICA

▶ O tratamento, logicamente, deve ser baseado na gravidade da doença e no diagnóstico específico. Uma exceção a essa regra é uma situação de emergência, como uma insuficiência respiratória ou um choque, na qual o paciente necessita de tratamento enquanto a etiologia está sendo investigada.

RESUMO

1. Não existe substituto para uma história e um exame físico meticulosos.
2. Existem quatro passos na abordagem clínica do paciente neurológico: fazer o diagnóstico, avaliar a gravidade, tratar com base na gravidade e acompanhar a resposta ao tratamento.
3. Existem sete perguntas que ajudam a fazer a ponte entre o livro didático e a área clínica.

REFERÊNCIAS

Folstein MF, Folstein SE, McHugh PR. Mini-mental state: a practical method for grading the state of patients for the clinician. *J Psychiatr Res.* 1975;12:189-198.

Simon R, Greenberg D, Aminoff M. The neurological examination. In: Simon R, Greenberg D, Aminoff M, eds. *Clinical Neurology*, 7th ed. New York, NY: McGraw-Hill Publishers; 2009.

Casos clínicos

SEÇÃO II

CASO 1

Um homem destro, de 65 anos, está sendo avaliado por apresentar tremor há aproximadamente 20 anos. O tremor teve início insidioso, progredindo de maneira gradual. Esse tremor envolve ambas as mãos e afeta a escrita, o ato de beber café ou outros líquidos usando copo e todas as ações que requerem destreza manual. Ocasionalmente, outras pessoas notam que ele apresenta tremor da cabeça. Ele é saudável, embora perceba que seu equilíbrio não é mais tão bom quanto costumava ser. Um copo de cerveja ou vinho reduz muito a gravidade do tremor. Sua mãe e sua filha também apresentam tremor. Ao exame, ele apresenta tremor bastante regular, de aproximadamente 8 ciclos por segundo (Hz) com as mãos estendidas, assim como na manobra dedo-nariz-dedo. Observa-se uma leve ondulação regular quando escreve ou desenha espirais. Seu tônus é normal, embora ao realizar movimentos voluntários com uma mão perceba-se um tônus semelhante a uma roda dentada no membro superior contralateral. Às vezes, o tremor também é observado na cabeça e na voz.

▶ Qual é o diagnóstico mais provável?
▶ Qual é o próximo passo diagnóstico?
▶ Qual é o próximo passo terapêutico?

RESPOSTAS PARA O CASO 1:
Tremor essencial

Resumo: um homem destro, com 65 anos, apresenta uma história de tremor predominantemente limitado a ações como escrever, desenhar ou segurar objetos. Também existe um tremor da cabeça. A história é significativa para sinais e sintomas semelhantes em membros de sua família. O uso de álcool diminui a gravidade do tremor.

- **Diagnóstico mais provável:** tremor essencial (TE)
- **Próximo passo diagnóstico:** ressonância magnética (RM) cerebral e da coluna
- **Próximo passo terapêutico:** primidona ou propanolol

ANÁLISE

Objetivos

1. Compreender o diagnóstico diferencial de tremor.
2. Descrever as manifestações clínicas do TE.
3. Conhecer as diferentes formas de tratamento do TE.

Considerações

Este caso é típico de tremor essencial, embora nessa idade a doença de Parkinson (DP) deva ser considerada. O TE é um dos muitos transtornos do movimento, sendo mais comum do que a DP. Além disso, o **TE não tem sequelas perigosas**, mas pode ser muito debilitante. O efeito de roda dentada ao testar o tônus muscular (especialmente nos membros superiores), sem aumento do tônus (i.e., sem rigidez), é conhecido como sinal de Froment, sendo observado em muitos distúrbios associados a tremor. **A doença de Parkinson está associada a uma rigidez com roda dentada** e não apenas com um *efeito de roda dentada*. Além disso, o tremor cessa com os braços estendidos no TE e na DP. O diagnóstico de TE é clínico e vários aspectos ajudam na distinção entre os dois transtornos. O tremor da DP costuma aparecer após um período de latência de alguns segundos e não imediatamente (como no TE). Embora pacientes com DP possam apresentar tremor mandibular e tremor lingual (geralmente em repouso), o tremor de cabeça é muito raro. O tremor essencial das mãos em geral ocorre quando elas estão sendo usadas. Os tremores por DP são mais proeminentes quando as mãos estão ao lado do corpo lateralizadas ou repousam no colo. Esse tremor costuma diminuir com o movimento das mãos. Além disso, o TE não está associado a outros problemas neurológicos, enquanto a DP está associada a postura inclinada, lentidão de movimentos, marcha arrastada, problemas de fala não causados pelo tremor, anosmia e, algumas vezes, perda de memória (Quadro 1.1).

Quadro 1.1 • TREMOR ESSENCIAL *VERSUS* DOENÇA DE PARKINSON		
	Tremor essencial (TE)	**Doença de Parkinson (DP)**
Início da doença	Envolvimento bilateral do membro superior	Tremor unilateral associado à postura fletida, marcha arrastada, perda de memória
Corpo afetado pelo tremor	Membro superior afetado com mais frequência do que a cabeça, pernas, laringe, tronco	Postura inclinada, marcha arrastada
Características do tremor	Associado a movimentos propositados	Tremor nos braços posicionados ao lado do corpo
Período de latência	Imediato	Mais longo (vários segundos)

Dados de *DeLong MR, Luncos JL. Parkinson's disease and other movement disorders. In: Kasper DL, et al., eds. Harrison's Principles of Internal Medicine, 16th ed. New York, NY: McGraw-Hill Publishers, 2005:2406-2418.*

ABORDAGEM AO Tremor

DEFINIÇÕES

RIGIDEZ COM RODA DENTADA: sensação de resistência periódica ao movimento passivo, percebida em um membro pelo examinador.

BRADICINESIA: redução da capacidade de iniciar e continuar movimentos e comprometimento da capacidade de ajustar a posição do corpo.

RIGIDEZ PLÁSTICA ("em cano de chumbo"): hipertonicidade percebida em um membro parkinsoniano durante toda a movimentação de uma articulação. É indicativa de aumento de tônus em todos os músculos ao redor da articulação.

TREMOR FISIOLÓGICO: é um tremor fino, de amplitude muito baixa (entre 6 e 12 Hz) e dificilmente visível a olho nu. Está presente em todos os indivíduos normais durante a manutenção de uma postura ou um movimento. O exame neurológico de pacientes com tremor fisiológico em geral é normal.

TREMOR FISIOLÓGICO MAIS INTENSO: é um tremor visível, de alta frequência e baixa amplitude, ocorrendo principalmente quando se mantém uma postura específica. Drogas e toxinas induzem a esse tremor.

ABORDAGEM CLÍNICA

O tremor essencial é o mais comum entre os transtornos do movimento. Ele é muito mais comum do que a DP. Diferente da DP, o TE não leva a complicações graves.

É considerado uma doença *monossintomática*; ou seja, causa tremor e nada mais. O tremor essencial costuma começar gradualmente e, algumas vezes, aparece durante a adolescência. Muitas vezes, porém, os tremores começam na meia-idade ou mais tarde. O sinal mais comum é o tremor, movimentos das mãos para cima e para baixo, embora os braços, pernas, cabeça e até mesmo a língua e a laringe também possam ser afetados. A maioria dos indivíduos afetados apresenta tremores em **ambas as mãos** e, embora no início alguns apresentem tremor somente em uma das mãos, com frequência ocorre progressão para as duas mãos.

Os tremores geralmente ocorrem apenas quando o paciente se envolve em um movimento voluntário, como beber um copo de água, escrever ou enfiar linha em uma agulha. Ações que requerem habilidade motora fina – usando utensílios ou pequenas ferramentas, por exemplo – podem ser especialmente difíceis. Fadiga, ansiedade e temperaturas extremas pioram os sinais, mas os tremores em geral desaparecem durante o sono ou em repouso. **Doses baixas de álcool**, como um copo de cerveja ou vinho, podem diminuir drasticamente o tremor em cerca da metade dos casos. Além do tremor, podem ocorrer leves comprometimentos do equilíbrio. **Não existe nenhum teste objetivo para diagnosticar de forma definitiva o transtorno, e o diagnóstico é feito clinicamente, excluindo outros transtornos.**

Etiopatogênese

Aproximadamente **metade de todos os casos de TE parece ser decorrente de uma mutação genética autossômica dominante, associada a um transtorno conhecido como "tremor familiar benigno"**. Até hoje, não está claro o que exatamente causa o TE em indivíduos sem uma mutação genética conhecida. Nos cérebros de indivíduos com TE foram observadas alterações estruturais claramente identificáveis (i.e., perda de célula de Purkinje, corpúsculos de Lewi). Essas alterações não são uniformes e seguem diversos padrões, sendo dirigidas ao próprio cerebelo ou a um conjunto de neurônios do tronco cerebral que fazem sinapse diretamente com as células de Purkinje. A tomografia por emissão de pósitrons (PET) mostra que certas partes do cérebro – incluindo o **tálamo** – apresentam aumento de atividade em pessoas com TE. Mais pesquisas são necessárias para entender o mecanismo exato por trás da doença.

Diagnóstico

Além do TE e da DP, outras etiologias devem ser consideradas para os tremores. O tremor, como parte das **condições distônicas**, geralmente é mais assimétrico que o TE, e os movimentos são mais abruptos, diferente do movimento sinusoide do TE. **Tremores puramente cinéticos** ou **tremores de *intenção*** são observados com a interrupção da informação proveniente do neocerebelo (mais percebidos em pacientes com esclerose múltipla) ou do núcleo rubro (comum após traumatismo craniano fechado). O **hipertireoidismo** e outras condições associadas ao aumento da atividade adrenérgica podem causar tremores que lembram o TE.

O tremor essencial é um diagnóstico clínico; porém, estudos laboratoriais podem ser úteis para excluir doença da tireoide, envenenamento por metais pesados e outras condições. Exames de imagem também podem estar indicados quando há suspeita de alterações degenerativas ou estruturais do sistema nervoso. Além disso, a tomografia computadorizada por emissão de fóton único (SPECT) marcada por iodo-123 pode diferenciar TE de DP e, atualmente, encontra-se também disponível para situações não relacionadas com pesquisa. Os tipos comuns de tremores incluem o **tremor de repouso**, que ocorre quando uma parte do corpo está em repouso completo contra a força da gravidade, visto na DP. A amplitude do tremor diminui com atividade voluntária, como no tremor postural, que ocorre durante a manutenção de uma posição contra a força da gravidade e que aumenta com a ação; tremor de ação ou **tremor cinético**, que ocorre durante movimentos voluntários; **tremor específico de execução de uma tarefa** (de ação específica), que surge durante uma atividade específica (p. ex., ao escrever); e **tremor intencional ou terminal**, que se manifesta como um aumento acentuado da amplitude do tremor durante a porção terminal de um movimento intencional (observado na esclerose múltipla ou doença cerebelar).

Manejo

Para algumas pessoas, o TE pode ser angustiante, mas não debilitante. Outras podem achar que seus tremores dificultam o trabalho, a realização de tarefas diárias que requerem habilidades motoras finas, ou de fazer coisas que apreciam. Tremores graves podem levar ao retraimento social e isolamento. Felizmente, existem vários tratamentos que podem ajudar a manter os tremores sob controle.

Medicamentos fornecem alívio dos tremores durante parte do dia. **A base do tratamento do TE são os betabloqueadores e a primidona.**

Betabloqueadores. Normalmente usados para o tratamento da hipertensão arterial, os betabloqueadores, como o propanolol, ajudam a aliviar os tremores em algumas pessoas. Como os betabloqueadores podem causar tonturas, confusão e perda da memória em indivíduos idosos, seriam mais indicados para pessoas jovens. Em geral eles também são evitados em pacientes com asma, diabetes ou certos problemas cardíacos.

Outras medicações incluem medicamentos anticonvulsivantes, como a primidona, que pode ser eficaz em pacientes que não respondem a betabloqueadores; esse medicamento pode ser administrado em doses mais baixas do que as usadas para epilepsia, normalmente 50 a 700 mg por dia. Os principais efeitos colaterais são sonolência e sintomas gripais, que costumam desaparecer em um curto período de tempo. Os **tranquilizantes**, como o diazepam e alprazolam às vezes são usados para o tratamento de pessoas cujos tumores são agravados por tensão ou ansiedade. Os efeitos colaterais podem incluir confusão e perda da memória. **Aplicações de toxina botulínica tipo A** também pode ser útil no tratamento de alguns tipos de tremores, em especial da cabeça e da voz. As aplicações de toxina botulínica tipo A podem melhorar os problemas por até três meses. Quando usado para o tratamento de tremores nas mãos, a toxina botulínica tipo A pode, em alguns casos, causar fraqueza nos dedos.

Para um tremor incapacitante grave, a **cirurgia** pode ser uma opção para os pacientes que não respondem aos medicamentos. A estimulação cerebral profunda (ECP) é um tratamento que envolve o implante de um dispositivo cerebral, o *estimulador talâmico*, que pode ser apropriado se o paciente apresentar tremores graves e se os medicamentos não forem eficazes.

QUESTÕES DE COMPREENSÃO

1.1 Um homem de 59 anos foi diagnosticado como portador de um provável TE, sendo submetido a uma tomografia por emissão de pósitrons (PET) marcada com glicose do crânio. Qual das estruturas a seguir tem a maior probabilidade de mostrar um aumento da captação?
   A. Cerebelo
   B. Córtex cerebral
   C. Hipófise
   D. Tálamo

1.2 Uma mulher de 45 anos apresenta tremor evidente com atividade voluntária. Vários familiares também apresentam tremores. Se for diagnosticado um TE, qual é o padrão de hereditariedade mais provável?
   A. Autossômico dominante
   B. Autossômico recessivo
   C. Dominante ligado ao X
   D. Recessivo ligado ao X
   E. Ligado ao Y

1.3 Um homem de 59 anos apresenta tremor evidente, que progrediu durante um período de cinco anos. O tremor ocorre nas mãos, existem alguns problemas com sua marcha e também existe tremor da cabeça. Qual das alternativas a seguir ajuda a apoiar o diagnóstico de TE, em vez de DP?
   A. Distúrbio da marcha
   B. Sexo masculino
   C. Progressão lenta do tremor durante cinco anos
   D. Tremor cefálico

RESPOSTAS

1.1 **D.** O tálamo tende a ser realçado na PET em indivíduos com TE. Porém, deve ser enfatizado que exames de imagem não têm valor diagnóstico preditivo definido. A principal razão para o exame de imagem cerebral é para avaliar outros distúrbios neurodegenerativos.

1.2 **A.** Uma história de tremor aparentemente autossômica dominante é com frequência observada no TE. Uma tendência familiar também pode ser observada

na DP. Com uma herança autossômica dominante, metade da descendência está afetada; homens e mulheres são igualmente afetados.
1.3 **D.** O tremor envolvendo a cabeça é mais típico de TE. Podem existir problemas de marcha, assim como um início lento do tremor no TE e na DP. Em geral, o TE é um achado isolado de tremor, enquanto a DP está associada a uma postura inclinada, marcha arrastada e perda de memória.

DICAS CLÍNICAS

- O tremor essencial é o transtorno de movimento mais comum, afetando até 10 milhões de adultos.
- A latência (tempo de início) para o aparecimento do tremor com os braços estendidos para a frente na DP é significativamente mais longo que a latência para o TE (9 segundos contra 1 a 2 segundos), ajudando a distinguir as duas doenças.
- Existe uma predisposição familiar para TE e DP.
- O tremor essencial frequentemente melhora com doses baixas de álcool.
- A base do tratamento do TE são os betabloqueadores ou a primidona.
- Casos graves de TE podem necessitar de cirurgia, como a colocação de um estimulador cerebral profundo.

REFERÊNCIAS

Benamer TS, Patterson J, Grosset DG, et al. Accurate differentiation of parkinsonism and essential tremor using visual assessment of [123I]-FP-CIT SPECT imaging: the [123I]-FP-CIT study group. *Mov Disord*. 2000;15:503-510.

Louis ED. Essential tremor. *Lancet Neurol*. 2005;4:100-110.

Louis ED. Essential tremor: evolving clinicopathological concepts in an era of intensive post- -mortem enquiry. *Lancet Neurol*. 2010;9:613-622.

Lyons K, Pahwa R, Comella C, et al. Benefits and risks of pharmacological treatments for essential tremor. *Drug Saf*. 2003;26:461-481.

Pahwa R, Lyons KE, Wilkinson SB, et al. Comparison of thalamotomy to deep brain stimulation of the thalamus in essential tremor. *Mov Disord*. 2001;16:140-143.

Zesiewicz TA, Elble RJ, Louis ED, et al. Evidence-based guideline update: treatment of essential tremor. Report of the Quality Standards Subcommittee of the American Academy of Neurology. *Neurol*. 2011;77:1752-1755.

CASO 2

Um homem de 40 anos chega a um atendimento psiquiátrico de urgência por comportamento inadequado e confusão. Ele trabalha como zelador e desempenhava seu trabalho razoavelmente bem. Seus colegas de trabalho informam que durante vários anos ele parecia "inquieto". Eles mencionaram que recentemente o paciente passou a apresentar movimentos bruscos, que parecem afetar todo o seu corpo. Sua mãe está viva e bem; seu pai faleceu aos 28 anos de idade, em um acidente automobilístico. Ao exame, ele está alerta, mas distrai-se com facilidade. Seu discurso é fluente e sem parafrasias, porém, é tangencial. Ele apresenta problemas para soletrar a palavra "mundo" de trás para frente e subtrações seriadas de 7 a partir de 100, mas consegue lembrar de três objetos em três minutos. Sua capacidade visuoconstrutiva é boa. Quando caminha, apresenta bastante movimento distal da mão; seu equilíbrio é precário, embora possa ficar em pé com os dois pés juntos. Seus reflexos encontram-se aumentados bilateralmente e existe clônus bilateral nos tornozelos. O rastreamento para drogas na urina é negativo.

▶ Qual é o diagnóstico mais provável?
▶ Qual é o próximo passo diagnóstico?
▶ Qual é a base molecular ou genética deste distúrbio?

RESPOSTAS PARA O CASO 2:
Doença de Huntington

Resumo: um homem de 40 anos é examinado na emergência por apresentar comportamento inadequado e confusão. Durante muitos anos, parecia "inquieto" e, mais recentemente, apresenta movimentos coreiformes. Ele está alerta, mas distrai-se com facilidade e é tangencial. Durante a deambulação, a coreia distal está presente; seu equilíbrio está alterado. Ele também apresenta evidências de envolvimento do trato piramidal, com reflexos aumentados simetricamente.

- **Diagnóstico mais provável:** doença de Huntington (DH).
- **Próximo passo diagnóstico:** aconselhamento genético e exame genético para doença de Huntington. Revisar a história com muito cuidado, abordando o paciente e seus familiares e avaliar as medicações – fármacos e drogas ilícitas podem ser responsáveis pelo quadro.
- **Base molecular ou genética:** repetições dos trinucleotídeos de citosina, adenina e guanina (CAG), localizados no gene *huntingtina*, localizado no cromossomo 4p16.3. Repetições superiores a 40 são quase sempre associadas à doença de Huntington manifesta.

ANÁLISE

Objetivos

1. Compreender o diagnóstico diferencial de coreia.
2. Descrever a base para a confirmação genética do exame da doença de Huntington.
3. Estar ciente das limitações da farmacoterapia e dos benefícios fornecidos por mudanças no "estilo de vida" dos familiares com doença de Huntington.

Considerações

A doença de Huntington é um distúrbio progressivo que afeta igualmente homens e mulheres e está, na maioria das vezes, associada a movimentos coreiformes *como movimentos de dança*. De forma precoce, os indivíduos passam por alterações da personalidade ou dificuldades cognitivas e o equilíbrio fica prejudicado; posteriormente, existe uma progressão para a demência, coreia e dificuldade de fala. Este é um homem de 40 anos, que apresentou história de agitação por vários anos e, agora, apresenta dificuldades com cálculos, mas sua memória de curto prazo está intacta. Recentemente, ele desenvolveu "movimentos bruscos que afetam todo o seu corpo". Ele tem dificuldade de equilíbrio e apresenta reflexos ativos. Os movimentos distais da mão e a longa história de agitação são típicos da doença de Huntington. O início longo e lento é característico. Descarta-se *delirium* e efeitos de drogas ilícitas: os exames laboratoriais devem ser direcionados para o diagnóstico diferencial, como fator antinuclear (FAN), eletrólitos, glicemia, creatinina sérica, rastreio para sífilis, hormônio tireoestimulante, anticorpo HIV e nível de vitamina B_{12}. Exames de imagem, como a ressonância magnética, frequentemente são realizados. A punção lombar pode ser considerada. O exame genético é o melhor teste diagnóstico para a doença de Huntington.

ABORDAGEM À Doença de Huntington

DEFINIÇÕES

COREIA: movimentos bruscos, irregulares e súbitos, que não são repetitivos ou rítmicos, mas que parecem passar de um músculo para o outro.

ATETOSE: movimentos lentos, sinuosos, de contorção que estão frequentemente associados à coreia.

DISTONIA: é uma síndrome de contrações musculares mantidas, frequentemente causando movimentos repetitivos ou de torção, ou posturas anormais.

DISCINESIA TARDIA: distúrbio neurológico causado pelo uso em longo prazo e/ou em alta dose de antagonistas da dopamina, em geral antipsicóticos e, entre esses, especialmente os antipsicóticos típicos. Trata-se de um distúrbio de movimento voluntário, que continua ou aparece mesmo quando se deixa de usar drogas.

ABORDAGEM CLÍNICA

A doença de Huntington é herdada de **modo autossômico dominante**. A doença está associada a expansões das repetições dos trinucleotídeos CAG, presentes em um gene denominado *huntingtina*, localizado no cromossomo 4p16.3. O número de repetições dos trinucleotídeos CAG está associado à manifestação clínica da doença:

- Repetições trinucleotídeas > 40 quase sempre estão associados à doença de Huntington clínica.
- Repetições de 26 a 30 algumas vezes estão associadas à doença de Huntington.
- Repetições < 25 quase nunca estão associados à doença clínica.

Existe uma correlação aproximada entre o tamanho excessivo da expansão, a gravidade e o início dos sintomas clínicos. **A média da idade de início é de cerca de 40 anos. A extensão das repetições pode aumentar de geração em geração, particularmente com transmissão paterna**, resultando muitas vezes em um fenômeno conhecido como *antecipação*, no qual a idade de início torna-se mais precoce. Se um dos pais tem 39 repetições e a criança apresenta 42, o pai pode apresentar sintomas na idade avançada ou nunca, enquanto a criança apresenta o início dos sintomas aos 40 anos; isso pode levar a um padrão de hereditariedade confuso na história familiar.

A doença de Huntington manifesta-se por problemas motores, cognitivos e comportamentais. A característica mais conhecida é a coreia (originada de *khoreia*, palavra grega para *dança*) e consiste em movimentos aleatórios e graciosos, envolvendo os membros, o tronco e a face. Podem ocorrer problemas de coordenação, destreza, equilíbrio e, finalmente, problemas de deglutição e sufocamento. Lentificação dos movimentos sacádicos (movimentos oculares lisos, lentos e rápidos) é um sinal precoce, podendo ser observados reflexos aumentados, com desinibição dos reflexos primitivos. Problemas com a função executiva são frequentes, e os pacientes podem desenvolver demência subcortical. Desinibição comportamental, depressão e ansiedade são observadas com frequência. O equilíbrio entre os diversos tipos de sinais e sintomas varia muito entre os pacientes.

Quando a doença de Huntington se desenvolve na **infância** (~ 5% dos pacientes), ela é mais grave e pode ser uma **variante de Westphal**, que se assemelha mais ao parkinsonismo, com bradicinesia e rigidez. Pode ocorrer distonia, mioclonia e crises. O diagnóstico melhorou muito com a possibilidade de examinar o número de repetições no gene *huntingtina*. Anatomicamente, o envolvimento predominante é o do neostriado, com atrofia da cabeça do núcleo caudado e putame (Figura 2.1).

O diagnóstico diferencial para coreia é amplo, incluindo outras condições hereditárias, autoimunes, metabólicas e induzidas por drogas ou toxinas (Quadro 2.1). Em um adulto que apresenta um quadro de início insidioso e progressão lenta durante vários anos, é provável que se trate de uma doença degenerativa. Outra forma

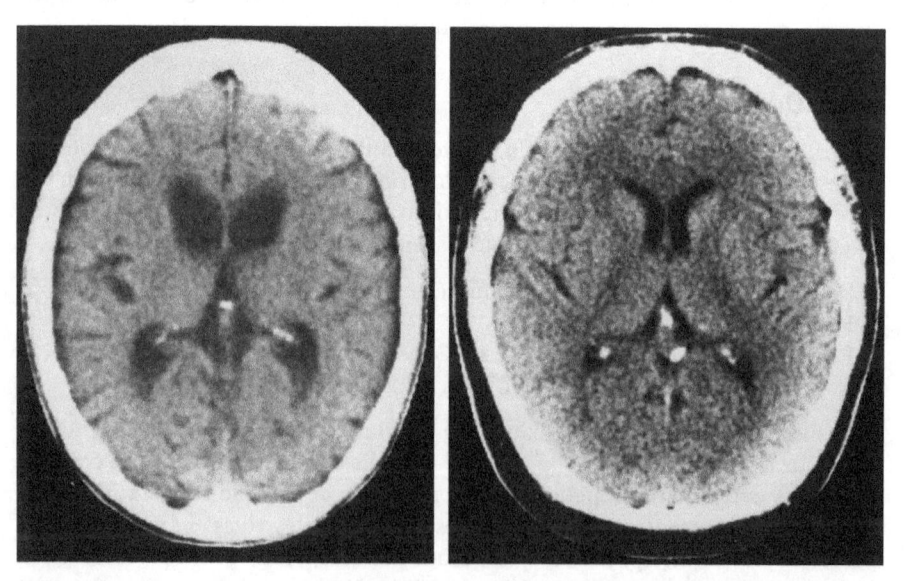

Figura 2.1 TC cerebral na doença de Huntington. (Reproduzida, com permissão, de Ropper AH, Brown RH. Adams and Victor's Principles of Neurology, 8th ed. New York, NY: McGraw-Hill Publishers, 2005:912.)

Quadro 2.1 • DIAGNÓSTICO DIFERENCIAL DE COREIA EM ADULTOS

Hereditária
Doença de Huntington[a]
Ataxia espinocerebelar 1-3[a]
Pseudo-hipoparatireoidismo/pseudopseudo-hipoparatireoidismo
Atrofia dentato-rubro-pálido-luysiana
Doença de Fahr
Neuroferritinopatia

Autoimune
Lúpus eritematoso sistêmico[a]
Poliarterite nodosa[a]
Doença de Behçet[a]
Síndrome de Sjögren[a]
Coreia de Sydenham
Síndrome antifosfolipídeo[a]
Esclerose múltipla[a]
Doença celíaca

Neoplasia
Envolvendo diretamente o estriado
Síndrome paraneoplásica[a]

Vascular
Infarto
Malformação arteriovenosa
Hematoma subdural

Infecciosa

Metabólica
Hiponatremia/hipernatremia
Hipocalcemia
Hipoglicemia/hiperglicemia
Hipertireoidismo[a]
Degeneração hepatocerebral
Insuficiência renal
Deficiência de tiamina
Deficiência de niacina
Hipoparatireoidismo
Policitemia
Coreia gravídica

Toxinas
Álcool (intoxicação e abstinência)
Monóxido de carbono
Mercúrio
Manganês
Pós-anoxia

Fármacos
Neurolépticos (tardia)[a]
Medicamentos antiparkinsonianos
Anticonvulsivantes[a]
Anfetaminas[a]
Esteroides
Opiáceos

[a] *Itens que merecem ser considerados nesse caso.*

de coreia é a **coreia de Sydenham**, um distúrbio agudo, em geral autolimitado em jovens, com idades entre 5 e 15 anos, ou durante a gestação, apresentando uma estreita ligação com a febre reumática. Caracteriza-se por movimentos involuntários que se tornam gradualmente mais graves, afetando todas as atividades motoras, incluindo a marcha, os movimentos dos braços e a fala.

Manejo

Atualmente, não existem fármacos capazes de afetar a evolução da doença de Huntington. Embora evidências experimentais em camundongos transgênicos com o gene *huntingtina* tenham sugerido que certos compostos podem exercer um efeito neuroprotetor, isso ainda permanece não esclarecido em humanos portadores da doença de Huntington. Os sintomas motores e psiquiátricos em geral são tratados sintomaticamente.

1. A **coreia** normalmente é melhorada com fármacos que interfiram na função dopaminérgica. Costuma-se usar neurolépticos altamente potentes, como o **haloperidol**. Esses neurolépticos apresentam risco de discinesia tardia, que raramente é relatada nessa condição. A **tetrabenazina** é um agente que promove a depleção da dopamina e não é associado com a discinesia tardia. A tetrabenazina está aprovada para o tratamento da coreia na DH e leva à melhora funcional. Com a progressão da doença de Huntington, é comum a interrupção dos neurolépticos, pois a bradicinesia é um problema exacerbado por esses agentes.
2. A **depressão** é muito comum, assim como a irritabilidade e a ansiedade, que normalmente são tratadas com inibidores seletivos da recaptação da serotonina (ISRSs).
3. Problemas de **deglutição e aspiração** tornam-se aparentes na evolução tardia. Aconselha-se a considerar uma gastrostomia endoscópica percutânea (GEP), especialmente em uma fase precoce da evolução da doença, para assegurar uma nutrição adequada e diminuir a aspiração.
4. O aconselhamento genético dos familiares do paciente é extremamente importante.
5. Estratégias para prevenção de quedas e ferimentos devem ser discutidas.

QUESTÕES DE COMPREENSÃO

2.1 Um homem de 24 anos apresenta movimentos semelhantes a movimentos de dança em seus membros superiores e cabeça. O melhor exame para confirmar o diagnóstico de doença de Huntington é:

  A. Tomografia cerebral por emissão de pósitrons (PET)
  B. Exame genético
  C. Ressonância magnética (RM)
  E. Biópsia retal

2.2 O mesmo paciente apresentado na Questão 2.1 apresenta coreia incapacitante. Qual dos itens a seguir apresenta a maior probabilidade de ser útil para os movimentos coreiformes?

A. Haloperidol, 1 mg, 1 a 3 vezes ao dia
B. Carbidopa/levodopa, 3 vezes ao dia
C. Estimulação cerebral profunda do subtálamo
D. Fluoxetina, 10 mg ao dia

2.3 Um garoto de 12 anos apresenta movimentos coreiformes, atividade convulsiva e rigidez muscular. Entre as áreas cerebrais a seguir, qual é a mais provavelmente envolvida?

A. Córtex cerebral
B. Cerebelo
C. Tálamo
D. Neostriado, com atrofia da cabeça do núcleo caudado e putame

RESPOSTAS

2.1 **B.** Mais do que 40 repetições CAG no gene *huntingtina* confirmam o diagnóstico de doença de Huntington. Menos de 25 repetições CAG quase nunca estão associadas à DH clínica, e entre 26 e 30 repetições algumas vezes estão associadas à doença manifesta clinicamente.

2.2 **A.** O uso criterioso de agentes bloqueadores de dopamina é mais eficaz em muitos pacientes com coreia. Os pacientes devem ser monitorados para efeitos colaterais, em particular parkinsonismo e discinesia tardia. Levodopa pode piorar a coreia, embora possa ser útil em pacientes com doença de Huntington com bradicinesia significativa.

2.3 **D.** O neostriado, com atrofia da cabeça do núcleo caudado e putame, está afetado na DH da infância. O início da doença de Huntington na infância (~ 5% dos pacientes) é mais grave e pode ser uma variante de Westphal, que se assemelha mais ao parkinsonismo, com bradicinesia e rigidez. Distonia, mioclonia e crises são características adicionais que podem ocorrer.

DICAS CLÍNICAS

▶ A doença de Huntington é uma doença hereditária autossômica dominante clássica, embora a história familiar possa ser negativa. Porém, o diagnóstico pode ser *excluído* pelo exame genético.
▶ Raramente os medicamentos representam uma resposta completa para o tratamento da doença de Huntington.
▶ Repetições triplas de nucleotídeos, como os três nucleotídeos citosina, adenina e guanina (CAG) no gene *huntingtina*, localizado no cromossomo 4p16.3, estão associadas à DH.
▶ Na doença de Huntington, a sequência CAG é repetida de 40 a 100 vezes e, com a expansão da repetição, a doença torna-se mais grave (antecipação).
▶ A hereditariedade paterna está mais associada ao início precoce (antecipação) e à gravidade da doença.

REFERÊNCIAS

Anderson KE, Marshall FJ. Behavioral symptoms associated with Huntington's disease. *Adv Neurol.* 2005;96:197-208.

Bates GP. History of genetic disease: the molecular genetics of Huntington disease—a history. *Nat Rev Genet.* 2005;6:766-773.

Handley OJ, Naji JJ, Dunnett SB, et al. Pharmaceutical, cellular and genetic therapies for Huntington's disease. *Clin Sci.* (Lond) 2006;110:73-88.

Ross CA, Tabrizi SJ. Huntington's disease: from molecular pathogenesis to clinical treatment. *Lancet Neurol.* 2011;10:83-98.

Semaka A, Creighton S, Warby S, et al. Predictive testing for Huntington disease: interpretation and significance of intermediate alleles. *Clin Genet.* 2006;70:283-294.

CASO 3

Um homem de 21 anos é encaminhado para avaliação e tratamento de movimentos anormais. Ele estava bem até os oito anos, quando desenvolveu problemas com a supinação do braço esquerdo. Mais tarde, apresentou tremor da mão esquerda, movimentos anormais mantidos da perna esquerda, em particular inversão do pé esquerdo e espasmos nas costas, que o impediam de andar. Sua capacidade de andar melhorou um pouco e ele conseguiu deambular após os 15 anos de idade. Atualmente, ele cursa a universidade sem problemas. O paciente escreve e usa o teclado de computador somente com a mão direita, devido aos espasmos rítmicos na esquerda. Sua voz esteve afetada nos últimos quatro anos. Ele foi medicado com triexifenidil, carbidopa/levodopa, carbamazepina e diazepam, com pouca melhora. O exame é marcado pelos movimentos involuntários anormais de suas extremidades superiores, mais evidentes à esquerda do que à direita, consistindo de um tremor rítmico com sustentação do braço, associado com flexão/extensão do punho, assim como um movimento de pinça do polegar e indicador. Além disso, existem movimentos rítmicos da região posterior do tronco associados a esses movimentos, e sua voz é afetada por um tremor significativo. O paciente também apresenta movimentos rápidos, não estereotipados, dos músculos distais e proximais, que sugerem mioclonia multifocal em combinação com contrações musculares estereotipadas e mantidas do punho esquerdo, extensores do braço e flexores dos dedos. Sua cabeça assume posturas em opistótono ao caminhar, mas estende-se para a direita durante a maior parte do exame. O exame do estado mental, sensibilidade, reflexos tendinosos, massa muscular e força são normais. A marcha é prejudicada em decorrência dos movimentos involuntários descritos. Não há estabilidade postural e o teste de Romberg é negativo. Também existe uma escoliose para a esquerda.

▶ Qual é o diagnóstico mais provável?
▶ Qual é o próximo passo diagnóstico?
▶ Qual é o próximo passo terapêutico?

RESPOSTAS PARA O CASO 3:
Distonia

Resumo: um homem de 21 anos, com uma história de distonia progressiva que começou em sua extremidade superior esquerda, disseminando-se para as costas e a extremidade inferior esquerda. Seus movimentos anormais são complexos, envolvendo distonia, mioclonia e tremor, limitando sua postura, marcha e uso da extremidade.

- **Diagnóstico mais provável:** distonia primária generalizada (DYT-1).*
- **Próximo passo diagnóstico:** ressonância magnética (RM) cerebral.
- **Próximo passo terapêutico:** estimulação cerebral profunda do globo pálido, parte interna.

ANÁLISE

Objetivos

1. Descrever a classificação da distonia.
2. Compreender o diagnóstico diferencial de distonia
3. Descrever as modalidades diagnósticas que são úteis na avaliação de pacientes com distonia.
4. Conhecer as modalidades terapêuticas que são úteis no tratamento de pacientes com distonia.

Considerações

O caso trata-se de **distonia de torção generalizada**, com início na infância. Distonia é uma síndrome caracterizada por contrações musculares mantidas, que levam movimentos de rotação repetitivos ou posturas anormais. Uma diferenciação chave é distinguir entre distonia primária ou secundária. A distonia secundária apresenta etiologia subjacente, como o efeito de fármaco, e pode responder ao tratamento, enquanto a distonia primária não tem causa discernível. Após procurar por causas secundárias, incluindo exames laboratoriais e de imagem cerebral, concluiu-se a existência de uma distonia primária. Neste caso, com início precoce, podem ser considerados dois tipos de distonia primária (entre os 15 tipos existentes): DYT-1, distonia de torção de início precoce, causada pela mutação do gene torsina A no cromossomo 9q34; e DYT-5, a distonia responsiva à dopa. Ver Quadro 3.1 para diagnóstico diferencial de distonia.

---

* N.de R.T. DYT-1 é a sigla do gene com mutação da distonia primária generalizada (ou seus sinônimos) portanto deve-se deixar como no original (distonia primária generalizada – DYT-1). Os demais aspectos de genética molecular estão explicadas no item Abordagem clínica. Sinônimos: distonia de torção de início precoce ou distonia de Oppenheim.

> **Quadro 3.1** • DIAGNÓSTICO DIFERENCIAL DE DISTONIAS SECUNDÁRIAS
>
> Distonias tardias induzidas por fármacos
> Fármacos antipsicóticos: antigos típicos bloqueadoras da dopamina e mais recentes, atípicas
> Fármaco ansiolítico: buspirona
> Agentes antidepressivos: inibidores seletivos da recaptação da serotonina
> Fármacos dopaminérgicos: levodopa e agonistas da dopamina
> Fármacos antieméticos: metoclopramida
> Fármacos anticonvulsivos: fenitoína, carbamazepina, gabapentina
> Paralisia cerebral
> Doença de Wilson
> Encefalopatias mitocondriais
> Neuroacantocitose
> Degeneração associada à pantotenato quinase (doença de Hallervorden-Spatz)
> Doença de Fahr

ABORDAGEM À Distonia

DEFINIÇÕES

DISTONIA: contrações musculares mantidas causam torções e movimentos repetitivos ou posturas anormais.

MIOCLONIA: abalos involuntários súbitos de um músculo ou um grupo muscular.

OPISTÓTONO: espasmo rígido do corpo de forte intensidade, com as costas totalmente arqueadas e os calcanhares e a cabeça virados para trás.

ABORDAGEM CLÍNICA

A **distonia** é classificada em idiopática ou sintomática, de acordo com a etiologia. **Distonia primária** é definida como uma condição na qual não é possível identificar uma etiologia, sendo a distonia o único ou o principal sintoma. Distonias primárias também são subdivididas de acordo com critérios como idade de início, distribuição das partes corporais afetadas, presença de variação diurna dos sintomas, resposta a fármacos e marcadores genéticos. A **distonia secundária** refere-se a um contexto de doença neurológica, na qual a distonia é somente um dos vários sintomas, ou na qual a distonia é o resultado de um traumatismo ambiental. Existem pelo menos 15 causas genéticas de distonia. A distonia generalizada tende a iniciar na infância. A distonia DYT-1 é a causa mais comum de distonia de início precoce, geralmente iniciando em um dos membros. Ela está associada a uma deleção de três pares de bases – guanina-adenina-guanina (GAG), no éxon 5 de DYT1 ou TOR1A. No entanto, existe uma grande variabilidade fenotípica, mesmo em famílias com mutação idêntica. A distonia de torção generalizada é um distúrbio incapacitante progressivo, que costuma começar na infância e está ligado a vários *loci* genéticos. Muitos casos são herdados de modos autossômicos dominantes, causados pelo gene torsina A (lócus DYT1), resultando da deleção do glutamato na torsina A, uma proteína cerebral de função desconhecida, cujas concentrações mais elevadas são encontradas na substância negra.

A penetrância é de 30 a 40% e a expressão clínica varia de distonia generalizada a distonias focais ocasionais, com início na idade adulta. Ela se manifesta como uma distonia focal de ação antes dos 25 anos, e a maioria dos casos inicia na infância. Em decorrência de sua raridade e de suas características desconhecidas, em alguns casos a distonia é confundida com um distúrbio psicogênico. Cerca de 65% dos casos evoluem para uma distribuição generalizada ou multifocal, 10% são segmentares e 25% permanecem focais. Os casos com início na infância costumam evoluir para uma distonia generalizada, que leva à incapacidade grave em decorrência das graves anormalidades da marcha e da postura. Isso pode resultar em uma condição de risco para a vida, denominada estado distônico. O diagnóstico de DYT-1 pode ser feito por exames comercialmente disponíveis.

A maioria das distonias primárias apresenta exames de neuroimagem de rotina normais. [18F]-fluorodesoxiglicose[*] e tomografia por emissão de pósitrons (PET) é utilizada com uma nova abordagem de análise de redes regionais para identificar um padrão reproduzível do metabolismo regional anormal da glicose na distonia de torção primária. Esse padrão não é específico do genótipo DYT1, podendo estar presente em outros genótipos, e a rede de imagens não está disponível rotineiramente.

Diagnóstico

Em qualquer caso, é preciso considerar primeiramente se a apresentação clínica corresponde a uma distonia secundária, em particular se é uma passível de tratamento eficaz, incluindo a suspensão de agentes agressivos. Algumas pistas que indicam tratar-se de uma distonia secundária incluem:

- História de traumatismo ou exposição a fármacos, infecções, anoxia cerebral, etc.
- Distonia em repouso, mais do que com ação, quando no início.
- Local atípico para a idade de início – por exemplo, início na perna em um adulto, ou no crânio na infância.
- Início precoce de anormalidades da fala.
- Hemidistonia.
- Presença de outras anormalidades, além da distonia, no exame neurológico ou no exame médico geral.
- Achados não fisiológicos, sugestivos de uma base psicogênica.

---

[*] N. de R.T. A [18F]-FDG é um radiotraçador para PET e PET-TC, portanto refere-se a um único teste diagnóstico.

- Anormalidades de exames de imagem cerebrais.
- Exames laboratoriais anormais.

O Quadro 3.2 resume as etiologias comuns da distonia secundária. O modelo funcional atual dos gânglios basais sugere que a distonia resulta de um padrão anormalmente baixo ou de um padrão geral anormal de atividade de saída dos gânglios basais: o segmento interno do globo pálido (GPi) e da parte reticulada da substância negra. Como consequência, a baixa atividade desinibe o tálamo motor e o córtex, dando origem a movimentos anormais. Além disso, fármacos que inibem a ação da dopamina (por receptores tipo 2 de dopamina [D2]) podem causar distonia aguda ou crônica. Isso parece ser mediado pela desinibição de neurônios colinérgicos.

Tratamento

No passado, o tratamento da distonia era primariamente farmacológico e sintomático. Estes incluíam agentes como levodopa, bloqueadores dos receptores colinérgicos muscarínicos centrais, benzodiazepinas e baclofeno. A administração de agentes anatomicamente direcionados também é possível, incluindo a toxina botulínica e a administração intratecal de baclofeno. Há evidências crescentes de que **o tratamento mais eficaz para a distonia generalizada seja a estimulação de alta frequência do tálamo, da porção interna (GPi) e pela colocação cirúrgica de um estimulador cerebral profundo.**

Quadro 3.2 • CAUSAS DA DISTONIA SECUNDÁRIA

Distúrbios hereditários associados com:

Neurodegeneração (doença de Huntington, doença de Parkinson juvenil [parkina], doença de Wilson, distúrbios de armazenamento lisossômico, síndrome de Rett).

Síndromes distonia-plus (distonia responsiva à dopa, mioclonia-distonia, distonia-parkinsonismo de início rápido).

Causas adquiridas/exógenas (*Medicamentos*: agentes bloqueadores do receptor da dopamina, agentes antiepilépticos, levodopa, agonistas da dopamina, bloqueadores do canal de cálcio; *toxinas*: manganês, monóxido de carbono, metanol, picada de vespa; *lesões cerebrais perinatais*: paralisia cerebral, *kernicterus*; *lesões vasculares*: acidente vascular encefálico, malformação arteriovenosa, síndrome antifosfolipídeo; *infecção*: encefalite, panencefalite esclerosante subaguda, Aids, abscesso; *tumores cerebrais*; *síndromes paraneoplásicas*; *desmielinização*: esclerose múltipla, mielinólise pontina; *traumatismo*: traumatismo cerebral, lesão da medula espinal; *estrutural*: subluxação atlantoaxial, síndrome de Klippel-Feil, malformação de Arnold-Chiari).

Doença de Parkinson e outros distúrbios parkinsonianos (paralisia supranuclear progressiva, degeneração corticobasal, atrofia de múltiplos sistemas).

Outros distúrbios do movimento (tiques, discinesias cinesiogênicas paroxísticas familiares, discinesias não cinesiogênicas paroxísticas familiares, síndromes de ataxia episódica).

QUESTÕES DE COMPREENSÃO

3.1 Um homem de 22 anos, com espasmos musculares dolorosos e repetitivos é diagnosticado como portador de distonia DYT-1, com base na apresentação clínica e exclusão de causas secundárias. O fármaco mais provável para melhorar os sintomas do paciente é:
A. Haloperidol
B. Triexifenidil
C. Fenitoína
D. Clorpromazina

3.2 Um garoto de 12 anos apresenta contrações mantidas, de início agudo, na perna esquerda e no braço direito, assim como perda da sensibilidade acima do pescoço. A gravidade de seus sintomas é altamente variável. O diagnóstico mais provável é:
A. Distonia DYT-1
B. Distonia aguda por uma medicação
C. Infarto isquêmico bilateral do globo pálido
D. Distúrbio psicogênico
E. Síndrome de hemissecção medular à direita

3.3 Uma mulher de 32 anos é examinada na sala de emergência. Ela não tem problemas medicamentosos ou alergias a medicamentos. A paciente recebe medicação por via intravenosa (IV) e apresenta reação distônica aguda, com espasmos musculares no pescoço. Qual dos fármacos a seguir é o mais provável para causar essa reação?
A. Haloperidol
B. Triexifenidil
C. Fenitoína
D. Levodopa

RESPOSTAS

3.1 **B.** Triexifenidil é um anticolinérgico antimuscarínico.
3.2 **D.** A causa provavelmente é psicogênica, pois existe uma incongruência fisiológica no exame. Na distonia DYT-1 não costuma ocorrer perda sensorial, e a presença de outras anormalidades neurológicas vão contra a distonia primária.
3.3 **A.** Haloperidol é um potente bloqueador dos receptores D2 da dopamina, e é um agente comum responsável por reações distônicas em indivíduos sadios. A difenidramina 25-50 mg por via IV pode ser administrada para melhorar essa complicação.

DICAS CLÍNICAS

- A distonia DYT-1 é uma doença autossômica dominante, podendo ser confirmada por meio de exame genético.
- DYT-1 e outras distonias primárias costumam apresentar movimentos anormais associados à ação, precocemente na evolução da doença.
- A abordagem básica da suspeita de distonia é a identificação de causas secundárias potenciais causadas por medicação, distúrbios do movimento, doença de Parkinson ou outro distúrbio neurodegenerativo.
- Em casos leves de DYT-1 e em outras distonias generalizadas primárias, fármacos sistêmicos, como anticolinérgicos, benzodiazepinas e baclofeno podem controlar os sintomas; em casos graves, pode ser necessária a estimulação cerebral profunda do globo pálido.

REFERÊNCIAS

Albanese A, Asmus F, Bhatia KP, et al. EFNS guidelines on diagnosis and treatment of primary dystonias. *Eur J Neurol.* 2011;18:5-18.

Albanese A, Barnes MP, Bhatia KP, et al. A systematic review on the diagnosis and treatment of primary (idiopathic) dystonia and dystonia plus syndromes: report of an EFNS/MDS-ES Task Force. *Eur J Neurol.* 2006;13(5):433-444.

Andrews C, Aviles-Olmos I, Hariz M, Foltynie T. Which patients with dystonia benefit from deep brain stimulation? A metaregression of individual patient outcomes. *J Neurol Neurosurg Psychiatry.* 2010;81:1383-1389.

Geyer HL, Bressman SB. The diagnosis of dystonia. *Lancet Neurol.* 2006;5:780-790.

Manji H, Howard RS, Miller DH, et al. Status dystonicus: the syndrome and its management. *Brain.* 1998;121:243-252.

Müller U. The monogenic primary dystonias. *Brain.* 2009;132:2005-2025.

Phukan J, Albanese A, Gasser T, Warner T. Primary dystonia and dystonia-plus syndromes: clinical characteristics, diagnosis, and pathogenesis. *Lancet Neurol.* 2011;10:1074-1085.

Tarsy D, Simon DK. Dystonia. *N Engl J Med.* 2006;355:818-829.

CASO 4

O paciente é um homem de 55 anos, que até seis meses atrás tinha boa saúde. Nessa época, ele notou o desenvolvimento de um tremor. O paciente não apresentava outras queixas. Ao exame, existe tremor no braço direito em repouso e, quando anda, apresenta tremor mantido em ambos os braços e, em algum grau, durante as manobras dedo-nariz-dedo (bastante fino e sem ritmo evidente). O paciente apresenta rosto inexpressivo e marcha lenta, deliberada. O tônus é aumentado no braço direito e na perna direita. O restante do exame físico é normal. O paciente e sua esposa negam consumo de álcool e de quaisquer medicamentos.

- Qual é o diagnóstico mais provável?
- Qual é o próximo passo diagnóstico?
- Qual é o próximo passo terapêutico?

RESPOSTAS PARA O CASO 4:
Doença de Parkinson

Resumo: trata-se de um homem de meia-idade, com tremor de início assimétrico. Além disso, apresenta leve pobreza de movimentos (também conhecidos como acinesia da face e do corpo), tremor de repouso e tônus aumentado.

- **Diagnóstico mais provável:** doença de Parkinson (DP).
- **Próximo passo diagnóstico:** solicitar uma ressonância magnética (RM) cerebral para avaliar outros distúrbios no diagnóstico diferencial.
- **Próximo passo terapêutico:** se os sintomas atuais estão incapacitando o paciente, iniciar tratamento com um agonista da dopamina ou um inibidor da monoaminoxidase tipo B (MAO-B).

ANÁLISE

Objetivos

1. Compreender o diagnóstico diferencial de parkinsonismo.
2. Saber as características clínicas da doença de Parkinson.
3. Descobrir a utilidade das diferentes modalidades de imagem para a avaliação da medula espinal, assim como a importância da idade do paciente.
4. Estar ciente das diferentes opções de tratamento para a doença de Parkinson, seu papel e seus problemas.

Considerações

O homem do caso apresenta tremor de repouso, rigidez e hipocinesia, que são as três características da doença de Parkinson – e constituem a síndrome do parkinsonismo. A quarta característica principal (ou fundamental) é a instabilidade postural que, na doença de Parkinson idiopática, tem início alguns anos mais tarde. A causa mais comum do parkinsonismo é a doença de Parkinson idiopática. Deve ser feita uma pesquisa cuidadosa das causas secundárias do parkinsonismo, como o histórico dos medicamentos usados (agentes antipsicóticos), doenças metabólicas ou estruturais do cérebro (hidrocefalia) e etiologias infecciosas. Normalmente é feita uma RM cerebral. A levodopa é o agente padrão usado para o tratamento da doença de Parkinson; infelizmente, nenhum agente foi capaz de diminuir o progresso da doença.

ABORDAGEM À
Suspeita de doença de Parkinson

DEFINIÇÕES

SUBSTÂNCIA NEGRA, ou *locus niger:* é uma porção heterogênea do mesencéfalo e um elemento importante do sistema de gânglios basais. Ela é composta pelas *porção compacta*, *porção reticulada* e *porção lateral*.

CORPÚSCULO DE LEWY: inclusão eosinofílica redonda, encontrada no citoplasma celular da substância negra, núcleo basal de Meynert, *locus ceruleus*, rafe dorsal e no núcleo motor dorsal do X nervo craniano. Contém alfa-sinucleína, uma proteína pré-sináptica cuja função é desconhecida. Proteínas neurofilamentares e ubiquitina são outras constituintes importantes dos corpúsculos de Lewy.

ABORDAGEM CLÍNICA

A doença de Parkinson é um distúrbio que recebeu seu nome a partir do *Essay on the Shaking Palsy*, de James Parkinson. As características da doença de Parkinson podem ser expressas de outras maneiras, incluindo: dificuldade de levantar de uma cadeira, dificuldade de virar na cama, microfagia, fácies em máscara, marcha arrastada e inclinada para frente e sialorreia. Embora a doença de Parkinson seja considerada um distúrbio *motor*, os sistemas sensoriais também são afetados. A **perda do olfato é quase universal**. A dor é muito comum. Outro envolvimento sistêmico pode resultar em distúrbio autônomo, depressão e diversos distúrbios da fala, incluindo disartria, palilalia e gagueira. Na monografia de Parkinson, ele afirmou especificamente que "os sentidos e o intelecto estão preservados". Pesquisas demonstraram que déficits cognitivos são muito comuns na doença de Parkinson, em especial a disfunção executiva. Além disso, cerca de 50% dos pacientes desenvolvem demência.

A característica patológica mais óbvia da doença de Parkinson é a **perda de pigmento na substância negra**, causada pela perda de neurônios nessa região. Os neurônios remanescentes podem apresentar inclusões eosinofílicas intracitoplasmáticas, denominados **corpúsculos de Lewy** (Figura 4.1). Esses neurônios projetam rostralmente para o cérebro, para inervar o estriado, assim como o córtex cerebral. A doença de Parkinson está associada com acentuada depleção da dopamina estriatal (DA) e é considerada por muitos como uma síndrome estriatal de deficiência de dopamina. Por ocasião do óbito, a perda de DA é superior a 90% e aproximadamente 70% da perda de DA resulta em expressão dos sintomas. A gravidade da perda de DA correlaciona-se melhor com a bradicinesia na doença de Parkinson – a correlação com o tremor é muito pobre. Há alguns anos, observa-se um quadro muito mais abrangente da destruição patológica pela doença de Parkinson, o que ajuda a entender a grande variedade de sinais e sintomas além da bradicinesia. Outros déficits morfológicos e químicos também foram demonstrados nos cérebros de pacientes

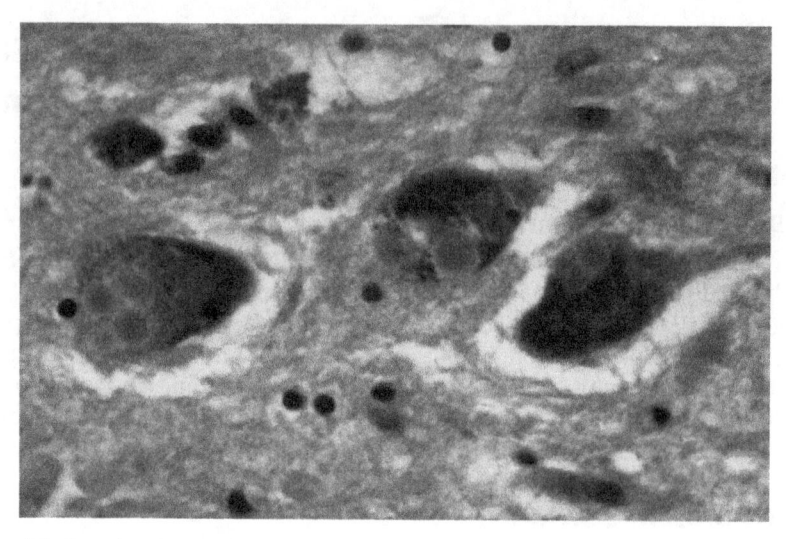

Figura 4.1 Corpúsculos de Lewy sob microscopia. (Reproduzida, com permissão, de Watts RL, Koller WC. *Movement Disorders: Neurologic Principles & Practice*, 2nd ed. New York, NY: McGraw-Hill Publishers, 2004 :146.)

com doença de Parkinson, no núcleo colinérgico pedúnculo-pontino, *locus ceruleus* noradrenérgico, núcleos da rafe serotoninérgicos e no complexo glutamatérgico centromediano/parafascicular do tálamo. Ainda assim, existem muitos sinais e sintomas atípicos para doença de Parkinson, aumentando o nível de vigilância para a presença de outro transtorno.

Achados atípicos importantes para DP, que devem ser verificados, incluem:

- Início precoce de demência ou demência rapidamente progressiva
- Evolução rapidamente progressiva
- Paralisia do olhar supranuclear
- Sinais de neurônio motor superior
- Sinais cerebelares – dismetria, ataxia
- Incontinência urinária
- Hipotensão postural sintomática precoce
- Quedas precoces

A maioria dos casos de doença de Parkinson é desconhecida. A doença de Parkinson familiar, apesar de rara, ocorre e costuma estar mais associada com uma mutação no gene *parkina*, que é herdada com um padrão autossômico recessivo. Essa mutação é mais comum na doença de Parkinson de início precoce, sem corpúsculos de Lewy. Os exames de neuroimagem de rotina em geral são normais na doença de Parkinson. A imagenologia funcional, concebida para visualizar a inervação de dopamina do estriado, especialmente em combinação com outras técnicas de imagem, pode proporcionar um meio de identificar como positiva a doença. Os exames de imagem são úteis, no entanto, para identificação de algumas das outras entidades patológicas no diagnóstico funcional.

O **diagnóstico diferencial** de parkinsonismo inclui as categorias a seguir:

- Induzido por fármacos (antipsicóticos, metoclopramida)
- Induzido por toxinas
- Metabólico
- Lesões estruturais (parkinsonismo vascular, etc.)
- Hidrocefalia (hidrocefalia de pressão normal [HPN])
- Infecções

Diagnóstico diferencial

A doença de Parkinson é muitas vezes imitada por outros distúrbios neurodegenerativos, mais comumente pela **atrofia de múltiplos sistemas** (AMS). Ela se apresenta sob duas formas clínicas mais importantes: a AMS-P, semelhante à doença de Parkinson, exceto pelo fato do tremor ser menos importante e o distúrbio ser completamente simétrico; a AMS-C, também denominada atrofia olivopontocerebelar, apresenta-se como uma síndrome cerebelar. Ambas podem apresentar insuficiência autonômica importante – incluindo a hipotensão ortostática e impotência. A RM convencional geralmente apresenta anormalidades.

A **demência com corpúsculos de Lewy** é um distúrbio com disfunção cognitiva evidente, como o parkinsonismo. As características clínicas típicas incluem demência de início precoce, delírios e alucinações, oscilações de consciência e mioclonias. Embora listada como uma entidade separada, há muita controvérsia sobre tratar-se de doença de Parkinson ou se ela representa parte do grupo clínico da mesma patologia. Embora o parkinsonismo possa ser observado na **doença de Alzheimer**, trata-se de um achado raro e a demência em geral é a síndrome clínica primária. A degeneração ganglionar corticobasal normalmente é unilateral.

A **degeneração ganglionar corticobasal** apresenta tremor grosseiro unilateral, rigidez, aumento dos reflexos, assim como apraxia de membro/distonia de membro/fenômeno de membro alienígena. Esse distúrbio é o único a apresentar o aspecto assimétrico da doença de Parkinson. A **paralisia supranuclear progressiva** é caracterizada por paralisia supranuclear do olhar para baixo (incapacidade de olhar voluntariamente para baixo) e abalos oculares no exame dos movimentos extraoculares. Os pacientes costumam apresentar uma postura ereta e não em flexão. Quedas frequentes também podem ser encontradas de forma precoce. O tremor não é comum e existe uma labilidade emocional do tipo pseudobulbar. Como mencionado, vários fármacos, principalmente os antagonistas da dopamina (neurolépticos, medicamentos contra a náusea) podem causar parkinsonismo induzido por fármacos.

Tratamento

O tratamento é iniciado quando a qualidade de vida do paciente está afetada e, normalmente, consiste em **levodopa** ou **agonista da dopamina**. Uma vez que, atualmente, nenhum tratamento é capaz de retardar o processo degenerativo, o tratamento sintomático é a base da terapia. Isto inclui intervenções farmacológicas e cirúrgicas. Medidas físicas, como fisioterapia, terapia da fala e exercícios são importantes e apresentam grande impacto sobre a vida de pacientes com doença de Parkinson.

Tratamento farmacológico

- **Agentes dopaminérgicos são a base do tratamento das características mais importantes da doença de Parkinson.**
- **A levodopa cruza a barreira hematencefálica, enquanto a dopamina não cruza;** a **levodopa** é convertida em dopamina no cérebro. A degradação periférica no intestino é inibida pela adição de inibidores da descarboxilase dos aminoácidos aromáticos (dicloroisoprenalina [DCI]), a carbidopa. Por isso, uma formulação de carbidopa/levodopa costuma ser prescrita. A levodopa também pode ser degradada perifericamente pela enzima catecol-O-metiltransferase (COMT), de modo que os inibidores da COMT, como a entacapona e a tolcapona, são usados com frequência. Um ensaio terapêutico com levodopa pode confirmar a doença de Parkinson porque mais de 90% dos pacientes com Parkinson patologicamente comprovado apresentam uma resposta boa a excelente com doses adequadas de levodopa (pelo menos 600 mg de levodopa/dia com DCI).
- **Agonistas da dopamina** cruzam a barreira hematencefálica e atuam diretamente como receptores principalmente do tipo D2, sem necessitar de conversão. Esses agentes incluem pramipexole, ropinirole e bromocriptina.
- **Inibidores da MAO-B**, como a selegilina e rasagilina, podem melhorar os sintomas em pacientes com doença leve (como monoterapia) e em pacientes que estão em tratamento com levodopa. Anticolinérgicos, como o triexifenidil ou difenidramina são usados primariamente para combater o tremor, mas apresentam efeitos colaterais, em especial em indivíduos mais idosos.
- **Amantadina** parece atuar por meio do bloqueio dos receptores glutamato N-metil-D-aspartato (NMDA) e promove uma leve melhora dos principais sintomas do tremor de repouso e da distonia. Recentemente, a amantadina demonstrou ajudar a **aliviar as discinesias induzidas pela levodopa.**

Embora nenhum tratamento desacelere a degeneração da doença de Parkinson, a mortalidade da doença foi reduzida pelo tratamento com levodopa. Ao longo do tempo, a resposta à levodopa torna-se instável, resultando em **oscilações motoras, que são manifestações clínicas exageradas;** os pacientes também podem desenvolver movimentos coreiformes involuntários anormais e movimentos distônicos, denominados **discinesias.** Há boas evidências de que o início do tratamento com um agonista da dopamina em vez da levodopa retarda o início das discinesias. Assim, os pacientes com alto risco para o desenvolvimento de discinesia provavelmente devam ser tratados no início com agonistas da dopamina.

Os pacientes mais jovens correm maior risco de desenvolver discinesia e podem ser tratados por longos períodos de tempo (a média da idade de início da doença de

Parkinson é cerca de 59 anos). Embora a levodopa seja o agente mais eficaz para o tratamento da doença de Parkinson, os agonistas da dopamina apresentam benefício comparável para o tratamento da doença de Parkinson leve. Em pacientes que ainda apresentam excelente resposta à levodopa, exceto para flutuações motoras e discinesias, o tratamento cirúrgico que inibe o núcleo subtalâmico pela estimulação de alta frequência pode proporcionar um excelente alívio dos principais sintomas da doença. **No entanto, o posicionamento de uma estimulação cerebral profunda (DBS) parece ser o tratamento cirúrgico preferível.** É menos invasiva, reversível com mais facilidade, pode ser ajustada ao paciente individual, e os resultados obtidos podem ser notáveis. Além disso, a inibição do tálamo ventrolateral pode ser muito eficaz para o tratamento do tremor.

QUESTÕES DE COMPREENSÃO

4.1 Uma mulher de 55 anos apresenta história de perda funcional progressiva há cinco anos. A filha da paciente pesquisou na internet e suspeita de DP. Qual dos seguintes sinais é mais sugestivo de doença de Parkinson e não das outras doenças neurodegenerativas?

A. Tremor de repouso unilateral
B. Paralisia supranuclear do olhar para baixo
C. Hipotensão ortostática no início da evolução da doença
D. Quedas precoces
E. RM cerebral anormal

4.2 Um homem de 61 anos recebeu um diagnóstico de DP. Durante a discussão do tratamento, você revisa os princípios básicos da medicação e os efeitos colaterais associados aos medicamentos. Qual das medicações a seguir tem maior probabilidade de aliviar as características principais da doença de Parkinson, assim como reduzir as discinesias induzidas pelo fármaco?

A. Levodopa
B. Agonistas da dopamina
C. Amantadina
D. Anticolinérgicos
E. Haloperidol

4.3 Um homem de 35 anos é avaliado para tremor de repouso, rigidez e dificuldade de equilíbrio. Revendo os medicamentos, você suspeita de parkinsonismo induzido por fármaco. Qual dos medicamentos a seguir tem a maior probabilidade de ser responsável pelo quadro?

A. Triexifenidil
B. Metoclopramida
C. Diazepam
D. Carbidopa
E. Levodopa

RESPOSTAS

4.1 **A.** O tremor de repouso é uma manifestação precoce da doença de Parkinson. As duas outras respostas são menos típicas para DP e podem indicar outros distúrbios neurológicos.

4.2 **C.** Amantadina pode diminuir a incidência de discinesia induzida pela levodopa. Ela atua bloqueando os receptores glutamato NMDA e atenua discretamente os sintomas mais importantes de tremor de repouso e distonia.

4.3 **B.** Agentes antieméticos, como a proclorperazina e metoclopramida, podem causar um parkinsonismo induzido por fármaco. As três classes de fármacos com maior probabilidade de causar DP induzida são os agentes bloqueadores dos receptores da dopamina (proclorperazina e metoclopramida), os agentes de depleção da dopamina (reserpina, tetrabenazina) e os agentes antipsicóticos atípicos. Embora existam algumas diferenças sutis entre a DP induzida por fármaco em comparação com a DP, frequentemente é difícil de diferenciar entre ambas.

DICAS CLÍNICAS

▶ Os principais sintomas da doença de Parkinson são tremor de repouso, rigidez, bradicinesia e instabilidade postural.
▶ A doença de Parkinson geralmente é um distúrbio assimétrico.
▶ A instabilidade postural levando a quedas ocorre relativamente tarde na evolução da doença de Parkinson.
▶ A incapacidade de responder clinicamente mesmo com grandes doses de levodopa é uma forte evidência de que o paciente não apresenta doença de Parkinson idiopática.
▶ A base do tratamento da doença de Parkinson é a levodopa, que pode levar à discinesia.

REFERÊNCIAS

Horstink M, Tolosa E, Bonuccelli U, et al. European Federation of Neurological Societies; Movement Disorder Society—European Section. Review of the therapeutic management of Parkinson's disease. Report of a joint task force of the European Federation of Neurological Societies and the Movement Disorder Society—European Section. Part I: early (uncomplicated) Parkinson's disease. *Eur J Neurol.* 2006;13:1170-1185.

Kägi G, Bhatia KP, Tolosa E. The role of DAT-SPECT in movement disorders. *J Neurol Neurosurg Psychiatry.* 2010;81:5-12

de Lau LM, Breteler MM. Epidemiology of Parkinson's disease. *Lancet Neurol.* 2006;5:525-535.

Martin I, Dawson VL, Dawson TM. Recent advances in the genetics of Parkinson's disease. *Annu Rev Genomics Hum Genet.* 2011;12:301-325.

Pahwa R, Factor SA, Lyons KE, et al. Quality Standards Subcommittee of the American Academy of Neurology. Practice parameter: treatment of Parkinson disease with motor fluctuations and dyskinesia (an evidence-based review): report of the Quality Standards Subcommittee of the American Academy of Neurology. *Neurol.* 2006;66:983-995.

Tolosa E, Wenning G, Poewe W. The diagnosis of Parkinson's disease. *Lancet Neurol.* 2006;5:75-86.

CASO 5

Um homem com 57 anos, de descendência portuguesa, informa que apresenta dificuldade para marchar (como um soldado) em linha reta. Dos 20 aos 40 anos, ele notou uma progressão lenta dos sintomas. Desde então, ele passou a apresentar um distúrbio de marcha rapidamente progressivo, visão dupla, incapacidade de coordenar movimentos musculares e parestesias nos membros. Aos 45 anos usava cadeira de rodas. Ao exame, seu intelecto era normal, mas apresentava uma grave dislalia e sialorreia constante. Também apresentava protrusão ocular, movimentos oculares lentos (sacádicos) e distúrbio do olhar voluntário para cima e para baixo, mas não apresentava nistagmo. Tinha ainda fasciculações e incoordenação da língua, mas não apresentava fasciculações faciais. Foi revelada fraqueza muscular geral moderada e atrofia, mas o tônus muscular era normal. Os reflexos tendinosos estavam ausentes, mas existiam sinais bilaterais de Babinski. A sensibilidade profunda estava comprometida e a coordenação estava prejudicada pela ataxia grave. Era possível observar tremor estático constante nas mãos. Sua mãe e seu avô paterno, assim como sua irmã e o filho dela, também apresentaram problemas de marcha, que tinham um caráter progressivo e que iniciaram na idade adulta. A ressonância magnética (RM) cerebral revela atrofia dos folhetos cerebelares.

▶ Qual é o diagnóstico mais provável?
▶ Qual é o próximo passo diagnóstico?
▶ Qual é o próximo passo terapêutico?

REPOSTAS PARA O CASO 5:
Ataxia espinocerebelar

Resumo: trata-se de um homem essencialmente sadio, que apresentou uma síndrome de início insidioso e progressão gradual, anunciada por dificuldades de marcha que, mais tarde, foram caracterizados como ataxia.

- **Diagnóstico mais provável:** degeneração cerebelar autossômica dominante, com características neurológicas adicionais e cognição normal – mais provavelmente uma ataxia espinocerebelar tipo 3 (SCA-3).
- **Próximo passo diagnóstico:** confirmação do diagnóstico por DNA.
- **Próximo passo no manejo:** cuidados de apoio, aconselhamento genético, reabilitação.

ANÁLISE
Objetivos
1. Descrever o distúrbio motor da ataxia.
2. Listar o diagnóstico diferencial de ataxia, incluindo etiologias genéticas e não genéticas.

Como descrito, o homem essencialmente saudável apresentou uma síndrome de início insidioso e com progressão gradual, anunciada por dificuldades na marcha, que depois foram caracterizados como ataxia. Mais tarde, o distúrbio causou disartrias, movimentos sacádicos anormais, provavelmente relacionados ao neurônio motor inferior, neuropatia e déficits de neurônio motor superior. Esse quadro clínico sugere **degeneração de múltiplos sistemas, cuja característica mais proeminente é a ataxia** e um déficit de coordenação dos movimentos voluntários. Eles geralmente são causados por problemas no controle motor, como resultado de uma patologia cerebelar ou de suas conexões, ou da propriocepção patológica, decorrente da patologia nas vias sensoriais. As ataxias podem ser isoladas ou observadas como parte da síndrome, juntamente a outras anormalidades neurológicas ou anormalidades em outros sistemas orgânicos. Esse paciente apresenta outras anormalidades neurológicas, mas não mostra evidências de envolvimento de outro sistema orgânico (pelo menos não no momento). Além disso, existe um forte envolvimento familiar; existem quatro gerações sucessivas afetadas em sua família; o envolvimento afeta ambos os sexos. Embora distúrbios familiares não sejam necessariamente genéticos, esse envolvimento abrangente, na verdade, sugere um distúrbio autossômico dominante. Isso é reforçado pelo fato de que as ataxias autossômicas recessivas tendem a envolver outros sistemas orgânicos, ao passo que esse não é o caso em uma doença autossômica dominante com início na idade adulta.

Vale a pena considerar algumas causas não genéticas de ataxia, como sugerido por outros problemas de manejo, embora a maioria apresente um tempo de evolução mais curto. Causas reconhecíveis incluem traumatismo, fatores tóxicos e metabólicos, neoplasias e mecanismos autoimunes. Degenerações cerebelares paraneoplásicas (DCPs) associadas com anticorpos antineuronais específicos do tipo tumoral são uma causa relativamente frequente de ataxia de início tardio, sendo caracterizadas por uma evolução subaguda progressiva, facilitando a descoberta e o tratamento da neoplasia subjacente. Mais raramente (e de maneira controvertida), a degeneração espinocerebelar subaguda está associada a doenças imunológicas não paraneoplásicas, como intolerância ao glúten. Além disso, anormalidades hormonais, como a deficiência de hormônio tireoide, podem causar ataxia.

ABORDAGEM À Ataxia cerebelar autossômica dominante

DEFINIÇÕES

ATAXIA: movimento instável e indesejado dos membros ou do tronco, causado por uma falha na coordenação grosseira dos movimentos musculares.

DOENÇAS POR EXPANSÃO DAS REPETIÇÕES DO TRINUCLEOTÍDEO: são causadas por expansões de DNA em um gene que contém a mesma sequência de trinucleotídeos repetida muitas vezes. Essas repetições são um conjunto de repetições microssatélites instáveis, que ocorrem ao longo de todas as sequências genômicas. Se a repetição estiver presente em um gene, a expansão da repetição resulta em um produto de gene defeituoso e, frequentemente, em doença.

ABORDAGEM CLÍNICA

Harding (1983) propôs uma classificação clinicamente útil para as ataxias cerebelares autossômicas dominantes de *início tardio*. Além disso, síndromes cerebelares esporádicas incluem formas idiopáticas de etiologia obscura, caracterizadas por ataxia progressiva, insuficiência autônoma e características extrapiramidais, como a atrofia de múltiplos sistemas (AMS).

Sistema de Harding

A ataxia cerebelar autossômica dominante I (ACAD I) está associada a características adicionais relacionadas ao sistema (extra) piramidal do nervo óptico, córtex cerebral e nervos periféricos.

ACAD II está associada à distrofia pigmentar macular.

ACAD III é a síndrome cerebelar pura de início tardio.

Desde 1993, as ataxias cerebelares autossômicas dominantes foram cada vez mais caracterizadas em termos de seu lócus genético e são conhecidas como ataxias espinocerebelares. Atualmente, existem mais de 25 distúrbios desse tipo, e o número vem aumentado. Os tipos mais comuns estão listados no Quadro 5.1. Muitos deles podem ser diagnosticados de forma definitiva por meio de exame de DNA. A caracterização clínica, no entanto, é útil para limitar o número de exames necessários.

Quadro 5.1 • LISTA DE ATAXIAS ESPINOCEREBELARES AUTOSSÔMICAS DOMINANTES

Doença	Incidência (%)	Proteína do lócus	Mutação	Características clínicas	Anormalidades oculomotoras
SCA-1	6	6p23-ataxina-1	Repetições CAG (38-83)	Ataxia, disartria, sinais piramidais, neuropatia periférica, hiper-reflexia, comprometimento cognitivo	Nistagmo, movimentos sacádicos hipermétricos, sacadas lentas, oftalmoparesia
SCA-2	14	12q24 ataxina-2	Repetições CAG (35-64)	Ataxia, disartria, neuropatia periférica, hiporreflexia, demência, mioclonia	Sacadas lentas, oftalmoplegia
SCA-3	21	14q32 ataxina-3	Repetições CAG (61-84)	Ataxia, disartria, espasticidade, parkinsonismo, amiotrofia	Retração palpebral, nistagmo, dismetria sacádica, oftalmoparesia, movimentos oculares bruscos
SCA-6	15	19p13CACNA1A	Repetições CAG (20-33)	Ataxia, disartria, às vezes ataxia episódica, progressão muito lenta, ausência de história familiar	Nistagmo (60% para baixo), busca sacádica
SCA-7	5	3p14 ataxina-7	Repetições CAG (37-> 300)	Ataxia, disartria, retinopatia, neuropatia periférica, sinais piramidais, fenótipos infantis	Movimento de busca sacádica lisa, sacadas lentas
SCA-8	2 a 5	13q21	CTG (3'UTR) (100-250)	Ataxia, disartria, neuropatia sensorial leve	Nistagmo, movimento sacádico de busca

SCA, ataxia espinocerebelar; CAG, citosina, adenina e guanina; CTG, citosina, timina e guanina. Dados de C Mariotti, R Fancellu, S Di Donato. An overview of the patient with ataxia. J Neurol. 2005;252:511-518.

Existem várias mutações genéticas em cromossomos diferentes, causando ataxia espinocerebelar, bem como a frequência do gene entre diferentes populações varia consideravelmente. Em geral, a incidência parece ser de cerca de 1,5 a cada 100 mil indivíduos, com distribuição igual entre os sexos. A maioria das ACADs é causada por um defeito genético que envolve uma expansão na sequência do DNA, e a maioria dessas sequências são expansões da repetição de trinucleotídeo (SCA tipos 1-3, 6-10, 12 e 17). Foram descobertos outros tipos de expansões repetidas, causadores de SCA. Por exemplo, SCA-10 envolve uma expansão da repetição ATTCT do gene *SCA10*, e SCA-8 envolve uma expansão no gene *SCA8* com repetição do nucleotídeo CTG. Finalmente, SCA-4 envolve a mutação em um gene que não envolve uma expansão da repetição de um trinucleotídeo.

A média de idade de início para todos esses tipos é de 20 a 30 anos, exceto para SCA-6, que costuma ocorrer entre os 40 e 50 anos. Indivíduos com SCA-8 geralmente desenvolvem sintomas no final dos 30 anos. Pacientes com SCA-2 costumam desenvolver demência e movimentos oculares lentos. Os pacientes com SCA-8, que têm uma expectativa de vida normal, assim como os pacientes com SCA-1, em geral apresentam reflexos muito ativos. Pacientes com SCA-7 desenvolvem perda visual. Nos tipos SCA 1-3 e 7, pode existir uma idade de início mais precoce, com aumento da gravidade (denominado **antecipação**) de uma geração para a outra. O tamanho da zona de expansão da repetição nos genes afetados correlaciona-se, grosso modo, com a gravidade e a idade de início. A penetrância é bastante elevada; no entanto, há casos raros, nos quais as pessoas não desenvolvem sintomas. A razão para a falta de penetrância completa ainda é desconhecida.

O diagnóstico de ataxia espinocerebelar é inicialmente suspeitado quando o início dos sintomas ocorre na idade adulta. Uma RM ou uma tomografia computadorizada (TC) do cérebro pode detectar atrofia do cerebelo e de diversas estruturas subcorticais (Figura 5.1). Um teste genético molecular para determinar o gene que apresenta a expansão da repetição de trinucleotídeo pode ser útil para a rápida identificação de outros portadores na família. Muitos desses distúrbios podem, atualmente, ser confirmados pelo exame de DNA. Em vez de solicitar todos os exames de DNA disponíveis (o que pode ser muito dispendioso), existem algoritmos que podem reduzir os testes pelo uso de sinais clínicos; especialmente a degeneração retiniana, o envolvimento proeminente de sintomas não cerebelares, a idade de início, os distúrbios do movimento ocular, a redução da velocidade estocástica e os sinais piramidais. As características clínicas desses distúrbios estão listadas no Quadro 5.1.

Uma vez caracterizado o defeito genético, a família também podem ser testada. Infelizmente, o exame genético nem sempre é 100% informativo. Existem casos raros de ataxia espinocerebelar clinicamente diagnosticados que não podem ser explicados por qualquer um dos defeitos genéticos conhecidos. Estima-se que em cerca de 50 a 60% dos indivíduos brancos portadores de uma forma familiar dominante de ataxia cerebelar o exame do DNA pode proporcionar um diagnóstico definitivo.

SCA-3 ou doença de Machado-Joseph (DMJ) é o subtipo mais comum de SCA. O fenótipo é um dos mais variáveis entre SCAs. As síndromes de SCA-3 incluem ataxia cerebelar pura, parkinsonismo familiar, paraplegia espástica hereditária, neuropatia hereditária e síndrome das pernas inquietas (SPI). Um sinal raramente reconhecido,

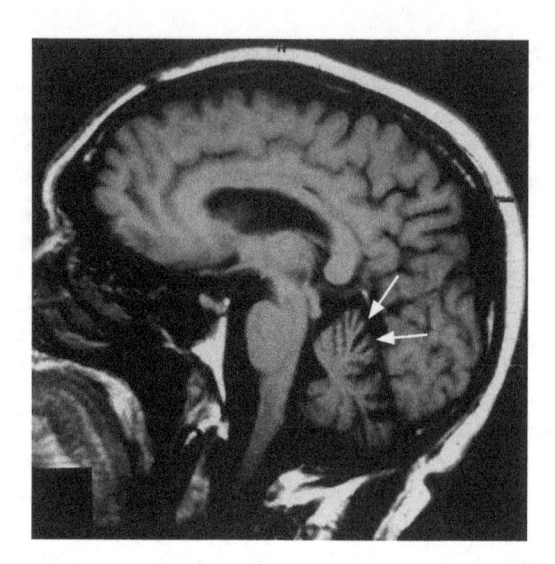

Figura 5.1 Ressonância magnética sagital do cérebro na ataxia espinocerebelar. (Reproduzida, com permissão, de Kasper DL, et al. Harrison's Principles of Internal Medicine, 16th ed. New York, NY: McGraw-Hill Publishers, 2004:2421).

mas comum e bastante específico de SCA-3 é o comprometimento da discriminação térmica em todos os membros e até mesmo da face. A pseudoexoftalmia (abaulamento dos olhos causado por retração palpebral), mioquimia faciolingual e distonia também são considerados sinais característicos, mas não específicos, de SCA-3.

SCA-3 DMJ é um distúrbio hereditário autossômico dominante com expressão variável, inicialmente descrito por Nakano e colaboradores (1972) em uma família americana, descendente de portugueses açorianos. Desde então, foram relatadas outras famílias com DMJ em todo o mundo. Existem três subtipos clínicos diferentes: tipo I, com um início precoce (20 a 30 anos), com sinais piramidais e extrapiramidais, oftalmoplegia externa progressiva (OEP) e pequenas disfunções cerebelares; tipo II, com uma idade de início intermediária. Ao exame neuropatológico está sempre presente degeneração do cerebelo e da medula espinal torácica no tipo SCA-3, mas a degeneração do corpo estriado, substância negra, base da ponte, núcleos oculomotores e nervos periféricos é variável.

Tratamento

Não existe cura para ACAD, assim como não existe tratamento para retardar a progressão da doença. No entanto, o tratamento de apoio é importante. Os fármacos que ajudam a controlar os tremores não são eficazes para o tratamento de tremores cerebelares, mas podem ser eficazes para o parkinsonismo, distonia, SPI, e para outros sintomas neurológicos. A fisioterapia provavelmente não retarda a progressão da perda de coordenação ou atrofia muscular, mas os pacientes afetados devem ser encorajados a manterem-se ativos. A terapia ocupacional pode ser útil para o desenvolvimento de estratégias para que o paciente possa realizar suas atividades diárias. Andadores e outros dispositivos podem ajudar o paciente a manter sua mobilidade. Outras modificações, como rampas para cadeira de rodas, talheres pesados e vasos sanitários mais altos podem tornar os pacientes mais independentes. A terapia da fala e a comunicação por meio de computador frequentemente ajudam o paciente que perde a capacidade de falar.

Embora a natureza das mutações específicas possa ajudar a determinar o prognóstico, a idade exata de início e os sintomas específicos são difíceis de determinar, em especial para portadores assintomáticos. Indivíduos com SCA geralmente falecem 10 a 20 anos após o desenvolvimento dos sintomas. Em última análise, como ocorre com todos os distúrbios degenerativos progressivos, a doença é fatal. O prognóstico para SCA-11 e SCA-6 costuma ser menos grave, ocorrendo um agravamento muito lento dos sintomas, e indivíduos com SCA-8 e SCA-11 têm uma duração de vida normal.

QUESTÕES DE COMPREENSÃO

5.1 Um paciente de 25 anos com ataxia progressiva é diagnosticado como portador de SCA-3. O paciente também apresenta movimentos muito lentos, com rigidez e tremor residual. Qual dos fármacos a seguir tem maior probabilidade de ajudar nesses sintomas?

A. Carbidopa/levodopa.
B. Haloperidol.
C. Diazepam.
D. Fenitoína.

5.2 Um homem de 32 anos apresenta problemas para deambular; em sua família existem vários indivíduos afetados de maneira similar e existe suspeita de ataxia espinocerebelar. Foi feita uma RM cerebral. Qual é o achado radiológico mais característico de SCAs?

A. Atrofia cerebelar.
B. Sinal alto de T2 no córtex cerebelar.
C. Sinal lateral alto para o estriado.
D. Sinal "*hot cross bun*"* ou hiperintensidade cruciforme no tronco cerebral.

5.3 Um homem de 35 anos tem um diagnóstico de SCA autossômica dominante. Ele pesquisou na internet e descobriu que os distúrbios autossômicos afetam cada geração, sendo homens e mulheres igualmente afetados. Ele observou que seu avô parecia afetado, mas nenhum dos seus filhos apresentou a doença. Qual é a melhor explicação para esse achado?

A. Nova mutação espontânea.
B. É uma SCA autossômica recessiva.
C. Penetrância incompleta.
D. É um exemplo de antecipação.

---

* N. de R.T. *Hot cross bun* é um pãozinho (bolinho) com uma cruz açucarada por cima, muito comum nos EUA – não há tradução para o português, por isso foi mantido em inglês.

RESPOSTAS

5.1 **A.** O parkinsonismo de SCA frequentemente responde à levodopa. SCA-3 pode estar associada à ataxia isolada ou a características de parkinsonismo.

5.2 **B.** Sinal alto em T2 no córtex cerebelar é característico de degeneração cerebelar neoplásica típica para SCA. A resposta C (sinal lateral alto no estriado) e a resposta D (sinal "*hot cross bun*" elevado no tronco cerebral) podem ser observadas na atrofia de múltiplos sistemas (AMS).

5.3 **C.** A hereditariedade autossômica dominante quer dizer que o gene é transmitido para a metade da prole, estando homens e mulheres igualmente afetados; no entanto, a penetrância incompleta pode afetar a apresentação fenotípica, de maneira que pode parecer que a doença "salta gerações".

> ### DICAS CLÍNICAS
>
> ▶ Ataxias espinocerebelares apresentam-se na idade adulta, em geral como ataxias cerebelares, com frequência associada a outros sinais neurológicos, mas raramente com envolvimento de sistemas não neurológicos.
> ▶ O exame de DNA pode ser diagnóstico, mas a correlação clínica é útil para direcionar as solicitações de exames.
> ▶ O tratamento farmacológico não altera a evolução natural da ataxia cerebelar, mas pode ajudar a melhorar os sintomas neurológicos.

REFERÊNCIAS

Bataller L, Dalmau J. Paraneoplastic neurologic syndromes: approaches to diagnosis and treatment. *Semin Neurol*. 2003 Jun;23(2):215-224.

Duen AM, Goold R, Giunti P. Molecular pathogenesis of spinocerebellar ataxias. *Brain*. 2006;129: 1357-1370.

Hadjivassiliou M, Grunewald R, Sharrack B, et al. Gluten ataxia in perspective: epidemiology, genetic susceptibility and clinical characteristics. *Brain*. 2003;126:685-691.

Harding AE. Hereditary spastic paraplegias. *Semin Neurol*. 1993;13:333-336.

Klockgether T. The clinical diagnosis of autosomal dominant spinocerebellar ataxias. *Cerebellum*. 2008;7:101-105.

Løkkegaard T, Nielsen JE, Hasholt L, et al. Machado-Joseph disease in three Scandinavian families. *J Neurol Sci*. 1998;156:152-157.

Mariotti C, Fancellu R, Di Donato S. An overview of the patient with ataxia. *J Neurol*. 2005;252:511-518.

Schelhaasa HJ, Ippel PF, Beemerb FA, et al. Similarities and differences in the phenotype, genotype and pathogenesis of different spinocerebellar ataxias. *Eur J Neurol*. 2000;7:309-314.

Schöls L, Bauer P, Schmidt T, et al. Autosomal dominant cerebellar ataxias: clinical features, genetics, and pathogenesis. *Lancet Neurol*. 2004;3:291-304.

CASO 6

Uma mulher com 64 anos foi encaminhada para tratamento médico devido a problemas resultantes de movimentos involuntários anormais da boca e da face. Até três anos atrás, ela apresentava boa saúde, quando desenvolveu náuseas e obstipação. Passou a receber metoclopramida e omeprazol (um inibidor da bomba de prótons), obtendo certa melhora dos sintomas. Um exame gastrintestinal completo (GI) foi negativo; no entanto, levantou-se a hipótese de que apresentava mobilidade gástrica diminuída. A paciente também usou metimazol para hipertireoidismo. Os movimentos anormais começaram há aproximadamente um ano, com piora progressiva. Os movimentos não interferem na fala, mas dificultam a alimentação. A paciente ocasionalmente apresenta espasmos nas costas e no pescoço. Seu exame chama a atenção por movimentos estereotipados repetitivos da língua e da mandíbula, e por sua postura em arco.

▶ Qual é o diagnóstico mais provável?
▶ Qual é o próximo passo terapêutico?

RESPOSTAS PARA O CASO 6:
Discinesia tardia

Resumo: uma mulher de 65 anos foi encaminhada para tratamento médico devido a movimentos anormais da boca e da face. A paciente recebeu metoclopramida e desenvolveu esses movimentos, que se tornaram progressivamente piores. Os movimentos não interferem na fala, mas dificultam a alimentação. Ocasionalmente, a paciente apresenta espasmos nas costas e no pescoço, assumindo uma postura em arco. Seu exame apresenta movimentos repetitivos e estereotipados da língua e mandíbula, além do arqueamento mantido.

- **Diagnóstico mais provável:** discinesia tardia.
- **Próximo passo terapêutico:** suspensão da metoclopramida. Tratamento com benzodiazepina ou baclofeno.

ANÁLISE

Objetivos

1. Compreender o diagnóstico diferencial dos movimentos involuntários orais.
2. Descrever as complicações motoras dos fármacos bloqueadores do receptor da dopamina.
3. Conhecer as modalidades de tratamento disponíveis para discinesia tardia.
4. Saber o papel dos esteroides, da intervenção cirúrgica e reabilitação na lesão medular.

Considerações

Trata-se de uma mulher um pouco mais velha, que desenvolveu movimentos involuntários anormais envolvendo, principalmente, os músculos orais – bucais e linguais. Os problemas instalaram-se de forma insidiosa e progrediram gradualmente. Seu exame é marcado, principalmente, pela presença desses movimentos. Além disso, a paciente foi tratada com uma medicação para melhora de seus sintomas gastrintestinais, mas ela também é um poderoso bloqueador dos receptores da dopamina. As duas principais causas de sua doença podem ser uma distonia idiopática ou genética, ou uma discinesia tardia. A discinesia é um distúrbio que se desenvolve relativamente tarde, após o início da administração de medicamentos que bloqueiam os receptores da dopamina, como a metoclopramida. O inibidor da bomba de prótons omeprazol está associado com efeitos gastrintestinais secundários ou cefaleias; o metimazol pode causar supressão da medula óssea ou, raramente, artralgias. Existem vários distúrbios de movimento causados por esses medicamentos (Quadro 6.1).

> QUADRO 6.1 • CLASSIFICAÇÃO DE DISTÚRBIOS CINÉTICOS
>
> **I. Agudos**
> Distonia aguda
> Acatisia aguda
> Parkinsonismo induzido por fármacos
>
> **II. Crônicos**
> **Comuns:**
> Discinesia tardia
> Distonia tardia
> Acatisia ardia
> Tremor perioral (síndrome do coelho)
> **Incomuns:**
> Mioclonia tardia
> Tiques tardios
> Tremor tardio
>
> **III. Miscelânea**
> Síndrome neuroléptica maligna

ABORDAGEM À
Discinesia tardia

A causa mais comum de discinesia tardia (DT) é a exposição crônica a agentes centrais bloqueadores da dopamina, como o tratamento com neurolépticos. A verdadeira causa da DT é desconhecida. Acredita-se que a cascata de respostas seja desenvolvida em consequência ao bloqueio dos receptores por meio de antagonistas da dopamina. A regulagem do receptor para cima é um evento relativamente agudo, e a evolução temporal não é a que costuma ser observada clinicamente. Do ponto de vista operacional, ficou definido que o distúrbio necessita de pelo menos três meses de início, embora existam casos que sugerem a possibilidade de latência menor. A suspensão da medicação pode, finalmente, resultar no desaparecimento desses movimentos, com uma frequência de ocorrência entre 25 e 50%; no entanto, os dados que apoiam essas estimativas não são muito consistentes e há muita controvérsia sobre isso. Estima-se que cerca de **um terço dos pacientes tratados com antagonistas do receptor da dopamina eventualmente desenvolve discinesia**.

Os **fatores de risco mais importantes** para DT incluem **idade avançada, sexo feminino e coexistência de lesão cerebral**. O tratamento com agentes antipsicóticos típicos pode estar associado com DT permanente nesses indivíduos. Enquanto esses movimentos anormais são mais angustiantes para a família do que para o paciente, eles também podem ser bastante debilitantes e resultar em danos significativos da dentição, interferindo na ingestão de alimentos. A incidência de DT parece diminuir com o uso dos antipsicóticos atípicos, que não causam um bloqueio tão completo do receptor de dopamina. A metoclopramida é usada no tratamento da náusea e da paresia gástrica. Existem outros agentes para náusea que apresentam um risco mais baixo para o desenvolvimento da DT. Nos Estados Unidos, existem poucos agentes aprovados para o tratamento da paresia gástrica. A domperidona é uma excelente alternativa para a metoclopramida, mas deve ser adquirida fora dos Estados Unidos.* Trata-se de um potente bloqueador do receptor da dopamina, mas não atravessa a barreira hematencefálica.

A diferenciação de outras síndromes distônicas idiopáticas às vezes é difícil. A distonia pode ocorrer como manifestação focal ao redor da boca e também na forma segmentar, envolvendo os músculos da face e do pescoço. No entanto, **os espasmos em arco das costas e do pescoço são característicos da condição tardia**. Considerando que o primeiro distúrbio responde a medicamentos anticolinérgicos ou dopaminérgicos, os medicamentos anticolinérgicos frequentemente pioram os sintomas típicos da DT.

Algumas vezes, a DT está associada a mais movimentos apendiculares involuntários. Com isso, pode ser confundida com a doença de Huntington. A coreia de Huntington passa ao redor da musculatura de uma forma aleatória, enquanto a DT tende a ser mais estereotipada. Pacientes com doença de Huntington, no entanto, podem apresentar problemas comportamentais tratados com neurolépticos, que é o tratamento usual para a coreia. Portanto, as duas condições podem coexistir.

Tratamento

As opções de tratamento incluem **benzodiazepinas**, **baclofeno** e vitamina E, que somente é eficaz em casos mais leves. Um tratamento com doses elevadas de agentes bloqueadores do receptor da dopamina é feito em alguns casos, mas a maioria dos médicos acredita que isso resulta em um aumento de risco de piora da condição. Medicamentos que promovem depleção da dopamina não parecem causar esse distúrbio, mas podem ser muito benéficos em seu tratamento. A alfa metil-*p*-tirosina inibe a formação de catecolaminas pelo bloqueio da enzima tirosina hidroxilase, e a reserpina promove a depleção das vesículas sinápticas. Embora úteis, esses agentes têm alta incidência de efeitos colaterais, incluindo a hipotensão ortostática, a depressão e o parkinsonismo. A **tetrabenazina**, outro depletor seletivo das vesículas de catecolamina, parece ser mais eficaz, com menos efeitos colaterais. Injeções de toxina botulínica em músculos relevantes também podem ser úteis. O melhor tratamento é a prevenção, e o uso de agentes bloqueadores do receptor da dopamina deve ser evitado, a não ser que seja absolutamente necessário.

---

* N. de R.T. A domperidona é vendida no Brasil (uma das apresentações é Motilium®, bastante conhecida).

QUESTÕES DE COMPREENSÃO

6.1 Uma mulher com 65 anos usa vários medicamentos. Seu filho, que estuda farmacologia, está preocupado com o efeito colateral de distúrbio dos movimentos relacionado com os medicamentos. Qual dos fármacos a seguir apresenta o mais alto risco em causar discinesia tardia?
   A. Haloperidol
   B. Triexifenidil
   C. Levodopa
   D. Diazepam

6.2 A paciente da Questão 6.1 é examinada e nota-se que ela apresenta movimentos involuntários, principalmente na boca. Qual dos agentes a seguir resulta em redução da gravidade das discinesias orais causadas pela discinesia tardia?
   A. Flufenazina
   B. Trihexifenidil
   C. Levodopa
   D. Dexedrine

6.3 Um homem com 25 anos, que iniciou um tratamento para esquizofrenia há uma semana, apresenta-se na sala de emergência por apresentar fortes movimentos de contorção do pescoço. Qual das condições a seguir é o diagnóstico mais provável?
   A. Discinesia tardia
   B. Doença de Huntington
   C. Reação distônica aguda, causada por um fármaco bloqueador do receptor dopaminérgico
   D. Distonia DYT1

RESPOSTAS

6.1 **A.** O haloperidol é um bloqueador do receptor dopaminérgico. Embora a levodopa possa associar-se com discinesia em pacientes com doença de Parkinson, isso não ocorre em associação a outros distúrbios.

6.2 **A.** Um bloqueio adicional e mais completo do receptor da dopamina muitas vezes reduz as manifestações da DT, mas muitos acreditam que isso representa um risco aumentado para continuação em longo prazo.

6.3 **C.** O início agudo, logo após iniciar a medicação antipsicótica, assim como as manifestações clínicas, são típicas de reações distônicas agudas.

> **DICAS CLÍNICAS**
>
> ▶ A causa mais comum de discinesia tardia é, em geral, o uso crônico de agentes bloqueadores da dopamina, como os agentes antipsicóticos típicos.
> ▶ A discinesia tardia costuma desenvolver-se meses após iniciar um tratamento com fármacos bloqueadores do receptor dopaminérgico e, mais frequentemente, causa movimentos estereotipados da boca e regiões circundantes.
> ▶ O tratamento da discinesia tardia em geral não é ideal e, assim, é melhor evitar o desenvolvimento desse distúrbio por meio de constante reavaliação da necessidade e da quantidade de fármacos bloqueadores do receptor dopaminérgico.
> ▶ Acredita-se que os movimentos em arco do pescoço, algumas vezes denominados *retrocollis*, sugerem discinesia tardia, em oposição a outras causas de distonia, como sua etiologia final.
> ▶ Os agentes de depleção da dopamina, como a reserpina ou tetrabenazina, que não bloqueiam os receptores, não causam discinesia tardia.

REFERÊNCIAS

Bhidayasiri R, Boonyawairoj S. Spectrum of tardive syndromes: clinical recognition and management. *Postgrad Med J*. 2011;87:132-141.

Chou KL, Friedman JH. Tardive syndromes in the elderly. *Clin Geriatr Med*. 2006 Nov;22:915-933.

Fernandez HH, Friedman JH. Classification and treatment of tardive syndromes. *Neurol*. 2003;9:16-27.

Kenney C, Jankovic J. Tetrabenazine in the treatment of hyperkinetic movement disorders. *Expert Rev Neurother*. 2006;6:7-17.

Soares-Weiser K, Rathbone J. Neuroleptic reduction and/or cessation and neuroleptics as specific treatments for tardive dyskinesia. *Cochrane Database Syst Rev*. 2006 Jan 25;(1):CD000459.

Tarsy D, Baldessarini RJ. Epidemiology of tardive dyskinesia: is risk declining with modern antipsychotics? *Mov Disord*. 2006 May;21(5):589-598.

CASO 7

Um garoto com 13 anos, destro, é trazido para a emergência após um acidente de automóvel moderadamente grave. O paciente viajava como passageiro no banco da frente, sem usar cinto de segurança, mas não foi ejetado durante a colisão frontal (aproximadamente a 55 a 65 km/h). De acordo com os paramédicos que acompanham o paciente, não houve danos frontais significativos no carro, e a cabeça do paciente parece ter batido no para-brisa. Ao chegar ao local de acidente, cerca de quatro minutos após o ocorrido, o paciente foi encontrado não responsivo, com tônus muscular flácido, bradicardia e esforço respiratório inadequado. Sua coluna cervical foi imobilizada e o paciente foi intubado para manter uma ventilação adequada, sendo, então, transportado até a sala de emergência, fixado a uma maca rígida. Ao exame, encontra-se afebril, com esforço respiratório irregular ao ventilador. A estimulação dolorosa de sua face produz algumas caretas, porém essa resposta não ocorre quando as extremidades são estimuladas. Existe uma grande contusão sobre a região frontal, mas não há outros sinais externos de traumatismo. Ao exame neurológico, suas pupilas são igualmente reativas à luz e o paciente apresenta um reflexo corneano vivo bilateralmente, mas não há reflexo de vômito. Seu tônus muscular está diminuído nas quatro extremidades e o paciente apresenta arreflexia geral, incluindo seus reflexos abdominais superficiais. Seu esfincter encontra-se flácido e não existe contratura retal. De acordo com o pai do paciente, a criança era sadia e apresentava desenvolvimento neuropsicomotor normal antes do acidente. O paciente não faz uso de qualquer medicação e não tem alergias conhecidas.

▶ Qual é o diagnóstico mais provável?
▶ Qual é o próximo passo diagnóstico?
▶ Qual é o próximo passo terapêutico?

RESPOSTAS PARA O CASO 7:
Lesão medular, traumática

Resumo: um garoto de 13 anos chega à emergência significativamente obnubilado, com quadriparesia flácida e respiração rápida e irregular, após um traumatismo craniano por acidente automobilístico, no qual ele era passageiro e não usava cinto de segurança. Atualmente, ele está intubado e sua coluna cervical encontra-se imobilizada. Antes do acidente, ele era saudável e não fazia uso de medicamentos.

- **Diagnóstico mais provável:** lesão da medula cervical alta e traumatismo craniencefálico (TCE).
- **Próximo passo diagnóstico:** ressonância magnética (RM) do crânio e da coluna.
- **Próximo passo do tratamento:** manter a oxigenação e pressão de perfusão em unidade de tratamento intensivo.

ANÁLISE

Objetivos

1. Entender o tratamento inicial da lesão medular aguda.
2. Conhecer as diferentes síndromes medulares.
3. Descrever a utilidade de diferentes modalidades de imagem para avaliação de lesão medular e a importância da idade do paciente.
4. Estar ciente do papel dos esteroides, da intervenção cirúrgica e da reabilitação na lesão medular.

Considerações

O garoto de 13 anos foi trazido para a emergência após um acidente automobilístico significativo, apresentando achados preocupantes de lesão cerebral traumática e lesão medular. Este capítulo focará as considerações para avaliar e manejar lesão medular. Achados significativos no exame do paciente incluem quadriparesia flácida (sugerindo interrupção dos tratos corticospinais na região cervical superior), incapacidade de fazer caretas ou responder à estimulação dolorosa de qualquer uma das quatro extremidades (sugerindo interrupção dos tratos sensoriais ascendentes na região cervical alta), preservação do reflexo pupilar à luz e reflexo corneano (indicando que o tronco cerebral está intacto acima da junção pontomedular), mas uma função respiratória inadequada e ausência de reflexo de vômito (indicando lesão medular cervical alta, assim como de tronco cerebral baixo). Esses achados apontam para uma lesão medular completa ou quase completa a um nível cervical alto, com choque espinal ascendente, afetando o tronco cerebral inferior.

ABORDAGEM À
Lesão medular traumática

EPIDEMIOLOGIA

Nos Estados Unidos, existem cerca de 10 mil novos casos de lesão medular traumática por ano. O pico de incidência relacionado à idade ocorre entre 15 e 25 anos, e os homens superam as mulheres por 4:1. Cerca de 5% de todas as lesões medulares ocorrem entre o nascimento e os 16 anos, e os pacientes pediátricos necessitam atenção especial: a lesão medular neonatal (relacionada ao nascimento) complica cerca de um em cada 60 mil partos, e a taxa de mortalidade é de 50%. Na infância, as causas mais comuns de lesão medular antes dos 10 anos são acidentes automobilísticos e quedas, enquanto nos indivíduos com mais de 10 anos, as causas são os acidentes automobilísticos e as lesões relacionadas com esportes. Sobre os acidentes automobilísticos, crianças com menos de 13 anos devem ser transportadas como passageiros no banco de trás, sempre presas com cintos de segurança, para evitar potenciais lesões causadas pelos *airbags*. Crianças mais jovens podem sofrer lesões medulares cervicais significativas e, muitas vezes, fatais, provocadas pelo acionamento do *airbag* lateral. A taxa de lesão medular não traumática é pelo menos três vezes maior do que a taxa de lesões traumáticas, embora os dados epidemiológicos não sejam completos.

TIPOS DE LESÕES MEDULARES

Os pacientes também podem apresentar lesões medulares incompletas. Por exemplo, a **hemissecção** produz a *síndrome de Brown-Sequard*, com fraqueza ipsilateral e perda da sensibilidade táctil fina, mas a perda contralateral da sensibilidade térmica e dolorosa situa-se abaixo do nível da lesão. Isso se deve às fibras remanescentes na coluna dorsal, ipsilaterais ao tronco cerebral, enquanto as fibras do trato espinotalâmico fazem sinapse e cruzam dentro de um ou dois níveis medulares para, então, trafegar contralateralmente. O traumatismo é a causa mais comum da síndrome de Brown-Sequard, que poucas vezes se apresenta como uma lesão puramente unilateral.

A **síndrome medular anterior** costuma ser causada por uma lesão traumática ou vascular dos dois terços anteriores da medula espinal. Isso resulta em uma perda bilateral da função do trato espinotalâmico (dor e temperatura), bem como uma fraqueza bilateral (interrupção do trato corticospinal), com preservação funcional da coluna dorsal (sensibilidade táctil fina, propriocepção e sensibilidade vibratória).

A **síndrome medular central** é causada por lesão das estruturas situadas ao redor do canal medular central. Embora isso possa ocorrer de forma aguda com traumatismo, é mais comum apresentar-se com processos crônicos, como neoplasias intra-axiais ou dilatação do canal central (conhecido como siringomielia). Clinicamente, isso leva a uma perda bilateral da sensibilidade térmica e dolorosa nas extremidades superiores, assim como fraqueza na mesma distribuição, com preservação da sensibilidade táctil fina. Anatomicamente, isso ocorre porque o trato espinotalâmico decussa imediatamente anterior ao canal central. Da mesma forma, as fibras motoras que trafegam para as pernas tendem a apresentar um trajeto mais lateral na medula espinal e, por isso, são poupadas.

ABORDAGEM CLÍNICA

Assim que o paciente estiver estabilizado e o exame neurológico tiver sido realizado, é preciso escolher a modalidade mais apropriada de exame por imagem. No traumatismo contuso, em pacientes com mais de nove anos, não é necessário realizar nenhum exame por imagem da coluna, desde que eles se encontrem alertas, comunicativos, não intoxicados e com exame neurológico normal, sem dores cervicais. Em pacientes com menos de nove anos, os exames por imagem são recomendados e devem ser interpretados por um radiologista acostumado a rever exames da coluna de crianças jovens. As estruturas ósseas também podem ser bem visualizadas usando um tomógrafo helicoidal. A visualização da medula espinal é mais fácil quando se usa uma RM. Crianças com menos de nove anos podem desenvolver lesão medular sem apresentar anormalidade radiográfica (SCIWORA; *spinal cord injury without radiographic abnormality*). Devido a maior mobilidade e flexibilidade da medula pediátrica em relação aos achados em adultos, os elementos ósseos podem ser deslocados para dentro da medula e, depois, podem voltar a sua posição normal. Quando isso ocorre, o paciente pode apresentar clinicamente uma mielopatia traumática (lesão medular) ao exame neurológico, mas não são observados danos ósseos ou ligamentares em radiografias simples ou TC. Uma RM, no entanto, pode demonstrar lesões dos ligamentos espinais, da medula espinal ou de ambos.

Manejo inicial de lesões medulares

O manejo de lesões medulares agudas está focado na prevenção de danos adicionais. Isso começa em campo, quando os médicos emergencistas **imobilizam a coluna em uma posição neutra**, usando colares rígidos e pranchas especiais. Outras lesões podem ocorrer em decorrência de impactação da substância óssea sobre a medula, movimento excessivo da medula como resultado de instabilidade vertebral, compressão medular por hemorragia, ou isquemia medular causada pela hipotensão. Tendo em vista o tamanho desproporcionalmente grande da cabeça de crianças em relação ao tronco, muitas vezes é necessário elevá-lo para chegar a um posicionamento neutro do pescoço. Além do posicionamento adequado, é vital que se mantenha uma via aérea adequada, e que a respiração não seja prejudicada por fita adesiva ou restrições sobre o tronco.

Na emergência, uma vez estabilizada a via aérea e mantendo respiração e circulação adequadas, é feito um exame neurológico para avaliar o nível clínico da lesão. Nesse paciente, existem diversos achados apontando para uma lesão extensa da medula cervical alta, provavelmente completa. A perda completa da função motora e sensorial das extremidades inferiores e superiores, bem como as dificuldades respiratórias, mas com preservação dos reflexos mediados pelos nervos cranianos, é consistente com essa localização (pois as extremidades inferiores são inervadas pelos nervos espinais C5 a T1 e o nervo frênico origina-se de C3 a C5). Além da perda da função sensorial abaixo do nível da lesão, a transecção da medula espinal também resulta em perda da função autônoma, que pode levar a um choque medular.

O choque medular é o resultado da perda aguda do tônus simpático descendente, produzindo redução da resistência vascular sistêmica, que pode resultar em hipotensão. Se a resposta vagal estiver intacta, a não oposição de sua influência pode reduzir ainda mais a resistência vascular, resultando também em bradicardia paroxística. No contexto do choque medular, é necessária uma reposição agressiva de líquidos para manter a pressão de perfusão e impedir a isquemia medular. A ausência completa dos reflexos tendinosos profundos, dos reflexos cutâneos superficiais e do tônus retal também sugere a presença de um choque medular. É importante lembrar que, com o desenvolvimento da resposta inflamatória à lesão e com o edema, o nível clínico aparente da lesão pode aumentar para níveis medulares mais altos ou chegar ao tronco cerebral. Finalmente, é fundamental lembrar-se de posicionar um cateter de Foley de demora para o esvaziamento vesical, a fim de evitar que o paciente desenvolva retenção urinária e estase significativas.

O PAPEL DA CIRURGIA E DOS ESTEROIDES

Como mencionado, o principal objetivo no manejo de lesão medular aguda é a prevenção de uma lesão secundária. Embora o evento traumático inicial possa produzir uma lesão importante, a inflamação subsequente, o edema e a isquemia podem levar à piora significativa da lesão primária. A intervenção cirúrgica para estabilização da coluna, remoção de material ósseo, evacuação da hemorragia e descompressão do canal medular foi avaliada, particularmente em pacientes adultos, e permanece controversa, com poucos dados disponíveis em pacientes pediátricos. Estudos em animais apoiaram o uso da descompressão precoce para melhorar o resultado final, mas a cirurgia é realizada logo após o traumatismo, o que pode ser clinicamente impossível. O comprometimento significativo do canal medular e a fixação de uma coluna muito instável são considerados as principais indicações para cirurgia precoce na lesão traumática da medula espinal.

Como a inflamação desempenha um papel importante na mediação da lesão secundária, a administração de **corticosteroides** tem sido estudada na lesão medular aguda. Certamente os benefícios dos esteroides na lesão medular subaguda, como a compressão medular por um tumor, são amplamente reconhecidos. No entanto, ensaios clínicos em adultos com lesões agudas mostraram poucos benefícios nos desfechos neurológicos em longo prazo, além de um aumento na taxa de complicações como infecções da ferida. Evidências recentes indicam que a metilprednisolona é benéfica para pacientes adultos com lesão medular incompleta aguda, quando administrada dentro de oito horas após a lesão. O uso de esteroides em caso de lesão medular traumática deve, portanto, ser considerado controverso, especialmente em pacientes com lesões medulares completas e em crianças.

Cuidados a longo prazo e reabilitação

Para maximizar os desfechos neurológicos em longo prazo dos pacientes que sobrevivem a uma lesão medular aguda, é necessária uma abordagem de reabilitação intensiva, que envolve toda a equipe. Questões importantes a serem abordadas incluem o desenvolvimento de um programa apropriado para os cuidados intestinais e vesicais, manutenção da integridade cutânea e o manejo da disreflexia autonômica persistente. Quando o choque medular melhora e a espasticidade começa a se desenvolver, em um período de uma a seis semanas, a prevenção de contraturas com preservação da postura funcional das articulações torna-se crucial. A reabilitação psicológica e cognitiva também é vital, ajustando a vida após a lesão e lidando com o traumatismo craniano concorrente. Em geral, os pacientes passarão um período de tempo significativo em um programa de reabilitação em regime de internação, seguido por um programa de transição ambulatorial. No entanto, mesmo após esse período, o paciente deve continuar a ser avaliado por um especialista em fisioterapia e reabilitação, pelo menos anualmente, para maximizar sua adaptação e função.

QUESTÕES DE COMPREENSÃO

7.1 Um homem de 18 anos sofreu um acidente automobilístico e suspeita-se de lesão medular cervical aguda. Atualmente, a melhor estratégia para impedir que ocorra um aumento da lesão medular cervical no paciente é:

A. Corticosteroides em alta dose
B. Exploração cirúrgica imediata
C. Manutenção da oxigenação e perfusão medular
D. Tratamento com diuréticos por via intravenosa

7.2 Um homem de 27 anos é levado à emergência após um acidente automobilístico. Ao exame, apresenta fraqueza no braço esquerdo e na perna esquerda, além de perda da sensibilidade táctil fina à esquerda, com perda da sensibilidade térmica e dolorosa à direita. O quadro clínico é mais compatível com:

A. Síndrome medular completa
B. Síndrome medular central
C. Síndrome medular anterior
D. Síndrome de hemissecção medular esquerda
E. Síndrome de hemissecção medular direita

7.3 Uma criança de cinco anos é trazida à emergência após uma queda de aproximadamente 1,20 m de altura. No momento, a criança está alerta, movimenta todas as extremidades e responde ao tato nas quatro extremidades, mas está irritada e apresenta uma grande laceração no queixo. Qual das afirmações a seguir é a mais precisa em relação à avaliação da coluna dessa criança:

A. Como a criança está movendo todas as extremidades e parece apresentar sensibilidade intacta, não há necessidade de realizar avaliação da coluna vertebral.
B. Devido a idade da criança, deve ser feito um exame por imagem da coluna.
C. Se o exame clínico não mostrar dolorimento cervical, não é necessário exame de imagem.
D. O exame de imagem deve ser solicitado em regime ambulatorial.

RESPOSTAS

7.1 **C.** O aspecto mais importante do manejo inicial é evitar uma isquemia medular por meio da oxigenação e imobilização, com atenção para a pressão arterial.

7.2 **D.** O paciente apresenta achados clássicos de uma síndrome de hemissecção medular esquerda (Brown-Sequard), com fraqueza ipsilateral, perda ipsilateral da sensibilidade táctil fina e perda contralateral da sensibilidade térmica e dolorosa.

7.3 **B.** Crianças com menos de nove anos que sofreram traumatismo ou quedas devem ser submetidas a exames de imagem da coluna vertebral, porque critérios clínicos podem deixar lesões passarem despercebidas. Mesmo se a criança fosse mais velha, a presença de uma lesão capaz de desviar a atenção (grande laceração no queixo) pode mascarar um aumento da sensibilidade da coluna cervical.

DICAS CLÍNICAS

▶ O passo mais importante no cuidado emergencial de crianças com lesão medular é a estabilização da coluna vertebral. O próximo passo é a manutenção da pressão de perfusão medular.
▶ A causa mais comum da lesão medular na infância são os acidentes automobilísticos.
▶ A lesão cerebral traumática costuma acompanhar a lesão medular traumática, incluindo hemorragia, isquemia ou lesão axonal difusa.
▶ Os reflexos abdominais superficiais são provocados alongando a pele nos quatro quadrantes ao redor do umbigo, observando a contração da musculatura abdominal subjacente. A estimulação acima do umbigo testa os níveis medulares T8 a T10, enquanto a estimulação abaixo do umbigo testa aproximadamente T10 a T12.

REFERÊNCIAS

Congress of Neurological Surgeons. Management of pediatric cervical spine and spinal cord injuries. *Neurosurg.* 2002 March;50(3 suppl):S85-S99.

Eleraky M, Theodore N, Adams M, et al. Pediatric cervical spine injuries: report of 102 cases and review of the literature. *J Neurosurg Spine.* 2000;92(1 suppl):12-17.

McDonald J, Sadowsky C. Spinal cord injury. *Lancet.* 2002;359:417-425.

Saveika J, Thorogood C. Airbag-mediated pediatric atlanto-occipital dislocation. *Am J Phys Med Rehabil.* 2006;85:1007-1010.

Thuret S, Moon L, Gage F. Therapeutic interventions after spinal cord injury. *Nat Rev Neurosci.* 2006;7:628-643.

Tsutsumi S, Ueta T, Shiba K, et al. Effects of the Second National Acute Spinal Cord Injury Study of high-dose methylprednisolone therapy on acute cervical spinal cord injury—results in spinal injuries center. *Spine.* 2006;31(26):2992-2996.

CASO 8

Um jogador de futebol americano de 18 anos estava dando o pontapé inicial quando chocou-se contra um jogador do outro time após perder seu capacete, batendo com o lado direito de sua cabeça contra o joelho do jogador do time adversário. Caiu ao chão e permaneceu inconsciente durante 20 a 30 segundos. Foi imediatamente transportado para o hospital mais próximo. Após 20 minutos do acidente, estava alerta e consciente, sem déficit neurológico, mas apresentava amnésia em relação ao evento. Apresentava uma equimose superficial no couro cabeludo do lado direito. Aproximadamente uma hora após o traumatismo, o paciente desenvolveu uma crise convulsiva motora generalizada. Foi administrado lorazepam 4 mg por via intravenosa (IV) e a crise cessou. Foi feita uma tomografia computadorizada (TC) 1h e 40 minutos após o traumatismo, a qual foi normal. Então, o paciente foi transferido para um hospital de maior porte. Na admissão, mostrou uma lentificação psicomotora e fala arrastada; ambas foram tidas como causadas pela administração de lorazepam, na ausência de outros déficits neurológicos. A pontuação na escala de coma de Glasgow foi 15 em 15. As investigações laboratoriais de rotina e o eletrocardiograma foram normais. Após oito horas do traumatismo, o paciente apresentava náusea, vômito e cefaleia.

▶ Qual é o diagnóstico mais provável?
▶ Qual é o próximo passo diagnóstico?
▶ Qual é o próximo passo terapêutico?

RESPOSTAS PARA O CASO 8:
Hematoma epidural/subdural

Resumo: o caso é de um atleta de 18 anos, com um traumatismo cerebral agudo decorrente de um traumatismo relacionado com o esporte. O traumatismo está associado a uma perda transitória da consciência e uma crise subsequente. Embora seu exame relativamente não apresente achados focais e o exame de imagem cerebral esteja normal, sua condição continua a piorar, apresentando náusea, cefaleia e vômito.

- **Diagnóstico mais provável:** sangramento intracerebral – mais provavelmente hematoma epidural (HED).
- **Próximo passo diagnóstico:** repetir a TC de crânio sem contraste.
- **Próximo passo terapêutico:** observação cuidadosa, consulta com neurocirurgia e avaliação cuidadosa de outros sinais de traumatismo.

ANÁLISE

Objetivos

1. Compreender o mecanismo de indução e progressão dos HEDs.
2. Conhecer as características que necessitam de intervenção urgente.
3. Compreender os sinais e sintomas associados em HEDs em expansão.

Considerações

A principal característica desse caso é o fato de que se trata de um indivíduo saudável, que sofreu um traumatismo fechado. O paciente apresentou perda de consciência e, posteriormente, teve um período lúcido normal. Em seguida, apresentou crise, um déficit cognitivo progressivo e problemas neurológicos mais importantes. No entanto, a história sugere uma consequência posterior ao traumatismo craniano. Nesse caso, é preciso decidir se isso sugere uma anormalidade subjacente ou se as alterações são completamente decorrentes do traumatismo. O período lúcido anterior a sua deterioração é uma apresentação clássica de HED; no entanto, menos de um terço dos pacientes portadores dessa patologia tem essa apresentação. Outras apresentações incluem vômitos, cefaleia e crise. Hemorragia subaracnóidea e hematoma subdural também são possibilidades importantes nesse caso, assim como contusão cerebral e lesão axonal difusa, embora não se esperaria um período lúcido. O quadro clínico pode desenvolver-se como uma massa intracraniana de rápida expansão. Em particular, pacientes com HED de fossa posterior podem apresentar uma deterioração dramática retardada. O paciente pode estar consciente e conversando e, após um minuto, tornar-se apneico, comatoso e o óbito ocorre após poucos minutos.

ABORDAGEM AO
Hematoma epidural

HED é um acúmulo de sangue entre a tábua interna do crânio e a membrana dural externa. O evento desencadeador frequentemente é traumático, muitas vezes associado a um "instrumento rombudo". Em 85 a 95% dos pacientes, esse tipo de traumatismo resulta em uma fratura de crânio sobrejacente. Os vasos sanguíneos na proximidade da fratura são as fontes da hemorragia na formação de HED. Como o cérebro subjacente costuma estar pouco afetado, o prognóstico é excelente se for tratado de forma agressiva. O resultado da descompressão cirúrgica e da reparação está diretamente relacionado à condição neurológica pré-operatória do paciente. Em relação aos hematomas subdurais, os HEDs aparecem em metade da frequência dos subdurais. Os homens superam as mulheres por 4:1. HEDs normalmente ocorrem em adultos jovens e são raros em indivíduos com menos de dois anos ou com mais de 60 anos (em pacientes mais idosos isso se deve ao fato da dura-máter ser mais aderida à tábua óssea interna do crânio). Além disso, a associação de hematoma e fratura de crânio é menos comum em crianças jovens em decorrência da plasticidade dos ossos do calvário. HED também pode ocorrer na coluna vertebral.

Os hematomas epidurais podem ser divididos em agudos (58%), decorrentes de sangramento arterial, subagudos (31%) e crônicos (11%), decorrentes de sangramento venoso. Dois terços dos casos de HED craniano situam-se na área temporoparietal e resultam de uma ruptura da **artéria meníngea média** ou seus ramos durais. HEDs frontal e occipital constituem cerca de 10%, sendo que o último, ocasionalmente se estende acima e abaixo do tentório. O sangramento rápido associado com rupturas arteriais é uma das razões pelas quais essas lesões necessitam de avaliação rápida. Ocasionalmente, a ruptura de seios venosos causa HED, em particular na região parietal e occipital ou na fossa posterior. Essas lesões tendem a ser menores e associadas com uma evolução mais benigna. Em geral, os HEDs venosos formam-se a partir de uma fratura do crânio com depressão óssea, que separa a dura do osso e, assim, cria um espaço para o acúmulo sanguíneo.

As taxas de mortalidade relatadas variam de 5 a 43%. Taxas mais elevadas estão associadas com ambos os extremos das faixas etárias (i.e., menores de cinco anos e mais velhos que 55 anos), e sinais de envolvimento anatômico mais extenso (lesões intradurais, volume maior do hematoma) ou sinais de envolvimento clínico (progressão clínica rápida, anormalidades pupilares, aumento da pressão intracraniana [PIC], Glasgow baixo), assim como localização temporal. As taxas de mortalidade são essencialmente nulas para pacientes que não apresentam coma pré-operatório, cerca de 10% para pacientes obnubilados e 20% para pacientes em coma profundo.

AVALIAÇÃO

História e exame físico

Os sintomas de HED incluem:

- Cefaleia
- Náusea/vômito
- Crises
- Déficits neurológicos focais (p. ex., alterações de campo visual, afasia, fraqueza, paresias).
- HED da coluna vertebral normalmente causa dor grave na região dorsal, com irradiação radicular retardada, podendo imitar uma hérnia de disco. Sintomas associados podem incluir fraqueza, dormência, incontinência urinária e fecal.

O exame físico é dirigido para determinar a localização do déficit, assim como para procurar por sinais de aumento da PIC e/ou herniação.

Os sinais físicos de uma massa intracraniana em expansão incluem:

- Resposta de Cushing (causada por aumento da PIC) (hipertensão, bradicardia, bradipneia).
- Nível de consciência rebaixado ou flutuante/escala de coma de Glasgow
- Pupilas dilatadas, lentas ou fixas, bilaterais ou ipsilaterais à lesão.
- Coma
- Postura descerebrada
- Hemiplegia contralateral à lesão
- Outros déficits neurológicos focais (p. ex., afasia, defeitos de campo visual, parestesias, ataxia).

Além disto, o exame físico deve incluir uma avaliação abrangente para evidenciar sequelas traumáticas:

- Fraturas de crânio, hematomas ou lacerações
- Contusão, laceração ou desnível ósseo na área da lesão
- Otorreia ou rinorreia de líquido cerebrospinal (LCS) resultante de fratura de crânio com ruptura da dura.
- Hemotímpano
- Instabilidade da coluna vertebral

EXAMES DIAGNÓSTICOS

Exames laboratoriais

- Hemograma completo (HC) com plaquetas para monitorar a presença de infecção e avaliar o hematócrito e plaquetas para risco hemorrágico posterior, incluindo distúrbios predisponentes subjacentes.
- Tempo de protrombina (TP)/tempo de tromboplastina parcial ativada (TTPa) para identificar diátese hemorrágica.

- Produtos de degradação da fibrina, D-dímeros são marcadores de anormalidades de coagulação como a coagulação intravascular disseminada. Com um traumatismo craniano grave, a quebra da barreira hematencefálica com tecido cerebral exposto é uma causa importante para a coagulação intravascular disseminada (CIVD).
- Bioquímica sorológica, incluindo eletrólitos, ureia sérica, creatinina e glicose, para caracterizar transtornos metabólicos que podem complicar a evolução clínica.
- Rastreamento toxicológico e determinação do nível alcoólico no sangue para identificar causas associadas com traumatismo de crânio e estabelecer a necessidade de vigilância em relação a sintomas de abstinência.
- Tipagem sanguínea e prova cruzada para preparar uma quantidade de sangue suficiente para transfusões necessárias em decorrência de perda sanguínea ou anemia.

Exames de imagem

Uma TC de crânio sem contraste, realizada imediatamente, é o procedimento de escolha para o diagnóstico. A TC pode mostrar a localização, o volume, o efeito e outras lesões intracranianas potenciais. Uma avaliação da coluna vertebral cervical geralmente é necessária em decorrência do risco de lesão cervical associada com HED. Uma deterioração clínica deve levar à repetição da TC.

Na TC, os achados típicos de HED (Figura 8.1) são estes:

- Massa que afasta o cérebro do crânio
- Extra-axial
- Margens lisas
- Densidade homogênea lenticular ou biconvexa
- A maioria das massas apresenta alta densidade à TC
- Zonas focais isodensas ou hipodensas dentro do HED indicam sangramento agudo.
- Raramente cruza a linha de sutura porque a dura está fortemente fixada ao crânio junto às suturas.
- A presença de ar nos HED agudos sugere fratura dos seios ou células mastoides areadas.

Tratamento

Antes do tratamento definitivo com cirurgia e de conhecer a extensão da situação, as considerações mais importantes são estabilizar condições agudas que possam trazer risco para a vida, iniciar o tratamento de apoio e tentar reduzir a PIC. O controle das vias aéreas e o apoio à pressão arterial são medidas vitais, assim como a observação cuidadosa. Uma discussão detalhada dos procedimentos encontra-se adiante, neste capítulo. No entanto, a elevação da cabeceira da cama de 30 graus, depois que a coluna vertebral foi avaliada, ou uma posição de Trendelenburg reversa irá reduzir a PIC e aumentar a drenagem venosa.

Um neurocirurgião deve ser consultado imediatamente para avaliar drenagem e reparo do HED.

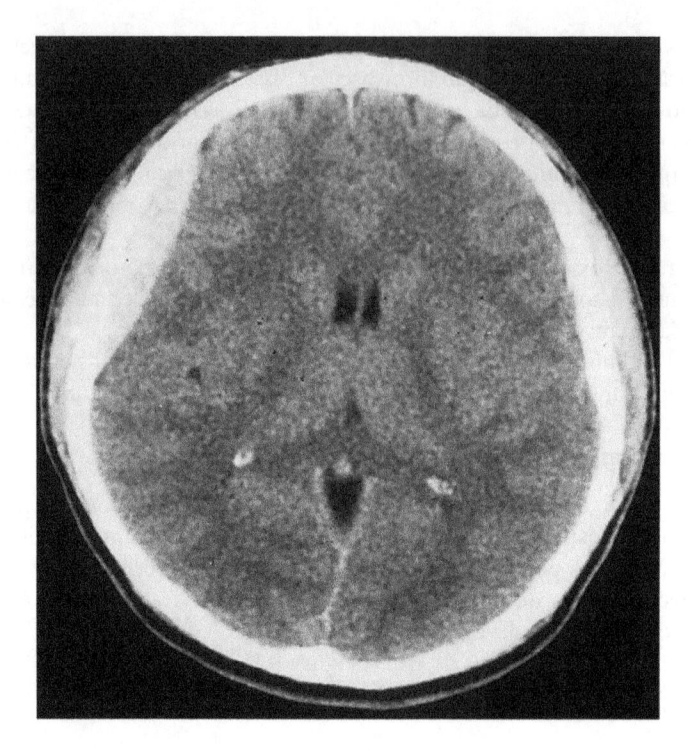

Figura 8.1 Hematoma epidural agudo. A dura, firmemente presa aos ossos do crânio, é removida da tábua interna do crânio, produzindo uma hemorragia de forma caracteristicamente lenticular na TC não contrastada. Os hematomas epidurais geralmente são causados pela ruptura da artéria meníngea média após uma fratura do osso temporal. (Reproduzida, com permissão, de Fauci AS, et al. Harrison's Principles of Internal Medicine, 17th ed. New York, NY: McGraw-Hill Publishers, 2008:2599).

Deve-se consultar um cirurgião especializado em traumatismo para verificar outras lesões com risco para a vida. Embora o tratamento cirúrgico tenha sido considerado definitivo, sob determinadas condições é possível fazer um tratamento conservador com observação cuidadosa.

Resultado

Os fatores mais importantes que influenciam o resultado após a drenagem de um HED são o escore Glasgow inicial, a resposta pupilar, o exame motor e as lesões intracranianas associadas observadas na TC. Em indivíduos não comatosos, um resultado favorável ocorre em 90 a 100% dos pacientes, enquanto a mortalidade varia de 0 a 5%. Para pacientes em coma, um resultado favorável ocorre entre 35 a 75% das vezes, com uma taxa de mortalidade entre 10 e 40%. É interessante notar que quando as pupilas reagem normalmente antes da cirurgia, obtém-se resultado favorável em 84 a 100% dos pacientes; enquanto a maioria dos indivíduos com reações pupilares anormais bilateralmente apresentam um desfecho pobre ou vão a óbito. Lesões intracranianas associadas, como contusões cerebrais, também apresentam um impacto adverso sobre o resultado. O rápido diagnóstico e a drenagem do hematoma em tempo hábil são cruciais para otimizar o resultado.

QUESTÕES DE COMPREENSÃO

8.1 Uma adolescente de 14 anos foi atingida por um carro enquanto andava de bicicleta. Ela não estava usando capacete e caiu no chão, perdendo a consciência por cerca de 45 segundos. Após, a paciente estava acordada e alerta, repousando em casa. Mais tarde, os pais notaram que ela se tornou sonolenta, passou a falar arrastado e, depois de alguns minutos, apresentou fraqueza nos braços. Ao exame, a paciente estava letárgica e não parecia ter rigidez de nuca. Qual dos itens a seguir é o diagnóstico mais provável?

A. Hematoma epidural agudo.
B. Hemorragia subaracnóidea crônica.
C. Meningite bacteriana.
D. Contusão cerebral.

8.2 Uma mulher de 34 anos é trazida para a emergência após um acidente de esqui. A paciente perdeu o controle dos esquis, batendo em uma árvore e sofreu um traumatismo de crânio. Ela não estava usando um capacete. Foi feita uma TC não contrastada. Nota-se uma densidade homogênea elevada em todo o sistema ventricular. Qual dos itens a seguir é o diagnóstico mais provável?

A. Hematoma epidural agudo.
B. Hemorragia subaracnóidea decorrente de um rompimento proximal de um aneurisma da artéria cerebral média.
C. Hematoma de gânglios basais.
D. Angioma cavernoso roto.

8.3 Um estudante universitário de 22 anos é trazido para a emergência por ter sofrido um traumatismo craniano após cair do parapeito da varanda, no segundo andar de seu dormitório. Seu exame neurológico é normal. Ele está alerta e orientado. A TC cerebral, realizada uma hora após o traumatismo craniano fechado, é normal. Depois de duas horas, o paciente parece sonolento e não responde a comandos. Você revisa os registros de medicamentos administrados e verifica que não houve administração de sedativos. Qual dos itens a seguir é o melhor passo a seguir?

A. Supor um consumo ilícito de opiáceos e administrar naloxona.
B. Preparar o paciente para trepanação neurocirúrgica.
C. Repetir a TC de crânio.
D. Administrar carvão ativado para provável *overdose*.

RESPOSTAS

8.1 **A.** O intervalo de lucidez é típico de HED. O paciente sofreu um traumatismo contuso do crânio, seguido por um intervalo lúcido e, depois, apresentou deterioração cranial para caudal, que também é muito clássica e HED.

8.2 **B.** Sangue no espaço subaracnoide aparece como hiperdenso e, geralmente, é observado como uma alta densidade no sistema ventricular.

8.3 **C.** Um hematoma epidural em desenvolvimento pode ocorrer a qualquer tempo após a lesão imediata. Repetir a TC de crânio é indicado se houver qualquer alteração no estado neurológico do paciente. Assim, embora a primeira TC tenha sido normal, realiza-se novamente, uma vez que o paciente apresentou alteração em seu estado neurológico. Levar o paciente para a cirurgia sem uma confirmação clara é arriscado.

DICAS CLÍNICAS

▶ A característica história dos HEDs é um traumatismo seguido por um período lúcido relativamente assintomático, seguido por deterioração, embora a falta dessa história clínica não seja excludente.
▶ Na suspeita de HED, a deterioração pode ser muito rápida, de modo que uma observação cuidadosa é necessária.
▶ Hematomas epidurais requerem intervenção cirúrgica urgente na maioria das vezes e, por isso, uma consulta precoce com a neurocirurgia é importante.
▶ Uma TC de crânio não contrastada é o exame radiológico recomendado para a avaliação inicial.

REFERÊNCIAS

Bullock MR, Chesnut R, Ghajar J, et al. Surgical Management of Traumatic Brain Injury Author Group. Surgical management of acute epidural hematomas. *Neurosurg.* 2006 Mar;58(3 suppl): S7–S15; discussion Si-Siv.

Lee EJ, Hung YC, Wang LC, et al. Factors influencing the functional outcome of patients with acute epidural hematomas: analysis of 200 patients undergoing surgery. *J Trauma.* 1998;45:946-952.

Liebeskind DS. Epidural hematoma. Available at: http://www.emedicine.com/NEURO/topic574.htm. Accessed April 17, 2006.

Offner PJ, Pham B, Hawkes A. Nonoperative management of acute epidural hematomas: a "no-brainer." *Am J Surg.* 2006;192:801-805.

Provenzale J. CT and MR imaging of acute cranial trauma. *Emerg Radiol.* 2007 Apr;14(1):1-12.

CASO 9

Uma mulher de 23 anos, empregada em uma construção, é trazida à emergência após cair de uma viga há 24 horas. A viga encontrava-se a cerca de 3 metros do solo e estava escorregadia. Testemunhas que relataram a queda viram a paciente cair para trás, bater com a cabeça e apresentar um breve período de perda de consciência. No entanto, em um minuto, a paciente estava de volta ao seu estado prévio e recusou ser avaliada por um médico. Hoje, quando retornou ao trabalho, às vezes parecia "não estar muito certa" e, em outros momentos, "parecia ser ela mesma". Por exemplo, seus colegas relataram que ela está apresentando dificuldades para realizar tarefas simples no trabalho, além de responder lentamente e, às vezes, de forma inadequada quando perguntada. Durante a entrevista, a paciente respondeu à maioria das perguntas de modo irritado e inadequado, embora, às vezes, responda lucidamente. A paciente nega ter sentido dor de cabeça e no pescoço, sintomas visuais ou perda de equilíbrio. Não há conhecimento sobre qualquer tipo de doença. Ao exame, a paciente está afebril, a pressão arterial é de 110/68 mmHg e seu pulso é de 100 batimentos/min. Está acordada, mas desatenta e perde seu foco facilmente. Seu exame geral caracteriza-se pela ausência de rigidez de nuca e não existe traumatismo craniano óbvio. Seu miniexame do estado mental (MEEM) é 24/30 e apresenta dificuldade de orientação, concentração e memória. Durante o exame a paciente oscila, por vezes parecendo mais adequada que em outras. Sua escala de coma de Glasgow é 14 subdividida em O4 V4 M6; o único déficit é verbal, como se estivesse desorientada. Ela não apresenta afasia ou disartria, mas divaga e é tangencial. Seu exame neurológico mostra nervos cranianos intactos e sensibilidade dolorosa intacta. O exame sensorial, motor e cerebelar não pode ser avaliado adequadamente, porque ela não é cooperativa, embora seus movimentos pareçam ser simétricos. Os reflexos tendinosos profundos são hiperativos, com sinal de Babinski bilateral.

▶ Qual é o diagnóstico mais provável?
▶ Qual é o próximo passo diagnóstico?

RESPOSTAS PARA O CASO 9:
Delirium decorrente de traumatismo craniano

Resumo: uma mulher de 23 anos e sem doenças conhecidas apresenta alterações agudas do estado mental, 24 horas após um traumatismo craniano com breve perda da consciência. Seu exame mostra déficit de atenção, pensamento desorganizado, atividade psicomotora alterada, dificuldade para manter o foco, déficits de memória e desorientação. Além disso, parece haver alguma flutuação de seus sintomas. O exame chama a atenção pela ausência de rigidez de nuca e hiper-reflexia generalizada, com sinal de Babinski bilateral.

- **Diagnóstico mais provável:** *delirium* decorrente de hemorragia subaracnóidea.
- **Próximo passo diagnóstico:** tomografia computadorizada (TC) de crânio, hemograma completo, painel metabólico abrangente e rastreamento toxicológico da urina.

ANÁLISE

Objetivos

1. Conhecer a apresentação clínica do *delirium*.
2. Aprender o diagnóstico diferencial de *delirium*, incluindo causas relacionadas à medicação e ao traumatismo.
3. Descrever como avaliar um paciente com *delirium*.

Considerações

Essa mulher de 23 anos apresenta oscilações agudas do nível de atenção, confusão e atividade psicomotora alterada após um traumatismo craniano, associado com perda da consciência (concussão). Seu exame mostra MEEM e escala de Glasgow alterados com hiper-reflexia e sinal de Babinski bilateral. Os achados de déficits de atenção, pensamento desorganizado, atividade psicomotora alterada, dificuldade de concentração, déficit de memória e desorientação são característicos do *delirium*. É importante saber que nem todos os pacientes com alteração do estado mental apresentam *delirium*. **As características do *delirium* são o prejuízo cognitivo, comprometimento da atenção e evolução flutuante.** Um estado mental alterado pode ser decorrente de coma, estupor, etc. Devido a história de traumatismo e sinais de disfunção do sistema nervoso central (falta de atenção, confusão e hiper-reflexia generalizada), o diagnóstico de *delirium* decorrente de lesões relacionadas ao traumatismo craniano deve ser considerado. Isso pode incluir hematoma epidural, hematoma subdural, hemorragia intracerebral ou hemorragia subaracnóidea. A falta de sintomas como cefaleia, vômito, crises e o fato de que ela estava lúcida, pelo menos no dia do traumatismo, torna improvável tratar-se de um hematoma epidural ou de uma hemorragia intracerebral. A falta de achados focais, além da hiper-reflexia generalizada, argumenta contra um hematoma subdural agudo ou uma hemorragia intracerebral. Assim, o diagnóstico mais provável é a hemorragia subaracnóidea; no entanto, isso deve ser avaliado por meio de estudos de imagem, como uma TC de crânio com contraste.

Nesse caso, o foco deve ser dirigido à história do traumatismo, antes do início de seu *delirium*. Uma TC de crânio não contrastada avaliará a presença de hematomas epidurais ou subdurais, hemorragia intraparenquimatosa ou hemorragia subaracnóidea. Se a TC evidenciar uma hemorragia subaracnóidea, isso levaria imediatamente a uma consulta com a neurocirurgia e a paciente seria internada em uma unidade de tratamento intensivo (UTI). Uma história de abuso de drogas deve levantar suspeitas sobre o consumo de outra droga, justificando um rastreamento toxicológico. Finalmente, devem ser considerados distúrbios metabólicos como a hipoglicemia ou hiponatremia. Um ponto-chave é o fato de que um traumatismo de crânio pode levar à síndrome da secreção inapropriada de hormônio antidiurético (SIADH), podendo causar hiponatremia e *delirium* ou alteração do estado mental.

ABORDAGEM AO *Delirium*

DEFINIÇÕES

DELIRIUM: um distúrbio neurocomportamental com uma evolução **flutuante**, acompanhada de déficit de atenção e alteração aguda do estado mental.

ESCALA DE COMA DE GLASGOW: (Quadro 9.1) foi desenvolvida para delinear categorias de traumatismos cranianos e níveis de consciência em pacientes com traumatismo craniencefálico (TCE). A escala é dividida em três categorias, consistindo em abertura ocular (O), resposta verbal (V) e resposta motora (M). A pontuação máxima é 15 e a pontuação mínima é 3: escala de coma de Glasgow = O + M + V.

HEMORRAGIA SUBARACNÓIDEA: hemorragia dentro do espaço subaracnoide, causada por ruptura de um aneurisma, malformação arteriovenosa, neoplasia, an-

Quadro 9.1 • ESCALA DE COMA DE GLASGOW

Abertura ocular (O)	Resposta verbal (V)	Resposta motora (M)
4 = espontânea	5 = conversação normal	6 = normal
3 = em resposta à estímulo verbal	4 = conversação desorientada	5 = localiza dor
2 = em resposta à dor	3 = palavras, mas não coerentes	4 = retirada à dor
1 = nenhuma	2 = sem palavras – somente sons 1 = nenhuma	3 = postura decorticada 2 = postura descerebrada 1 = nenhuma Total = O + V + M

gioma, trombose cortical, ruptura de aneurisma micótico, disseminação sanguínea a partir de uma hemorragia ou traumatismo intraparenquimatoso.

SINAL DE BABINSKI: extensão do hálux, seguida por abdução dos demais pododáctilos quando se estimula a parte lateral da sola do pé. É desencadeado estimulando o pé na região do calcâneo, movendo o estímulo em direção aos pododáctilos. É um sinal sensível e confiável de doença do trato corticospinal, também conhecido como reflexo plantar.

ATENÇÃO: capacidade de focalizar um estímulo específico, enquanto se excluem outros estímulos.

ABORDAGEM CLÍNICA

A apresentação de **uma alteração aguda do estado mental, anormalidade de atenção e uma evolução oscilante** deve alertar o médico para a presença de *delirium*. O *delirium* é um distúrbio causado por muitas etiologias diferentes, sendo o distúrbio neurocomportamental mais comum em hospitais. Tem sido relatado em 40% dos pacientes hospitalizados em UTI. Existem vários fatores de risco reconhecidos, dos quais o mais comum é a idade (particularmente em indivíduos com mais de 80 anos), comprometimento cognitivo preexistente, desidratação, distúrbios eletrolíticos e gênero (homens são mais afetados que mulheres).

Pacientes com *delirium* internados em hospitais são responsáveis por 10 a 24% de todas as internações, das quais até 26% resultam em óbito. Quase 80% dos pacientes em pré-óbito apresentam *delirium*.

A fisiopatologia do *delirium* não está bem estabelecida, mas existem evidências que sugerem a presença de múltiplas anormalidades de neurotransmissores, afetando os níveis de acetilcolina, dopamina e serotonina, levando a um comprometimento reversível do metabolismo oxidativo cerebral.

Também existe um componente inflamatório do mecanismo de *delirium*, com alguns estudos demonstrando que as citocinas, como a interleucina-1 e interleucina-6 estão hiper-reguladas. As vias do sistema nervoso central envolvidas no *delirium* não estão bem estabelecidas; no entanto, a formação reticular ascendente no tronco cerebral superior, córtex pré-frontal, córtex parietal posterior e tálamo parece estar envolvida. As características clínicas de *delirium* incluem mudança aguda no estado mental, com evolução oscilante, desorganização do pensamento e déficits de atenção. Outras características estão listadas no Quadro 9.2. O *delirium* deve ser diferenciado da demência, que costuma ser marcada por um distúrbio cognitivo de início lento.

O **diagnóstico de *delirium* é clínico**, com ênfase na avaliação do nível de atenção. A atenção pode ser avaliada por um teste de evocação reversa seriada (p. ex., pedir ao paciente para soletrar uma palavra de trás para frente). A história deve incluir uma revisão dos medicamentos que o paciente toma e informações fornecidas por amigos ou familiares. O exame neurológico pode não mostrar sinais focais ou evidenciar mioclonia, disartria, tremor, anormalidades motoras ou asterixis (falha postural manifesta por tremor rápido – *"flapping"* – com a extensão passiva

Quadro 9.2 • FATORES DE RISCO DO *DELIRIUM*
Idosos, idade superior a 80 anos; gênero: homens > mulheres
Comprometimento cognitivo preexistente; número e gravidade de doenças
Desidratação/distúrbios eletrolíticos; infecções: urinárias/pulmonares
Hipoxemia/insuficiência respiratória; má nutrição
Abuso de droga: EtOH (etanol) ou dependência de hipnóticos; distúrbio do sono
Febre/hipotermia; polifarmácia/uso de analgésicos
Depressão; fraturas
Traumatismo físico; queimaduras
Distúrbio do sono; comprometimento visual/auditivo
Etanol, consumo de álcool e/ou dependência

do punho). A avaliação laboratorial deve incluir um painel metabólico abrangente, glicemia, ureia sérica, exames de função hepática, níveis séricos de eletrólitos, hemograma completo para avaliar a presença de infecção, exames da função tireoide para avaliação de endocrinopatia e nível de amônia para excluir uma encefalopatia hepática. Deve-se obter uma gasometria arterial (ABG) ou oximetria de pulso, se o paciente apresentar uma história de doença pulmonar ou tabagismo. Em indivíduos com história de abuso de drogas ou que apresentem risco para abuso de drogas deve-se solicitar estudos toxicológicos na urina. Deve-se realizar uma TC ou ressonância magnética (RM) de crânio, e a escolha do exame baseia-se na facilidade de obtenção do exame e no cenário clínico. Outros exames a considerar, dependendo do quadro clínico, incluem radiografia de tórax (avaliação de pneumonia), eletrocardiografia (exclusão de infarto do miocárdio ou arritmia), eletrencefalografia e punção lombar, caso exista suspeita de infecção do sistema nervoso central (SNC).

O diagnóstico diferencial de *delirium* é extenso (ver Quadro 9.3) e inclui causas metabólicas, infecções, causas relacionadas com drogas, anormalidades neurológicas primárias, traumatismos e causas perioperatórias. É importante citar que **o *delirium* deve ser diferenciado da demência**. Normalmente, os pacientes com demência apresentam uma história de progressão crônica (> de 6 meses), com atenção e nível de consciência normais (exceto em casos avançados). Distúrbios de percepção e evolução flutuante são menos comuns na demência.

O **tratamento** depende da etiologia do *delirium*, sendo os tratamentos relacionados com fármacos dirigidos para sintomas como agitação, alucinações, paranoia, etc. Os medicamentos mais comuns incluem **lorazepam**, **haloperidol** ou **risperidona**. Pacientes mais idosos, que estejam internados, principalmente os internados em UTIs, com frequência tornam-se desorientados e tendem ao *delirium*; nesses casos, é importante introduzir faces e objetos conhecidos, assim como uma rotina.

Quadro 9.3 • LISTA DE ETIOLOGIAS DE *DELIRIUM*
Etiologias
Distúrbios metabólicos: hipoglicemia, hiponatremia, uremia, hipóxia, hipo/hipercalcemia, endocrinopatias (tireoide, hipófise), deficiências vitamínicas, encefalopatia hepática, exposições a substâncias tóxicas (chumbo, monóxido de carbono, mercúrio, solventes orgânicos)
Neurológicas: traumatismo de crânio, acidentes vasculares encefálicos, tumores cerebrais, epilepsia, encefalopatia hipertensiva
Infecções: encefalite, meningite, neurossífilis, HIV, abscessos cerebrais
Relacionados a fármacos: narcóticos, sedativos, hipnóticos, anticolinérgicos, agentes anti-histamínicos, betabloqueadores, medicamentos antiparkinsonianos, drogas ilícitas (cocaína, anfetaminas, alucinógenos)
Perioperatória: anestésicos, hipóxia, hipotensão, anormalidades hidroeletrolíticas, sépsis, embolismo, cirurgia cardíaca ou ortopédica
Outras: cardiovascular, vasculite do SNC, desidratação, privação sensorial

QUESTÕES DE COMPREENSÃO

9.1 Um homem de 82 anos chega à emergência com desorientação aguda, alucinações e agitação. Ele era saudável até o ano passado, quando desenvolveu diabetes melito e sofreu um infarto do miocárdio. Seu exame é normal, exceto pelos sintomas mencionados. Qual é o melhor passo a seguir?

A. Obter imediatamente uma TC do crânio, seguida de uma punção lombar.
B. Revisar a lista de medicamentos em uso e conversar com a família ou cuidadores sobre o estado cognitivo anterior do paciente nesta semana.
C. Obter um hemograma completo com relação de diálise/plasma na ureia (D-P), painel metabólico abrangente e análise urinária.
D. Começar o tratamento com risperidona.

9.2 Um homem de 21 anos é trazido pelos serviços médicos de urgência (SAMU) para sala de emergência, apresentando agitação, desorientação, estado hiperalerta e alterações recentes da personalidade. Não se sabe de quaisquer problemas médicos que ele tenha apresentado; ele esteve bem até ontem, após participar de uma festa da faculdade. Nenhuma outra pessoa parece estar doente, o paciente não apresentou febre ou cefaleia, nem se queixou de outros sintomas. Seu exame foi normal, exceto pela pressão arterial levemente aumentada (146/90 mmHg). Qual é o diagnóstico?

A. Meningite bacteriana.
B. Tumor cerebral.
C. Acidente vascular encefálico.
D. Uso de alucinógeno.

9.3 Qual das afirmações a seguir é verdadeira em relação ao *delirium*?
  A. Até 60% dos casos de *delirium* resultam em óbito.
  B. Menos de 10% de todos os pacientes em UTI desenvolvem *delirium*.
  C. *Delirium* é diferenciado de demência com base no nível flutuante da atenção.
  D. Os exames de neuroimagem são indicados somente quando existe uma história de traumatismo.

RESPOSTAS

9.1 **B.** A história é fundamental para determinar a etiologia do *delirium*; assim, a obtenção de mais informações de cuidadores e familiares, incluindo a revisão de sua lista de medicamentos, são de grande importância. É possível que seus sintomas sejam causados por medicamentos em uso ou ele pode ter sofrido outro infarto do miocárdio e queixou-se de dor torácica antes de apresentar a alteração do estado mental. A obtenção de um hemograma completo com D-P, um painel metabólico abrangente e o exame de urina são importantes e precisam ser feitos, mas não é o próximo passo na avaliação deste paciente.

9.2 **D.** O culpado mais provável do *delirium* do paciente é o uso de alucinógenos, pois ele está em um grupo de idade com esse risco. O paciente não apresentou hipertermia ou meningismo que possam sugerir meningite bacteriana, e a falta de sinais focais ao exame depõe contra um tumor cerebral ou acidente vascular encefálico.

9.3 **C.** Normalmente os pacientes com demência têm uma história de progressão crônica (> 6 meses), com atenção e nível de consciência normal (exceto em casos avançados). Distúrbios da percepção e evolução flutuante são menos comuns na demência. Até 40% dos pacientes de UTI desenvolvem *delirium*. Cerca de 25% dos pacientes internados por *delirium* morrem.

DICAS CLÍNICAS

▶ *Delirium* é diferente da demência por apresentar alterações agudas na atividade mental, com oscilações dos níveis de consciência e atenção.
▶ O *delirium* tem uma miríade de etiologias, incluindo toxinas, distúrbios hidroeletrolíticos e infecções, como infecções do trato urinário ou pneumonia.
▶ O *delirium* frequentemente dura cerca de uma semana, embora o retorno da função cognitiva a níveis normais possa durar várias semanas. A recuperação total é comum.

REFERÊNCIAS

Chan D, Brennan NJ. Delirium: making the diagnosis, improving the prognosis. *Geriatrics*. 1999 Mar;54(3):28-30, 36, 39-42.

Mendez Ashala M. Delirium. In: Bradley WG, Daroff, RB, Fenichel G, Jankovic J, eds. *Neurology in Clinical Practice*, 4th ed. Philadelphia, PA: Butterworth-Heinemann; 2003.

Sipahimalani A, Masand PS. Use of risperidone in delirium: case reports. *Ann Clin Psychiat*. 1997 Jun;9(2):105-107.

CASO 10

Um garoto destro, de 15 anos, perdeu a consciência por um curto período de tempo após ter sido derrubado durante um jogo de futebol americano da escola. Ele permaneceu não responsivo por aproximadamente 30 segundos para, depois, recuperar lentamente a consciência nos dois minutos seguintes. O paciente não relatou dor cervical, mas queixa-se de cefaleia moderada generalizada, assim como náusea e zumbido. Quando foi examinado no estádio, mas fora do campo, cinco minutos após o traumatismo, estava orientado somente quanto ao local em que se encontrava, e sabia o nome de seu treinador; não sabia o mês, dia ou ano em que estava, não se lembrava quem era o presidente e não memorizava as séries de jogos imediatamente antes de perder a consciência. Sua fala era muito lenta e hesitante. Suas pupilas eram iguais em tamanho, redondas e reativas à luz; ele não apresentava assimetria facial. O teste dedo-nariz era um pouco lento e hesitante, com leve hipermetria. Sua marcha tinha uma base alargada e instável. Quando testado novamente, 15 minutos após o traumatismo, estava orientado quanto ao tempo, espaço e pessoa, mas não se lembrava dos eventos que precederam seu traumatismo e sua marcha continuava instável. Ele foi levado a um centro local para atendimento de emergência para posterior avaliação. Quanto ao restante de sua história, trata-se de um homem jovem normal, que nunca apresentou perda de consciência. O paciente não tinha outros problemas médicos e não estava tomando medicamentos. Também não esteve doente recentemente. Em sua família não havia histórico de problemas neurológicos.

- Qual é o diagnóstico mais provável?
- Qual é o próximo passo diagnóstico?
- Qual é o próximo passo terapêutico?

RESPOSTAS PARA O CASO 10:
Concussão cerebral

Resumo: o caso refere-se a um garoto de 15 anos, previamente sadio e normal sob o ponto de vista do desenvolvimento neurológico, que apresentou uma breve perda de consciência durante uma partida de futebol americano, apresentando sintomas neurológicos leves, mas persistentes, depois de mais de 15 minutos do traumatismo inicial. Atualmente, ele se encontra no departamento de emergência para avaliação.

- **Diagnóstico mais provável:** concussão.
- **Próximo passo diagnóstico:** tomografia computadorizada (TC) não contrastada.
- **Próximo passo terapêutico:** observação, tranquilização e orientação.

ANÁLISE
Objetivos

1. Conhecer a epidemiologia básica da concussão.
2. Compreender os critérios clínicos para a obtenção de exames por imagem do crânio após uma concussão.
3. Conhecer as diretrizes atuais para a "volta ao jogo", no caso de concussões relacionadas aos esportes.
4. Saber as características clínicas e a evolução habitual da síndrome pós-concussão.

Considerações

O estado neurológico desse garoto está melhorando progressivamente após sua concussão relacionada ao esporte. Em seu exame neurológico não existem achados focais ou lateralizados que possam sugerir uma lesão significativa do sistema nervoso central. No entanto, como apresenta uma amnésia retrógrada persistente (sua incapacidade de lembrar eventos que precederam a lesão), seria prudente realizar uma TC de crânio sem contraste, à procura de hemorragia ou outra anormalidade significativa. Então, o paciente pode permanecer em observação na sala de emergência até que retorne completamente ao seu estado neurológico normal; também pode ser internado no hospital para observação durante a noite. É importante informar a família sobre os sintomas pós-concussão esperados, assim como sobre quaisquer sintomas que devem levar à procura de atendimento médico.

ABORDAGEM À
Concussão cerebral

Epidemiologia

Embora não exista uma definição de concussão universalmente aceita, o termo em geral é usado para referir-se a uma alteração traumática da função cognitiva, com ou sem perda de consciência. Assim, a concussão deve ser encarada como um traumatismo craniencefálico (TCE) leve. É uma ocorrência muito comum, com uma incidência de aproximadamente 50 em cada 100 mil indivíduos, nos Estados Unidos. A cada ano ocorrem mais de 300 mil lesões cerebrais traumáticas relacionadas aos esportes. Em uma revisão recente, estima-se que anualmente ocorram até 3,8 milhões de concussões relacionadas à recreação e esportes nos Estados Unidos. A grande variação é atribuída às estimativas originais, incluindo concussões que somente envolviam a perda da consciência. Isso destaca a dificuldade da epidemiologia da concussão decorrente da falta de notificação e da falta do uso generalizado de um sistema de supervisão de traumatismos nos esportes juvenis. Com um maior acesso a esportes recreacionais e organizados (clube e escola), assim como um melhor conhecimento e reconhecimento da lesão, o número de concussões diagnosticadas deve aumentar. Em decorrência do grande número de participantes em esportes juvenis e do ensino médio, as concussões em grupos etários pediátricos e adolescentes representam a maioria das concussões relacionadas aos esportes.

As concussões representam uma estimativa de 8,9% de todas as lesões atléticas no ensino superior. Existe uma falta significativa de dados sobre concussões no ensino fundamental e no ensino médio, o que evidencia a necessidade de mais pesquisas sobre concussões nessa faixa etária mais jovem.

O esporte com maior risco de concussão no ensino superior é o futebol americano[*] (Quadro 10.1). Nos esportes femininos, a taxa de concussão é mais alta no futebol e no basquete. Rugby, hóquei no gelo e *lacrosse* também são responsáveis por altas taxas de concussão, mas muitas vezes são esportes praticados em clubes desportivos, o que limita a inclusão de seus dados nos grandes estudos epidemiológicos sobre esportes praticados no ensino superior.

Fisiopatologia

Desde que o sistema reticular ativador ascendente (SRAA) passou a ser considerado uma estrutura-chave para a mediação da vigília, a interrupção transitória de sua função pode ser parcialmente responsável pela perda de consciência temporária após um traumatismo craniano. A junção entre o tálamo e o mesencéfalo, que contém neurônios reticulares do SRAA, parece ser suscetível às forças produzidas pela desaceleração rápida da cabeça, quando esta atinge um objeto fixo.

A fisiopatologia de outros sintomas, como as dificuldades de memória anterógrada e retrógrada, é menos clara. Certamente, mais traumatismos craniencefálicos graves podem estar associados com lesão axonal difusa, bem como a contusões corticais que levam à disfunção.

Classificação da concussão

Existem vários esquemas diferentes para a classificação das concussões, mas o mais usado é o desenvolvido pela American Academy of Neurology. De acordo com este sistema:

---

[*] N. de R. T. No Brasil não há estudos desta natureza – existe uma pressuposição de que o futebol seja o de maior risco por ser mais praticado por diferentes faixas etárias.

Quadro 10.1 • TAXAS DE CONCUSSÃO NOS ESPORTES DO ENSINO MÉDIO	
Esporte	Taxa de lesão para 1.000 atletas expostos
Futebol americano	0,47 a 1,03
Futebol feminino	0,36
Lacrosse masculino	0,28 a 0,34
Futebol masculino	0,22
Basquete feminino	0,21
Luta	0,18
Lacrosse feminino	0,10 a 0,21
Softball	0,07
Basquete masculino	0,07
Vôlei masculino e feminino	0,05
Beisebol	0,05

- Uma concussão grau 1 não envolve perda de consciência e todos os sintomas se resolvem em 15 minutos.
- Uma concussão grau 2 não envolve perda de consciência, mas os sintomas duram por um período de tempo superior a 15 minutos.
- Uma concussão grau 3 envolve perda de consciência por qualquer período de tempo.

Um sistema de classificação é útil para considerações sobre o manejo, bem como na consideração de um possível retorno ao jogo para esportes relacionados a concussões. Note que esse esquema encontra-se, atualmente, em fase de revisão.

Manejo inicial da concussão

Em qualquer paciente com traumatismo craniano deve-se, imediatamente, verificar se existe ou não uma **lesão concomitante da coluna cervical**. Se existir suspeita, a coluna deve ser imobilizada e o paciente deve ser transportado para a sala de emergência para avaliação. Quando há suspeita de uma lesão de coluna cervical, a retirada do capacete de futebol americano só deve ser feita por um profissional de saúde com experiência nesse tipo de remoção. Além da coluna vertebral, a possibilidade de uma hemorragia intracraniana é a principal preocupação na presença de uma concussão traumática. Ela é relativamente incomum, complicando apenas 10% das lesões, mas deve ser considerada, pois sua presença irá mudar o manejo subsequente. Uma TC de crânio não contrastada é sensível o suficiente para detectar um sangramento clinicamente significativo. Uma ressonância magnética (RM) de crânio não é necessária.

Uma questão clínica importante é determinar quais são os pacientes que necessitam de exames de imagem e quais não. É claro que qualquer paciente com achados neurológicos focais, alterações persistentes do estado mental ou piora do estado neurológico necessitam exames de imagem. Por outro lado, pacientes que apresentam apenas uma breve confusão transitória, sem quaisquer sintomas posteriores (uma concussão grau 1), provavelmente não apresentam uma patologia intracraniana significativa. O New Orleans Criteria recomenda uma TC de crânio se qualquer um dos itens a seguir estiver presente: (1) cefaleia persistente; (2) vômitos; (3) idade acima de 60 anos; (4) intoxicação por droga ou álcool; (5) amnésia anterógrada persistente; (6) evidência de lesão de tecido mole ou lesão óssea acima das clavículas; ou (7) uma crise. Os exames de imagem frequentemente são recomendados para crianças com menos de 16 anos porque não existem critérios clínicos validados para crianças.

A próxima questão é o tempo durante o qual o paciente deve permanecer em observação. É evidente que os indivíduos com hemorragia ou outras anormalidades agudas ao exame de imagem necessitam internação hospitalar e monitoração cuidadosa. Contusões com uma superfície relativamente pequena não são incomuns e é provável que não tragam consigo algum problema neurológico significativo além da cefaleia. Esses pacientes devem ser observados no hospital durante a noite, mas podem receber alta no dia seguinte, caso seus exames neurológicos sejam normais. Pacientes com TC de crânio e exames neurológicos normais, que **sofreram uma concussão grau 1 ou 2, podem seguramente receber alta da emergência para casa** após um período de observação de duas horas. A antiga prática de dar alta para os pacientes com a instrução de acordá-los em intervalos para certificar-se de que podem ser acordados não é mais recomendada. Se houver necessidade de monitoramento, é melhor fazê-lo em ambiente hospitalar.

Antes da alta, é importante esclarecer com o paciente e sua família quais os sintomas esperados e quais os sintomas que devem levá-los a um telefonema ou a uma nova consulta hospitalar. A síndrome pós-concussão, discutida a seguir, é muito comum, e sintomas como cefaleia, tontura, irritabilidade e dificuldade de concentração são esperados. No entanto, uma piora da função cognitiva, novos sintomas sensoriais ou motores, sonolência ou vômitos significativos devem levar a um retorno para nova avaliação.

Síndrome pós-concussão

Após uma concussão, até 90% dos pacientes continuarão a ter cefaleia e tonturas por um mês, pelo menos. Entre 30 e 80% dos pacientes desenvolvem uma maior gama de sintomas dentro de quatro semanas após seu traumatismo craniano; isso é conhecido como síndrome pós-concussão (SPC). Esses indivíduos relatam outros sintomas, como irritabilidade, insônia, depressão e disfunção intelectual subjetiva. Fadiga, ansiedade e sensibilidade excessiva a ruídos também podem ser observados. Alguns pacientes relatam que se tornaram mais sensíveis aos efeitos do álcool. Muitos dos pacientes que desenvolveram SPC também apresentam preocupações com danos cerebrais. O desenvolvimento de SPC parece ser mais provável em concussões não relacionadas aos esportes, como aquelas que seguem acidentes automobilísticos ou quedas. O pico de intensidade dos sintomas em geral ocorre uma semana após o traumatismo, e a maioria dos pacientes está livre dos sintomas após três meses. No entanto, cerca de 25% dos pacientes podem permanecer sintomáticos após seis meses, e 10% relatam sintomas um ano após o traumatismo. Em pacientes com sintomas tão resistentes ainda existem controvérsias se seriam causados por fatores psicogênicos ou efeitos fisiopatológicos residuais do TCE inicial. Uma consulta psiquiátrica é justificada em pacientes com SPC persistente. Exames de neuroimagem mais detalhados, como RM, também devem ser considerados nesses pacientes, para excluir totalmente uma lesão parenquimatosa significativa. A orientação dos pacientes sobre os sintomas comuns e a natureza benigna autolimitada da SPC, no momento de seu traumatismo inicial, provavelmente é útil.

Diretrizes para voltar ao jogo

Para concussões relacionadas ao esporte, é importante considerar quando o atleta estará capacitado a voltar a jogar. A determinação do momento no qual o atleta volta a jogar após sofrer uma concussão deve seguir uma evolução individual, pois cada atleta irá se recuperar em um ritmo diferente. Sob nenhuma circunstância atletas pediátricos ou adolescentes com uma concussão devem voltar ao jogo no mesmo dia da concussão. Nenhum atleta deve voltar a jogar enquanto ainda estiver sintomático em repouso ou durante exercício.

Embora a grande maioria dos atletas com concussão se tornará assintomática depois de uma semana da concussão, inúmeros estudos demonstraram uma recuperação mais longa para a recuperação completa da função cognitiva em atletas mais jovens, em comparação com os atletas adultos ou profissionais – frequentemente de sete a 10 dias ou mais. Devido a esse período de recuperação cognitiva mais longo, embora estejam assintomáticos, deve haver uma abordagem mais conservadora para decidir quando atletas pediátricos e adolescentes podem voltar a jogar. Uma questão que está sendo discutida é quando um atleta deve se aposentar (seja no ensino superior ou jogando em nível profissional) de um esporte no qual sofreu múltiplas concussões. Essas recomendações aplicam-se aos atletas que sofreram a primeira concussão da temporada. Para uma segunda concussão, deve ser feito um manejo ainda mais conservador. Estudos mostram que concussões recorrentes estão associadas com um tempo de recuperação mais longo e com sintomas mais graves com perda de consciência, do que aqueles que ocorrem com lesões iniciais. A abordagem de reabilitação pós-concussão deve ser empregada para todos os casos de concussão. O programa deve ser caracterizado pela incorporação progressiva da atividade entre um e cinco dias, com aumento da atividade baseado na lesão do indivíduo e na taxa de recuperação (Quadro 10.2). Os atletas devem entrar em contato com seus médicos caso os sintomas se repitam. Qualquer atleta com concussões recorrentes ou sintomas prolongados pode necessitar um programa de reabilitação mais longo, que, de modo ideal, deve ser elaborado por um médico com experiência no manejo de concussões.

10.2 • REABILITAÇÃO DA CONCUSSÃO/RETORNO GRADUAL AO JOGO

Estágio de reabilitação	Exercício funcional
1. Sem atividade	Repouso físico e cognitivo completo
2. Atividade aeróbica leve	Caminhada, natação, bicicleta ergométrica a 70% da frequência cardíaca máxima; nenhum exercício de resistência
3. Exercício específico para o esporte	Treinamentos específicos relacionados ao esporte, mas sem impacto da cabeça
4. Exercícios de treinamento sem contato	Treinamentos mais complexos iniciam-se com treinamento leve da resistência
5. Prática de contato total	Após autorização médica, pode participar do treinamento normal
6. Retorno ao jogo	

QUESTÕES DE COMPREENSÃO

10.1 Qual dos pacientes a seguir deve ter sido submetido a uma TC de crânio?

A. Um homem de 27 anos, que ficou momentaneamente atordoado depois de bater a cabeça em um galho de árvore, mas voltou ao normal dentro de cinco minutos.

B. Um jovem de 18 anos, jogador de hóquei no gelo, que não perdeu a consciência após ter sido atingido por um disco, mas apresentou tontura significativa e ataxia, resolvidas após 30 minutos.

C. Um indivíduo de 68 anos, que escorregou e bateu a cabeça na calçada, ficando inconsciente por menos de 30 segundos, voltando ao normal em cinco minutos.

D. Um indivíduo de 22 anos, que sofreu uma concussão grau 2 há uma semana e continua apresentando cefaleia leve a moderada.

10.2 Qual das afirmações a seguir é verdadeira em relação às diretrizes para voltar ao jogo no caso de concussões relacionadas aos esportes?

A. O número de concussões ocorridas durante uma temporada não importa, desde que não envolvam perda da consciência.

B. Quando o atleta está livre de sintomas em repouso, pode voltar a jogar após uma concussão grau 2.

C. Um programa de reabilitação pós-concussão deve ser iniciado e adaptado individualmente, independente do grau da concussão.

D. Qualquer perda de consciência requer que o atleta permaneça afastado do jogo pelo resto da temporada.

10.3 Um atleta de ensino médio, com 15 anos, sofreu uma perda de consciência durante a prática de futebol americano. Os pais perguntaram sobre a síndrome pós-concussão. Qual das afirmações a seguir é mais precisa em relação a essa condição?

A. É uma sequela incomum de lesão cerebral traumática.

B. Um sintoma característico pode ser a letargia progressivamente crescente.

C. Muitos atletas do ensino médio simulam sintomas pós-concussão para evitar tarefas escolares.

D. Geralmente é autolimitada e se resolve ao longo de semanas a meses.

RESPOSTAS

10.1 **C.** Qualquer paciente que tenha perdido a consciência deve passar por uma TC de crânio. Da mesma forma, pacientes com mais de 60 anos devem ser submetidos a exames de imagem em decorrência da alta incidência de hemorragia na idade mais avançada.

10.2 **C.** Um programa de reabilitação pós-concussão deve ser empregado para todos os jogadores, especialmente para os jogadores jovens e adolescentes, para assegurar um tempo adequado para recuperação e monitoramento.

10.3 **D.** Síndrome pós-concussão é uma sequela comum de traumatismo cerebral e, geralmente, resolve-se em um período de semanas a meses. Não se trata de uma forma de fingimento. Letargia progressiva pode estar relacionada a uma hemorragia em evolução ou outros processos graves.

DICAS CLÍNICAS

▶ A concussão é uma perda breve e transitória da consciência, associada com um curto período de amnésia, causado por traumatismo contuso ou desaceleração súbita.
▶ Os comprometimentos subjetivos de memória relatados pelos pacientes com síndrome pós-concussão não estão associados com problemas significativos de memória no exame neuropsicológico formal. Grande parte do problema de memória na SPC pode, na verdade, representar dificuldade de concentração.
▶ Pacientes com uma evolução prolongada de SPC apresentam taxa alta de depressão pré-mórbida e ansiedade. Essa é outra razão pela qual esses pacientes têm grande probabilidade de beneficiarem-se de consulta psiquiátrica.
▶ Se concussões repetidas são capazes de causar problemas cognitivos crônicos permanece sendo uma questão controversa. É evidente que concussões recorrentes de grau 3, como ocorrem no boxe, podem resultar em consequências a longo prazo.
▶ Uma crise breve que ocorre no momento do traumatismo craniano inicial não requer tratamento com medicamentos anticonvulsivantes e não está associada com um risco aumentado de epilepsia.
▶ O período de amnésia pós-concussão costuma ser proporcional à duração da inconsciência.
▶ A concussão é uma lesão cerebral traumática, como resultado de uma pancada violenta, sacudida, desaceleração ou rolamento.

REFERÊNCIAS

Buzzini SR, Guskiewicz KM. Sport-related concussion in the young athlete. *Curr Opin Pediatr.* 2006;18:376.

Castile L, Collins CL, McIlvain NM, Comstock RD. The epidemiology of new versus recurrent sports concussions among high school athletes, 2005-2010. *Br J Sports Med.* 2011 Dec 5.

Chachad S, Khan A. Concussion in the athlete: a review. *Clin Pediatr.* (Phila) 2006;45:285.

Halstead ME, Walter KD. American Academy of Pediatrics. Clinical report–sport-related concussion in children and adolescents. *Pediatric.*, 2010;126(3):597-615.

Kelly JP, Rosenberg JH. The diagnosis and management of concussion in sports. *Neurol.* 1997;48:575.

Ropper A, Gorson K. Concussion. *N Engl J Med.* 2007;356:166.

CASO 11

Uma mulher de 68 anos foi trazida à emergência 30 minutos após o desenvolvimento súbito de dificuldade para falar, além de fraqueza no braço e na perna do lado direito. A paciente estava em estado normal de saúde quando os familiares notaram que ela ficou muda e caiu da cadeira. Sua história médica pregressa é significativa para hipertensão e angina e, por isso, foi medicada com betabloqueador, atenolol e amlodipina, um bloqueador dos canais de cálcio. A temperatura da paciente é de 36,6°C; a frequência cardíaca é de 115 bpm e a pressão arterial é de 172/86 mmHg. Seu exame físico não revela sopro carotídeo ou ritmo cardíaco irregular. O exame neurológico mostra uma paciente letárgica, porém desperta, capaz de seguir alguns comandos simples, mas que apresenta um comprometimento grave da fluência de palavras, de nominação e repetição. Existe desvio do olhar para a esquerda e à direita existe desvio para baixo da região inferior da face. Existe paralisia completa da extremidade superior direita e, em grau menor, da extremidade inferior direita. Os membros esquerdos apresentam resistência completa antigravitacional por cinco segundos, sem desvios. Um eletrocardiograma (ECG) revela fibrilação atrial.

▶ Qual é o diagnóstico mais provável e qual é a parte do cérebro que provavelmente está afetada?
▶ Qual é o melhor passo diagnóstico a seguir?
▶ Qual é o melhor passo terapêutico a seguir?

RESPOSTAS PARA O CASO 11:
Infarto cerebral agudo

Resumo: a mulher de 68 anos apresenta, há 30 minutos, uma hemiparesia direita e afasia, fatores de risco para hipertensão e doença coronariana, além de achados físicos de fibrilação atrial.

- **Diagnóstico mais provável:** isquemia cerebral aguda na artéria cerebral média esquerda.
- **Próximo passo diagnóstico:** tomografia computadorizada (TC) de crânio sem contraste.
- **Próximo passo terapêutico:** tratamento trombolítico na presença de critérios elegíveis.

ANÁLISE

Objetivos

1. Compreender a apresentação clínica do acidente vascular encefálico (AVE).
2. Conhecer a avaliação e o tratamento do AVE.
3. Descrever os fatores de risco e a fisiopatologia do AVE.

Considerações

O diagnóstico mais provável em um paciente com déficits neurológicos focais de início abrupto é um evento cerebrovascular agudo. Os déficits neurológicos apresentados por essa paciente (hemiparesia direita mais acentuada no membro superior do que no membro inferior, afasia e paresia do olhar) apontam para um déficit de perfusão no território da artéria cerebral média esquerda. Os déficits neurológicos focais podem incluir hemiparesia, perda hemissensorial, distúrbio da fala, heminegligência, hemianopsia homônima ou hemiataxia. Outras considerações diagnósticas incluem hipoglicemia, crise epiléptica com paralisia de Todd pós-ictal ou enxaqueca complicada. Se o início do quadro for menos preciso, um hematoma subdural ou um abscesso cerebral podem imitar um AVE, embora com uma evolução subaguda. A distinção entre o AVE e o ataque isquêmico transitório está na duração dos sintomas. Em um ataque isquêmico transitório, os sintomas resolvem-se em 24 horas, durando, em geral, entre alguns minutos e uma a duas horas. Embora a definição de ataque isquêmico transitório (AIT) apresente variação em algumas referencias, os critérios de imagem são os preferidos para determinar a presença de infarto, mesmo que os sintomas clínicos já tenham desaparecido. Além disso, a **distinção entre um acidente vascular isquêmico e uma hemorragia intracerebral requer um estudo do cérebro por meio de imagem**, seja uma TC ou uma ressonância magnética (RM). As etiologias e o tratamento do AVE isquêmico e da hemorragia intracerebral são muito diferentes. **Como a intervenção pode melhorar o resultado, o paciente deve** ser rapidamente avaliado para um possível tratamento trombolítico (uma hemorragia na TC é uma contraindicação). O tratamento do AVE hemorrágico é de apoio e envolve o controle da hipertensão. Eventualmente é feito monitoração cuidadosa da pressão intracraniana, hiperventilação e tratamento osmótico e, ocasionalmente, descompressão cirúrgica.

ABORDAGEM AO
Infarto cerebral agudo

DEFINIÇÕES

ACIDENTE VASCULAR ENCEFÁLICO ISQUÊMICO: infarto cerebral com sintomas neurológicos agudos.
ATAQUE ISQUÊMICO TRANSITÓRIO: evento cerebral isquêmico associado com déficits neurológicos focais, durando menos de 24 horas, sem evidência de infarto cerebral nos exames de imagem, preferencialmente RM.
HEMORRAGIA INTRACEREBRAL (OU INTRAPARENQUIMATOSA): evento cerebrovascular caracterizado por ruptura arterial e hemorragia parenquimatosa.
HEMIANOPSIA HOMÔNIMA: perda de metade do campo visual do mesmo lado em ambos os olhos.
PARALISIA DE TODD: breve período de paralisia temporária após uma crise epiléptica.

ABORDAGEM CLÍNICA

Acidente vascular encefálico, ou acidente cerebrovascular, é um déficit neurológico de início súbito, atribuível à perda de perfusão de uma porção cerebral, decorrente de oclusão vascular ou hemorragia. **Acidente vascular encefálico isquêmico é causado por insuficiência vascular,** enquanto **acidente vascular encefálico hemorrágico está associado com um efeito de massa, decorrente da compressão do coágulo sanguíneo sobre o tecido cerebral.** O conhecimento do suprimento vascular cerebral pode ajudar na correlação do achado neurológico com a artéria afetada. As artérias carótidas representam o suprimento vascular para os lobos frontais e parietais e da maior parte dos lobos e gânglios basais. Os principais ramos da artéria carótida são a artéria cerebral média e as artérias cerebrais anteriores. O território vertebrobasilar engloba o tronco cerebral, o cerebelo, os lobos occipitais e os tálamos. A artéria cerebelar inferior é a única grande artéria que se origina diretamente da artéria vertebral. A artéria cerebral posterior, a cerebelar superior e a artéria cerebelar inferior anterior são ramos da artéria basilar.

Quando um paciente apresenta fraqueza, perda sensorial ou dificuldade na fala, um exame de imagem cerebral, como a TC ou a RM, é extremamente útil para distinguir entre AVE isquêmico e hemorragia intracerebral, assim como para excluir uma condição que imita o AVE. Em geral, a TC é o exame preferido durante o quadro agudo porque é amplamente disponível, preciso para a detecção de sangue e rápido. A RM é mais sensível para a detecção de isquemia aguda; no entanto, raramente é necessária para avaliação de AVE, podendo ser realizada depois que o paciente estiver estável e capaz de permanecer deitado imóvel. O eletrocardiograma e os exames laboratoriais incluem um hemograma completo (HC) e glicemia; tempo de protrombina (TP) e tempo de tromboplastina parcial (TTP) também são essenciais.

Um paciente com uma hemorragia intraparenquimatosa aguda deve ser internado em uma unidade de tratamento intensivo (UTI), em geral por no mínimo 24 horas para monitoração e redução da pressão arterial. Um paciente com acidente vascular encefálico isquêmico pode não precisar de cuidados intensivos na UTI, mas deve ser internado em uma unidade especializada que forneça monitoramento neurológico e cardíaco. Deve-se considerar a administração de líquido por via intravenosa, para a manutenção de uma volemia normal (estado volumétrico normal), e a disfagia deve ser avaliada para evitar uma pneumonia aspirativa. Todos os pacientes com AVE, seja hemorrágico ou isquêmico, devem receber profilaxia para trombose venosa profunda. O paciente com AVE frequentemente é hipertenso; em geral, **a pressão arterial deve ser monitorada e, se necessário, pode ser cuidadosamente reduzida nos primeiros dias após um acidente vascular encefálico. Uma redução abrupta da pressão arterial não é recomendada e pode piorar o fluxo colateral para a área de penumbra isquêmica. Por outro lado, hipertensão acelerada coloca o paciente em risco para conversão hemorrágica. Uma abordagem cuidadosa do controle da pressão arterial, ditada pelo tamanho do infarto, da pressão arterial preexistente do paciente e o mecanismo do infarto, é mais apropriada que o seguimento exato de metas numéricas.**

Além da TC e da RM (se possível), a avaliação diagnóstica de um acidente vascular encefálico isquêmico pode incluir ultrassonografia da carótida, Doppler transcraniano, ecocardiograma, angiografia por ressonância magnética da cabeça e do pescoço e/ou arteriografia cerebral. Um painel lipídico em jejum geralmente é indicado. Outros estudos laboratoriais trazem pouco benefício, mas podem ser considerados, como o nível sorológico de B_{12}, folato, níveis de homocisteína, hemoglobina glicada, velocidade de hemossedimentação (VHS), reagina plasmática rápida (RPR), HIV e rastreamentos toxicológicos.

Etiologias

As etiologias mais comuns do AVE isquêmico incluem embolismo cardíaco, aterotrombose de grandes vasos e doença oclusiva de pequenos vasos intracranianos (ver também Caso 13). Cerca de 30% dos acidentes vasculares encefálicos isquêmicos permanecem criptogênicos (sem etiologia definida) após uma avaliação diagnóstica completa.

CASOS CLÍNICOS EM NEUROLOGIA   97

Fontes reconhecidas de embolia cardíaca para o cérebro incluem **fibrilação atrial**, próteses valvares cardíacas mecânicas, infarto agudo do miocárdio, fração de ejeção ventricular esquerda baixa < 30%, hipocinesia miocárdica focal, forame oval patente e endocardite. A aterosclerose de grandes vasos pode afetar a bifurcação da carótida, os principais vasos intracranianos ou a artéria vertebral intracraniana. Acidentes vasculares encefálicos de pequenos vasos, também conhecidos como **acidentes vasculares encefálicos lacunares**, frequentemente são caracterizados como síndromes clínicas clássicas (acidente vascular encefálico motor puro ou sensorial puro, hemiparesia atáxica, síndrome disartria/mão desajeitada) e estão relacionados à doença oclusiva das artérias penetrantes no cérebro, em geral associados com hipertensão e/ou diabetes. Os principais fatores de risco para acidente vascular encefálico são similares àqueles da doença coronariana e incluem idade, hipertensão, tabagismo, diabetes, hiperlipidemia, doença cardíaca e história familiar.

APRESENTAÇÃO CLÍNICA

Hemiparesia envolvendo principalmente o braço, afasia e paralisia do olhar aponta para uma localização anatômica no território da artéria cerebral média esquerda (Figura 11.1). Sintomas corticais como a **afasia** (perda da capacidade de usar ou

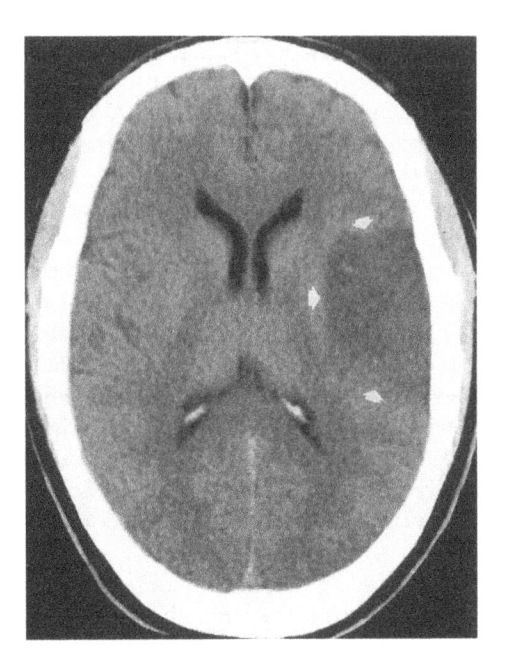

Figura 11.1 Imagem de TC axial sem contraste de um infarto subagudo da artéria cerebral média esquerda. (Reproduzida, com permissão, de Chen MY, Pope TL, Ott DJ. Basic Radiology. New York, NY:McGraw-Hill Publishers, 2004:338.)

compreender palavras), heminegligência, **agnosia** (perda da capacidade de reconhecer objetos, pessoas, sons, formas ou odores) e **apraxia** (perda da habilidade de executar ou realizar movimentos propositados aprendidos) indicam uma lesão da circulação anterior (ou carotídea). Sintomas como diplopia, vertigem, achados faciais e corporais cruzados e hemianopsia homônima, no entanto, sugerem uma **lesão da circulação posterior (ou vertebrobasilar)**.

Os sintomas de uma hemorragia intracerebral podem não ser distinguidos de forma confiável dos sintomas de um AVE isquêmico somente com base em achados clínicos. A presença de cefaleia, depressão do nível de consciência ou elevações extremas da pressão arterial, no entanto, podem levantar suspeita de um **AVE hemorrágico**.

Tratamento

O tratamento do AVE isquêmico começa com a avaliação da elegibilidade para um tratamento trombolítico. O tratamento deve ser iniciado com urgência. O **ativador de plasminogênio tecidual intravenoso (t-PA)** pode melhorar de forma significativa as chances de recuperação neurológica, mas deve ser administrado dentro de 4,5 horas do início dos sintomas do acidente vascular encefálico. O t-PA está associado a um risco de hemorragia intracraniana. Assim, a representação cerebral por imagem em caráter urgente, como a TC, é necessária para avaliar um AVE hemorrágico. As contraindicações para t-PA incluem sangramento ativo, AVE recente ou uma história de hemorragia intracerebral. Outros tratamentos do AVE agudo encontram-se em investigação e podem, em um futuro próximo, incluir tratamentos endovasculares/intra-arteriais e/ou tratamentos neuroprotetores. Os pacientes que não são candidatos à terapia trombolítica devem ser tratados com ácido acetilsalisílico, a menos que existam contraindicações.

A **prevenção secundária do AVE** deve ser implementada imediatamente. Fármacos antiplaquetários, como o ácido acetilsalicílico, clopidogrel ou a combinação de ácido acetilsalicílico e o dipiridamol de liberação prolongada, são os principais fármacos para a prevenção do AVE na maioria dos pacientes com AVE isquêmico e AIT. Pacientes com condições cardioembólicas de alto risco, como **fibrilação atrial, no entanto, justificam anticoagulação em longo prazo com varfarina, que demonstrou ser superior ao tratamento antiplaquetário para essa indicação. Novos anticoagulantes orais, como dabigatran, rivaroxaban e apixaban, foram eficazes em graus diferentes nos ensaios clínicos e, para alguns pacientes, podem ser mais seguros e eficazes do que a varfarina.**

O manejo do fator de risco é crucial para a prevenção de AVE recorrente. O controle em longo prazo da hipertensão é o mais importante. O tratamento deve ser iniciado assim que o paciente esteja estável após o AVE isquêmico. Estatinas para a hiperlipidemia diminuem as chances de recorrência do acidente vascular encefálico e diretrizes atuais recomendam uma lipoproteína de baixa densidade (LDL) abaixo de 100 mg/dL. Estenose carotídea superior a 50% em um paciente com AVE isquêmico ou AIT é um indicador para endarterectomia carotídea ou, em um paciente com riscos significativos de infarto miocárdico, de colocação de *stent* na carótida. A reabilitação é especialmente benéfica para pacientes com dificuldade de marcha ou afasia, ou naqueles que necessitam auxílio nas atividades diárias, ajudando a retomar um emprego remunerado após um AVE.

O tratamento de **AVEs hemorrágicos** é, principalmente, de apoio e envolve o controle da hipertensão. A pressão intracraniana deve ser monitorada se a escala de coma de Glasgow for inferior a 8, sendo tratada com hiperventilação e terapia osmótica. A descompressão cirúrgica permanece sendo uma estratégia não comprovada no AVE hemorrágico, mas pode ser considerada em casos nos quais a hemicraniectomia pode aliviar o edema cerebral. O tratamento trombolítico intravenoso é contraindicado.

QUESTÕES DE COMPREENSÃO

11.1 Um paciente de 81 anos chega à emergência com uma hemiparesia esquerda aguda e negligência. Qual é o achado mais importante na determinação da elegibilidade para o tratamento trombolítico?

A. Tempo decorrido, desde que se sentiu bem pela última vez, inferior a 4,5 horas
B. História de infarto miocárdico prévio
C. Paciente em uso de qualquer medicação anti-hipertensiva
D. História pregressa antiga de sangramento gastrintestinal

11.2 Para o paciente da Questão 11.1, qual é o exame mais útil para excluir uma hemorragia intracerebral?

A. Eletrocardiograma
B. TC de crânio sem contraste
C. Hemograma completo
D. Arteriografia cerebral

11.3 Após receber tratamento para acidente vascular encefálico, o paciente recebeu alta, com recomendação de fisioterapia. O tratamento usual deve incluir um tratamento em longo prazo com antiplaquetários ou anticoagulantes. Caso apresente, qual das condições a seguir seria mais beneficiada com anticoagulante em vez da terapia antiplaquetária?

A. Diabetes
B. Doença cardíaca isquêmica
C. Estenose carotídea
D. Fibrilação atrial

RESPOSTAS

11.1 **A.** Um paciente é potencialmente elegível para tratamento trombolítico caso tenha estado bem até 4,5 horas antes do evento.
11.2 **B.** A TC não contrastada é confiável e rápida na avaliação da hemorragia cerebral.
11.3 **D.** Na presença de fibrilação atrial, a anticoagulação é preferida em relação à terapia antiplaquetária.

> **DICAS CLÍNICAS**
>
> ▶ Déficits neurológicos de início súbito são decorrentes de AVE, até que se prove em contrário.
> ▶ "Tempo é cérebro"; trate o AVE isquêmico com trombolíticos dentro de 4,5 horas para preservar tecido cerebral.
> ▶ Sintomas corticais sugerem AVE no território da carótida; achados de tronco cerebral ou cerebelares sugerem AVE no território vertebrobasilar.

REFERÊNCIAS

Mohr JP, Wolf, PA, Grotta J, et al. Stroke: *Pathophysiology, Diagnosis, and Management*, 5th ed. New York, NY: Elsevier; 2011.

Ropper AH, Brown RH. *Adams and Victor's Principles of Neurology*, 8th ed. New York, NY: McGraw-Hill Publishers; 2005.

CASO 12

Uma mulher de 50 anos é trazida à emergência após sentir uma cefaleia grave e de início súbito, associada com vômitos, rigidez de nuca e fraqueza do lado esquerdo. Ela se queixa da pior dor de cabeça de sua vida, um pouco antes de se tornar progressivamente confusa. Há duas semanas, ao retornar da corrida, sentiu cefaleia moderada, com náusea e fotofobia. A paciente tem história de hipertensão e tabagismo. Ao exame, sua temperatura é de 37,6°; frequência cardíaca de 120 bpm; frequência respiratória de 32 movimentos respiratórios por minuto (mpm); e pressão arterial de 180/90 mmHg. A paciente apresenta estupor e geme de modo incoerente. Sua pupila direita está dilatada e apresenta papiledema. Existe ptose ipsilateral e ela vomita quando a luz incide em seus olhos. Ela apresenta um desvio para baixo da região inferior da face e não retira seu braço e sua perna esquerda com tanta rapidez quanto do lado direito ao estímulo doloroso, e apresenta rigidez de nuca. O exame torácico revela taquicardia e estertores em ambas as bases pulmonares. Durante o exame, sua cabeça vira subitamente para a esquerda, e a paciente passa a apresentar atividade tônico-clônica generalizada. Exames laboratoriais de urgência mostram um nível de sódio de 125 mEq/L. O eletrocardiograma (ECG) mostra ondas T amplas, invertidas e um intervalo QT longo.

▶ Qual é o diagnóstico mais provável?
▶ Qual é o próximo passo diagnóstico?
▶ Qual é o próximo passo terapêutico?

RESPOSTAS PARA O CASO 12:
Hemorragia subaracnóidea

Resumo: uma mulher de 50 anos, com história de hipertensão e tabagismo, apresenta a pior cefaleia de sua vida, de início súbito e associada com confusão, vômito, rigidez de nuca e fraqueza do lado esquerdo. Ela tinha apresentado queixas de cefaleia há duas semanas. No momento está hipertensa. Seu exame neurológico apresenta estupor significativo, paralisia do III nervo craniano à direita, fraqueza do lado esquerdo, rigidez de nuca e crise epiléptica. Seus exames apresentam hiponatremia e alterações no ECG.

- **Diagnóstico mais provável:** hemorragia subaracnóidea.
- **Próximo passo diagnóstico:** tomografia craniana sem contraste.
- **Próximo passo terapêutico:** angiografia cerebral.

ANÁLISE

Objetivos

1. Identificar a epidemiologia e os fatores de risco para hemorragia subaracnóidea.
2. Compreender o prognóstico e as complicações da hemorragia subaracnóidea.
3. Saber o diagnóstico e a abordagem terapêutica da hemorragia subaracnóidea.

Considerações

A paciente tem vários fatores de risco para hemorragia subaracnóidea, causada por um aneurisma subjacente: (a) sua idade (a média de idade para hemorragia subaracnóidea é de 50 anos); (b) sexo (o risco é ligeiramente maior para mulheres); (c) hipertensão; e (d) tabagismo. A queixa de "a pior dor de cabeça da minha vida" descreve seu início grave e súbito, podendo ou não estar associado a um estado mental alterado e déficits neurológicos focais. Em geral há uma história de cefaleia moderada recente, como resultado de uma *hemorragia sentinela*, no caso da paciente, ao retornar da corrida; cerca de 60% das hemorragias subaracnóideas ocorrem durante esforço físico ou emocional, traumatismo craniano, defecação ou coito. A gravidade clínica da hemorragia subaracnóidea é classificada com base no grau de estupor, rigidez de nuca, déficits neurológicos focais e elevação da pressão intracraniana. Essa paciente apresenta edema pulmonar neurogênico, uma das muitas complicações sistêmicas da hemorragia subaracnóidea. Seus sinais neurológicos indicam aneurisma roto da artéria comunicante posterior; o sangramento causa compressão do III nervo craniano ipsilateral, com ptose, midríase e comprometimento dos movimentos extraoculares. A hemiparesia contralateral e a crise parcial complexa com generalização secundária podem resultar da extensão parenquimatosa da hemorragia com edema ou do vasoespasmo da artéria cerebral média, todas representando complicações da hemorragia subaracnóidea. A hiponatremia é frequentemente observada nos exames laboratoriais e está correlacionada com a elevação do fator natriurético atrial, depleção salina cerebral e/ou síndrome da secreção inapropriada de hormônio antidiurético. As alterações no ECG, em especial o prolongamento do intervalo QT, inversão da onda T e arritmias, também são complicações sistêmicas comuns da hemorragia subaracnóidea.

ABORDAGEM À
Hemorragia subaracnóidea

DEFINIÇÕES

ESPAÇO SUBARACNOIDE: é o espaço potencial entre a aracnoide e a pia máter. A cefaleia e a rigidez de nuca são causadas por produtos da degradação do sangue nesse espaço.

HEMORRAGIA SENTINELA: é uma hemorragia subaracnóidea aneurismática intermitente, causando cefaleias menos intensas e que precedem a "pior dor de cabeça", que ocorre com a ruptura do aneurisma.

VASOESPASMO: é a complicação mais alarmante da hemorragia subaracnóidea aneurismática, na qual a irritação causa constrição das grandes artérias cerebrais, vasoespasmo, letargia e infarto cerebral retardado. O vasoespasmo ocorre principalmente com aneurismas do que em outras causas de hemorragia subaracnóidea e atinge seu pico entre quatro e 14 dias. O Doppler transcraniano pode ser usado para detectar uma alteração na velocidade de fluxo em uma artéria cerebral média afetada.

HIDROCEFALIA COMUNICANTE AGUDA: é uma complicação que ocorre em decorrência da obstrução das granulações subaracnoides nos seios venosos pelo sangue subaracnoide. A tomografia computadorizada (TC) mostra ventrículos laterais, terceiro e quarto ventrículo alargados, com sinais clínicos de vômitos, cefaleia, visão embaçada e visão dupla, sonolência e síncope.

ABORDAGEM CLÍNICA

Etiologias

Hemorragia subaracnóidea é a causa subjacente de aproximadamente 10% dos acidentes vasculares encefálicos (AVEs) e resulta de inúmeras etiologias. **Aneurismas saculares rotos representam até 80% das hemorragias subaracnóideas não traumáticas** e são presságios de um **mau prognóstico**. Mais de três quartos dos aneurismas intracranianos originam-se na circulação anterior. Os locais mais frequentes de aneurismas encontram-se na artéria comunicante anterior (até um terço das hemorragias subaracnóideas aneurismáticas), seguidas pela bifurcação da artéria carótida interna com a artéria comunicante posterior e a bifurcação da artéria carótida interna com a artéria cerebral média. Um quarto dos pacientes apresentará mais de um aneurisma, e o risco de ruptura aumenta com o tamanho do aneurisma. A displasia fibromuscular é uma etiologia associada a um quarto dos pacientes com aneurisma, enquanto a doença dos rins policísticos está relacionada a 3% dos casos. Outros fatores de risco para aneurismas incluem hipertensão crônica grave, com pressão arterial diastólica acima de 110 mmHg, doença hepática, tabagismo, consumo de álcool, vasculites, doenças vasculares do colágeno, como a síndrome de Marfan, infecções (aneurismas micóticos) e uso de contraceptivos orais. As causas não aneurismáticas da hemorragia subaracnóidea incluem traumatismo, malformações arteriovenosas e abuso de cocaína ou anfetaminas.

Diagnóstico e prognóstico

A TC sem contraste de crânio é o exame de neuroimagem mais sensível para a detecção de sangramento subaracnoide, que se apresenta como uma hiperdensidade entre as convexidades cerebrais, cisternas e parênquima (Figura 12.1). A hemorragia intra-

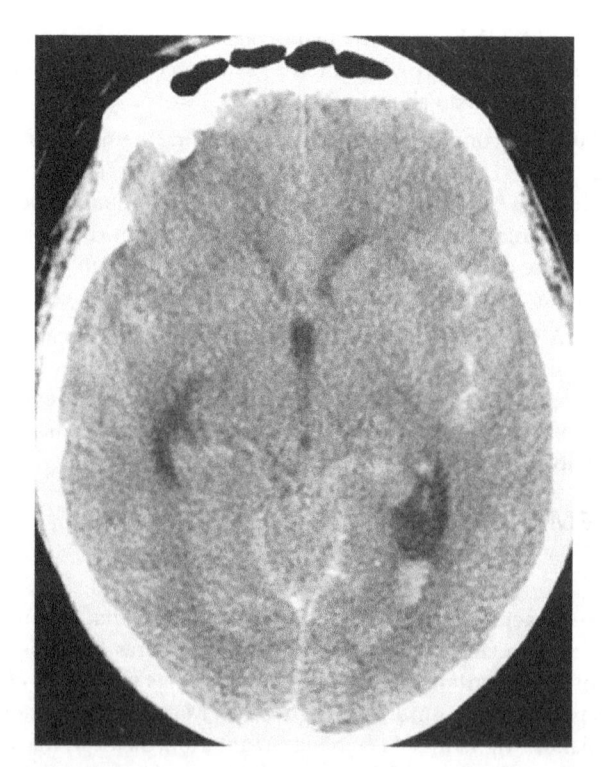

Figura 12.1 TC não contrastada com sangue subaracnoide na fissura de Sylvius à esquerda (em claro) e dentro do ventrículo lateral esquerdo. (Reproduzida, com permissão, de Kasper DL, et al. Harrison's Principles of Internal Medicine, 16th ed. New York, NY: McGraw-Hill Publishers; 2004:2389).

ventricular prenuncia um pior prognóstico e tem risco aumentado para hidrocefalia. A sensibilidade da TC é mais alta 24 horas após o evento e 50% são detectáveis após uma semana. Uma TC de crânio negativa ocorre em 10 a 15% dos casos, e também deve ser avaliada por uma **punção lombar para verificar xantocromia** (coloração amarelada do líquido cerebrospinal [LCS]) e um aumento do número de hemácias. O exame do LCS é mais sensível 12 horas após o início do quadro, mas pode ser negativo em 10 a 15% dos pacientes; nesse caso, o prognóstico é melhor. TC, ressonância magnética (RM) ou angiografia convencional podem ser usadas para o rastreamento de aneurismas subjacentes (Figura 12.2).

Até 60% dos pacientes morrem nos primeiros 30 dias após uma hemorragia subaracnóidea; 10% morrem imediatamente. No primeiro mês a mortalidade é de 40% para pacientes internados, com agravamento da mortalidade para 50 a 80% em caso de ressangramento. A gravidade dos casos e seus prognósticos podem ser graduados usando uma variedade de escalas.

A escala de Hunt e Hess é uma das mais comuns, baseada no estado de alerta e presença de sinais focais.

Pacientes com hemorragia subaracnóidea grau I (HSA) apresentam-se alertas, com cefaleia leve e rigidez de nuca, e têm uma chance de 5% de deterioração, com um risco de mortalidade de 3 a 5%.

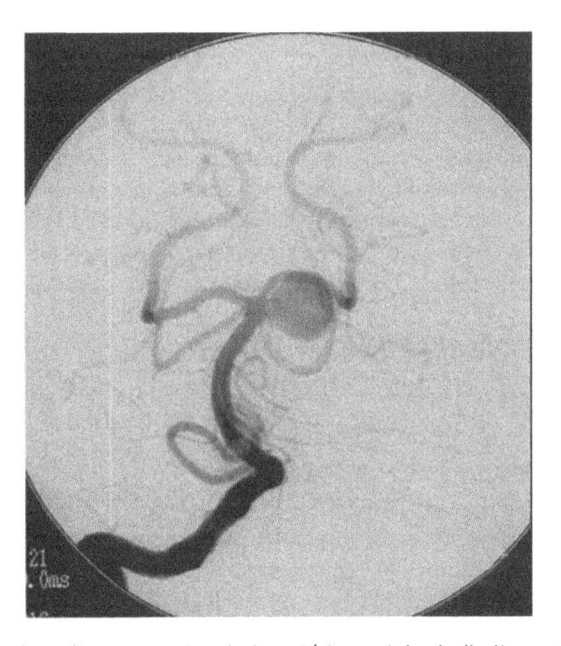

Figura 12.2 Angiografia convencional da artéria vertebral direita e da artéria basilar, mostrando um grande aneurisma. (Reproduzida, com permissão, de Kasper DL, et al. Harrison's Principles of Internal Medicine, 16th ed. New York, NY: McGraw-Hill Publishers, 2004:2389).

Pacientes de grau II apresentam cefaleia grave e rigidez de nuca, e um risco de mortalidade de 6 a 10%.

O grau III é similar ao grau II, mas os pacientes também apresentam sonolência, confusão e um déficit focal leve.

Pacientes com grau IV apresentam estupor e hemiparesia moderada a grave.

Pacientes grau V estão comatosos, com sinais graves de aumento da pressão intracraniana, e têm o pior prognóstico, com chance de deterioração de 80%, taxa de ressangramento de 25 a 30%, e risco de mortalidade de 50 a 70%. O vasoespasmo tardio é uma complicação potencialmente grave, que ocorre em até 20% dos casos.

Tratamento

As hemorragias subaracnóideas grau I e II podem ser mantidas em observação após medidas diagnósticas. **Uma angiografia convencional em caráter de urgência está justificada na suspeita de aneurisma roto e quando existe necessidade de intervenção neurocirúrgica.**

A repetição da angiografia pode ser necessária se a etiologia subjacente for dificultada pelo vasoespasmo. **A colocação de uma mola endovascular** é indicada para reduzir o ressangramento em casos de hemorragia subaracnóidea de grau baixo; esse procedimento mostrou-se superior à clipagem. A **clipagem** deve ser feita nas primeiras 48 horas após o início do quadro ou pode ser retardada por duas semanas para evitar a janela de maior risco para vasoespasmo, especialmente em casos complicados de grau alto. O esteio da conduta médica é reduzir o vasoespasmo pelo **tratamento do *triplo H*** (hemodiluição hipertensiva hipervolêmica) para manter a perfusão cerebral, além de nimodipina, um bloqueador do canal de cálcio. Também é importante abordar outras complicações, incluindo distúrbios metabólicos (hiponatremia, síndrome da secreção inapropriada de hormônio antidiurético [SIADH], depleção salina cerebral), complicações respiratórias (edema pulmonar neurogênico) e cardíacas (arritmias), crises e hidrocefalia, que pode necessitar de ventriculostomia.

QUESTÕES DE COMPREENSÃO

Combine as etiologias a seguir (A-C) com a situação clínica das Questões 12.1 a 12.3:

A. Aneurisma de artéria comunicante anterior.
B. Aneurisma da artéria comunicante posterior.
C. Vasoespasmo.

12.1 Uma mulher de 35 anos foi internada semana passada por hemorragia subaracnóidea, causada por um aneurisma da artéria coronária principal esquerda. Hoje, durante a consulta, ela parecia menos alerta.

12.2 Um homem de 35 anos, com história de consumo de álcool, reclama de "pior dor de cabeça", náusea e visão embaçada. No exame apresenta anisocoria na pupila direita e diplopia.

12.3 Uma mulher de 20 anos apresenta hipertensão, rins císticos e cefaleias intermitentes.

12.4 Um médico da emergência pergunta a você qual é o melhor exame inicial para avaliar uma possível hemorragia subaracnóidea em uma mulher de 54 anos, que foi trazida em decorrência de cefaleia grave.
   A. Exame de Doppler transcraniano.
   B. Eletrencefalograma (EEG).
   C. Tomografia por emissão de pósitrons (PET) cerebral.
   D. TC de crânio sem contraste.
   E. RM cerebral sem contraste.

12.5 Um especialista em medicina interna consulta você sobre o melhor exame para avaliar uma hemiparesia esquerda de início hiperagudo uma semana após internação por hemorragia subaracnóidea. Qual dos exames a seguir seria o exame inicial mais apropriado?
   A. Doppler transcraniano.
   B. Eletrencefalograma (EEG).
   C. PET cerebral.
   D. TC de crânio sem contraste.
   E. RM cerebral sem contraste.

RESPOSTAS

12.1 **C.** Uma letargia por vasoespasmo retardado (e também a hidrocefalia aguda) pode ocorrer dias depois de uma ruptura de aneurisma com hemorragia subaracnóidea. Deve ser feito um exame de imagem em caráter emergencial, para avaliar a necessidade de angiografia ou ventriculostomia.

12.2 **B.** Ptose ipsilateral, dilatação pupilar e oftalmoplegia resultam da compressão do terceiro nervo craniano por um aneurisma de artéria comunicante posterior e sangramento.

12.3 **A.** O local mais comum para aneurisma cerebral na doença de rim policístico é a artéria comunicante anterior, embora possam ser observados múltiplos aneurismas.

12.4 **D.** A TC de crânio sem contraste é uma modalidade de exame por imagem rápida e sensível para a detecção de sangue subaracnoide. Se ela for negativa e a suspeita permanecer, deve ser feita uma punção lombar.

12.5 **A.** Doppler transcraniano é sensível para a detecção de fluxo de velocidade alta na artéria cerebral média, um achado causado pelo vasoespasmo, embora geralmente seja necessária uma angiografia convencional para confirmação do vasoespasmo. Para alterações agudas no nível de consciência, prefere-se a TC de crânio como a maneira mais rápida para avaliação de hidrocefalia e necessidade de ventriculostomia.

DICAS CLÍNICAS

▶ A maior parte dos casos de hemorragia subaracnóidea sem história de traumatismo craniano é causada por um aneurisma subjacente.
▶ A gravidade e o prognóstico da hemorragia subaracnóidea podem ser avaliados pelo grau de alteração do nível de consciência, cefaleia, náusea, vômito, rigidez de nuca, déficits focais e crises.
▶ O efeito de massa, a propagação no parênquima, o vasoespasmo decorrente do envolvimento subaracnoide e a hidrocefalia são as complicações neurológicas tardias da hemorragia subaracnóidea que podem não ser evidentes na avaliação inicial.
▶ O tratamento do *triplo H* e a nimodipina são partes importantes do manejo medicamentoso da hemorragia subaracnóidea. Embolização e clipagem endovascular são opções cirúrgicas com janelas de intervenção adequadas.

REFERÊNCIAS

Al-Shahi R, White PM, Davenport RJ, Lindsay KW. Subarachnoid haemorrhage. *BMJ*. 2006 Jul 29;333(7561):235-240.

Feigin VL, Findlay M. Advances in subarachnoid hemorrhage. *Stroke*. 2006 Feb;37(2):305-308.

CASO 13

Um estudante universitário de 22 anos, previamente sadio, chega ao serviço de emergência com queixa de instabilidade da marcha e uma ptose palpebral à direita. O paciente percebeu esses sintomas há dois dias, um dia depois que um amigo aplicou-lhe uma "gravata" durante uma luta livre. Ele conseguiu se libertar depois de lutar e, posteriormente, passou a apresentar uma cefaleia temporal. A temperatura do paciente é de 36,4°C, frequência cardíaca de 64 bpm e pressão arterial de 118/78 mmHg. O exame físico geral é normal. O exame neurológico revela ptose palpebral à direita e anisocoria, com um diâmetro pupilar de 2 mm no lado direito e 4 mm no lado esquerdo. A reatividade à luz está intacta direta e consensualmente. Os movimentos extraoculares estão normais. Existe uma leve hemiparesia esquerda, envolvendo a face esquerda, membro superior e membro inferior esquerdo. A marcha é hemiparética e o paciente tende a cair sem apoio. O eletrocardiograma é normal. Hemograma completo, eletrólitos, ureia sérica, creatinina, glicemia, análise de urina, tempo de protrombina (TP) e tempo de tromboplastina parcial (TTP) são normais. A tomografia computadorizada (TC) de crânio sem contraste mostra uma área de hipodensidade aguda na região frontoparietal direita.

▶ Qual é o diagnóstico e mecanismo mais provável?
▶ Qual é o próximo passo diagnóstico?

RESPOSTAS PARA O CASO 13:
Acidente vascular encefálico em um paciente jovem (isquêmico agudo)

Resumo: um paciente de 22 anos apresenta síndrome de Horner à direita e acidente vascular encefálico isquêmico no hemisfério direito após um leve traumatismo cervical.

- **Diagnóstico e mecanismo mais provável:** acidente vascular encefálico (AVE) isquêmico agudo por dissecção de artéria carótida direita como resultado do traumatismo.
- **Próximo passo diagnóstico:** arteriografia cerebral.

ANÁLISE

Objetivos

1. Saber que o AVE ocorre em pacientes de todas as idades.
2. Reconhecer as etiologias menos comuns para AVE que com frequência afetam pacientes mais jovens.
3. Conhecer a elaboração diagnóstica de AVE em paciente jovem.

Considerações

O diagnóstico clínico de um AVE baseia-se na história clínica apropriada, achados neurológicos e exames cerebrais de imagem. Embora a maioria dos AVEs ocorra em pacientes com 65 anos ou mais, nos Estados Unidos milhares de AVEs ocorrem por ano em pacientes de 55 anos ou menos. Assim como em pacientes mais velhos, a suspeita clínica de AVE deve vir à tona quando déficits neurológicos focais surgem de forma aguda. O paciente do caso foi submetido a uma manobra de sufocação e estrangulamento que lesionou a artéria carótida direita, levando à isquemia da região frontal direita do cérebro e das estruturas carótidas associadas.

ABORDAGEM AO
Acidente vascular encefálico em um paciente jovem

DEFINIÇÕES

DISSECÇÃO DA CARÓTIDA: ruptura na parede da artéria carótida, podendo resultar em obstrução luminal, complicações tromboembólicas e/ou formação de pseudoaneurismas. As dissecções também podem ocorrer nas artérias vertebrais ou, menos comumente, nas grandes artérias intracranianas.

FORAME OVAL PATENTE: abertura persistente no septo interatrial, associada com embolismo paradoxal em pacientes com AVE criptogênico.

MALFORMAÇÕES ARTERIOVENOSAS: malformações vasculares cerebrais congênitas de alta pressão e fluxo alto, caracterizadas por *shunting* arteriovenoso.

ABORDAGEM CLÍNICA

A avaliação diagnóstica em um paciente jovem com acidente vascular encefálico é mais extensa, pois a possibilidade de ser uma etiologia não aterosclerótica é maior. Algumas delas serão discutidas. Os exames podem incluir ressonância magnética (RM) cerebral, angiografia cerebral ou angiografia cerebral por RM dos vasos intracranianos e cervicais, ecocardiograma transesofágico e exames laboratoriais, incluindo painel lipídico, homocisteína, proteína C, proteína S, antitrombina III, anticorpos anticardiolipina, anticoagulante lúpico, mutação do fator C de Leiden, mutação do gene da protrombina e painel toxicológico. Outros exames que podem ser indicados na avaliação clínica podem incluir punção lombar, sorologia para HIV, hemoculturas, exames sorológicos para vasculite e rastreamento para doença falciforme.

ETIOLOGIAS E APRESENTAÇÕES CLÍNICAS

As mesmas causas de AVE em pacientes mais velhos podem afetar adultos jovens, em especial os que apresentam os fatores de risco ateroscleróticos tradicionais para hipertensão, doença cardíaca, diabetes e hiperlipidemia. As principais categorias de acidente vascular encefálico na população em geral são cardioembólica, aterotrombótica de grande vaso e lacunar. Um **forame oval patente (FOP)** é detectável em aproximadamente 15 a 30% da população, mas sua prevalência é maior em pacientes jovens com acidente vascular encefálico isquêmico criptogênico. Presume-se que o mecanismo possa ser embólico paradoxal. A ecocardiografia transesofágica (ETE) é a forma mais comum de detectar o FOP, embora sua sensibilidade seja prejudicada pela necessidade de sedação do paciente para execução do exame. Como alternativa, o teste de bolhas no Doppler transcraniano é altamente sensível para um *shunt* cardíaco da direita para esquerda, mas pode resultar falso-positivos a partir de uma fonte não cardíaca, como uma malformação arteriovenosa pulmonar. Aneurismas de septo atrial também estão ligados ao acidente vascular encefálico criptogênico, e são melhor avaliados pela ETE.

A dissecção craniocervical é comum, mas nem sempre é precedida por traumatismo craniano ou cervical, como um acidente de automóvel, manipulação cervical por um quiroprático ou uma crise intensa de tosse, de vômitos ou de espirros (Figura 13.1). As dissecções podem manifestar-se por cefaleia ou eventos cerebrovasculares embólicos. A **dissecção da carótida** frequentemente está associada com a **síndrome de Horner**, ou seja, ptose ipsilateral e miose. A displasia fibromuscular, síndrome de Ehlers-Danlos e a síndrome de Marfan são fatores predisponentes de dissecção craniocervical espontânea.

As malformações arteriovenosas e os angiomas cavernosos de baixo fluxo estão associados à hemorragia intracerebral, bem como crises e outras apresentações neurológicas. A doença de *moyamoya* é uma vasculopatia cerebral não inflamatória idiopática, caracterizada pela oclusão progressiva de artérias de grande calibre do círculo de Willis, mais comumente a artéria carótida interna distal. Os vasos caracteristicamente afetados por *moyamoya* referem-se às pequenas artérias penetrantes que se hipertrofiam em resposta à isquemia cerebral crônica.

Drogas como a cocaína e anfetaminas estão associadas com AVEs isquêmico e hemorrágico. Contraceptivos orais são um fator de risco para AVE tromboembólico, especialmente em mulheres fumantes de mais de 35 anos. Uma história de abuso de drogas por via intravenosa deve levantar a suspeita de endocardite e Aids. Outras etiologias infecciosas mais raras para o AVE incluem meningite tuberculosa e varicela-zóster.

Condições de hipercoagulação podem predispor ao AVE. Elas incluem processos malignos, anticorpos antifosfolipídeos, deficiência de proteína C, deficiência de proteína S, deficiência de antitrombina III, mutação de fator V de Leiden, mutação

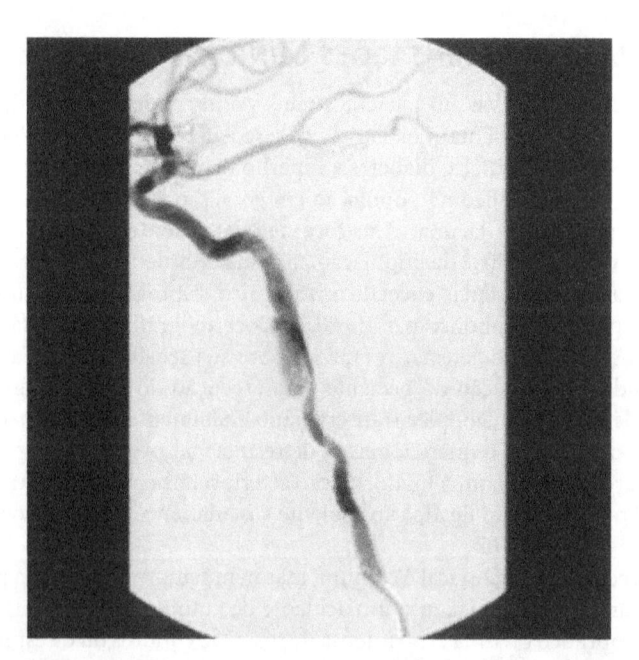

Figura 13.1 Arteriografia cerebral de uma dissecção da artéria carótida interna. (Reproduzida, com permissão, de Brunicardi FC, et al. Schwartz's Principles of Surgery, 8th ed. New York, NY: McGraw-Hill Publishers, 2004:Fig. 22–92).

do gene da protrombina e hiper-homocistinúria. Algumas delas estão claramente ligadas ao tromboembolismo venoso, que é particularmente relevante para pacientes com trombose venosa cerebral ou FOP.

Tratamento

O tratamento é adaptado à etiologia específica do AVE. Fármacos antitrombóticos são fundamentais para o tratamento da maioria dos pacientes com acidente AVE. Foram feitos poucos ensaios clínicos randomizados para ajudar a orientar na escolha do tratamento antiplaquetário ou anticoagulante para os subtipos específicos de AVEs discutidos. Um desses estudos não revelou nenhuma diferença significativa entre o ácido acetilsalicílico e a varfarina em pacientes com AVE isquêmico, associado com um anticorpo antifosfolipídeo. Estudos similares comparando ácido acetilsalicílico para anticoagulação na dissecção de artéria cervical não mostraram diferenças significativas quanto à eficácia.

O fechamento endovascular de FOP ainda está sendo investigado e não é recomendado fora do ensaio clínico. Como uma proporção substancial de dissecções carotídeas ou vertebrais sofre recanalização espontânea, o uso de *stents* geralmente está reservado para pacientes que não apresentam recanalização do vaso após três a seis meses ou que apresentam pseudoaneurismas de aparência instável. O tratamento das malformações arteriovenosas pode ser feito com a combinação de cirurgia, irradiação e tratamentos endovasculares. Os procedimentos de revascularização cirúrgica, como a encefaloduroarteriossinangiose ou *bypass* da artéria temporal superficial--artéria cerebral média (ATS-ACM), são frequentemente realizados para doença de *moyamoya*.

QUESTÕES DE COMPREENSÃO

13.1 Em comparação com o AVE em pacientes com menos de 55 anos, qual dos seguintes fatores de risco é mais comum em um indivíduo com idade superior a 55 anos?

A. Fibrilação atrial
B. Forame oval patente
C. Dissecção carotídea
D. Doença de *moyamoya*

13.2 Uma mulher de 45 anos é trazida à sala de emergência com sintomas de AVE. Ela tem história de dois abortos espontâneos e cãibras inexplicáveis na perna. Qual dos itens a seguir tem maior probabilidade de estar presente na condição da paciente?

A Malformação arteriovenosa
B. Anticorpos antifosfolipídeos
C. Doença de *moyamoya*
D. Dissecção carotídea

13.3 Um jovem de 18 anos é avaliado por apresentar fraqueza no braço direito. O médico suspeita de forame oval patente. Qual dos itens a seguir é o melhor exame para confirmar o achado?
A. Eletrocardiograma (ECG)
B. Ausculta cardíaca
C. Ecocardiograma
D. Gasometria de sangue arterial

RESPOSTAS

13.1 **A.** A fibrilação atrial é mais comum em adultos mais velhos. As outras etiologias (dissecção carotídea, *moyamoya* e forame oval patente) devem ser consideradas em um paciente jovem que apresenta AVE.

13.2 **B.** A síndrome antifosfolipídea é uma causa conhecida de hipercoagulabilidade arterial. Em um paciente como este, que manifesta outros sintomas da síndrome do anticorpo antifosfolipídeo, a anticoagulação é apropriada. Por outro lado, em um paciente com um valor laboratorial isolado, mostrando anticorpos antifosfolipídeo e AVE, mas sem outros sintomas, o tratamento antiplaquetário demonstrou ser tão eficaz quanto a anticoagulação.

13.3 **C.** A ecocardiografia transesofágica é o melhor método para detectar um forame oval patente.

DICAS CLÍNICAS

▶ A síndrome de Horner em um paciente com cefaleia e um traumatismo recente da cabeça ou do pescoço sugere dissecção carotídea ou vertebral.
▶ Uma etiologia frequentemente encontrada em um paciente jovem com AVE criptogênico é o forame oval patente.
▶ O paciente jovem tem maior probabilidade de apresentar uma causa "incomum" para o AVE, embora em até 16% não se encontre uma etiologia.
▶ Cerca de 3% dos infartos cerebrais ocorrem em pacientes com menos de 40 anos.

REFERÊNCIAS

Mohr JP, Wolf, PA, Grotta J, et al. Stroke: *Pathophysiology, Diagnosis, and Management*, 5th ed. New York, NY Elsevier; 2011.

Ropper AH, Brown RH. *Adams and Victor's Principles of Neurology*, 8th ed. New York, NY: McGraw-Hill Publishers; 2005.

CASO 14

Um pós-graduando de 23 anos estava estudando à noite para um exame. Ele lembra de estar estudando, mas sua próxima lembrança é de estar deitado no chão, com dores por todo o corpo. Apresentava incontinência urinária, mas não fecal, e estava um pouco confuso. Ninguém estava junto e ele não sabia o que fazer. Telefonou para sua mãe, que recomendou que ele fosse para a emergência local. O estudante estava muito ocupado e decidiu não ir para o hospital, então ele foi à enfermaria da faculdade no dia seguinte. Seus sinais vitais, o exame neurológico, incluindo a avaliação motora e sensorial, reflexos e a função nervosa central eram normais. Os exames neurológico e físico eram normais. Ele pede conselho.

▶ Qual é o diagnóstico mais provável?
▶ Qual é o próximo passo diagnóstico?
▶ Qual é o próximo passo terapêutico?

RESPOSTAS PARA O CASO 14:
Crise epiléptica de início recente, adulto

Resumo: um homem de 23 anos perdeu a consciência e, ao acordar, estava confuso, com incontinência urinária e tinha dores musculares. No dia seguinte, seu exame era normal.

- **Diagnóstico mais provável:** crise epiléptica.
- **Próximo passo diagnóstico:** ressonância magnética (RM) cerebral, eletrencefalograma (EEG) e exames laboratoriais de rotina.
- **Próximo passo terapêutico:** possível medicação anticonvulsivante, discutir se deve dirigir.

ANÁLISE

Objetivos

1. Saber a abordagem diagnóstica da primeira crise em um adulto, incluindo a importância da história, exame e avaliação por meio de testes.
2. Compreender as diferentes terapias e os argumentos a favor e contra o tratamento da primeira crise.
3. Descrever a elaboração diagnóstica e o seguimento para o paciente.

Considerações

O jovem apresentou um episódio de perda de consciência. O Caso 16 discute a diferença entre síncope e crises epilépticas. Em resumo, se alguém perdeu a consciência e depois apresentou confusão, essa pessoa provavelmente teve uma crise, a não ser que tenha sofrido um traumatismo craniano. As dores musculares difusas sugerem crise. Além disso, a incontinência urinária caracteriza crise, embora alguns apresentem síncope e, com a bexiga cheia, também possam apresentar incontinência urinária. Portanto, a incontinência fecal que o paciente não apresentou em geral sugere crise, sendo rara na síncope. É importante saber se o paciente apresentou crises anteriores ou perda de consciência (no Caso 14, ele não apresentou nenhuma das duas). Também é importante saber se ele tem história familiar de crises (ele não tem). Por último, é preciso saber se ele tem quaisquer fatores predisponentes a crises, como consumo aumentado de álcool, drogas que possam reduzir o limiar convulsivo (p. ex., cocaína ou anfetaminas, difenidramina ou antibióticos) ou privação do sono.

O fato de que o paciente estava acordado pode ter diminuído seu limiar convulsivo. Pacientes com crises têm maior probabilidade de convulsionar quando entram ou saem do estágio dois do sono. A crise de início na idade adulta é causada por tumor ou AVE, até que se prove o contrário, mas em pacientes jovens (como no Caso 14), embora esses diagnósticos devam ser pesquisados, a maioria tem epilepsia sem causa determinável. Esses pacientes devem ser acompanhados para se ter certeza de que não apresentam um tumor, e a parte mais importante do seguimento é o exame.

O EEG é importante, mais como um registro para comparações futuras e para auxiliar nos casos em que há necessidade de decidir se o paciente tem crises, mas o diagnóstico de crises baseia-se na história e não no exame EEG.

Os EEGs proporcionam uma janela de tempo limitada, durante a qual é avaliada a atividade elétrica cerebral. Um EEG normal não significa que o paciente não apresentou crise. Também é importante fazer um exame de imagem do cérebro (p. ex., RM) para ter certeza de que não existe um tumor subjacente; embora alguns possam argumentar que isso é desnecessário, caso se esteja acompanhando um paciente. Exames laboratoriais de rotina também podem sugerir o diagnóstico, caso a crise tenha uma etiologia metabólica, como hipoglicemia ou hiponatremia. Uma leucocitose pode apontar para infecções ou crises generalizadas, dependendo da apresentação clínica.

O importante é conversar com o paciente e decidir o que fazer. Os pacientes devem ser instruídos a entrar em contato com o Departamento de Segurança Pública em relação à licença para dirigir, alertados sobre estarem em situações nas quais podem prejudicar a si mesmos caso tenham uma crises, por exemplo, andando em um telhado, nadando desacompanhados, mergulhando, etc. Cada Estado* tem regras próprias de direção e suspensão da licença do paciente por seis meses ou mais. Alguns Estados exigem que os médicos relatem todas as crises ocorridas aos seus Departamentos de Trânsito. É importante documentar os conselhos dados aos pacientes e alguns médicos podem pedir que os pacientes assinem uma declaração de que foram informados sobre a obrigação de informarem pessoalmente os Departamentos de Trânsito, e que não têm permissão para dirigir. O médico também deve discutir a indicação, a dosagem e os efeitos colaterais da medicação anticonvulsivante, prescrevendo uma medicação baseada para o caso.

ABORDAGEM À
Crise epiléptica de início na idade adulta

DEFINIÇÕES

PERDA DA CONSCIÊNCIA: não estar consciente do próprio ambiente. Os pacientes geralmente têm uma janela de tempo da qual não conseguem lembrar.

CRISE: é uma disfunção cerebral temporária autolimitada, como resultado de uma descarga elétrica anormal, hipersincrônica e autolimitada dos neurônios corticais. Existem muitos tipos de crises, cada uma com alterações comportamentais características e, normalmente, cada uma tem um registro de EEG próprio.

---

* N. de R. T. No Brasil, a epilepsia não é considerada como uma condição que contraindique ou restrinja a condução veicular (consenso aprovado em 1999 pela Câmara Temática de Saúde do Conselho Nacional de Trânsito).

ABORDAGEM CLÍNICA

Etiologias

A classificação atual das crises está relacionada com a 1981 Classification of Epileptic Seizures, promulgada pela International League Against Epilepsy (ILAE). Em sua essência, as crises são consideradas como relacionadas com somente um dos dois hemisférios cerebrais (crises parciais ou focais), ou com ambos os hemisférios cerebrais (crises generalizadas). O local onde o padrão convulsivo se inicia e onde se dissemina irá determinar o tipo de crises, diz respeito ao prognóstico e, frequentemente, justifica tratamentos diferentes.

As **crises parciais** são subdivididas, dependendo de o paciente ter apresentado uma alteração do nível ou perda da consciência. Nas *crises parciais simples*, os pacientes não perdem a consciência, mas nas *crises parciais complexas*, eles apresentam alteração ou perda da consciência.

Nas *crises generalizadas*, a crise costuma ter início focal (p. ex., a mão direita apresenta contrações musculares, depois o braço direito e, posteriormente, o paciente perde a consciência), embora o início focal nem sempre seja clinicamente detectado. A subcategorização dessas crises generalizadas reflete, principalmente, o tipo de distúrbios motores presentes durante a crises (p. ex., tônico-clônicas, tônicas, atônicas e mioclônicas).

A epilepsia também é classificada de acordo com a causa, se é idiopática, sintomática ou criptogênica. Existe grande controvérsia sobre isso. As *síndromes epilépticas idiopáticas*, sejam focais ou generalizadas, incluem as crises neonatais benignas, a epilepsia infantil benigna, a epilepsia de ausência infantil/juvenil, a epilepsia mioclônica juvenil e a epilepsia idiopática (i.e., não especificada de outra forma).

As *síndromes epilépticas sintomáticas* podem ser focais ou generalizadas, incluindo: espasmos infantis (síndrome de West), síndrome de Lennox-Gastaut, encefalopatia mioclônica precoce, epilepsia parcial contínua, síndrome de Landau-Kleffner (afasia epiléptica adquirida), epilepsia do lobo temporal, epilepsia do lobo frontal, epilepsia pós-traumática e outras formas não especificadas. Consulte as imagens de RM da esclerose temporal mesial direita. Existem outras síndromes epilépticas de classificação duvidosa, incluindo as crises neonatais e febris, e a epilepsia reflexa.

Apresentação clínica

Os distúrbios convulsivos podem se apresentar como eventos intermitentes. O evento inicial, seja relatado pelo paciente ou presenciado por um observador, é frequentemente confiável do ponto de vista clínico, sobre o fato de ter iniciado focalmente ou se foi generalizado imediatamente. No entanto, o médico deve estar ciente de que o paciente pode não se lembrar de sintomas focais iniciais em decorrência da perda de memória após a crises (pós-ictal), a consciência pode ser comprometida depois de um início focal ou a área cerebral na qual a crises se originou pode não ter sintomas focais.

Em muitos casos, a classificação do tipo de crises que o paciente apresentou é mais importante do que a descrição real da crises. Isso ocorre porque outras informações clínicas relevantes, das quais a crises pode ser somente uma das variáveis, também são importantes. Dentro deste contexto, a história (i.e., traumatismo cerebral, febre ou cefaleia recente podem levantar suspeita de meningite, história familiar de epilepsia, etc.) é importante, assim como o exame neurológico. Além disso, os resultados do EEG, dos exames de neuroimagem e os exames de sangue também são importantes. Os exames de sangue devem incluir eletrólitos, glicemia, cálcio, magnésio, função renal e hepática, hemograma completo e, na presença de suspeita clínica, punção lombar para excluir meningite e rastreamento toxicológico da urina e do sangue.

Aproximadamente 10 a 25% dos pacientes que se queixam de crises sem causa óbvia procuram um médico após terem apresentado somente uma crises. Em geral, trata-se de um evento tônico-clônico e a maioria não apresenta fatores de risco para epilepsia. Esses pacientes costumam apresentar o exame neurológico normal, EEG normal e exames radiográficos normais. Um quarto desses pacientes é portador de epilepsia comprovada.

Tratamento

Muitos estudos e discussões foram feitos sobre o manejo desses pacientes, pois três quartos nunca terão crises convulsivas novamente, mas um quarto deles apresentará novas crises. O que se sabe é que o tratamento após a primeira crises reduz a taxa de recorrência, mas não existem evidências de que o tratamento altere o prognóstico da epilepsia.

Muitos neurologistas esperam até ocorrer a segunda crises para iniciar o tratamento, a menos que a primeira crises já mostre EEG alterado ou achados na RM. O médico deve discutir com o paciente (ou seus pais, ou ambos) as implicações de tratar ou não tratar, levando em consideração os assuntos médico-legais, a legislação de trânsito sobre dirigir veículos no estado do paciente e também as opções terapêuticas.

Os diferentes tipos de crises têm tratamentos diferentes. O Quadro 14.1 fornece uma diretriz razoável para o tratamento das crises.

Quadro 14.1 • TRATAMENTO PARA VÁRIOS DISTÚRBIOS CONVULSIVOS	
Crises parciais	Carbamazepina, valproato, gabapentina, lamotrigina, topiramato, fenitoína, levetiracetam, gabapentina, pregabalina, oxcarbazepina, zonisamida, lacosamida
Primárias generalizadas	Valproato, topiramato, lamotrigina, zonisamida, levetiracetam
Ausências	Valproato, lamotrigina, etosuximida, zonisamida
Mioclônicas	Valproato, clonazepam, levetiracetam, topiramato, zonisamida
Tônicas	Valproato, felbamato, clonazepam, topiramato, zonisamida

Atualmente, as crises são classificadas como crises focais ou generalizadas, como podemos verificar no Quadro 14.2. A crises focal refere-se a crises parciais, que já não são mais classificadas como simples ou complexas. Uma crises generalizada refere-se a crises que se originam nos dois hemisférios cerebrais. O termo "secundariamente generalizadas" não é mais usado.

Quadro 14.2 • PROPOSTA DO NOVO ESQUEMA DE CLASSIFICAÇÃO DA ILAE	
Crises generalizadas	**Crises focais**
Tônico-clônicas (em qualquer combinação)	**Desconhecidas**
	Espasmos epilépticos
Ausências	**Tipos de crise contínua**
Típicas	*Estado epiléptico* generalizado*
Atípicas	Estado epiléptico tônico-clônico generalizado
Ausência com características especiais	
Ausência mioclônica	Estado epiléptico clônico
Mioclonia palpebral	Estado epiléptico de ausência
Mioclônicas	Estado epiléptico tônico
Mioclônica	Estado epiléptico mioclônico
Mioclônica atônica	*Estado epiléptico focal*
Miotônica tônica	Epilepsia parcial contínua de Kojevnikov
Clônica	Aura contínua
Tônica	Estado epiléptico límbico (estado psicomotor)
Atônica	Estado hemiconvulsivo com hemiparesia

ILAE, Liga Internacional Contra Epilepsia.

* N. de R.T. Pela classificação internacional (na adaptação brasileira) não se usa mais "estado de mal epiléptico" mas apenas "estado epiléptico".

QUESTÕES DE COMPREENSÃO

14.1 Uma mulher de 61 anos e com uma história longa de diabetes tipo 2 é internada no hospital em decorrência do diabetes malcontrolado. Durante a hospitalização, ela desenvolveu movimentos tônicos contínuos no braço e na mão direita. O resultado de um exame de glicose no sangue é > 600 mg/dL. Qual dos itens a seguir é o passo mais apropriado para o manejo do caso?
   A. TC cerebral não contrastada.
   B. Administração intravenosa (IV) de lorazepam.
   C. Insulina administrada por via IV e monitoração frequente da glicose sérica.
   D. Manutenção da via aérea.

14.2 Um homem de 45 anos, com uma história de acidente vascular encefálico embólico há um ano, apresenta crises generalizada. Qual dos itens a seguir é, mais provavelmente, a melhor escolha?
   A. As crises provavelmente continuarão a ocorrer nesse indivíduo.

B. Acidentes vasculares encefálicos embólicos requerem um forame oval patente.
C. Esse paciente provavelmente apresenta distúrbio convulsivo parcial.
D. Esse paciente provavelmente tem diabetes.

14.3 Uma garota de sete anos, com uma história de abalos musculares no início da manhã ou com privação do sono, apresenta crises tônico-clônica generalizada após passar parte da noite jogando *videogames*. Qual dos itens a seguir é o diagnóstico mais provável?
A. Epilepsia mioclônica juvenil.
B. Miastenia grave.
C. Lúpus eritematoso sistêmico.
D. Artrite reumatoide.

RESPOSTAS

14.1 **D.** Os cuidados com ABCs (via aérea, respiração e circulação) sempre são o primeiro passo. A prioridade é assegurar a via aérea. Crises focais simples frequentemente são causadas por lesões focais no cérebro, no entanto, problemas fisiológicos ou metabólicos como desequilíbrios eletrolíticos, glicemia significativamente elevada ou drogas/toxinas também podem induzir a crises simples ou complexas e devem ser avaliados e manejados.

14.2 **A.** A epilepsia provavelmente vai continuar nesse paciente. Similar à privação do sono, a ingestão aguda ou a intoxicação aguda por álcool pode estar associada com uma crises na ausência de lesões preexistentes ou fatores de risco.

14.3 **A.** A epilepsia mioclônica juvenil é uma das síndromes epilépticas mais comuns. É responsável por 7% de todos os casos de epilepsia e está associada com crises mioclônicas (abalos musculares pequenos e rápidos dos braços, do ombro ou, ocasionalmente, das pernas), em geral no início da manhã, logo depois de acordar. Os abalos mioclônicos algumas vezes são seguidos por uma crises tônico-clônica, no contexto de privação do sono ou ingestão alcoólica.

DICAS CLÍNICAS

▶ As crises podem estar associadas com qualquer sintoma intermitente. Deve-se suspeitar do diagnóstico em qualquer evento estereotipado paroxístico, com ou sem perda da consciência.
▶ Dos pacientes que se queixam de crises isolada, sem um evento antecedente conhecido, 10 a 25% desenvolverão epilepsia (i.e., apresentarão mais crises).
▶ A classificação de epilepsia está baseada no fato das crises serem parciais ou generalizadas e também na sua causa (idiopática, sintomática ou criptogênica).
▶ A morte súbita inexplicada na epilepsia está aparecendo com maior frequência nas pesquisas, conferindo maior peso e validade a essa entidade que, anteriormente, era questionável.
▶ Em 6-7 de 10 indivíduos com epilepsia não se encontra a causa.

REFERÊNCIAS

Bazil CW, Morrell MJ, Pedley TA. Epilepsy. In: Rowland LP, ed. *Merritt's Neurology,* 11th ed. Philadelphia, PA: Lippincott Williams & Wilkins; 2005:990-1014.

Berg AT, Berkovic SF, Brodie MJ, et al. Revised terminology and concepts for organisation of seizures and epilepsies: report of the ILAE Commission on Classification and Terminology, 2005-2009. *Epilepsia.* 2010;51:676-685.

Engel J Jr. A proposed diagnostic scheme for people with epileptic seizures and with epilepsy: report of the ILAE Task Force on Classification and Terminology. *Epilepsia.* 2001;42:796-803.

Engel J Jr. Report of the ILAE classification core group. *Epilepsia.* 2006;47:1558-1568.

Schacter SC. Epilepsy. In: Evans RW, ed. *Saunders Manual of Neurologic Practice.* Philadelphia, PA: Saunders/Elsevier; 2003:244-265.

CASO 15

Um estudante de 23 anos estava estudando à noite para um exame e conversava com seus amigos. Subitamente, ele começou a estalar os lábios. Olhando fixo para o espaço, parecia confuso e ficou murmurando a mesma palavra repetidas vezes. Esse episódio durou cerca de 20 segundos. Durante o episódio, seus amigos tentaram segurá-lo, mas ele se tornou combativo. Decorridos alguns segundos, ele subitamente ficou assintomático, embora parecesse levemente confuso durante os próximos cinco a 10 segundos. Seus amigos quiseram levá-lo ao serviço de emergência, mas ele recusou.

- Qual é o diagnóstico mais provável?
- Qual é o próximo passo diagnóstico?
- Qual é o próximo passo terapêutico?

RESPOSTAS PARA O CASO 15:
Ausência *versus* crise parcial complexa

Resumo: um homem de 23 anos subitamente pareceu confuso e envolvido em comportamentos motores repetitivos (incluindo a fala). Então, ele abruptamente tornou-se assintomático.

- **Diagnóstico mais provável:** crises parcial complexa.
- **Próximo passo diagnóstico:** obter uma ressonância magnética (RM) e um eletrencefalograma (EEG), além de exames de sangue de rotina.
- **Próximo passo terapêutico:** iniciar medicação anticonvulsivante ou, caso esteja tomando medicação, alterar a dosagem ou prescrever novos medicamentos; discutir se deve continuar dirigindo.

ANÁLISE

Objetivos

1. Saber a abordagem diagnóstica e o diagnóstico diferencial de crises de ausência e crises parciais complexas, incluindo sua avaliação.
2. Compreender os diferentes tipos de tratamento para essas crises.

Considerações

No Caso 15, o diagnóstico mais provável é de **crises parciais complexas**, dada a idade e o modo de apresentação, embora o diagnóstico de crises de ausência também seja uma possibilidade. **Crises parciais simples** refletem descargas epilépticas que ocorrem em uma área limitada e, frequentemente, focal do córtex cerebral. Praticamente qualquer sinal ou sintoma pode estar relacionado com esse foco epileptogênico, dependendo da localização. Assim, o paciente pode apresentar qualquer tipo de aura durante uma crises ou qualquer tipo de manifestação observável durante a crises parcial simples, seja um movimento motor simples (p. ex., crises jacksoniana, crise adversiva), aberração sensorial unilateral, episódio emocional complexo ou alucinação visual, auditiva ou olfatória. A aura mais comum para qualquer crises de início focal, incluindo crise parcial simples, é a sensação de desconforto abdominal. No entanto, outras auras (em especial às da crise parcial simples) podem incluir sensação de irrealidade, de distanciamento do meio ambiente, sensação de *déjà vu* ou *jamais vu*. Durante a crise parcial simples, o paciente normalmente é capaz de interagir de forma apropriada com seu meio, com exceção de possíveis limitações impostas pela crise em si. Nesse caso, o paciente era incapaz de interagir com o meio ambiente e, portanto, não teve uma crise parcial simples.

Crises parciais complexas diferem do que foi descrito. Essas crises, definidas por comprometimento da consciência e associação com a disseminação bilateral da descarga convulsiva envolvem, no mínimo, as áreas cerebrais frontais basais e as áreas límbicas. Além do comprometimento da consciência, os pacientes podem apresentar automatismos, como estalar os lábios, mastigar, gesticular, deglutir repetidamente, repetir palavras ou frases, deambular, correr, despir-se, estalar os dedos, e perseverar desajeitadamente em uma tarefa motora em curso, ou algum tipo de atividade motora complexa sem um direcionamento específico, mas que não é apropriada. Se esses pacientes sofrerem contenção física durante a crises, podem tornar-se hostis ou agressivos. Após a crise, esses pacientes muitas vezes estão transitoriamente confusos e desorientados; esse estado pode durar vários minutos. Em pacientes com crises parciais complexas, aproximadamente três quartos dos focos convulsivos originam-se no lobo temporal. Os sinais e sintomas dos pacientes irão refletir o local onde se originam os focos convulsivos e para onde se disseminam. Esses ataques podem ocorrer várias vezes ao dia e durar vários minutos.

Crises de ausência (*petit mal*) são outro tipo de crise epiléptica e, algumas vezes, são confundidas com crises parciais complexas. As crises de ausência caracterizam-se por lapsos momentâneos da consciência; no entanto, elas não são acompanhadas dos automatismos observados nas crises parciais complexas; caracterizam-se por olhar fixo e imóvel e paralisação de qualquer atividade em andamento. As crises de ausência começam e terminam de modo abrupto, ocorrem sem aura e não estão associadas com confusão pós-ictal. Às vezes, contrações mioclônicas leves da pálpebra ou músculos faciais, perda do tônus muscular ou automatismo (ver anteriormente) podem acompanhar crises mais prolongadas. Diferentes das crises parciais complexas, as crises de ausência ocorrem, muitas vezes, ao dia e raramente duram mais do que 10 a 15 segundos. Esses tipos de crise também podem ser precipitados por hiperventilação. Ao EEG observa-se o padrão típico de ponta-onda de 3 Hz. Consulte EEG (Figura 15.1).

Se o início e o término da crise de ausência não for evidente, ou se também ocorrem componentes tônicos e autônomos, essas crises são denominadas *crises de ausência atípicas*. Crises de ausência raramente iniciam na idade adulta; costumam começar entre quatro e 14 anos, e 70% desaparecem por volta dos 18 anos. As crianças que apresentam esse tipo de crise geralmente têm desenvolvimento e inteligência normais. **Crises de ausência atípicas** em geral ocorrem em crianças com epilepsia que apresentam comprometimento cognitivo, ou em pacientes com encefalopatia epiléptica, como os portadores da síndrome de Lennox-Gastaut.

ABORDAGEM ÀS
Ausências e crises parciais complexas

DEFINIÇÕES

Crises de ausência: as crises de ausência são curtos períodos de olhar parado, que normalmente ocorrem na infância e duram cinco a 10 segundos. Se a crise durar cerca de 10 segundos, também pode ocorrer piscamento ocular e movimentos labiais. As crises costumam ser em salvas e podem ocorrer dezenas ou centenas de vezes durante o dia. Não existe confusão pós-ictal nas crises de ausência e o paciente volta ao seu estado basal imediatamente.

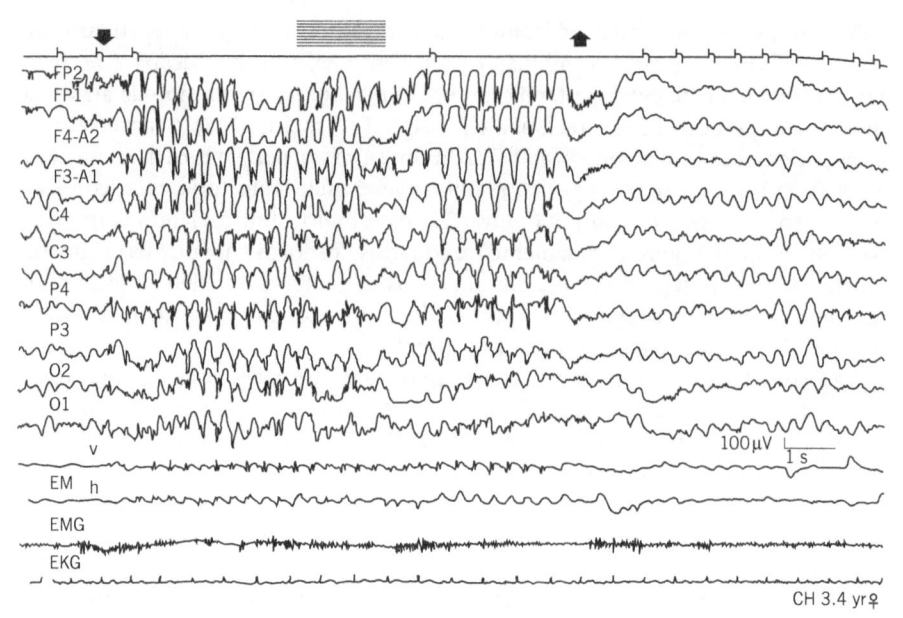

Figura 15.1 Ponta-onda de 3 Hz simétricas e generalizadas.

Crise parcial complexa: anteriormente denominadas *crises do lobo temporal* ou *crises psicomotoras*. A palavra "complexa" refere-se à perda da consciência e falta total de percepção do paciente em relação ao meio ambiente. Os pacientes envolvem-se com frequência em comportamentos repetitivos, conhecidos como automatismos. Esse é o tipo mais comum de crises em adultos com epilepsia. Os pacientes parecem estar acordados, mas não respondem normalmente ao meio ambiente. A "crise" em geral dura menos de três minutos e pode ser imediatamente precedida por uma crise parcial simples.

ABORDAGEM CLÍNICA

Características clínicas e epidemiologia

As crises parciais complexas causam comprometimento da consciência e originam-se de uma região cerebral. O comprometimento da consciência implica uma redução da responsividade e da consciência de si e do meio ao seu redor. Durante uma crise parcial complexa, o paciente pode não se comunicar, responder a comandos ou lembrar-se dos eventos ocorridos. A consciência pode não estar completamente prejudicada. Durante uma crise parcial complexa, alguns pacientes podem dar respostas verbais simples, seguir comandos simples ou continuar a realizar comportamentos motores simples ou, menos frequentemente, serem capazes de realizar tarefas mais complexas, como operar um veículo. Crises parciais complexas em geral se originam do lobo temporal, mas podem originar-se de qualquer região cortical.

Automatismos são comportamentos motores ou verbais que costumam acompanhar as crises parciais complexas. O comportamento com frequência é repetido de forma inapropriada ou é inapropriado para a situação. Automatismos verbais variam de vocalizações simples, como gemidos, a automatismos mais complexos, na forma de fala estereotipada, compreensível. Automatismos motores incluem automatismos orais (p. ex., estalar de lábios, mastigar, deglutir) e automatismos manuais (p. ex., movimentos de pinçamento, movimentos aleatórios, apalpadelas). Automatismos unilaterais acompanhados por distonia do braço contralateral indicam início da crise no hemisfério cerebral ipsilateral aos automatismos manuais.

Automatismos motores complexos são movimentos coordenados mais elaborados, envolvendo ambas as extremidades. Exemplos de automatismos motores complexos são movimentos de pedalada das pernas e movimentos de natação estereotipados. Automatismos novos com frequência começam após o início da crise. Em outros casos, automatismos perseverantes ocorrem como repetições da atividade motora iniciada antes da crise. Automatismos bizarros, como movimentos alternados dos membros, rolamento da cabeça da direita para a esquerda ou automatismos sexuais podem ocorrer com crises do lobo frontal.

Os automatismos também podem ocorrer durante estados confusionais não epilépticos (p. ex., na encefalopatia metabólica), após o *ictus* e durante crises de ausência e, por isso, podem ser confundidos com epilepsia parcial complexa. No entanto, existem características clínicas que muitas vezes ajudam a distinguir ausência de crises parciais complexas (Quadro 15.1).

Crises parciais muitas vezes começam com uma aura breve (crise parcial simples), com duração de alguns segundos e, depois, passam a uma crise parcial complexa. O tipo de aura está relacionado com o local de início cortical. Crises do lobo temporal costumam começar com uma sensação abdominal crescente, medo, irrealidade ou *déjà vu*. Crises do lobo parietal podem começar com uma sensação de eletricidade, formigamento ou dormência. Crises do lobo occipital podem começar com alterações visuais, como percepção de linhas coloridas, manchas ou formas e, até mesmo uma perda da visão.

Crises parciais complexas do lobo temporal muitas vezes começam com olhar imóvel seguido por automatismo oral simples. As crises do lobo frontal, por sua vez, frequentemente começam com automatismo motores vigorosos ou atividade clônica

Quadro 15.1 • CRISES PARCIAIS COMPLEXAS *VERSUS* CRISES DO TIPO AUSÊNCIA

Característica	Parcial complexa	Ausência
Início	Pode ser precedida por aura	Abrupto
Duração	Geralmente > 30 s	Geralmente < 30 s
Automatismos	Presentes	Dependentes da duração
Consciência	Não	Não
Término	Confusão pós-ictal variável	Sem confusão pós-ictal

ou tônica estereotipada. As crises extratemporais podem disseminar-se rapidamente para o lobo frontal, produzindo comportamentos motores similares àqueles associados com crises parciais complexas do lobo frontal. Posturas tônicas e distônicas do membro superior podem ocorrer no braço contralateral ao foco epiléptico. A manutenção do desvio da cabeça ou dos olhos contralateral ao foco epiléptico pode ocorrer imediatamente antes ou de forma simultânea à atividade clônica ou tônica em outros locais.

Crises parciais complexas com frequência duram de 30 segundos a dois minutos. Podem ocorrer crises mais longas, principalmente quando as crises tornam-se generalizadas. O estado epiléptico parcial complexo também pode ocorrer com episódios prolongados de aumento e diminuição da consciência.

Nos Estados Unidos,* a incidência de crises parciais em indivíduos com menos de 60 anos é de 20 casos em 100 mil pessoas/ano. Para pessoas com idades entre 60 a 80 anos, a incidência aumenta em um caso em 100 pessoas. As crises parciais complexas ocorrem em aproximadamente 35% dos indivíduos com epilepsia. Internacionalmente, as crises parciais são mais comuns em países onde a **cisticercose** é prevalente.

A taxa de mortalidade entre indivíduos com epilepsia é duas a três vezes mais alta do que na população em geral. A maior parte dos óbitos ocorre como resultado da causa subjacente da epilepsia. Morte súbita inesperada em epilepsia (SUDEP) ocorre sem causa aparente. A incidência de SUDEP é de oito a 10 pacientes/ano entre indivíduos com epilepsia. SUDEP é mais comum entre pacientes com crises frequentes, não tratáveis por meio de medicamentos. Indivíduos com epilepsia apresentam um risco aumentado para traumatismo, queimaduras e aspiração.

Etiologia e patogênese

Ao contrário das crises de ausência, que têm base genética ou estão associadas com desenvolvimento neurológico anormal, a etiopatogenia das crises parciais complexas pode incluir traumatismo cerebral, encefalite, meningite, acidente vascular encefálico, lesões cerebrais perinatais, malformações vasculares, displasia cortical e neoplasias. As crises febris da infância que são extraordinariamente prolongadas, frequentes ou associadas com características neurológicas focais, podem aumentar o risco para o desenvolvimento tardio de crises parciais complexas. Na maioria dos pacientes, as **crises parciais complexas representam um sintoma de epilepsia subjacente do lobo temporal** cuja causa é desconhecida. Alterações patológicas características, denominadas esclerose temporal mesial, são mais visíveis na RM cerebral. Além disso, os estudos ictais por meio de tomografia computadorizada (TC) por emissão de fóton único (SPECT) mostram hipoperfusão do córtex frontal bilateral e do córtex de associação parietal, além de hiperperfusão do tálamo mediodorsal e do tronco cerebral rostral. Efeitos ictais sobre essas estruturas, pela disseminação das descargas epilépticas, ou um mecanismo trans-sináptico podem mediar o comprometimento da consciência durante as crises parciais complexas.

---

* N. de R.T. No Brasil não há estudos de incidência de tipos de epilepsia. Há alguns estudos de prevalência de qualquer tipo de crise epiléptica. Em um estudo publicado em 2012, sobre incidência em crianças, a taxa observada foi de 7/100.000 crianças (de todos os tipos de epilepsia).

Avaliação e tratamento

Uma história abrangente e um exame neurológico completo, assim como estudos diagnósticos apropriados para esses distúrbios (incluindo exames de sangue, exames cerebrais por imagens, EEG e, algumas vezes, monitoração com EEG) costumam ser necessários. O atendimento de urgência é citado no Quadro 15.2. Os exames laboratoriais para determinar as concentrações séricas de fármacos anticonvulsivantes estão indicados para pacientes com epilepsia conhecida ou para suspeita de epilepsia. Por outro lado, os exames laboratoriais devem se dirigidos para excluir desencadeantes metabólicos ou tóxicos, incluindo os níveis eletrolíticos e da glicose, além de um rastreamento para drogas.

Para **crises parciais complexas, a RM de crânio** pode estar indicada para a detecção de lesões cerebrais focais e, frequentemente, mostra hipocampo de volume reduzido ou aumentado da intensidade do sinal na sequência FLAIR (*fluid-Attenuated inversion recovery*). A RM ponderada em T2 identifica esclerose mesial do lobo temporal em 80 a 90% dos casos (Figura 15.2). O contraste com gadolíneo é indicado quando existe suspeita de neoplasia ou malformação vascular. Além disso, podem ser necessários protocolos especiais de exame para alterações corticais sutis decorrentes de displasia cortical, que com frequência passam despercebidas nos protocolos de imagem padrão. Nas crises de ausência idiopáticas, os exames de neuroimagem costumam ser normais.

O **EEG** deve ser feito em todos os pacientes que apresentaram uma "crise" que, eventualmente, possa ser uma crise epiléptica. Descargas epileptiformes podem indicar o tipo da crise e o local do foco convulsivo. Nas **crises de ausência, o EEG frequentemente é diagnóstico, mostrando complexos ponta-onda lenta de 3 Hz, regulares e simétricos, possíveis complexos ponta-onda lenta de 2 a 4 Hz,** e possíveis **complexos múltiplos ponta-onda lenta. Este pode ser precipitado, fazendo hiperventilar o paciente durante o exame.** No entanto, um EEG interictal negativo não exclui um diagnóstico de epilepsia, especialmente crises parciais complexas. Se o EEG em vigília for negativo, um EEG com privação de sono pode demonstrar anormalidades epileptiformes. Quando o EEG e a história não são diagnósticos, uma monitoração do EEG com vídeo é útil para o diagnóstico diferencial. Um EEG ambulatorial pode ser usado em algumas instâncias, embora forneça menos informação sobre o comportamento epiléptico que uma monitoração de EEG com vídeo. A punção lombar deve ser realizada quando existe suspeita de distúrbio cerebral inflamatório ou infeccioso (p. ex., encefalite); no entanto, ela não é necessária em todas as avaliações.

Quadro 15.2 • PRIMEIROS SOCORROS PARA CRISES EPILÉPTICAS

- Não restringir o indivíduo.
- Remover objetos perigosos próximos da pessoa.
- Calmamente, fazer a pessoa sentar-se, orientando-a em situações perigosas. Usar força somente em caso de emergência, para proteger a pessoa de danos imediatos, como andar na frente de um veículo que se aproxima.
- Observar, mas não se aproximar de uma pessoa que aparente raiva ou que esteja agressiva.
- Permanecer com a pessoa até que ela esteja alerta.

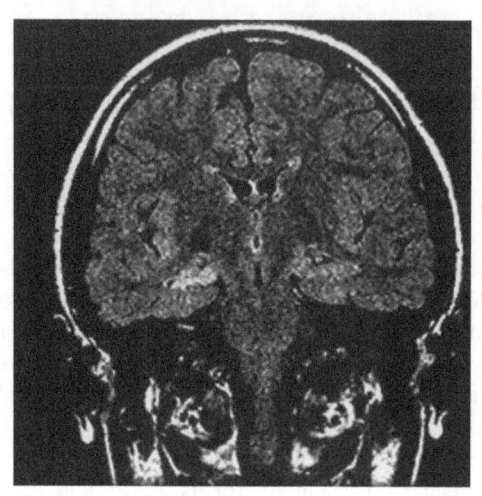

Figura 15.2 RM coronal cerebral ponderada em T2, mostrando esclerose temporal mesial à direita.

Tratamento e manejo

O tratamento anticonvulsivante em geral está indicado quando os pacientes apresentam mais de uma crise. O objetivo é deixar o paciente livre de crises. Até mesmo uma só crise por ano pode impedir o paciente de trabalhar e/ou dirigir. O tratamento com um único agente é preferido, e não o tratamento com dois ou mais anticonvulsivantes, principalmente porque efeitos cognitivos adversos são comuns com anticonvulsivantes, em especial fármacos tradicionais, incluindo fenitoína, fenobarbital, carbamazepina e ácido valproico. Os anticonvulsivantes mais recentes estão sendo cada vez mais usados porque apresentam menos efeitos colaterais e interações entre os fármacos, seu índice terapêutico é superior, sua dose de tolerância é mais elevada e não requerem monitoração da concentração do fármaco. Esses fármacos incluem gabapentina, lamotrigina, levetiracetam, oxcarbamazepina, pregabalina, tiagabina, topiramato, zonisamida e lacosamida.

Quando é feito o diagnóstico de crises de ausência, muitas vezes associada a uma síndrome, deve ser considerada a possibilidade de outras crises coexistentes, como a crise mioclônica ou tônico-clônica. A etosuximida é um anticonvulsivante que só é indicado para crises de ausência, e, nesse caso, não estaria indicada. **O ácido valproico também é eficaz contra ausência, crises mioclônicas e tônico-clônicas (assim como parciais)** e, nesse caso, pode ser considerado.

Embora muitos anticonvulsivantes sejam listados como categoria D (sua administração não é segura na gestação), o uso de anticonvulsivantes durante a gestação é justificada caso necessários para o controle das crises. No entanto, todas as mulheres em idade fértil devem ser instruídas sobre o controle de natalidade enquanto tomam anticonvulsivantes, e o ácido fólico (4 mg ao dia) deve ser prescrito para diminuir os riscos de defeitos congênitos, incluindo os defeitos do tubo neural. Dos anticonvulsivantes, o **valproato e o fenobarbital têm maior probabilidade de causar defeitos do tubo neural, dependendo da dose.**

O início de um tratamento anticonvulsivante requer exames laboratoriais e monitoração, além da avaliação regular do paciente para efeitos colaterais e eficácia. Uma vez iniciado o tratamento e mantido em doses terapêuticas, exames subsequentes de sangue e urina em pacientes assintomáticos que recebem anticonvulsivantes não ajudam a identificar pacientes com risco de reações adversas com risco de vida. No entanto, pequenas elevações nos níveis de transaminases e reduções leves nas contagens de células do sangue muitas vezes ocorrem durante o tratamento anticonvulsivo, e em geral são observadas. Os pacientes devem ser orientados sobre como reconhecer os sinais de uma reação medicamentosa adversa grave, que varia dependendo do fármaco, mas inclui tontura, vertigem, visão dupla, distúrbios da marcha ou ataxia, erupção cutânea e confusão mental.

Para pacientes nos quais os estudos diagnósticos foram inconclusivos ou as crises permanecem refratárias ao tratamento adequado, é indicado o encaminhamento para um especialista em epilepsia. O especialista pode avaliar o paciente com monitoração do EEG por vídeo, avaliar o tratamento atual e os tratamentos passados, otimizar o tratamento e avaliar o paciente para possível cirurgia de epilepsia. A intervenção cirúrgica é indicada para pacientes com crises frequentes e incapacitantes, apesar de tentativas adequadas de dois ou mais anticonvulsivantes. Esses procedimentos incluem lobectomia temporal, ressecções extratemporais, transecção do corpo caloso, implante de um estimulador do nervo vago, hemisferectomia e transecções subpiais múltiplas.

Estilo de vida e atividade

Todos os indivíduos com crises não controladas devem ser orientados para abster-se de atividades de alto risco, que tragam risco para a própria vida e/ou que coloquem em risco outras pessoas, caso ocorra uma crise. Essas atividades incluem (não estão limitadas a estas) as seguintes: conduzir um veículo motorizado, manusear um fogão ou outras máquinas perigosas e trabalhar em locais altos. Esses pacientes devem ser orientados a contatar o Departamento Estadual apropriado para informarem-se sobre as leis para dirigir. Alguns Estados* exigem a notificação médica dos motoristas que apresentam crises epilépticas. Essas restrições de atividade devem ser revisadas detalhadamente e documentadas no relatório médico com o paciente, sua família e/ou cuidadores.

QUESTÕES DE COMPREENSÃO

15.1 Uma mulher de 24 anos tem um diagnóstico de distúrbio de crise parcial complexa. Qual dos itens a seguir apresenta os automatismos típicos que podem ocorrer nas crises parciais complexas?

---

* N. de R. T. No Brasil, a epilepsia não é considerada como uma condição que contraindique ou restrinja a condução veicular (consenso aprovado em 1999 pela Câmara Temática de Saúde do Conselho Nacional de Trânsito).

A. Estalos labiais, mastigação, gestos.
B. Cantar e tossir.
C. Movimentos coreiformes semelhantes à dança.
D. Movimentos rígidos dos braços dirigidos lateralmente.

15.2 Um garoto de nove anos tem um diagnóstico de crises de ausência. Qual dos itens a seguir descreve melhor suas crises epilépticas?

A. Tremores no braço direito, sem outros distúrbios de movimento.
B. Lapsos momentâneos da consciência, acompanhados por olhar fixo e imóvel, e cessamento de qualquer atividade em execução.
C. Flexão e extensão alternada e rigidez dos braços e das pernas.
D. Perda postural súbita e queda ao solo, inconsciente.

15.3 Um homem de 35 anos tem um diagnóstico de crises epilépticas. Não existe história de traumatismo ou doença. Qual é o tipo mais comum de crise em adultos com epilepsia?

A. Crises de ausência.
B. Crises parciais complexas.
C. Crises tipo grande mal.
D. Paralisia de Todd.

RESPOSTAS

15.1 **A.** Estalos labiais, mastigação e deglutição são achados comuns nas crises parciais complexas.

15.2 **B.** Crises de ausência são caracterizadas por episódios de olhar fixo, sem percepção consciente.

15.3 **B.** O tipo mais comum de crises na epilepsia de adultos são as crises parciais complexas.

DICAS CLÍNICAS

▶ As crises parciais complexas são a forma mais comum de crises em adultos.
▶ O diagnóstico diferencial de crises parciais complexas inclui crises de ausência e distúrbios médicos múltiplos, incluindo ataques isquêmicos transitórios.
▶ Em cerca de um terço das mulheres com crises epilépticas existe uma relação entre as crises e o ciclo menstrual; a frequência da crises pode dobrar. Isso costuma ser denominado exacerbação catamenial da crise ou epilepsia catamenial.

REFERÊNCIAS

Bazil CW, Morrell MJ, Pedley TA. Epilepsy. In: Rowland LP, ed. *Merritt's Neurology*, 11th ed. Philadelphia, PA: Lippincott Williams & Wilkins; 2005:990-1014.

Murro AM. Complex partial seizures. Available at: http://www.emedicine.com/NEURO/topic74.htm. Accessed March 20, 2007.

Schacter SC. Epilepsy. In: Evans RW, ed. *Saunders Manual of Neurologic Practice*. Philadelphia, PA: Saunders/Elsevier; 2003:244-265.

CASO 16

Um homem de 52 anos, sadio, foi levado para a emergência depois de sofrer um acidente automobilístico, no qual bateu na mureta central que divide a pista. Aparentemente, ele não apresentava lesões significativas e, durante o exame, estava completamente acordado. Sendo questionado depois, ele informou que estava dirigindo na rodovia e, em seguida, sem qualquer aviso, bateu na mureta. Ele parou o carro imediatamente. Sua esposa, que estava no carro, conta que ele subitamente parou de falar no meio de uma frase e, então, dirigiu para a esquerda. Ao bater na mureta, ele acordou e parou o carro. O paciente negou tonturas ou náuseas. Ele relata que não percebeu nada antes de perder a consciência. O paciente também nega ter acordado com sensação de estar doente ou desorientado, e estava completamente consciente e orientado quanto ao meio. Não havia evidências de mordedura da língua, incontinência urinária ou movimentos epilépticos. O exame do paciente, assim como os exames laboratoriais e a tomografia computadorizada (TC) de crânio, eram normais. Ele foi internado para observação durante 24 horas, sendo consultado um neurologista. O paciente admitiu ter dois episódios prévios de síncope, ambos ocorridos em seu escritório, e nega desencadeantes. Em uma ocasião, ele estava sentado e, no segundo episódio, estava em pé e sofreu uma queda. Em nenhum dos casos o paciente teve qualquer aviso, e nega confusão após o evento. Após o segundo episódio, ele marcou uma consulta médica juntamente com sua família, mas não teve a oportunidade de comparecer à consulta antes do acidente. Durante a revisão dos sistemas, o paciente queixou-se de cansaço frequente e falta de energia ao longo do último ano, mas atribuiu isso à agenda de trabalho e à falta de exercício físico adequado. Seu exame neurológico detalhado não mostrou achados anormais.

▶ Qual é o diagnóstico mais provável?
▶ Qual é o próximo passo diagnóstico?
▶ Qual é o próximo passo terapêutico?

RESPOSTAS PARA O CASO 16:
Síncope cardiogênica

Resumo: um homem de 64 anos apresenta um episódio agudo de perda súbita da consciência, sem aviso ou fator desencadeante, e uma história de dois episódios similares no passado. Esses episódios não eram relacionados com sinais de alerta ou sintomas, nem eram seguidos por confusão persistente, fraqueza ou achados anormais ao exame.

- **Diagnóstico mais provável:** síncope cardiogênica.
- **Próximo passo diagnóstico:** avaliação cardiogênica com eletrocardiograma (ECG).
- **Próximo passo terapêutico:** revisão de medicamentos.

ANÁLISE

Objetivos

1. Saber as causas comuns de perda aguda da consciência ou síncope.
2. Descrever o trabalho diagnóstico da síncope.
3. Conhecer o manejo da síncope.

Considerações clínicas

Neste caso, o paciente apresentou perda de consciência aguda, que ocorreu sem quaisquer sintomas premonitórios ou provocativos, incluindo náuseas, sudorese ou desconforto abdominal. O paciente, segundo sua esposa, não ficou pálido ou acinzentado. O evento ocorreu quando estava sentado dentro de seu carro, e a recuperação da consciência foi rápida. Esse evento é menos consistente com uma síncope vasovagal ou ortostática, porque não estava associado a uma alteração postural da posição sentada ou deitada para a posição em pé, e não estava associado a sinais ou sintomas sugestivos de hipotensão sanguínea. Sua esposa negou crises epilépticas ou confusão pós-ictal, e o paciente negou sintomas premonitórios. Ao exame, não havia evidência de incontinência urinária ou mordedura da língua, o que não favorece uma crise epiléptica.

Por conseguinte, o diagnóstico mais provável para esse paciente é a síncope cardiogênica. Deve ser feita uma avaliação, incluindo ECG, monitoração de evento cardíaco, ecocardiograma e, possivelmente, um teste "*tilt*" ou teste de inclinação. A ressonância magnética (RM) cerebral ou o eletrencefalograma (EEG) não são necessários em todos os casos, mas devem ser considerados caso uma etiologia cardíaca for duvidosa. Devem ser feitos exames laboratoriais de rotina, para avaliar possíveis problemas metabólicos ou endócrinos, e um hemograma completo, para evidenciar anemia ou infecção. Um ECG e um Holter de 24 horas costumam ser solicitados. Após a avaliação e o acompanhamento, o paciente pode apresentar crises de síncope repetidas, o que exige avaliação mais extensa e tratamento.

Esse paciente apresentou episódios de síncope repetidos. Sua avaliação diagnóstica foi negativa e, por isso, foi solicitado um estudo eletrofisiológico invasivo e o diagnóstico foi de "síndrome do seio doente". O tratamento foi um implante de marca-passos de duas câmaras, e o paciente obteve alta com resolução das síncopes e da fadiga.

ABORDAGEM À Síncope cardiogênica

DEFINIÇÕES

SÍNCOPE: perda de consciência súbita e breve.

SÍNCOPE ORTOSTÁTICA: síncope associada com uma súbita mudança da posição supina para a sentada, ou da posição sentada para em pé.

ELETRENCEFALOGRAFIA: determinação neurofisiológica da atividade elétrica cerebral, por meio do registro a partir de eletrodos colocados sobre o couro cabeludo ou, em casos especiais, em localização subdural ou no córtex cerebral.

EPILEPSIA: condição neurológica que torna o paciente suscetível a crises repetidas, não provocadas. Crise é uma alteração na sensibilidade, consciência ou comportamento, provocada por um distúrbio elétrico no cérebro.

TESTE *TILT* OU TESTE DE INCLINAÇÃO: teste para avaliar como o corpo regula a pressão arterial em resposta a alguns estresses muito simples, incluindo uma alteração graduada da postura. Envolve monitoração cardíaca (eletrocardiograma), monitoração da pressão arterial e infusão intravenosa (IV) de fármacos para estressar o sistema.

SÍNDROME DO SEIO DOENTE: é um tipo de bradicardia no qual o nódulo sinoatrial (**SA**) ou o **nódulo sinusal** não está trabalhando como deveria.

ABORDAGEM CLÍNICA

A síncope pode resultar de diversas causas cardiovasculares e não cardiovasculares. O mecanismo fisiopatológico mais comum para a síncope cardiovascular é a redução do fluxo sanguíneo cerebral, resultando em hipóxia cerebral, que requer uma adaptação imediata e intensa da postura, para garantir um fluxo sanguíneo adequado para o sistema nervoso central (SNC). Normalmente, a diminuição do fluxo sanguíneo cerebral é causada por diminuição do débito cardíaco (DC) e arritmias. Uma frequência cardíaca inferior a 35 e superior a 150 bpm pode causar síncope, mesmo sem a presença de doença cardiovascular. Embora a bradicardia possa ocorrer em qualquer idade, ela é mais frequente nos idosos e, em geral, é causada por isquemia ou fibrose do sistema de condução. Digitálicos, betabloqueadores e bloqueadores dos canais de cálcio também podem causar bradicardia. No entanto, as taquiarritmias supraventriculares ou ventriculares que causam síncope podem estar relacionadas à isquemia cardíaca ou a anormalidades eletrolíticas.

Entre os mecanismos não cardíacos mais comuns de síncope estão a vasodilatação periférica, a redução do retorno venoso para o coração e a hipovolemia. A história é muito importante para fazer o diagnóstico correto no caso de síncope. Ela deve guiar a avaliação, e não o contrário. A síncope de origem cardíaca ocorre subitamente e termina abruptamente, sem aviso ou confusão pós-evento. Muitas vezes as alterações posturais não são necessárias para terminar o evento. Essa apresentação é a sequela mais comum de arritmia e requer um estudo eletrofisiológico cuidadoso, assim como cateterização cardíaca, para excluir a isquemia como causa do defeito de condução.

A síncope de esforço sugere uma obstrução do fluxo cardíaco, causada principalmente por estenose aórtica e, portanto, justifica o ecocardiograma como primeiro passo na avaliação.

A síncope por tosse ou micção, assim como a síncope que ocorre durante uma manobra de Valsalva natural ou iatrogênica, implica diminuição do retorno venoso e pode ocorrer até mesmo em indivíduos sadios.

A **síncope vasovagal** não é uma condição grave ou com risco de vida; trata-se de um reflexo anormal. Ela resulta em queda da pressão arterial, reduzindo o fluxo sanguíneo para o cérebro, resultando em tonturas ou desmaios. O mecanismo da síncope vasovagal é objeto de um grande esforço investigativo. É precipitada em geral por uma sensação física ou experiência emocional desagradável, mais comumente dor, visualização de sangue ou desconforto gastrintestinal. Costuma ocorrer na posição vertical e o paciente descreve uma sensação de tontura ou "cabeça leve", visão e audição reduzidas ou abafadas, despersonalização, sudorese, náusea e aumento da frequência cardíaca. O paciente acorda logo após o evento, mas, se for impedido pelos observadores de assumir uma posição supina, a síncope pode ser prolongada e acompanhada por crises breves (chamada síncope convulsiva). Isso quase sempre leva a uma consulta neurológica para novas crises.

Muitas vezes, o quadro é complicado por uma **micção espontânea**, que é tida como um sinal de **atividade epiléptica**. Contrariamente à crença popular, a incontinência pode ser o resultado de qualquer episódio de perda da consciência, caso o paciente esteja com a bexiga cheia antes do evento. Na maioria das vezes, se for elucidado de forma clara, um episódio vasovagal puro em um paciente sem quaisquer fatores de risco para doença cardiovascular e um exame físico pós-evento normal não requer outra avaliação.

Diferente da síncope, uma crise epilética tem início abrupto e, na maioria das vezes, está associada com atividade muscular tônico-clônica focal ou generalizada. **Mordedura da língua e incontinência urinária são comuns**, mas desnecessárias para o diagnóstico. Durante a maior parte do tempo, o paciente apresenta um estado de confusão pós-ictal, pelo menos breve, o que o torna o sinal mais importante para diferenciação de outras causas de síncope. Um paciente com história de doença neurológica prévia, como acidente vascular encefálico, infecção ou traumatismo cerebral, tem um risco muito maior de crise do que a população em geral.

Em pacientes com epilepsia conhecida, definida como crises epilépticas recorrentes, entre as quais a recuperação é completa, a avaliação deve estar centrada nos **medicamentos antiepilépticos**. Os níveis sanguíneos devem ser checados para os medicamentos em uso e, se forem baixos, é necessário avaliar a causa. As causas mais comuns são a administração ou tomada incorreta do medicamento ou a introdução de um novo medicamento que interfere na absorção ou metabolismo dos fármacos antiepilépticos em uso. No entanto, ocorrem com frequência crises recorrentes, a despeito de um nível sanguíneo adequado da medicação antiepiléptica. Isso pode resultar de doença aguda recorrente, alterações comportamentais (ficar acordado durante toda a noite, pular refeições ou consumir álcool), ou, simplesmente, do controle insuficiente das crises.

A **síncope ortostática** tem uma etiologia diferente em idosos (p. ex., acima dos 50 anos) e em pacientes jovens. Quando ocorre em jovens, ela costuma ser confundida com epilepsia, em decorrência da idade e da ausência de fatores de risco cardiovasculares. A síncope ortostática quase sempre ocorre com a súbita mudança de postura da posição deitada ou sentada para a posição em pé, ou após um longo período em pé, sem movimento. O exemplo clássico é um soldado jovem, que desmaia durante uma parada militar em uma tarde quente de verão. Quando isso ocorre em indivíduos jovens e saudáveis pode ser necessário um teste de inclinação para a confirmação, porque as medidas sequenciais da pressão arterial ortostática podem não ser suficientes.

Nos idosos, no entanto, a síncope ortostática é frequentemente causada por hipovolemia ou aumento da reserva venosa, como se observa após repouso prolongado no leito. Uma causa muito comum nessa população é a polimedicação, que frequentemente inclui uma combinação de betabloqueadores, diuréticos de alça e nitratos; a combinação desses fatores, aliada a uma possível desidratação, vasodilatação e retardo da resposta cardíaca a súbitas alterações ortostáticos na pressão arterial, sem resposta compensatória adequada, colocam esses pacientes em um risco mais elevado.

A outra possibilidade para hipotensão ortostática que leva a síncope é uma anormalidade do sistema nervoso autônomo. De longe, a causa mais comum de disfunção autônoma é a neuropatia diabética, na qual a interrupção do arco reflexo simpático inibe a resposta adrenérgica adequada para ficar em pé. As outras causas, menos frequentes de insuficiência autônoma, são amiloidose, sífilis, lesão medular, siringomielia, neuropatia alcoólica e polineurorradiculopatia inflamatória desmielinizante aguda (AIDP), conhecida como síndrome de Guillain-Barré, que pode afetar as vias autônomas periféricas e centrais. A hipotensão ortostática também é uma das características fundamentais da atrofia de múltiplos sistemas, uma síndrome parkinsoniana atípica, que consiste na combinação variável de parkinsonismo, disfunção cerebelar, disautonomia e sintomas piramidais. No entanto, a hipotensão ortostática pode estar presente e, em um grau mais brando na doença de Parkinson idiopática, sendo agravada com frequência pelo uso de agentes dopaminérgicos.

Avaliação

Pacientes com suspeita de síncope cardiogênica ou qualquer síncope não epiléptica devem ser submetidos a uma avaliação, incluindo um ECG e ecocardiografia. A monitoração do evento com Holter de 24 horas ou monitoramento mais prolongado para arritmias muitas vezes é útil. Os pacientes devem ser submetidos a medidas seriadas da pressão arterial, para documentar uma redução na pressão arterial ou um aumento na frequência cardíaca com mudanças posturais, que estão associadas com síncope ortostática.

Discussão

A bradicardia costuma ser causada por doença do nodo (ou nódulo) sinusal ou doença do sistema de condução. O *nódulo sinusal* é o marca-passo do coração. O impulso elétrico que gera os batimentos cardíacos origina-se no nódulo sinusal. Portanto, a doença do nó duo sinusal pode resultar em falta de impulsos elétricos suficientes (e falta de batimentos cardíacos suficientes) para manter as necessidades do corpo. A doença do nódulo sinusal, que leva a sintomas causados pela diminuição da frequência cardíaca, é chamada de *síndrome do seio doente*. A maior parte da doença do nódulo sinusal está relacionada à deterioração simples da função do nódulo sinusal, causada pela idade. Da mesma forma, as taquiarritmias causadas pela síndrome de Wolff-Parkinson-White ou a síndrome do QT prolongado também podem levar a um débito cardíaco insuficiente e à síncope.

Tratamento

No caso de síncope, o diagnóstico é a parte mais difícil. O tratamento é eficaz somente se o diagnóstico for correto. No caso da síncope vasovagal, o tratamento costuma ser desnecessário. A hipotensão ortostática pode ser tratada, evitando hipovolemia, desequilíbrio eletrolítico e consumo excessivo de álcool. Se isso não for suficiente, pode ser recomendado um aumento da ingestão de sal e fludrocortisona. Se a ortostasia está relacionada ao acúmulo venoso nas penas, meias elásticas podem aumentar o retorno venoso e o débito cardíaco.

Se as crises epilépticas forem a causa da síncope, devem ser tratadas com medicamentos antiepilépticos apropriados e o paciente deve ser encaminhado a um epileptologista para avaliação.

As taquiarritmias são tratadas com vários fármacos antiarrítmicos, cuja discussão vai além desse caso. A síndrome do seio doente, quando sintomática, é frequentemente tratada com estimulação permanente por marca-passos, para evitar o início de uma arritmia fatal ou uma paragem sinusal.

QUESTÕES DE COMPREENSÃO

16.1 Uma estudante de enfermagem de 22 anos desmaiou ao observar uma mulher dando à luz. Ela caiu lentamente no chão e foi amparada por um colega. Qual dos itens a seguir é a causa mais provável?
   A. Crise epiléptica.
   B. Síncope vasovagal.
   C. Hipotensão ortostática.
   D. Síncope cardiogênica.

16.2 Um jogador, com 17 anos, de futebol americano do ensino médio desmaia em campo durante o treinamento de arrancadas. Qual dos itens a seguir é a causa mais provável?
   A. Síncope vasovagal.
   B. Síncope ao esforço.
   C. Crise epiléptica.
   D. Hipotensão ortostática.

16.3 Uma mulher de 43 anos, com história de traumatismo cerebral prévio, é encontrada inconsciente em casa, durante a visita de um vizinho. Ela apresentou incontinência urinária e havia uma pequena quantidade de sangue e saliva escorrendo de sua boca. Qual dos itens a seguir é o diagnóstico mais provável?
   A. Síncope cardiogênica.
   B. Síncope vasovagal.
   C. Crise epiléptica.
   D. Hipotensão ortostática.

RESPOSTAS

16.1 **B.** Isso foi mais provavelmente causado por um reflexo vasovagal (queda da pressão arterial) em resposta a um estímulo doloroso ou emocionalmente carregado e, em geral, não representa risco à vida. Esses episódios são muitas vezes descritos como desfalecimento ou lipotímia e frequentemente o paciente consegue sentir a perda lenta da consciência.

16.2 **B.** A síncope por esforços é causada por um débito cardíaco insuficiente para suprir as demandas do esforço. Isso geralmente é causado por uma obstrução ao débito cardíaco, associada à estenose aórtica ou subaórtica, e requer um ecocardiograma.

16.3 **C.** O diagnóstico mais provável é uma crise epiléptica, dada a história de traumatismo craniano anterior, que pode predispor à presença de um foco epiléptico. Embora os sinais clínicos, como incontinência e laceração da língua, não sejam específicos para crise, no contexto de um possível foco cerebral, a crise é a resposta mais apropriada.

> **DICAS CLÍNICAS**
>
> ▶ Um paciente com queixa de tontura deve ser investigado para avaliar a possibilidade de síncope ou lipotímia.
> ▶ A vertigem e a lipotímia devem ser diferenciados, pois suas avaliações diferem bastante.
> ▶ A lipotímia frequentemente inclui visão prejudicada, náusea, palpitações e diaforese antes da síncope.
> ▶ Mordedura da língua e incontinência urinária não são patognomônicas para atividade epiléptica, assim como a ausência desses sinais não exclui as crises epilépticas.

REFERÊNCIAS

Armour A, Ardell J. *Basic and Clinical Neurocardiology*. Oxford: Oxford University Press; 2004.

Kosinski DJ, Wolfe DA, Grubb BP. Neurocardiogenic syncope: a review of pathophysiology, diagnosis and treatment. *Cardiovasc Rev Rep*. 1993;14:22-29.

Linzer M, Yang EH, Estes NA 3rd, et al. Diagnosing syncope. Part 1: value of history, physical examination, and electrocardiography. Clinical Efficacy Assessment Project of the American College of Physicians. *Ann Intern Med*. 1997 Jun 15;126(12):989-996.

Linzer M, Yang EH, Estes NA 3rd, et al. Diagnosing syncope. Part 2: unexplained syncope. Clinical Efficacy Assessment Project of the American College of Physicians. *Ann Intern Med*. 1997 Jul 1; 127(1):76-86.

CASO 17

Um estudante de 23 anos é examinado no Pronto Socorro por apresentar "desorientação". Seus amigos afirmaram que o paciente estava estudando para um exame, tarde da noite. O paciente disse aos amigos que não estava preocupado com os exames futuros. Eles relatam que, subitamente, o paciente levantou-se da cadeira, ficou olhando fixo para a parede, caiu ao chão, e os braços e as pernas moviam-se descontroladamente. Durante o episódio, ele se queixava de que estava sendo ferido. Então, começou a murmurar incoerentemente. Ele não apresentou incontinência urinária, nem mordeu a língua. Seus amigos conseguiram levá-lo até a cama e o paciente, com o olhar fixo, perguntou continuamente onde estava e quem eram os amigos.

▶ Qual é o diagnóstico mais provável?
▶ Qual é o próximo passo diagnóstico?
▶ Qual é a consulta especializada mais útil?

RESPOSTAS PARA O CASO 17:
Pseudocrise

Resumo: um homem de 23 anos, apresentou repentinamente "crises" nos quatro membros, manteve-se consciente, reclamando de dor, e questionava seu entorno.

- **Diagnóstico mais provável:** pseudocrise.
- **Próximo passo diagnóstico:** consultar um médico. Uma avaliação neurológica e psiquiátrica cuidadosa deve ser feita. Exames de sangue, exame cerebral por imagem, eletrencefalograma (EEG) e monitoração eletrencefalográfica podem ser necessários.
- **Consulta:** iniciar uma interação com o psiquiatra e reconhecer que pacientes com pseudocrises também podem apresentar crises verdadeiras associadas.

ANÁLISE

Objetivos

1. Saber a abordagem diagnóstica das pseudocrises.
2. Compreender que as pseudocrises refletem questões psicodinâmicas e podem estar associadas a crises orgânicas verdadeiras.

Considerações

Pseudocrises, ou eventos não epilépticos, são uma das áreas mais mal compreendidas em Neurologia. Um exemplo para esclarecer essa situação é a asma. Os pacientes asmáticos podem desenvolver uma crise de asma porque sofreram algum contratempo, tornando-se agitados, e são capazes de induzir uma crise asmática ou, até mesmo, fingir sintomas asmáticos. Do mesmo modo, pacientes com epilepsia podem apresentar uma angústia emocional, que leva a uma crise, e também podem apresentar um distúrbio psiquiátrico, no qual eles não "pretendem" entrar em uma crise, mas apresentam características de crise, que não são fisiológicas. No caso, o paciente apresenta atividade motora nas quatro extremidades, ainda está acordado e consciente do meio que o cerca. Este nível de consciência é inconsistente com atividade elétrica epiléptica em ambos os hemisférios cerebrais.

ABORDAGEM ÀS
Pseudocrises

DEFINIÇÕES

DISTÚRBIO DE CONVERSÃO: crise semelhante a uma crise epiléptica, mas tem causas puramente psicológicas, não tem as características eletroencefalográficas da epilepsia e o paciente é capaz de cessar a crise por vontade própria. O paciente produz os sintomas inconscientemente.

SIMULAÇÃO: produção intencional de sintomas falsos ou exagerados, motivada por incentivos externos, como compensação ou drogas, esquivar-se do serviço militar ou do trabalho, ou fugir de processo criminal. A simulação não é considerada uma doença mental.

ABORDAGEM CLÍNICA

Etiologias e apresentação clínica

Ataques histéricos foram descritos por Briquet (1887), Charcot (1887-1889), e Breuer e Freud (1895). Existem várias teorias, dando início ao advento da Psiquiatria e, recentemente, são entrelaçadas a numerosas teorias neurológicas sobrepostas. Originalmente denominadas crises histéricas, esses ataques estão associados à perda de impulso, em especial em situações de estresse, e foram erroneamente definidos como envolvendo apenas mulheres. O conhecimento atual revela que essas "crises" são mais comuns em adultos jovens e em adolescentes do sexo feminino.

Os ataques com frequência consistem em movimentos tempestuosos, que são difíceis de definir com precisão. Os pacientes podem arquear as costas, fazer movimentos bizarros e também podem apresentar movimentos pélvicos. Também podem ocorrer **movimentos rotatórios da cabeça**, chutes e movimentos de pedalada. Os pacientes podem apresentar episódios de perda da consciência, espasmos ou abalos, além de estados emocionais incomuns, como medo intenso ou *déjà vu*. Os episódios podem durar 20 minutos, mas **não estão associados a descargas elétricas anormais** no cérebro, como é o caso nas crises epilépticas. A maioria dos pesquisadores concorda que as quedas que ocorrem durante esses ataques psicogênicos não levam a traumatismos físicos do paciente. Pode ocorrer mordedura da língua e incontinência urinária, mas é incomum.

A pseudocrise foi igualada às crises psicogênicas. Muitos pacientes com pseudocrises também apresentam crises orgânicas verdadeiras. Além disso, até 50% dos pacientes admitidos em unidades de monitoramento para diagnóstico de epilepsia têm crises psicogênicas. As pseudocrises não devem ser confundidas com a simulação, que pode ser difícil de detectar. Simuladores verdadeiros podem revelar-se muito engenhosos na simulação de anormalidades focais ao exame, produzindo até mesmo sinal de Babinski voluntário. Mesmo para profissionais médicos treinados, as diferenças entre crises epilépticas e pseudocrises são difíceis de reconhecer. Os médicos acreditam que as pseudocrises são mecanismos de defesa psicológicos, induzidos por estresse ou episódios de trauma emocional grave. As crises acontecem quando os pacientes tentam evitar ou esquecer o trauma. Não é incomum que os pacientes encaminhados para um centro de epilepsia venham a apresentar pseudocrises após a monitoração. O diagnóstico de crises não epilépticas tornou-se mais prevalente com uma melhor compreensão das questões psicológicas relacionadas a esses eventos e a correlação dessas alterações com atividade cerebral normal. É importante para o médico reconhecer que esses pacientes estão, frequentemente, pedindo ajuda, e não é adequado vê-los como hipocondríacos ou ficar com raiva deles, pensando que eles estão tentando enganar o médico.

Certamente, a história abrangente e o exame neurológico são importantes, assim como registros de EEG e exames cerebrais por imagem. Em casos difíceis, pode ser necessário um monitoramento eletrencefalográfico contínuo para avaliar a função fisiológica e o processamento cerebral durante o episódio. Uma avaliação psiquiátrica também é importante. **Uma boa regra a seguir é saber que a atividade epiléptica bilateral sem confusão ou perda de consciência raramente é orgânica** (i.e., o paciente é capaz de falar coerentemente com o examinador enquanto os braços e as pernas sofrem abalos). Isso ocorre porque no cérebro a atividade epiléptica bilateral está associada com alteração de consciência, pois ambos os hemisférios cerebrais estão comprometidos.

Pseudocrises devem ser questionadas quando um paciente com crises apresenta exame/avaliação neurológica normal (muitas vezes incluindo monitoração EEG normal) e os ataques não são apenas refratários ao tratamento, mas também influenciam os membros da família, impactando a vida do paciente (isso também pode ocorrer com crises orgânicas) em áreas com significado/importância psicodinâmica.

Tratamento

Quanto mais cedo o paciente for diagnosticado como portador da síndrome, maiores são as chances de completa recuperação; no entanto, o diagnóstico e o tratamento desse distúrbio não são fáceis. O diagnóstico requer internação hospitalar, durante a qual o paciente é continuamente monitorado por EEG e por câmera de vídeo. Os registros do EEG e os vídeos são verificados por médicos profissionais.

Com o diagnóstico, os pacientes recebem um resumo do tratamento. Esse plano inclui uma discussão da doença com o paciente, a suspensão de medicamentos anticonvulsivos, que são sedativos e pioram o problema, e serviços de aconselhamento. Muitos pacientes também são tratados para depressão ou ansiedade. A abordagem multidisciplinar é a melhor maneira de atendimento aos pacientes, para ajudar a resolver seus problemas antigos e atuais e, com isso, uma parte significativa dos sintomas pode ser eliminada.

QUESTÕES DE COMPREENSÃO

17.1 Um homem de 35 anos parece ter pseudocrises. Qual dos itens a seguir é o melhor para confirmar o diagnóstico?

A. Monitoração EEG em repouso.
B. Tratamento antiepiléptico e observação.
C. Avaliação psiquiátrica.
D. Monitoração por vídeo e EEG.

17.2 Um homem de 23 anos apresentou uma atividade tônico-clônica enquanto gritava por um extintor de incêndio. Qual dos itens a seguir é a etiologia mais provável?
   A. Simulação.
   B. Mecanismo psicológico de defesa relacionado a um evento traumático significativo.
   C. Encefalopatia hipertensiva.
   D. Crise parcial complexa.

17.3 Uma mulher de 31 anos apresentou uma atividade epiléptica atípica e a equipe médica suspeita de pseudocrises. Qual dos itens a seguir é a melhor evidência para esse diagnóstico?
   A. Um achado de cocaína em um exame de urina para rastreamento de drogas.
   B. Nível de saturação de oxigênio de 80%.
   C. Alerta de crises bilaterais generalizadas.
   D. História de diabetes melito.

RESPOSTAS

17.1 **D.** De 1 a 3% dos pacientes com pseudocrises têm epilepsia orgânica verdadeira. Esse é o motivo pelo qual os pacientes frequentemente necessitam de monitoração invasiva e/ou não invasiva por vídeo-EEG para determinar se existem eventos epilépticos verdadeiros. Para a maioria dos pacientes com pseudocrises recomenda-se suspender o tratamento antiepiléptico.

17.2 **B.** A pseudocrise, assim como várias síndromes psiconeurológicas, tem origem psicológica e, frequentemente, está associada com uma história pregressa de eventos traumáticos emocionais ou físicos significativos.

17.3 **C.** Crises generalizadas ou bilaterais normalmente estão associadas com perda da consciência ou comprometimento significativo da consciência, que podem durar vários minutos após o evento ictal. A intoxicação com cocaína pode estar associada com crises epilépticas.

DICAS CLÍNICAS

▶ Pseudocrises devem ser consideradas quando os pacientes "convulsionam" bilateralmente, mas continuam apresentando consciência normal.
▶ Abuso sexual e traumatismo craniano são fatores de risco importantes para pseudocrises, relatadas em cerca de um terço dos pacientes.
▶ A asma tem sido relatada em 26,5% dos pacientes com pseudocrises.
▶ Pseudocrises podem coexistir com crises orgânicas em até 3% dos pacientes.
▶ Síndromes pseudoneurológicas imitam praticamente qualquer doença neurológica. As síndromes podem incluir pseudoparalisias, síndromes pseudosensoriais, pseudocrises, pseudocoma, distúrbios de movimento psicogênicos e síndromes pseudoneuro-oftalmológicas.

REFERÊNCIAS

Bazil CW, Morrell MJ, Pedley TA. Epilepsy. In: Rowland LP, ed. *Merritt's Neurology*, 11th ed. Philadelphia, PA: Lippincott Williams & Wilkins; 2005:990-1014.

Niedermeyer E. Nonepileptic attacks. In: Niedermeyer E, Lopes da Silva F, eds. *Electroencephalography: Basic Principles, Clinical Applications, and Related Fields*, 5th ed. Philadelphia, PA: Lippincott Williams & Wilkins; 2005:621-630.

de Wet CJ, Mellers JD, Gardner WN, Toone BK. Pseudoseizures and asthma. *J Neurol Neurosurg Psychiat*. 2003 May;74(5):639-641.

University of Michigan. Adult health advisor: seizures. Available at: http://www.med.umich.edu/1libr/aha/aha_seizure_crs.htm. Updated 2005.

CASO 18

Uma mulher de 24 anos tem uma história de cefaleia há 12 anos. Essas cefaleias começaram no ensino fundamental, e a paciente lembra-se de faltar à escola por causa das cefaleias. A paciente as apresenta uma a duas vezes por mês. A cefaleia inicia sobre o olho direito e geralmente é precedida de *flashes* luminosos e linhas em zigue-zague. Uma vez iniciada a cefaleia, ocorre náusea extrema e vômitos; a paciente vai para um quarto escuro para minimizar sua dor. A cefaleia costuma durar quatro a seis horas, mas a paciente sente-se cansada e apática pelas próximas 24 horas. Ela conta que a cefaleia piora com o ciclo menstrual e que certos alimentos, especialmente vinho tinto, podem exacerbar sua dor de cabeça. Seu exame geral e o exame neurológico são normais.

▶ Qual é o diagnóstico mais provável?
▶ Qual é o próximo passo diagnóstico?
▶ Qual é o próximo passo terapêutico?

RESPOSTAS PARA O CASO 18:
Cefaleia do tipo enxaqueca

Resumo: uma mulher branca de 24 anos tem uma história de 12 anos de cefaleias unilaterais com aura, associadas à náusea extrema e vômitos. Um quarto escuro fornece alívio, e as cefaleias pioram com a menstruação e certos alimentos.

- **Diagnóstico mais provável:** cefaleia do tipo enxaqueca.
- **Próximo passo diagnóstico:** ressonância magnética (RM) de crânio.
- **Próximo passo terapêutico:** considerar o uso de medicamentos tais como os triptanos, para ajudar no tratamento das cefaleias.

ANÁLISE
Objetivos

1. Aprender a reconhecer uma cefaleia tipo enxaqueca e ser capaz de distingui-la de cefaleias decorrentes e de outras etiologias.
2. Entender quais os medicamentos disponíveis para o tratamento de enxaqueca.
3. Conhecer o diagnóstico e o tratamento de cefaleias e de outros distúrbios clínicos que têm a cefaleia como uma característica importante.

Considerações

Ao avaliar um paciente por cefaleia, a história clínica tem uma importância crítica. A natureza (tipo de dor e sintomas ou desencadeadores associados), a gravidade e a duração da cefaleia são importantes para determinar qual é o tipo de cefaleia e como abordá-la. Neste caso, a paciente tem uma história prévia de cefaleias, caracterizadas como episódicas e associadas com náusea, vômito, sensibilidade à luz (fotofobia) e a ruídos (fonofobia). Como seus exames foram normais, sua história clínica é altamente sugestiva de uma cefaleia vascular ou do tipo enxaqueca.

ABORDAGEM ÀS
Cefaleia do tipo enxaqueca

DEFINIÇÕES

ENXAQUECA COM AURA: formalmente conhecida como **enxaqueca clássica**, na qual a enxaqueca começa com distúrbios visuais, auditivos, olfatórios ou gustativos, cinco a 10 minutos antes do início da dor.

ENXAQUECA SEM AURA: formalmente conhecida como **enxaqueca comum**, que em geral não está associada com uma aura.

ABORDAGEM CLÍNICA

A prevalência da enxaqueca varia de 0,5 a 2% na população adulta. A distribuição da enxaqueca por sexo é de aproximadamente 1:1 em adultos, com um predomínio de mulheres em uma proporção de 3:1. Acredita-se que 24 milhões de norte-americanos sofrem de enxaqueca, sendo 18 milhões de mulheres e 6 milhões de homens. Quanto à enxaqueca, 25% relatam que apresentam mais de quatro crises por mês, 35% apresentam duas a três crises por mês e 40% têm uma crise por mês. A literatura mais antiga dividiu a enxaqueca em dois grandes subgrupos: a enxaqueca comum e a enxaqueca clássica. A enxaqueca comum é atualmente denominada de enxaqueca sem aura; a enxaqueca clássica é conhecida como enxaqueca com aura. A enxaqueca com aura corresponde a quase 25% de todo o grupo de enxaqueca.

Características clínicas

Pródromo: o pródromo da enxaqueca consiste em fenômenos inespecíficos, que podem ocorrer dias ou, mais frequentemente, horas antes da verdadeira cefaleia (Quadro 18.1). Esses sintomas podem ser de ordem mental, como depressão, irritabilidade e euforia, ou constitucionais, como aumento da micção, defecação, anorexia e retenção de líquido. Fotofobia, fonofobia e hiperosmia costumam acompanhar os pródromos. Para muitos pacientes existem precipitantes ou desencadeadores da enxaqueca, incluindo vinho tinto, queijo, chocolate, menstruação ou falta de sono (Quadro 18.2).

Aura: uma aura ou um pródromo pode preceder a verdadeira cefaleia, mas uma aura é diferenciada de um pródromo, pois costuma estar associada a uma disfunção neurológica franca, normalmente de natureza transitória. A enxaqueca com aura ocorre

Quadro 18.1 • CARACTERÍSTICAS DA ENXAQUECA	
Característica	Enxaqueca
Início	Adolescência até os 40 anos, ocorre a qualquer hora do dia
Localização da dor	Hemifacial; frontal, geralmente nos olhos e na região malar ou ao redor
Fator precipitante	Fadiga, estresse, hipoglicemia, dieta (tiramina, álcool), luz solar, alteração hormonal (menstruação)
Frequência das crises	Duas a quatro vezes por mês ou esporadicamente; podem ser cíclicas com a menstruação
Distribuição por sexo	70% mulheres 30% homens
Duração da crise	Cefaleia durante quatro horas, aura ou sintomas pós-críticos 24 a 36 horas
Tipo da dor e gravidade	Começa como dor surda, progredindo para dor em pontada, intensa
Sintomas associados	Náusea, vômito, fotofobia, escurecimento visual

Quadro 18.2 • DESENCADEANTES COMUNS DAS ENXAQUECAS
Chocolate, queijo, vinho tinto, frutas cítricas, café, chá, tomates, batatas, refeições irregulares
Sono excessivo ou insuficiente
Alterações no equilíbrio hormonal em mulheres (como menstruação, pílula ou menopausa)
Estresse ou relaxamento após um período de estresse
Abstinência de cafeína
Atividade física
Tabagismo
Flashes de luz ou barulho
Tempo – condições de alta pressão, mudanças na pressão, ventos quentes e secos, mudança de estação, exposição ao sol e brilho
Excitação sexual
Odores – tintas, odores de aquecedores de carro ou perfume

em cerca de 25% das crises de enxaqueca. A aura pode ser observada entre cinco minutos e uma hora antes da cefaleia. É incomum apresentar aura junto com a cefaleia. **Auras visuais** são mais comuns e incluem escotomas (alteração parcial do campo visual) e escotomas cintilantes, que incluem teicopsias (imagens luminosas em zigue-zague no campo visual), espectro de fortificação (*flashes* luminosos com padrão zigue-zague), fotopsias (*flashes* luminosos) e distorção de imagens. Auras sensoriais, como dormência e formigamento em um dos membros é a segunda aura mais comum, sendo que afasia e hemiparesia ocorrem com menos frequência.

Cefaleia: a cefaleia na enxaqueca ocorre **unilateralmente** em 65% dos enxaquecosos. Ela normalmente está localizada na região periorbital e pode estender-se para a região malar e a orelha. A dor pode mudar de um lado para o outro em cefaleias diferentes. A dor enxaquecosa pode ocorrer em qualquer local da cabeça e do pescoço, incluindo os músculos de sustentação do pescoço na área cervical. A dor dura pelo menos quatro a oito horas, mas pode durar vários dias, embora isso seja raro. A qualidade da dor pode ser leve a grave e, geralmente, tem uma qualidade pulsátil e latejante. O paciente mostra-se preocupado com os sintomas associados, que podem ocorrer com a verdadeira cefaleia. Os sintomas incluem náuseas, vômitos, fotofobia e fonofobia, e podem ser mais incapacitantes para o paciente do que a cefaleia em si.

AVALIAÇÃO

A avaliação de uma cefaleia do tipo enxaqueca começa com a história completa e o exame físico. Se a história for consistente com as características típicas da enxaqueca e o exame neurológico é normal, pode-se prescrever a medicação apropriada antes de iniciar qualquer exame diagnóstico. Se a história for atípica (p. ex., enxaqueca em um paciente do sexo masculino, iniciando após os 50 anos) ou quando o exame neurológico é anormal, precisa-se ter cuidado. Se o médico considerar que é necessária uma avaliação por meio de exames, estes podem incluir: (1) exames de sangue de rotina;

(2) velocidade de hemossedimentação (VHS); (3) exame do líquido cerebrospinal (LCS); e (4) um estudo de imagem.

Exames de sangue de rotina

Existem várias doenças sistêmicas associadas com cefaleias. Elas incluem vasculite, exposição a tóxicos, doenças metabólicas, hipertensão grave e doenças infecciosas. A bioquímica do sangue de rotina (painel químico e hemograma completo), exame HIV, rastreamento para vasculite, estudos da função tireoide e eletroforese de proteínas no soro podem ser solicitadas como parte do rastreamento de rotina no sangue.

Velocidade de hemossedimentação

Em **pacientes com cefaleia e idade superior a 60 anos**, deve-se considerar uma **arterite temporal**. A arterite temporal é uma arterite granulomatosa afetando artérias de tamanho médio e grande da parte superior do corpo, em especial os vasos temporais do crânio. As cefaleias frequentemente são precipitadas e podem estar acompanhas por queixas de dor e rigidez do pescoço, dos ombros, das costas e, algumas vezes, da cintura pélvica. A cefaleia costuma ser unilateral e localizada na região temporal. A principal complicação da arterite temporal é a perda unilateral da visão. Além da história clínica, dados ancilares que ajudam a fazer o diagnóstico de uma arterite temporal incluem um aumento da VHS e uma biópsia positiva da artéria temporal. Quando é feito um diagnóstico de certeza, o tratamento de escolha é um ciclo de esteroides por via oral.

Punção lombar

A punção lombar (PL) deve ser considerada em pacientes cujas cefaleias de início recente estão associadas com febre, rigidez de nuca ou alteração do estado mental. Se as considerações diagnósticas incluem hemorragia subaracnóidea ou pseudotumor cerebral, uma punção lombar também deve ser considerada. Se a PL for feita durante o diagnóstico de cefaleia, o paciente deve ser submetido a um exame de imagem antes de ser feita a PL, exceto naquelas condições em que uma meningite bacteriana for muito considerada. Nesses casos, a PL deve ser feita imediatamente, a menos que haja evidência de papiledema.

Exames de imagem

Se a história e o exame neurológico não sugerirem quaisquer achados focais, um exame de imagem não deve mostrar qualquer anormalidade. Se o médico achar que um exame de imagem é indicado, geralmente é solicitada uma RM do cérebro, embora uma tomografia computadorizada (TC) muitas vezes seja adequada para identificar qualquer lesão ocupando espaço, desvio de estruturas na linha média, herniação cerebral ou presença de sangue no espaço subaracnoide. Se, durante uma avaliação de cefaleia, estiver indicada uma PL, o exame de imagem do crânio deve ser feito antes da PL.

CEFALEIAS EM CENÁRIOS CLÍNICOS ESPECIAIS

Existem diversos cenários clínicos nos quais as cefaleias podem desempenhar um papel proeminente:

Cefaleias pós-punção lombar

Aproximadamente 25% dos pacientes apresentarão cefaleia após PL. Essas dores quase sempre **melhoram quando os pacientes estão deitados, em pé ou sentados**, podendo estar associadas com náusea e vômito. Podem ocorrer após uma punção traumática e atraumática. Costumam melhorar ao longo do tempo, com repouso absoluto e tomada de líquidos, mas as cefaleias pós-PL que não melhoram podem requerer um *patch* (infiltração de sangue autólogo no espaço epidural) no local da punção original.

Cefaleia pós-relação sexual

A cefaleia pós-relação sexual ocorre antes e após o orgasmo. É observada de forma igual em homens e mulheres. A cefaleia geralmente é súbita, pulsátil e pode envolver todo o crânio. Em menos de 2% dos pacientes que são avaliados por hemorragia subaracnóidea o evento ocorreu durante a relação sexual. Portanto, a etiologia da cefaleia pós-relação sexual costuma ser benigna. Um analgésico simples, como o ibuprofeno, tomado antes da relação sexual, é eficaz.

Pseudotumor cerebral

Pseudotumor cerebral (hipertensão intracraniana benigna) manifesta-se por aumento da pressão intracraniana sem evidência de um processo cerebral maligno. Pacientes com hipertensão intracraniana benigna queixam-se principalmente de cefaleias associadas a distúrbios visuais. O pseudotumor cerebral em geral é observado em pacientes mulheres obesas, que frequentemente apresentam irregularidades menstruais.

Glaucoma agudo

O glaucoma agudo é caracterizado por uma dor orbitária ou ocular aguda, associada à náusea e vômito. A dor pode iniciar após o uso de fármacos anticolinérgicos. A pressão intraocular elevada é uma característica do glaucoma agudo de ângulo fechado.

Dissecção carotídea

Pacientes com dissecção carotídea apresentam com frequência dor orbital ou do pescoço, associada com achados neurológicos sugestivos de doença carotídea. Uma síndrome de Horner (um conjunto de sinais produzidos quando a inervação simpática do olho está interrompida) do lado ipsilateral da dissecção carotídea pode acompanhar esses sintomas. Um traumatismo cervical ou movimentos vigorosos do pescoço costumam desencadear a dissecção.

Tumor cerebral

As cefaleias associadas com tumores cerebrais frequentemente se apresentam como típica cefaleia tensional ou enxaqueca. As cefaleias podem ser frequentes e ocorrer diariamente, acordando o paciente. O exame neurológico pode ser normal, mas revelar anormalidades focais, assim como papiledema ao exame fundoscópico. Cefaleia é a característica de apresentação em cerca de 40% dos pacientes com tumores cerebrais.

Sinusite

A questão da sinusite crônica contribuir ou não com as cefaleias muitas vezes não está clara. Os pacientes acreditam incorretamente que a cefaleia situada no olho ou acima dele é decorrente de doença sinusal e, na verdade, a maioria desses pacientes realmente apresenta enxaqueca.

Hemorragia subaracnóidea

A hemorragia subaracnóidea ocorre por: (1) ruptura de uma malformação arteriovenosa; (2) sangramento de um aneurisma roto; ou (3) traumatismo. Pacientes com hemorragia subaracnóidea apresentam com frequência uma cefaleia incapacitante, descrita como a pior cefaleia de suas vidas. Seu início é súbito e pode estar associado com náusea, vômito e rigidez de nuca. Uma hemorragia subaracnóidea pode assemelhar-se a uma crise de enxaqueca, em especial se existir náusea e vômito extremo. A hemorragia subaracnóidea está associada com sangue no espaço subaracnoide, que costuma ser documentado por RM ou TC. Uma PL confirmará a hemorragia subaracnóidea, na qual se observa sangue franco ou coloração xantocrômica do LCS. Pacientes com hemorragia subaracnóidea podem descompensar rapidamente e 50% dos pacientes não sobrevivem aos seus sangramentos subaracnoides.

TRATAMENTO E MANEJO

Tratamento abortivo

O tratamento de uma crise de enxaqueca individual, uma vez iniciada, é denominado tratamento abortivo. Atualmente, existem quatro medicamentos usados no tratamento abortivo: (1) os triptanos; (2) ergotamina; (3) di-hidroergotamina; e (4) isometepteno, dicloralfenazona, paracetamol (Quadro 18.1).

Triptanos

Atualmente, existem sete medicamentos conhecidos como triptanos, que são **os fármacos mais modernos para o tratamento abortivo da enxaqueca**. Eles incluem: sumatriptano, almotriptano, rizatriptano, zolmitriptano, eletriptano, naratriptano e frovatriptano. Cada fármaco tem formulações diferentes, portanto, eles estão disponíveis em formulações orais, intramusculares e *spray* nasal. As substâncias atuam como agonistas dos receptores da 5HT-1D serotonina. Elas são 80% eficazes no tratamento de uma crise de enxaqueca. Devem ser usadas na fase precoce da cefaleia, muitas vezes durante o pródromo, mas também podem ser usadas depois que a cefaleia se instala. As doses podem ser repetidas a cada quatro horas na cefaleia recorrente, mas não devem ser usadas mais do que três vezes durante 24 horas. Os efeitos colaterais dos triptanos são similares, incluindo **náuseas ocasionais, vômito, adormecimento e formigamento dos quirodáctilos e pododáctilos. Contraindicações claras para o uso de triptanos incluem histórico de doença arterial coronariana ou hipertensão.** Se o paciente é portador de hemiplegia ou cegueira como aura de uma crise enxaquecosa, os triptanos não devem ser empregados.

Derivados da ergotamina

As ergotaminas deixaram de ser fundamentais no tratamento abortivo da enxaqueca. Quando os pacientes não respondem aos triptanos, as ergotaminas devem ser cogitadas. Normalmente é prescrito um comprimido sublingual de 2 mg, repetido por duas vezes e em intervalos de 30 minutos, se necessário. Essa dose pode ser repetida três vezes ao dia. As ergotaminas não devem ser prescritas em uma base diária contínua, para uso crônico.

Di-hidroergotamina

Uma enxaqueca episódica, que pode tornar-se crônica e intratável, pode responder à di-hidroergotamina (DHE) intramuscular ou intravenosa. A dose inicial de DHE é de 0,5 mg por via intravenosa, com 10 mg de metoclopramida ou 5 mg de proclorperazina, se houver náusea. Se a cefaleia melhorar, a dosagem de DHE e metoclopramida é repetida por mais duas doses, com oito horas de intervalo entre cada dose e, então, uma dose de DHE isoladamente. DHE nasal está atualmente disponível, podendo ser usado no tratamento abortivo da enxaqueca. Em alguns pacientes, o *spray* nasal pode substituir o uso intramuscular ou intravenoso.[*]

Midrin

Midrin é um medicamento que cobre a lacuna entre o tratamento abortivo e profilático. O fármaco consiste em **três componentes: paracetamol (um analgésico simples), dicloralfenazona (um relaxante muscular) e mucato de isometepteno (um vasoconstritor)**. Quando o midrin é usado de forma abortiva, os pacientes são instruídos a tomar dois comprimidos no início da cefaleia ou aura e, então, um comprimido a cada hora, perfazendo três doses adicionais (ao todo, cinco comprimidos). O fármaco também pode ser usado como agente profilático para cefaleia tensional, tomando um comprimido duas vezes ao dia e um terceiro comprimido ou um quarto comprimido para uma cefaleia iniciada durante o dia.

---

[*] N. de R.T. No Brasil não existe esta apresentação.

Tratamento profilático da enxaqueca

O tratamento **profilático** é indicado quando ocorrem **pelo menos três crises por mês**, ou quando o tratamento agudo não é eficaz. Atualmente, existem várias classes de medicamentos usados no tratamento profilático da enxaqueca. Esses incluem anticonvulsivantes (topiramato, divalproato de sódio e gabapentina), betabloqueadores (propanolol), bloqueadores do canal de cálcio e antidepressivos (duloxetina, amitriptilina e nortriptilina). Outros medicamentos usados para a prevenção da enxaqueca, mas que atualmente são agentes de segunda linha, incluem o maleato de metisergida, carbonato de lítio, clonidina, captopril e inibidores da monoaminoxidase. Hoje, os anticonvulsivantes são prescritos com mais frequência no tratamento profilático da enxaqueca.

Atualmente, o fármaco mais prescrito é o **topiramato**. Os efeitos colaterais incluem sonolência, adormecimento e formigamento nos pododáctilos e quirodáctilos e, raramente, cegueira em um dos olhos, secundária a um aumento da pressão intraocular. Divalproex também foi usado com sucesso para o tratamento da enxaqueca, iniciando com uma dose de 250 mg de liberação longa durante a noite, por uma semana, seguida de um aumento sequencial na dosagem a cada semana, se as cefaleias não estiverem controladas. Os efeitos colaterais incluem alopecia e tremor.

Betabloqueadores

Os betabloqueadores vêm sendo usados no tratamento profilático da enxaqueca desde 1972. O betabloqueador mais prescrito é o propanolol. A forma de ação prolongada é prescrita com frequência, e a dose geralmente é aumentada até que a pressão arterial caia para 100/60 mmHg e o pulso atinja 60 bpm. Uma vez instituído o betabloqueador, pode haver uma leve redução na pressão arterial e no pulso. Os principais efeitos colaterais observados por betabloqueadores são depressão, fadiga, alopecia, bradicardia, extremidades frias e tontura postural. Do ponto de vista prático, em uma população de pacientes enxaquecosos, em geral composta por pacientes jovens do sexo feminino, os betabloqueadores costumam ser pouco tolerados, sendo usados quando outros grupos medicamentosos não surtiram efeito.

QUESTÕES DE COMPREENSÃO

Para cada apresentação clínica em 18.1 a 18.4, escolha o diagnóstico mais apropriado a partir da lista a seguir:

A. Hemorragia subaracnóidea.
B. Sinusite.
C. Cefaleia pós-PL.
D. Dissecção da carótida.
E. Pseudotumor cerebral.
F. Enxaqueca com aura.
G. Enxaqueca sem aura.

18.1 Um homem de 38 anos apresenta dor cervical do lado direito e dormência de face, membro superior e membro inferior após uma manipulação quiroprática de seu pescoço.

18.2 Uma mulher de 37 anos apresenta congestão nasal e gotejamento pós-nasal, além de queixar-se de dor bilateral acima e ao redor de seus olhos.

18.3 Um estudante universitário de 21 anos, que está estudando para os exames finais, queixa-se de dor temporal recorrente, precedida por *flashes* luminosos, seguidos de náuseas que duram 3 a 5 horas.

18.4 Um homem de 54 anos foi submetido a uma punção lombar há dois dias, para avaliação de dormência no pé. Atualmente, queixa-se de uma cefaleia significativa e náuseas, quando ele levanta de uma posição supina (deitado) para uma posição vertical.

RESPOSTAS

18.1 **D.** Dissecção da carótida é a explicação mais provável neste caso, uma vez que a dor situa-se principalmente no pescoço e está associada a achados neurológicos contralaterais.

18.2 **B.** A sinusite é provavelmente causada pela congestão nasal e pode levar à cefaleia frontal ou maxilar.

18.3 **F.** Esta é a apresentação típica de enxaqueca com aura, com cefaleia unilateral associada à náusea.

18.4 **C.** Cefaleia pós-PL é provavelmente causada pela relação proximal com à PL.

DICAS CLÍNICAS

▶ Tipos raros de enxaquecas incluem a enxaqueca **hemiplégica** (sintomas temporários semelhantes ao acidente vascular encefálico), enxaqueca **oftalmoplégica** (dor ocular e fraqueza oculomotora), enxaqueca da **artéria basilar** (tontura, confusão e perda de equilíbrio), enxaqueca **retiniana** (dor ocular e perda visual) e enxaqueca **abdominal** (dor abdominal, náusea, vômito e diarreia).
▶ Para mulheres cujas cefaleias estão ligadas aos ciclos menstruais, a menopausa pode resultar em melhora das cefaleias, embora elas raramente desapareçam por completo.
▶ Em mulheres em menopausa espontânea, a cefaleia do tipo enxaqueca melhora em 67%, permanece inalterada em 24% e piora em 9%.
▶ Aproximadamente 80% das pessoas que apresentam cefaleias enxaquecosas têm uma história familiar de enxaqueca, que implica em suscetibilidade genética.

REFERÊNCIAS

Derman H. In: *Current Neurology*, vol. 14. St. Louis, MO: Mosby; 1994:179.

Saper, JR, Silberstein SD, Gordon CD, et al. *Handbook of Headache Management, a Practical Guide to Diagnosis and Treatment of Head, Neck, and Facial Pain.* Baltimore, MD: Williams & Wilkins; 1993.

Silberstein, SD, Lipton RB, Goadsby PJ. *Headache in Clinical Practice.* London: Martin Dunitz; 2002.

CASO 19

Uma mulher branca, de 38 anos, tem uma história de cefaleia há pelo menos 10 anos. Atualmente, as cefaleias ocorrem todos os dias e são de intensidade leve a moderada. De modo geral, a dor esta localizada nas têmporas e irradia para o pescoço. A paciente também relata uma cefaleia diferente, percebida aproximadamente três vezes ao mês, localizada sobre um dos olhos e associada com náusea, vômito, fotofobia e fonofobia. Essas cefaleias costumam piorar durante o ciclo menstrual. A paciente tem uma história anterior de enxaqueca episódica, que começou por volta dos 20 anos. Inicialmente, essa cefaleia ocorria uma a três vezes por ano, mas evoluiu para uma a três vezes por semana. A paciente experimentou vários medicamentos para suas cefaleias, vendidos sem receita médica, e usou regularmente paracetamol, ácido acetilsalicílico, cafeína, ibuprofeno e naproxeno sódico. Atualmente, a paciente está tomando três drágeas de paracetamol a cada quatro horas e continua com cefaleia. Ela observa que, quando essas cefaleias iniciaram, duas doses de paracetamol aliviavam a cefaleia. Agora, 18 doses de paracetamol por dia não atuam sobre sua cefaleia. Seu exame geral está dentro dos limites normais. O exame neurológico não revela rigidez de nuca ou rigidez muscular, reflexos anormais, fraqueza ou alterações sensoriais. Existe sensibilidade dolorosa no local de saída do nervo occipital, bilateralmente.

▶ Qual é o diagnóstico mais provável?
▶ Qual é o próximo passo diagnóstico mais provável?
▶ Qual é o próximo passo terapêutico mais provável?

RESPOSTAS PARA O CASO 19:
Cefaleia crônica

Resumo: uma mulher branca, de 38 anos, tem uma história de 10 anos de cefaleias diárias, localizadas na região temporal, irradiando para o pescoço. A paciente também relata uma cefaleia diferente, cerca de três vezes ao mês, localizada sobre um olho, associada a náusea, vomito, fotofobia e fonofobia, exacerbada pela menstruação. Ela tem uma história de enxaqueca episódica, que iniciou por volta dos 20 anos. Diversas medicações vendidas sem receita médica, incluindo altas doses de paracetamol, foram ineficazes. Seu exame geral e neurológico é normal.

- **Diagnóstico mais provável:** (1) cefaleia crônica diária com fenômeno de rebote analgésico; (2) neuralgia occipital.
- **Próximo passo diagnóstico:** exame neurológico.
- **Próximo passo terapêutico:** reduzir o uso de paracetamol e considerar um tratamento incluindo o bloqueio do nervo occipital.

ANÁLISE

Objetivos

1. Reconhecer uma cefaleia diária crônica e ser capaz de diferenciá-la da enxaqueca e de outras causas de cefaleia.
2. Saber quais os tratamentos disponíveis para cefaleia crônica diária, incluindo medicamentos e intervenções não medicamentosas.
3. Saber qual é a abordagem necessária para pacientes com cefaleia diária crônica.

Considerações

Ao avaliar um paciente com queixas de cefaleia, a história clínica tem uma importância fundamental. A natureza (tipo de dor e sintomas associados ou desencadeantes), gravidade e duração da cefaleia são importantes na determinação do tipo da cefaleia e seu controle. Neste caso, a paciente tem uma história pregressa de cefaleias. Sua cefaleia é descrita de duas formas. A paciente relata dor ao redor da região temporal e do pescoço, que ocorre diariamente; esses sintomas parecem ser consistentes com uma cefaleia do tipo tensional. Ela também apresenta com frequência uma cefaleia recorrente, que afeta um dos lados e está associada a náuseas e vômitos, além de sensibilidade à luz e ruídos, sugestiva de uma cefaleia do tipo enxaqueca. A duração dessas cefaleias é de muitos anos. Embora tenha aumentado em frequência, o caráter das cefaleias não mudou. Seu exame é normal, exceto pela sensibilidade dolorosa nas regiões de saída do nervo occipital, bilateralmente. Portanto, as cefaleias provavelmente não se devem a outras etiologias, como tumor, infecção ou traumatismo. No entanto, se a paciente não foi submetida recentemente a um exame de imagem do crânio, a realização de uma ressonância magnética (RM) ou uma tomografia computadorizada (TC) de crânio pode ser prudente. A história fornece um registro de enxaqueca episódica no passado, que passou a cefaleia crônica diária, transitoriamente responsiva a analgésicos vendidos sem receita médica.

Uma vez confirmada a cefaleia diária crônica e excluídas outras etiologias como infecção e tumor cerebral, a redução gradativa do paracetamol e a introdução de outra medicação, como o ácido valproico, um anticonvulsivo, parecem ser úteis nessas condições.

ABORDAGEM À
Cefaleia crônica

DEFINIÇÕES

CEFALEIA VASCULAR: é um tipo de cefaleia, incluindo a enxaqueca, que parece envolver a função anormal dos vasos sanguíneos cerebrais ou o sistema vascular.

CEFALEIA DO TIPO ENXAQUECA: o tipo mais comum de cefaleia vascular são as cefaleias do tipo enxaqueca, que geralmente se caracterizam por dor grave em um ou ambos os lados do crânio, mal-estar abdominal ou comprometimento visual.

FOTOFOBIA: sensibilidade à luz ou intolerância à luz.

FONOFOBIA: sensibilidade aumentada a ruídos.

ABORDAGEM CLÍNICA

A entidade clínica da cefaleia diária crônica engloba várias síndromes de cefaleia. Elas incluem cefaleia da enxaqueca crônica, cefaleia crônica do tipo tensional e cefaleia diária persistente de início recente. Todas essas entidades podem ser complicadas pelo abuso de analgésicos.

Cefaleia da enxaqueca crônica

A **enxaqueca crônica** é observada com mais frequência em mulheres que têm uma história de enxaqueca intermitente, que em geral iniciou quando elas tinham entre 10 e 30 anos. As cefaleias se tornaram mais frequentes com o passar dos anos, e essas cefaleias da enxaqueca crônicas costumam não estar associadas com fotofobia, fonofobia ou náusea. Mesmo que essas cefaleias tornem-se mais crônicas, muitas pacientes ainda têm enxaquecas crônicas intermitentes e cefaleias do tipo enxaqueca aleatórias, que podem estar associadas com náusea, vômito, fotofobia e fonofobia. Um número significativo de pacientes com enxaqueca crônica apresenta depressão subjacente e ansiedade. A entidade de enxaqueca transformada favorece a alteração da enxaqueca episódica para um quadro de cefaleia diária crônica. Assim, a enxaqueca crônica tem as seguintes características: cefaleia diária ou quase diária, superior a 15 dias no mês; a paciente apresenta cefaleias que duram pelo menos quatro horas durante um dia e, geralmente, existe uma história de enxaqueca episódica durante esta fase crônica. A evolução para um quadro mais crônico costuma ocorrer durante um período de três a seis meses.

Cefaleia crônica do tipo tensional

Pacientes com uma história de cefaleias tensionais episódicas podem progredir para uma cefaleia crônica do tipo tensional. De modo geral, não existem as características típicas de enxaqueca, exceto as **náuseas**, que não estão associadas a vômitos. A paciente geralmente está afetada em mais de 15 dias no mês, com uma duração média de cefaleia superior a quatro horas por dia. A dor costuma estar situada na **região temporal, é descrita como uma sensação de pressão ou aperto, de gravidade média a moderada**. Sua distribuição frequentemente é **em faixa**. Pode existir dor occipital e sensibilidade dolorosa na região occipital, assim como dos músculos posteriores do pescoço. Esses pacientes também podem apresentar cefaleia do tipo enxaqueca ocasional, mas a cefaleia predominante é a cefaleia bitemporal (mais frequente).

Neuralgia occipital

A **neuralgia occipital** é uma cefaleia na qual os grandes nervos occipitais estão irritados e inflamados. Isso causa dor intensa, irradiando do ponto de saída do nervo occipital, atrás da orelha, até as têmporas ou atrás dos olhos. A localização da dor pode ser bilateral ou unilateral. O couro cabeludo pode estar sensível à dor e a sensibilidade à luz pode estar associada com a cefaleia.

Cefaleia diária persistente de início recente

A **cefaleia diária persistente de início recente** é o **desenvolvimento agudo de uma cefaleia diária**, durante um curto período de tempo, em geral **inferior a três dias**. Pode haver um evento precipitante, frequentemente uma doença viral antecedente. Os pacientes como cefaleias diárias persistentes e de início recente costumam ser mais jovens que aqueles com enxaqueca crônica. Uma vez iniciada a cefaleia, a frequência média é superior a 15 dias de cefaleia durante um mês, e a duração da cefaleia é superior a quatro horas por dia, quando não tratada. Não existe história anterior de cefaleias do tipo tensional ou enxaqueca. O início agudo da cefaleia que está presente por menos de três dias é crítico para fazer o diagnóstico. É importante considerar que todos os tipos de cefaleia diária crônica podem ser exacerbados por um fenômeno de rebote analgésico e que devem ser feitas tentativas sérias para manter o paciente sem analgésicos vendidos sem receita médica.

Avaliação

A maioria dos pacientes com cefaleia crônica diária já foi examinada por diversos médicos, tendo em vista a cronicidade da cefaleia. Exames de imagem em geral já foram realizados no passado e são normais; caso não estejam disponíveis, deve ser feita uma angiografia por ressonância magnética para procurar por uma isquemia, pressão intracraniana ou lesão ocupando espaço. Exames bioquímicos séricos, hemograma completo com diferencial, função da tireoide e uma velocidade de hemossedimentação (VHS) devem ser colhidos. Uma pulsão lombar (PL) após uma RM esclarecedora deve ser considerada em pacientes com cefaleia de origem aguda, durante um curto período de tempo, para excluir causas infecciosas ou inflamatórias.

Tratamento

Cerca de 30% dos pacientes com cefaleia crônica diárias relatam melhora significativa com o tratamento, mas a maioria dos pacientes apresenta alguma melhora. Existem tratamentos medicamentosos e não medicamentosos disponíveis e ambos devem ser tentados, em especial quando existe um componente cervical significativo para essas cefaleias.

Tratamento não medicamentoso

O tratamento não medicamentoso da cefaleia crônica diária pode incluir **biofeedback, manejo do estresse, intervenções psicológicas e mudanças no estilo de vida**. Muitos pacientes podem se beneficiar de fisioterapia feita por um especialista em reabilitação do pescoço. A massoterapia também demonstrou ser útil em certos pacientes. No entanto, nessa paciente com sensibilidade dolorosa na região da saída do nervo occipital, uma injeção de esteroide e anestésico é o melhor tratamento.

Tratamento medicamentoso

Como foi observado, a primeira intervenção em um plano de tratamento medicamentoso para cefaleia diária crônica é a **remoção de quaisquer medicamentos vendidos sem receita médica**, que podem incluir **paracetamol** ou **ácido acetilsalicílico**. Analgésicos simples, como tramadol e propoxifeno sem paracetamol podem ser usados criteriosamente, como uma ponte para o novo tratamento profilático. Medicamentos preventivos que foram bem-sucedidos no tratamento da cefaleia diária crônica incluem anticonvulsivantes, antidepressivos e outros medicamentos que podem ser úteis na enxaqueca. A medicação inicial é o **valproato de sódio,** iniciando com 250 mg à noite e aumentando até 750 mg, como indicado. O topiramato também pode ser útil, iniciando com uma dose de 50 mg à noite, aumentado para 50 mg duas vezes ao dia, durante um período de quatro semanas, aumentando a dose em 25 mg por semana. Amitriptilina e nortriptilina também têm sido úteis na cefaleia diária crônica, iniciando com uma dose de 25 mg ou 50 mg à noite, aumentado depois para 100 mg, como indicado. Betabloqueadores, como o propanolol (80 mg), e bloqueadores do canal de cálcio, como verapamil (100 mg) têm sido usados na cefaleia diária crônica. De todos esses grupos de medicamentos, os anticonvulsivantes parecem ser mais bem-sucedidos no tratamento da cefaleia diária crônica. Recentemente, injeções da toxina botulínica foram usadas na cefaleia diária crônica, em especial naqueles pacientes com pontos desencadeantes da cefaleia, ou nos pacientes com dor e espasmo cervical significativo. Em alguns pacientes, a taxa de sucesso da toxina botulínica é de quase 60%.

QUESTÕES DE COMPREENSÃO

19.1 Uma mulher de 33 anos apresenta cefaleia diária crônica. Seus exames foram negativos. Qual dos itens a seguir é um importante início terapêutico para esse distúrbio?

A. Manter a dose de analgésicos durante o uso de tratamento antiepiléptico.
B. Aumentar a dose de analgésicos ao iniciar o tratamento com *biofeedback*.
C. Reduzir a dose de analgésico enquanto começa outro tratamento.
D. Tranquilizar a paciente e encaminhar ao psiquiatra.

19.2 Uma mulher de 33 anos apresenta cefaleia diária grave. Seu médico prescreveu injeções de toxina botulínica, que foram altamente eficazes. Dos tipos de cefaleia apresentados a seguir, qual é o mais provável?

A. Cefaleia do tipo enxaqueca vascular.
B. Cefaleia vascular em salvas.
C. Espasmo de músculo cervical.
D. Cefaleia tensional.

19.3 Uma mulher de 40 anos vem ao consultório do médico com uma história de dois anos de cefaleia praticamente diária. Ela afirma que a cefaleia está associada a algumas náuseas. Às vezes, o paracetamol é útil, embora não tenha sido eficaz nos últimos três meses. O exame neurológico é normal. Qual dos itens a seguir é o melhor passo a seguir?

A. Começar com betabloqueador.
B. Substituir ácido acetilsalicílico por paracetamol.
C. Fazer TC de crânio.
D. Solicitar avaliação psiquiátrica.

RESPOSTAS

19.1 **C.** O uso excessivo de analgésicos frequentemente contribui, transformando a cefaleia ou enxaqueca em cefaleia crônica. Portanto, a primeira intervenção em um plano de tratamento medicamentoso para cefaleia diária crônica é a remoção de quaisquer medicamentos sem receita médica, que podem incluir paracetamol ou ácido acetilsalicílico.

19.2 **C.** Até o momento, os anticonvulsivantes parecem ser mais eficazes no tratamento de cefaleia diária crônica. Injeções de toxina botulínica foram usadas na cefaleia diária crônica, especialmente em pacientes com pontos desencadeadores de cefaleia ou em pacientes com dor e espasmo cervical significativo. Embora as

injeções de toxina botulínica tenham sido relatadas como eficazes na maioria dos pacientes, elas não são consideradas como tratamento de primeira linha.
19.3 **C.** Embora a maioria dos pacientes com cefaleia crônica diária apresentem exames de neuroimagem relativamente normais, qualquer paciente com cefaleias recorrentes ou persistentes, que nunca foi submetido a exame de imagem, necessita uma RM e/ou angiorressonância do cérebro para avaliar as causas potenciais ou fatores exacerbantes.

DICAS CLÍNICAS

▶ Cefaleia do tipo tensional, associada com uma pressão bilateral constante semelhante a uma faixa, e dor em região frontal até as têmporas e o pescoço, são as formas mais comuns de cefaleia.
▶ Pseudotumor cerebral é uma condição de aumento da pressão do líquido cerebrospinal (produção excessiva ou absorção reduzida), associada à cefaleia crônica, sendo com frequência melhorada por punção lombar.
▶ Interrupção do sono (hipersonia ou insônia) é um desencadeante muito comum de cefaleia e enxaqueca.
▶ Enxaqueca transformada é uma doença enxaquecosa que se transforma em cefaleia diária menos graves, mescladas de crises de enxaqueca graves e debilitantes. O uso excessivo de medicamentos analgésicos é o principal fator de enxaquecas transformadas.

REFERÊNCIAS

Derman H. In: *Current Neurology*, vol. 14. St. Louis, MO: Mosby; 1994:179.

Saper JR, Silberstein SD, Gordon CD, et al. *Handbook of Headache Management, a Practical Guide to Diagnosis and Treatment of Head, Neck, and Facial Pain*. Baltimore, MD: Williams & Wilkins; 1993.

Silberstein SD, Lipton RB, Goadsby PJ. *Headache in Clinical Practice*. London: Martin Dunitz; 2002.

CASO 20

Uma mulher de 67 anos foi internada no hospital por apresentar confusão extrema e agitação. Ela estava razoavelmente bem até três a quatro semanas antes da internação; no entanto, sua família informa que a memória da paciente foi piorando ao longo dos últimos três anos. Inicialmente, ela tinha problemas para lembrar eventos recentes e nomes de pessoas, e tinha uma tendência de voltar ao passado. Ela se perdeu várias vezes enquanto dirigia e, mais recentemente, perdeu-se em um bairro que lhe era conhecido. A paciente parou de cozinhar porque não conseguia mais operar seu fogão elétrico. Às vezes, suas palavras não fazem sentido. No entanto, seus modos e traquejo social estão preservados, e é agradável tê-la por perto, embora ela apresente a tendência de interagir cada vez menos. Ela anda ao redor do quarteirão todos os dias, e sua marcha e coordenação parecem bastante normais. Como agora ela passou a chorar intermitentemente, seu médico de família prescreveu uma dose crescente de amitriptilina, há um mês. Inicialmente, ela passou a dormir bem à noite, mas nos últimos dias teve alucinações visuais e gritava de modo incoerente. Ao exame físico, ela estava levemente taquicárdica. A paciente estava desatenta e tinha dificuldade de se concentrar em uma tarefa. Sua fala revelou numerosas parafrasias, mas de resto ela era fluente. Seu exame neurológico era normal.

▶ Qual é o diagnóstico mais provável?
▶ Qual é o próximo passo diagnóstico?
▶ Qual é o próximo passo terapêutico?

RESPOSTAS PARA O CASO 20:
Demência de Alzheimer

Resumo: uma mulher de 67 anos foi internada por confusão extrema e agitação; ela apresentou déficits de memória de curto prazo nos últimos três anos, perdeu-se várias vezes ao dirigir, parou de cozinhar e, algumas vezes, fala palavras sem sentido. Ela continua sendo uma pessoa agradável. Foi prescrito que ela tomasse amitriptilina por um mês. Inicialmente, ela passou a dormir bem à noite, mas nos últimos dias a paciente apresentou alucinações visuais e gritava incoerentemente. Ao exame, estava levemente taquicárdica, desatenta e tinha dificuldade em manter uma atividade, apresentava erros parafásicos e tinha exame neurológico normal.

- **Diagnóstico mais provável:** demência subjacente, provavelmente doença de Alzheimer (DA), com *delirium* sobreposto pela amitriptilina.
- **Próximo passo diagnóstico:** suspensão da amitriptilina, avaliação medicamentosa e observação.
- **Próximo passo terapêutico:** após observação e estabilização, considerar o tratamento da demência subjacente.

ANÁLISE

Objetivos

1. Compreender o diagnóstico diferencial de demência.
2. Conhecer a fisiopatologia subjacente da DA.
3. Entender as suscetibilidades de pacientes com demência.

Considerações

Esse caso tem dois aspectos principais: uma história de vários anos de evidente declínio cognitivo e há também declínio abrupto e agitação. Esse início insidioso e a progressão gradual são característicos de doença degenerativa, embora outras classes de doenças possam, algumas vezes, imitar essa evolução temporal. Nessa paciente houve declínio cognitivo, mas não houve alteração na função neurológica básica, ou seja, dos nervos cranianos, da motricidade, sensibilidade, coordenação, marcha e postura. A preservação da memória de longo prazo e os déficits acentuados da memória de curto prazo são típicos. Assim, esta é uma doença que se apresenta, primariamente, como uma demência. Não há tremor ou distúrbios da marcha, que podem indicar doença de Parkinson, nem os déficits neurológicos associados do acidente vascular encefálico. O diagnóstico diferencial da demência é extenso, e uma história abrangente, assim como exame físico, exames de imagem e exames laboratoriais devem ser solicitados.

O início agudo de agitação e *delirium* provavelmente é causado pelo antidepressivo. Essa paciente recebeu amitriptilina para sua depressão aparente. Amitriptilina é um antidepressivo tricíclico, mas também apresenta vários efeitos anticolinérgicos. Parece ser muito provável que a paciente apresentava um *delirium* sobreposto a sua demência, sendo precipitado pela amitriptilina.

Em razão de sua condição subjacente, ela era suscetível a esse evento. Em muitas patologias, e isso é verdadeiro para DA, pode estar indicado o uso de agentes terapêuticos; no entanto, a melhor abordagem é ser seletivo, evitando a administração de medicamentos que possam piorar essas patologias. Com o progresso da DA aparecem diversos problemas comportamentais. Entre eles estão comportamentos destrutivos, perambulação, desinibição e agitação. No diagnóstico diferencial de demência, a síndrome de pseudodemência é causada por síndromes depressivas. Algumas das características de pseudodemência depressiva incluem manifestações de síndromes depressivas, como perda de comportamentos sociais, comprometimento do ciclo sono-vigília e alteração do comportamento alimentar. Esses itens são comuns em escalas de classificação de depressão, mas são inespecíficos e podem ser observados em pacientes doentes sem depressão. Uma boa dica sobre pseudodemência *versus* demência verdadeira é o tipo de respostas dadas em testes do estado mental. Enquanto pacientes com demências leves fazem "pequenos erros", como estarem situados um pouco fora do ano ou mês, pacientes com pseudodemência tendem a responder com "eu não sei". É importante fazer os pacientes responderem às perguntas. Pacientes com DA muitas vezes sabem que estão errando e, assim, não respondem para evitar constrangimento. É importante deixar o paciente confortável, para que se tenha uma visão geral dos aspectos qualitativos da demência. A depressão é comum, e o limiar para o tratamento atualmente é muito baixo. Antidepressivos, no entanto, não fornecem melhora para os pacientes com DA, que não têm depressão. Além disso, esses pacientes são suscetíveis aos efeitos colaterais, principalmente com medicamentos mais antigos e com menos especificidade farmacológica.

Nessa paciente, o primeiro a ser feito é ter certeza de que ela está estável, sob o ponto de vista clínico. Além disso, ela deve ser examinada para outras causas de *delirium*, incluindo agentes metabólicos e farmacológicos, bem como deficiências vitamínicas e hormonais. A amitriptilina em uso deve ser suspensa e a paciente deve ser observada. Ela deve melhorar e voltar a uma linha de base estável. Nesse ponto, ela pode ser examinada mais de perto quanto à natureza de sua demência por meio de exames de imagem e exames do líquido cerebrospinal (LCS), de acordo com o quadro clínico. Se ela estiver deprimida, pode ser tratada com um inibidor seletivo da recaptação da serotonina relativamente específico. O tratamento com uma anticolinesterásico, que demonstrou retardar a progressão da doença, será apropriado nesse momento. A memantina, um antagonista do receptor N-metil-d-aspartato (NMDA), também pode ser considerada, uma vez que é benéfica em estágios moderados de DA. A demência é uma doença prolongada, que não se altera do dia para a noite, e não há necessidade de um tratamento com a urgência e a temporalidade de um tratamento de parada cardíaca. Esses pacientes podem ser muito sensíveis ao efeito deletério de medicamentos. Uma medicação deve ser ajustada com cuidado e dois fármacos nunca devem ser iniciados ao mesmo tempo.

ABORDAGEM À
Doença de Alzheimer

DEFINIÇÕES

DELIRIUM: uma causa transitória, geralmente reversível, de disfunção cerebral, que se manifesta clinicamente com uma ampla variação de anormalidades neuropsiquiátricas. As características clínicas são uma diminuição da atenção e confusão mental com pioras e melhoras.

ERROS PARAFRÁSICOS: a produção não intencional de sílabas, palavras ou frases durante o esforço para falar.

NÚCLEO BASAL DE MEYNERT: um grupo de células nervosas que tem projeções largas para o neocórtex, ricas em acetilcolina e colina acetiltransferase.

PSEUDODEMÊNCIA: uma forma grave de depressão, resultante de um distúrbio cerebral progressivo, na qual alterações cognitivas podem imitar as alterações da demência.

DEMÊNCIA: comprometimento da memória e de outra função cognitiva (p. ex., linguagem, orientação visuoespacial, julgamento), representando um declínio de capacidades anteriores e interferindo no funcionamento diário e na vida independente.

DOENÇA DE ALZHEIMER: a principal causa de demência, responsável por metade dos casos envolvendo indivíduos idosos, correlacionada com atrofia cortical difusa e atrofia hipocampal, com aumento do tamanho dos ventrículos. As alterações patológicas nos cérebros de pacientes com DA incluem emaranhados neurofibrilares, com uma deposição de amiloide anormal no cérebro.

DEMÊNCIA MULTI-INFARTO: demência no quadro clínico de doença cerebrovascular, ocorrendo após infartos cerebrais múltiplos grandes ou pequenos (lacunares).

ABORDAGEM À
Demência

A demência pode ser caracterizada e classificada de várias maneiras. Uma delas é a demência cortical *versus* demência subcortical. As características de ambos os tipos de demência estão listadas no Quadro 20.1, e o diagnóstico diferencial no Quadro 20.2. **Demências corticais** tendem a envolver as funções cognitivas, enquanto a função neurológica é preservada. A linguagem está afetada, embora a articulação da fala geralmente não esteja prejudicada. No entanto, essas diferenças diminuem em estágios mais tardios de demência. Demências corticais também podem ser subdivididas em **anterior e posterior**. A demência cortical anterior é caracterizada pela demência frontotemporal. Quando a metade anterior do córtex está afetada, ela tende a produzir problemas comportamentais e disfunção executiva. Os pacientes podem perder

Quadro 20.1 • CARACTERÍSTICAS CLÍNICAS DE DEMÊNCIAS CORTICAIS E SUBCORTICAIS

Característica	Cortical	Subcortical
Manifestação verbal		
Linguagem	Afásica	Normal
Fala	Normal	Anormal (hipofônica, disártrica, muda)
Estado mental		
Memória	Amnésia (déficit de aprendizado)	Esquecimento (déficit de memória)
Cognição	Anormal (acalculia, julgamento pobre, abstração comprometida)	Anormal (lenta, dilapidada)
Visuoespacial	Anormal	Anormal
Emoções	Anormais (indiferente ou desinibido)	Anormal (apático ou deprimido)
Sistema motor		
Postura	Normal	Anormal
Tônus	Normal	Geralmente aumentado
Movimentos	Normal	Anormais (tremor, coreia, asterixe, distonia)
Marcha	Normais	Anormal

seu traquejo social precocemente, estando a memória e as funções intelectuais relativamente preservadas. **Demências corticais posteriores tendem a comprometer a função intelectual, preservando o comportamento social.** O protótipo das demências corticais posteriores é a doença de Alzheimer. Esse distúrbio quase invariavelmente apresenta um envolvimento precoce da memória recente, com disfunção da linguagem (afasia), apraxia e agnosia. Quando é realizado o Miniexame do estado mental (MEEM), a memória tardia geralmente é a primeira afetada e, mesmo em pacientes com demência leve, é de 0/3 no retardo para lembrar a tarefa. O **olfato** é a única "função neurológica básica" que pode ser demonstrada como prejudicada, mesmo na DA em estágio precoce.

É de grande importância prática o fato de que praticamente todas as demências que são tratáveis para cura ou, pelo menos, passíveis de progressão lenta são as **demências subcorticais**.

A **doença de Alzheimer** é uma doença degenerativa primeiramente descrita por Alois Alzheimer, que descreveu o quadro clínico e as alterações histológicas características, consistindo em **placas amiloides e emaranhados neurofibrilares** (Figura 20.1). As placas amiloides coram-se positivamente com anticorpos para a proteína precursora amiloide (APP). Ligandos ligados à APP podem ser visualizados com tomografia por emissão de pósitrons (PET) cerebral e isso provavelmente será uma técnica de neuroimagem valiosa em um futuro próximo. A DA pode ser causada por diversos fatores. Existem mutações conhecidas da proteína precursora amiloide, bem como duas proteínas homólogas, presenilina-1 e presenilina-2, que tendem a ocorrer no início precoce da doença. No passado, a DA foi considerada uma demência pré-senil, com início em

Quadro 20.2 • CLASSIFICAÇÃO DE DEMÊNCIA BASEADA NA DISFUNÇÃO CORTICAL OU SUBCORTICAL

Demências corticais	Demências com disfunção cortical e subcortical combinadas
Doença de Alzheimer Demências frontotemporais Doença de Pick (variante frontotemporal) Demência semântica (variante temporal) Afasia progressiva não fluente	Demências por infartos múltiplos Doenças de príon

Demências subcorticais
Demência com parkinsonismo
Doença de Parkinson
Doença de Huntington
Paralisia supranuclear progressiva
Atrofia de múltiplos sistemas
Neurodegeneração com acúmulo de ferro no cérebro
Hidrocefalia
Síndrome de demência da depressão
Doenças da substância branca
Esclerose múltipla
Encefalopatia por HIV
Demências vasculares
   Doença vascular isquêmica subcortical
   Estado lacunar
   Doença de Binswanger
   CADASIL
Leucoencefalopatia induzida por radiação
	Sífilis (paresia geral)
	Encefalopatias tóxicas/metabólicas
	Doenças sistêmicas
	Endocrinopatias
	Estados de deficiência (B_{12})
	Intoxicações por drogas
	Exposição a metais pesados
	Demências industriais
	Miscelânea de síndromes demenciais
	Pós-traumática
	Pós-anóxica
	Neoplásica
	Por lesões de massa
	Paraneoplásica
	
	Degeneração corticobasal
	Demência com corpúsculos de Lewy

CADASIL, arteriopatia cerebral autossômica dominante com infartos subcorticais e leucoencefalopatia.

idades abaixo de 65 anos; no entanto, todos os quadros clínicos são atualmente considerados como demência do tipo Alzheimer. A interferência com o metabolismo da proteína precursora amiloide é considerada um passo crítico na fisiopatologia da DA. Atualmente, existem vários estudos que demonstram que LCS Ab1-42 está diminuída, ao passo que a proteína tau está aumentada na DA. Esse achado é bastante específico, mas não é muito sensível. A apolipoproteína E (APO-E) está envolvida no metabolismo do colesterol e pode desempenhar um papel no metabolismo amiloide. Existem três haplótipos principais para essa proteína, e o tipo e4 é um fator de risco para DA. É possível solicitar um genótipo APO-E nos laboratórios comerciais. No entanto, é importante notar que a presença de APO-E e4 é apenas um fator de risco e não prova DA.

Estudos de imagem normalmente mostram atrofia cortical, em especial dos córtices parietais e temporais, com atrofia hipocampal. Como um correlato, os exames funcionais de imagem mostram hipometabolismo nos córtices temporal e parietal (Figura 20.2A).

Parece haver **degeneração particular das células colinérgicas que se projetam para o córtex cerebral anterior**, em especial o núcleo basal de Meynert. A principal abordagem para melhorar a cognição em pacientes com DA é tentar **aumentar a função colinérgica pela administração de inibidores da acetilcolinesterase**, que penetram no

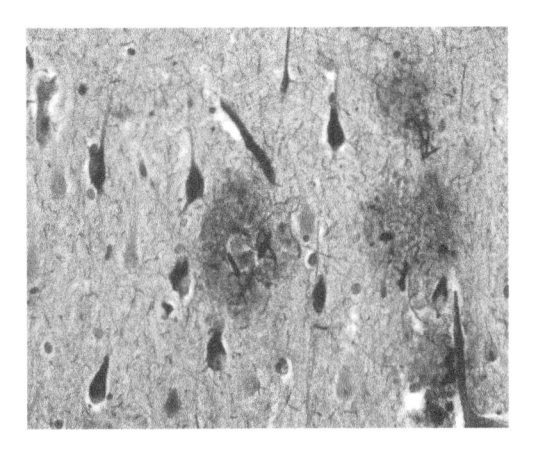

Figura 20.1 Microfotografia (P&B) de placa amiloide de Alzheimer e emaranhado neurofibrilar. (Reproduzida, com permissão, de Ropper AH, Brown RH. Adams and Victor's Principles of Neurology, 8th ed. New York, NY: McGraw-Hill Publishers, 2005:901).

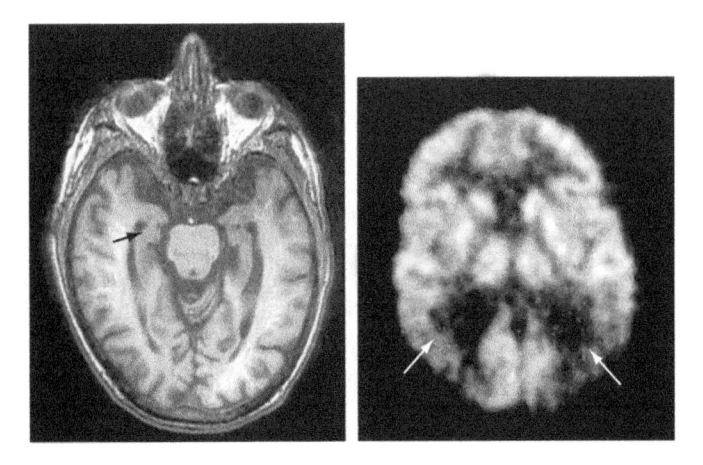

Figura 20.2 (A) Imagens de ressonância magnética axial ponderada em T1 de paciente com doença de Alzheimer, mostrando atrofia hipocampal bilateral e atrofia generalizada. **(B)** Exame de tomografia por emissão de pósitron, com redução da atividade nos lobos parietais bilateralmente. (Reproduzida, com permissão, de Kasper DL, et al. Harrison's Principles of Internal Medicine, 16th ed. New York, NY: McGraw-Hill Publishers, 2005:2399).

sistema nervoso central (SNC). Uma das consequências da perda colinérgica é, também, a extrema sensibilidade dos efeitos deletérios dos medicamentos anticolinérgicos.

Diagnóstico diferencial

Se o declínio cognitivo ocorre com um comprometimento proeminente do humor, deve-se considerar **depressão** ou pseudodemência. Muitas vezes é difícil distinguir o que ocorreu primeiro, porque muitos pacientes idosos com declínio cognitivo e declínio do nível de independência sofrem depressão reativa. A história de familiares envolvidos no início dos sintomas, ou a história de depressão prévia ou de outras doenças psiquiátricas pode ajudar a estabelecer o diagnóstico, podendo-se considerar um tratamento empírico com antidepressivos.

Se o paciente tem uma história de declínio gradual e irregular no funcionamento, em especial se o paciente teve sintomas aparentes de acidente vascular encefálico ou eventos isquêmicos transitórios, ou é portador de doença cardiovascular conhecida ou fibrilação atrial, então o diagnóstico mais provável é **demência por infartos múltiplos**. Esse tipo de demência vascular é uma causa comum de doença nos Estados Unidos, perfazendo 10 a 20% das demências. Outros pacientes com doença cerebrovascular, em especial como um resultado de hipertensão de longa data, podem desenvolver alterações subcorticais difusas da substância branca, que podem ser visualizados em exames de imagem, e também um declínio insidioso em vez de um declínio súbito em degraus da função cognitiva. Essa condição muitas vezes é denominada doença de Binswanger.

Outras causas comuns de demência incluem o declínio cognitivo causado pelo **alcoolismo** prolongado, ou a demência associada ao parkinsonismo. As duas condições subjacentes são evidenciadas pela história médica apropriada.

As causas menos comuns de demência incluem condições médicas, como a encefalopatia de Wernicke, como um resultado da deficiência de tiamina (vitamina B_1), deficiência de **vitamina B_{12}**, causada pela anemia perniciosa, **hipotireoidismo** não tratado ou infecções crônicas como a demência do **HIV** ou **neurossífilis**. Várias doenças primárias do SNC podem levar à demência, incluindo a doença de Huntington, esclerose múltipla ou doenças neoplásicas, como tumores cerebrais primários ou metastáticos (embora eles sejam mais propensos a produzir crises ou déficits focais em vez de demência), ou a disseminação leptomeníngea de vários cânceres. A **hidrocefalia de pressão normal** é uma forma potencialmente reversível de demência, na qual os ventrículos cerebrais crescem lentamente, como resultado de distúrbios da reabsorção de líquido cerebrospinal. A tríade clássica consiste em demência, distúrbio da marcha e incontinência urinária ou fecal. O alívio da hidrocefalia, por meio da colocação de uma derivação ventriculoperitoneal, pode reverter o declínio cognitivo.

Tratamento da doença de Alzheimer

Para pacientes com doença de Alzheimer, a expectativa média de vida após o diagnóstico é de 7 a 10 anos. A evolução é caracterizada pelo declínio cognitivo progressivo de funções (memória, orientação, atenção e concentração) e o desenvolvimento de sintomas comportamentais (perambulação, agressão, ansiedade, depressão e psicose). Os objetivos do tratamento da DA são: (1) melhorar a função cognitiva; (2) reduzir os sintomas comportamentais e psicológicos; e (3) melhorar a qualidade de vida. Atualmente, existem à disposição três agentes: donepezila, rivastigmina e galantamina. Além disso, a memantina, que é um inibidor dos aminoácidos excitatórios, tem sido útil, especialmente na demência tardia. Donepezila e rivastigmina são inibidores da colinesterase, eficazes na melhoria da função cognitiva e do estado clínico geral. Antagonistas dos receptores de NMDA, como a memantina, também parecem reduzir a taxa de declínio em pacientes com demência de Alzheimer. A risperidona reduz os sintomas psicóticos e a agressão em pacientes com demência. Outros aspectos incluem vigília, deambulação noturna, perambulação, agressão, incontinência e depressão. Um ambiente estruturado, com previsibilidade e uso criterioso de farmacoterapia, como um inibidor seletivo da recaptação da serotonina (ISRS) para depressão ou uma benzodiazepina de ação curta para insônia, são úteis. O cuidador primário frequentemente está sobrecarregado e precisa de apoio. A Alzheimer Association é uma organização internacional desenvolvida para dar apoio aos membros da família, podendo ser contatada pelo *site*: www.alz.org.

QUESTÕES DE COMPREENSÃO

20.1 Uma mulher de 67 anos tem um diagnóstico de demência de Alzheimer. O neurologista está explicando a razão para o tratamento medicamentoso. Os medicamentos donepezila, rivastigmina e galantamina são usados na DA para tentar aumentar a disponibilidade de qual transmissor no cérebro?

A. Dopamina.
B. Norepinefrina.
C. Glutamato.
D. Acetilcolina.

20.2 A paciente da Questão 20.1 trouxe seu filho, que é engenheiro químico, e pergunta qual é a substância que se encontra alterada ou ausente na DA. Você explica que, embora a fisiopatologia completa da DA seja desconhecida, existem evidências de que existe um processamento anormal de:

A. Acetilcolinesterase.
B. Alfa-sinucleína.
C. Huntingtina.
D. Proteína precursora amiloide.
E. Ácido gama aminobutírico (GABA).

20.3 Um homem de 70 anos apresenta leve declínio cognitivo e está sendo avaliado. Considerando o diagnóstico diferencial, qual destas anormalidades seriam incomuns no exame neurológico para DA leve?

A. Problemas para desenhar um relógio.
B. Comprometimento da sensibilidade olfatória.
C. Hiper-reflexia com sinal de Babinski positivo.
D. Comprometimento da memória de curto prazo.

RESPOSTAS

20.1 **D.** Todos estes agentes inibem a acetilcolinesterase e espera-se que resultem em um aumento da disponibilidade de acetilcolina no córtex cerebral.

20.2 **D.** Existem anomalias de deposição da proteína precursora de amiloide, níveis de LCS demonstrados na DA e mutações da proteína demonstraram causar o distúrbio clínico.

20.3 **C.** Comprometimento da olfação é a única anormalidade, exceto aquelas encontradas no teste MEEM, demonstradas com segurança em pacientes com DA.

DICAS CLÍNICAS

▶ A doença de Alzheimer é uma doença cortical posterior, de início insidioso e progressão gradual. Nos estágios iniciais, os pacientes afetados apresentam um exame neurológico normal, exceto o exame do estado mental e o teste olfatório.
▶ A doença de Alzheimer está associada com emaranhados neurofibrilares, e com deposição de placas amiloides anormais no cérebro.
▶ Pacientes com doença de Alzheimer geralmente são sensíveis aos efeitos deletérios de medicamentos anticolinérgicos.
▶ Medicamentos anticolinesterásicos demonstraram melhorar a cognição e o comportamento em pacientes com doença de Alzheimer.
▶ Embora as síndromes claramente depressivas devam ser tratadas em pacientes com doença de Alzheimer, os medicamentos não devem ser empregados rotineiramente sem que exista uma sintomatologia apropriada.
▶ A doença de Alzheimer é o tipo mais comum de demência, seguida pela demência por infartos múltiplos (vascular).
▶ Depressão e causas reversíveis de demência devem ser consideradas na avaliação de um paciente com perda da memória e declínio funcional.
▶ Um inibidor da colinesterase, como donepezila, é eficaz e melhora a função cognitiva e o estado clínico global de pacientes com doença de Alzheimer.

REFERÊNCIAS

Ballard C, Gauthier S, Corbett A, et al. Alzheimer's disease. *Lancet.* 2011;377:1019-1031.

Borson S, Raskind MA. Clinical features and pharmacologic treatment of behavioral symptoms of Alzheimer's disease. *Neurol.* 1997;48(5 suppl 6):S17-S24.

Jackson JC, Gordon SM, Hart RP, et al. The association between delirium and cognitive decline: a review of the empirical literature. *Neuropsychol Rev.* 2004 Jun;14:87-98.

Lyketsos CG, Lee HB. Diagnosis and treatment of depression in Alzheimer's disease: a practical update for the clinician. *Dement Geriatr Cogn Disord.* 2004;17:55-64.

Muller-Thomsen T, Arlt S, Mann U, et al. Detecting depression in Alzheimer's disease: evaluation of four different scales. *Arch Clin Neuropsychol.* 2005;20:271-276.

Querfurth HW, LaFerla FM. Mechanisms of disease: Alzheimer's disease. *N Engl J Med.* 2010;362:329-344.

van der Flier WM, Scheltens P. Epidemiology and risk factors of dementia. *J Neurol Neurosurg Psychiat.* 2005;76(suppl 5):v2-v7.

CASO 21

Uma mulher de 64 anos foi internada em decorrência de uma possível convulsão. A paciente afirma que vem apresentando pesadelos e sonhos há meses e, muitas vezes, acorda gritando ou cai da cama. Foi levada ao hospital porque estava se debatendo e gritando "pare", segundo testemunhou sua sobrinha. Esta afirmou que sua tia vinha apresentando um declínio durante o ano passado. Anteriormente, ela era uma pessoa ativa, de vida independente. Nos últimos seis meses ela se tornou mais reclusa e seu filho teve que assumir suas finanças, pois as contas a pagar estavam acumulando. Recentemente, a paciente estava tomando um psicotrópico prescrito por seu médico de família há alguns meses, com piora da desorientação. O medicamento foi suspenso. A paciente também admite "ver coisas" à noite e, ocasionalmente, "escuta coisas". O exame neurológico mostra leve bradicinesia, redução do balanço do braço direito e uma deambulação em pequenos passos. Também existe uma leve rigidez do braço direito, sem tremor. Um exame neuropsicológico revela alterações do funcionamento executivo (fluência verbal, atenção, julgamento) e dificuldades na realização de tarefas previamente aprendidas (dispraxia).

▶ Qual é o diagnóstico mais provável?
▶ Qual é o próximo passo diagnóstico?
▶ Qual é o próximo passo terapêutico?

RESPOSTAS PARA O CASO 21:
Demência (corpúsculos de Lewy)

Resumo: a paciente é uma mulher de 64 anos, com um declínio progressivo na personalidade e nas atividades diárias e depressão. A história da paciente também chama a atenção pelos distúrbios do sono, incluindo distúrbio do sono REM e alucinações. Seu exame revela comprometimento do sistema extrapiramidal e disfunção cognitiva subcortical e cortical, consistente com síndrome parkinsoniana associada à demência.

- **Diagnóstico mais provável:** demência com corpúsculos de Lewy difusos (DCLD).
- **Próximo passo diagnóstico:** ressonância magnética (RM) cerebral, avaliação neuropsicológica.
- **Próximo passo terapêutico:** medicamentos anticolinesterásicos.

ANÁLISE

Objetivos

1. Descrever o quadro clínico típico da DCLD.
2. Conhecer o diagnóstico diferencial de condições de parkinsonismo e demência.
3. Compreender a avaliação e o manejo das síndromes demenciais de Parkinson.

Considerações

Trata-se de uma mulher que desenvolveu disfunção cognitiva, comportamental e motora que, provavelmente, devem-se a uma DCLD. Sua história é significativa por apresentar declínio cognitivo e comportamental, caracterizado por isolamento social, incapacidade de cuidar de seus assuntos pessoais, distúrbios comportamentais relacionados à fase REM do sono (movimentos oculares rápidos) e alucinações. **A demência com corpúsculos de Lewy envolve uma disfunção predominante do lobo frontal ou disfunção executiva e parkinsonismo motor**, além de diversas características nucleares e sugestivas que incluem cognição flutuante, alucinações, sensibilidade aos neurolépticos e distúrbios relacionados ao sono. Com base na progressão da demência e no declínio cognitivo, seguidos de distúrbios relacionados ao sono e parkinsonismo, o diagnóstico mais provável é a doença com corpúsculos de Lewy difusos. Seu exame é altamente sugestivo de parkinsonismo, caracterizado por festinação (marcha em passos pequenos e curtos), redução ipsilateral do balanço do braço e rigidez. Um exame formal confirmou a disfunção motora, incluindo comprometimento da fluência verbal (geração da palavra), concentração, julgamento e apraxia. Sua história também apresenta piora clínica com tratamento empírico com psicotrópico, não especificado de outra forma.

Para esse caso, outras considerações diagnósticas incluem a doença de Parkinson (DP) ou seus distúrbios relacionados, doença de Alzheimer (DA), infecções do sistema nervoso central (SNC), ou doença cerebrovascular. Diferentes daqueles com

DCLD, os pacientes com demência de Alzheimer apresentam demência cortical primária, com comprometimento da memória, como característica predominante. As características parkinsonianas não são incomuns na DA, mas podem ser encontradas com frequência na doença avançada, quando o comprometimento cognitivo é grave. Além disso, pacientes com DA podem ser inadvertidamente tratados com antipsicóticos para distúrbios comportamentais associados, desenvolvendo parkinsonismo induzido por medicamento. Na DP os pacientes apresentam distúrbios motores associados com degeneração do sistema extrapiramidal (bradicinesia, rigidez, tremor). Na DP, a demência pode ocorrer, mas é predominantemente subcortical (processos de pensamento, recuperação, atenção e concentração mais lentos) e, em geral, não se trata de uma característica precoce ou predominante da doença.

Infecções do SNC, como encefalite por HIV ou meningite fúngica crônica, podem manifestar-se com demência lentamente progressiva e disfunção motora. Muitas vezes, demência e disfunção motora são mais globais e incluem déficits corticais e subcorticais múltiplos, disfunção extrapiramidal e piramidal e têm uma evolução clínica mais rápida. A hidrocefalia de pressão normal e doença cerebrovascular (principalmente doença isquêmica da substância branca profunda) normalmente se apresentam com o "parkinsonismo do corpo inferior", com distúrbios de marcha e equilíbrio precoces, acinesia e bradicinesia da região inferior do corpo, pouco ou nenhum tremor. Anormalidades urinárias e disfunção executiva do lobo temporal são comuns. Os exames de neuroimagem mostram com frequência anormalidades características nesses distúrbios.

ABORDAGEM À
Demência com corpúsculos de Lewy difusos

DEFINIÇÕES

APRAXIA: incapacidade de realizar tarefas ou movimentos quando solicitado, embora o paciente apresente compreensão e função motora normais, ou tenha aprendido previamente a realizar a tarefa. Existem tipos diferentes de apraxia, incluindo a **apraxia construcional** (dificuldade de realizar tarefas que envolvem construção, p. ex., desenhar uma estrela de cinco pontas) ou **apraxia ideomotora** (distúrbio do movimento voluntário, no qual a pessoa é incapaz de traduzir uma ideia em movimento).

FUNÇÃO EXECUTIVA: capacidade mental de controlar e planejar tarefas mentais, de sustentar ou direcionar flexivelmente a atenção, de autoinibir comportamentos ou respostas emocionais inapropriadas, de planejar estratégias para comportamento futuro, iniciar e executar essas estratégias e alternar flexivelmente entre as estratégias para solução de problemas. Essa função de ordem superior é mediada pelas regiões situadas dentro dos lobos frontais do córtex cerebral.

DISTÚRBIOS RELACIONADOS COM O SONO REM: uma parasomnia envolvendo a dissociação dos estágios característicos do sono. A principal característica é a perda da inibição, levando a um largo espectro de liberação comportamental durante o sono, ou seja, "vivenciando os sonhos" ou vendo o conteúdo do sonho ao ir dormir (alucinações hipnagógicas) ou ao acordar (alucinações hipnopômpicas).

ABORDAGEM CLÍNICA

A **DCLD representa a terceira causa mais comum de demência** em países desenvolvidos no hemisfério ocidental. É responsável por 10 a 20% de todas as demências; no entanto, a sensibilidade e especificidade do diagnóstico clínico da DCLD é pobre, pois as características clínicas e a patologia podem sobrepor-se entre DCLD e outras demências, como a DA. De fato, 40% dos pacientes com DA apresentam as alterações patológicas que seriam específicas para DCLD, os corpúsculos de Lewy. Estudos epidemiológicos são limitados, mas sugerem que homens são mais afetados que mulheres, e o início da doença ocorre geralmente no final dos 50 anos ou mais tarde. Alzheimer é a causa mais comum de demência progressiva e demência vascular é a segunda causa mais comum.

História clínica e características

A DCLB é uma demência progressiva, mas pode sobrepor-se clínica e patologicamente a outras demências parkinsonianas e à demência primária de Alzheimer (ver Quadro 21.1 para características diagnósticas de DCLD). No entanto, quando a demência precede sinais motores, particularmente alucinações visuais e episódios de diminuição da responsividade, deve-se considerar o diagnóstico de DCLD. As características clínicas a seguir ajudam a distinguir DCLD de demência de Alzheimer: (1) flutuações da função cognitiva, com níveis variáveis de alerta e atenção; (2) alucinações visuais; e (3) características motoras parkinsonianas que aparecem precocemente na DCLD.

O comprometimento cognitivo na DCLD caracteriza-se por uma maior disfunção executiva e comprometimento visuoespacial do que a perda predominante de memória da DA. Para indivíduos com DCLD é comum apresentarem demência relativamente grave na história, mas têm uma memória relativamente preservada, com apraxia grave ao exame. Essa combinação quase nunca é vista na DA. Quando o parkinsonismo precede a disfunção cognitiva em mais de dois anos, o distúrbio é denominado demência da doença de Parkinson. O conhecimento deste quadro clínico é útil para ajudar no diagnóstico (Quadro 21.2). Outras características sugestivas de DCLD são alucinações visuais, delírios, síncope inexplicada, distúrbios do sono REM e sensibilidade a antagonistas da dopamina, principalmente medicamentos neurolépticos.

Patologia

Frederick Lewy foi o primeiro a descrever os corpúsculos de Lewy (CLs), em 1914, como inclusões citoplasmáticas de neurônios da substância negra em pacientes com doença de Parkinson idiopática. Na década de 1960, os patologistas descreveram pacientes com demência, que apresentavam CLs no neocórtex. Em meados da década de 1980, quando foram desenvolvidos métodos imunocitoquímicos sensíveis para

Quadro 21.1 • CARACTERÍSTICAS DIAGNÓSTICAS DE DEMÊNCIA COM CORPÚSCULOS DE LEWY

1. Característica central (essencial para um diagnóstico de DCL possível ou provável):
   - Demência definida como um declínio cognitivo progressivo, de magnitude suficiente para interferir com a função social ou ocupacional normal; um comprometimento proeminente ou persistente da memória pode não ocorrer nos estágios iniciais, mas geralmente é evidente com a progressão da doença; déficits em testes de atenção, função executiva e capacidade visuoespacial podem ser proeminentes

2. Características principais (duas características principais são suficientes para um diagnóstico de provável DCL, uma para possível DCL)
   - Cognição oscilante com variações acentuadas na atenção e alerta
   - Alucinações visuais recorrentes, que em geral são bem formadas e detalhadas
   - Características espontâneas de parkinsonismo

3. Características sugestivas (uma ou mais delas, na presença de uma ou mais características principais é suficiente para um diagnóstico provável de DCL; na ausência de qualquer uma das características principais, uma ou mais características sugestivas é suficiente para um diagnóstico de possível DCL; a DCL provável não deve ser diagnosticada somente com base nas características sugestivas)
   - Distúrbio de comportamento do sono REM
   - Sensibilidade grave a neurolépticos
   - Captação baixa de transportador de dopamina nos gânglios basais, demonstrada por SPECT ou PET

4. Características de apoio (comumente presentes, mas cuja especificidade diagnóstica não está aprovada)
   - Quedas repetidas e síncope
   - Perda transitória e inexplicada da consciência
   - Disfunção autônoma grave
   - Alucinações em outras modalidades
   - Delírios sistematizados
   - Depressão
   - Preservação relativa das estruturas mesiais do lobo temporal na tomografia computadorizada/ressonância magnética
   - Atividade occipital reduzida na SPECT/PET
   - Captação baixa de MIBG na cintilografia miocárdica
   - Atividade de ondas lentas proeminente no EEG, com ondas agudas transitórias no lobo temporal

DCL, demência com corpúsculos de Lewy; EEG, eletrencefalograma; MIBG, meta-iodo-benzil-guanidina; PET, tomografia por emissão de pósitrons; REM, movimento ocular rápido; SPECT, tomografia computadorizada por emissão de fóton único.

identificar os corpúsculos de Lewy, a demência com corpúsculos de Lewy foi reconhecida como muito mais comum do que se pensava. No entanto, existe controvérsia nesse ponto sobre a doença com corpúsculos de Lewy (DCL) e a DP serem duas condições diferentes ou apenas parte do espectro de transtorno, com uma patologia subjacente comum. Em 1990, a alfa-sinucleína foi considerada uma das proteínas das inclusões dos CLs em cérebros de pacientes autopsiados com DCLD, DP e até mesmo DA (placas neuríticas). Assim, esses distúrbios são, muitas vezes, denominados sinucleinopatias.

Quadro 21.2 • FENOMENOLOGIA CLÍNICA DA DEMÊNCIA COM CORPÚSCULOS DE LEWY

• Comparação com DP
  – Parkinsonismo menos grave
  – Menos tremor
  – Maior instabilidade postural

• Comparação com DA
  – Mais déficit visuoespacial
  – Menos déficits de linguagem e memória

• Comparação com DA & DP   – Maior oscilação e alucinações

DA, Doença de Alzheimer; DP, doença de Parkinson.

Estudos diagnósticos

Estudos laboratoriais devem incluir uma avaliação abrangente para causas tratáveis e reversíveis de demência, incluindo um painel bioquímico, hemograma completo, exames da tireoide, níveis de vitamina B_{12}, sorologia para sífilis, sorologia para doença de Lyme ou exame de HIV, quando apropriado.

Estudos de imagem são importantes para procurar por outras condições que podem mimetizar esse distúrbio (demência vascular, tumor, hidrocefalia de pressão normal, etc.). Pacientes com DCLD geralmente apresentam menos atrofia do hipocampo do que pacientes com DA (porém, mais do que indivíduos controle). A utilidade clínica ou não dessa diferença ainda está sendo investigada, assim como a utilidade diagnóstica de estudos de imagem funcionais. A tomografia computadorizada por emissão de fóton único (SPECT) ou tomografia por emissão de pósitron (PET) pode demonstrar redução do fluxo sanguíneo no lobo occipital ou metabolismo na DCL, mas não na DA. Uma redução da atividade de transporte da dopamina nos gânglios basais é observada na PET ou SPECT.

Outros exames

Em certas circunstâncias, o **exame neuropsicológico** é útil para diferenciar DCL de DA, e para estabelecer uma linha de base para comparação futura. Pacientes com DCL podem apresentar alterações **eletrencefalográficas** mais precocemente do que pacientes com DA, mas não está claro se essa diferença é útil do ponto de vista diagnóstico. O exame do líquido cerebrospinal (LCS) não é necessário em casos de rotina, mas pode estar indicado quando se considera outros diagnósticos alternativos.

Tratamento

Não existem **medicamentos que tenham demonstrado retardarem a degeneração na DCL**. Sintomaticamente, as **medicações anticolinesterásicas** (i.e., rivastigmina, donepezila e galantamina) beneficiam sintomas cognitivos e comportamentais. Uma perda de neurônios contendo acetilcolina está associada com DCLD e DA, mas a depleção colinérgica na DCL é muito mais grave do que em DA e, assim, parece ser mais sensível ao tratamento. No entanto, os sintomas cognitivos e comportamentais melhoram com essa classe de medicamentos, e a depressão não. **Agentes neurolépticos devem ser usados com extrema cautela nos pacientes com alucinações visuais ou manifestações psiquiátricas.** Pacientes tratados com neurolépticos por problemas comportamentais apresentam respostas desastrosas a essa classe de medicamentos, mesmo quando se usam "antipsicóticos atípicos", incluindo parkinsonismo grave induzido por medicamentos. Os inibidores da recaptação da serotonina estão indicados para a depressão grave. A eletroconvulsoterapia mostrou ser eficaz e segura para pacientes sensíveis ou gravemente deprimidos. Além disso, sinais motores parkinsonianos podem ser tratados com agentes dopaminérgicos, como a levodopa/carbidopa.

QUESTÕES DE COMPREENSÃO

21.1 Uma mulher de 68 anos tem um diagnóstico de demência com corpúsculos de Lewy. Seus medicamentos estão misturados com os frascos de medicação de seu marido. Qual das alternativas a seguir é, mais provavelmente, a medicação de seu marido?
   A. Rivastigmina.
   B. Donepezila.
   C. Haloperidol.
   D. Galantamina.

21.2 Um homem de 61 anos é levado ao consultório médico por perda de memória e confusão. Qual dos sintomas a seguir é mais sugestivo de doença de Alzheimer, em oposição à demência com corpúsculos de Lewy?
   A. Alucinações visuais.
   B. Oscilações drásticas na condição clínica.
   C. Perda precoce da memória anterógrada.
   D. Marcha arrastada de instalação precoce.

21.3 Um homem de 73 anos apresenta déficits cognitivos de início lento. O exame físico não revela uma etiologia óbvia. Qual dos seguintes achados de imagem é mais sugestivo de demência com corpúsculos de Lewy?
   A. Atrofia medial do lobo temporal.
   B. Hipometabolismo parietal temporal.
   C. Atrofia do mesencéfalo.
   D. Hipometabolismo do lobo occipital.

RESPOSTAS

21.1 **C.** Haloperidol é um agente bloqueador do receptor da dopamina que pode levar a consequências deletérias nesse distúrbio. As outras três são anticolinesterásicos e as evidências para o uso estão presentes na literatura.

21.1 **C.** O comprometimento cognitivo na DCL caracteriza-se mais pela disfunção executiva e pelo comprometimento visuoespacial do que pela perda de memória anterógrada da DA.

21.3 **D.** O hipometabolismo do lobo occipital é mais característico de DCL. Atrofia medial do lobo temporal e hipometabolismo temporal parietal são características de DA. A atrofia mesencefálica é característica de paralisia supranuclear progressiva, outro distúrbio neurodegenerativo de demência parkinsoniana.

> ### DICAS CLÍNICAS
>
> ▶ Corpúsculos de Lewy estão associados a diversas síndromes clínicas, incluindo a demência de Alzheimer e doença de Parkinson. A alfa-sinucleína é a proteína encontrada na inclusão de corpúsculos de Lewy e, portanto, a DCLD é considerada uma sinucleinopatia, como a doença de Parkinson e outros distúrbios neurodegenerativos relacionados.
> ▶ A síndrome clínica típica de DCL é relativamente específica para a patologia com corpúsculos de Lewy, mas o contrário nem sempre é verdadeiro, podendo constituir parte de um espectro de sinucleinopatias.
> ▶ Comparada com a DA, a DCL está associada a uma maior perda de acetilcolina e uma perda menor de receptores de acetilcolina (ACh).
> ▶ A levodopa pode ser eficaz no parkinsonismo, mas frequentemente não atua sobre a disfunção comportamental ou cognitiva.
> ▶ Distúrbios do comportamento relacionados com o sono REM podem ser os primeiros sintomas de DCLD, antes que se instalem distúrbios cognitivos ou motores significativos.

REFERÊNCIAS

Ballard C, Grace J, McKeith I, et al. Neuroleptic sensitivity in dementia with Lewy bodies and Alzheimer's disease. *Lancet*. 1998;351:1032-1033.

Bonner LT, Tsuang DW, Cherrier MM, et al. Familial dementia with Lewy bodies with an atypical clinical presentation. *J Geriatr Psychiat Neurol*. 2003;16:59-64.

Burgut FT, Kellner CH. Electroconvulsive therapy (ECT) for dementia with Lewy bodies. *Med Hypotheses*. 2010;75:139-140.

Geser F, Wenning GK, Poewe W, et al. How to diagnose dementia with Lewy bodies: state of the art. *Mov Disord*. 2005 Aug;20(suppl 12):S11-S20.

Korczyn AD, Reichmann H. Dementia with Lewy bodies. *J Neurol Sci*. 2006;248:3-8.

Kosaka K, Manabe Y. The first autopsied case of diffuse Lewy body disease (DLBD): re-examination by recent immunostaining methods. *Neuropathol*. 2010;30(5):458-462.

Lippa CF, Duda JE, Grossman M, et al. DLB and PDD boundary issues: diagnosis, treatment, molecular pathology, and biomarkers. *Neurol*. 2007;68:812-819.

McKeith IG, Dickson DW, Lowe J, et al. Diagnosis and management of dementia with Lewy bodies: third report of the DLB Consortium. *Neurol*. 2005;65:1863-1872.

Miyasaki JM, Shannon K, Voon V, et al. Quality Standards Subcommittee of the American Academy of Neurology. Practice parameter: evaluation and treatment of depression, psychosis, and dementia in Parkinson disease (an evidence-based review): report of the Quality Standards Subcommittee of the American Academy of Neurology. *Neurol*. 2006;66:996-1002.

Spillantinia MG, Schmidt ML, Lee VM, et al. Alpha-synuclein in Lewy bodies. *Nature*. 1997;388:839-840.

CASO 22

Um homem de 48 anos queixa-se de "dormência e rigidez" em seus membros superiores nos últimos quatro meses. Sua marcha piorou gradualmente em decorrência de instabilidade. Ao exame, o paciente parece ser mais velho do que a idade indicada; seus cabelos estão quase totalmente grisalhos. Existe uma leve limitação dos movimentos da cabeça para os lados, mas não há dor à extensão do pescoço. Sua língua é vermelha e lisa. Sua marcha evidencia uma base alargada e ele é incapaz de andar em linha reta. O paciente consegue ficar em pé com os pés juntos e os olhos abertos, mas quase cai quando seus olhos estão fechados. A coordenação do braço é normal, mas apresenta ataxia na manobra calcanhar-joelho-calcanhar. Os reflexos tendinosos profundos (RTPs) são de 3+ nos braços, 3+ nos joelhos e ausentes nos calcanhares. Ambas as respostas plantares são em extensão. O paciente apresenta um movimento em abalo na mandíbula e um reflexo bucinador positivo. Existe uma diminuição da sensibilidade do tipo meia e uma diminuição acentuada da sensibilidade vibratória e da posição articular nos pododáctilos e tornozelos. Os nervos cranianos estão normais, e existem leves problemas de memória e cálculo. A ressonância magnética (RM) de crânio ponderada em T2 demonstra áreas extensas de alta intensidade de sinal na substância branca periventricular. A RM da coluna vertebral mostra um sinal hiperintenso ao logo da coluna posterior da medula espinal.

▶ Qual é o diagnóstico mais provável?
▶ Qual é o próximo passo diagnóstico?
▶ Qual é o próximo passo terapêutico?

RESPOSTAS PARA O CASO 22:
Degeneração combinada subaguda da medula espinal

Resumo: trata-se de um paciente de 48 anos de idade, que apresenta queixas de um distúrbio de marcha progressivo, caracterizado por ataxia sensorial causada pelo comprometimento da sensibilidade proprioceptiva e espasticidade. Seu exame chama a atenção pelo envolvimento do sistema nervoso central e periférico, afetando primariamente as fibras da substância branca das colunas posteriores da medula espinal e os tratos piramidais e dos grandes nervos periféricos mielinizados, afetando a coordenação e o tônus muscular.

- **Diagnóstico mais provável:** deficiência de vitamina B_{12}.
- **Próximo passo diagnóstico:** determinação do nível de vitamina B_{12} e, se positivo, testar subsequentemente para determinar a fonte da má absorção de B_{12}.
- **Próximo passo terapêutico:** suplementação de vitamina B_{12} por via intramuscular.

ANÁLISE
Objetivos

1. Entender a variação das manifestações patológicas e clínicas da deficiência de vitamina B_{12}.
2. Saber o diagnóstico diferencial da deficiência de vitamina B_{12}.
3. Compreender os tipos de exames para confirmar o diagnóstico e a etiologia da deficiência de vitamina B_{12}.
4. Estar ciente do devido modo de reposição da vitamina B_{12}.

Considerações

Neste caso, as características pertinentes incluem instabilidade da marcha, dormência e rigidez. O exame físico ajuda a localizar a patologia. Existe uma diminuição da sensibilidade com um padrão em meia, especificamente a sensibilidade vibratória e proprioceptiva, que sugere uma neuropatia envolvendo grandes fibras mielinizadas. O envolvimento das colunas dorsais da medula espinal, junto ou acima do nível lombar, também é uma possibilidade. Os reflexos patologicamente aumentados nos braços, aliados com a presença de reflexos primitivos, são "sinais de neurônio motor superior" e sugerem envolvimento do trato corticospinal acima do nível da medula cervical. Nesse caso, espera-se por uma hiper-reflexia também nas pernas, a não ser que também haja uma neuropatia coexistente. A manobra calcanhar-joelho-calcanhar atáxica também aponta para um impulso aberrante para o cerebelo, conduzido por fibras de grande porte. Os leves problemas no exame do estado mental indicam distúrbio cortical. Todos esses achados sugerem um envolvimento de múltiplos níveis do sistema nervoso. O exame de imagem confirma o envolvimento de regiões desmielinizadas da medula espinal, especificamente as colunas dorsais e o cérebro.

Considerando que todos estes sinais e sintomas são manifestações de uma entidade, deve-se considerar uma doença sistêmica, como a mielopatia vacuolar associada ao HIV-1, doença de Lyme, esclerose múltipla, neurossífilis ou deficiência de vitamina B_{12}. Não se espera que distúrbios de nervos periféricos (neuropatias) provoquem sinais de neurônio motor superior. Outra pista do diagnóstico físico é a anormalidade da língua e o cabelo precocemente grisalho.

DEFINIÇÕES

SINAL DE BABINSKI/REFLEXOS PRIMITIVOS: resposta reflexa provocada, presente em recém-nascidos, que desaparece com o desenvolvimento neurológico em associação com a desmielinização progressiva do sistema nervoso. Estes reflexos "infantis" incluem o palmomentoniano (contração do músculo mentoniano ipsilateral com estimulação da palma da mão), reflexo bucinador (protrusão dos lábios quando se toca ou bate levemente nos lábios), abalo da mandíbula e reflexo de preensão (fechamento da mão/dedos com a colocação de um objeto na mão). O reflexo de Babinski é caracterizado pela resposta extensora do dedão do pé, possivelmente em associação com a abdução dos pododáctilos com a estimulação da sola do pé ou da borda lateral do pé. Está presente em lactentes e recém-nascidos, e é associado com a interrupção do trato corticospinal do cérebro e da medula espinal.

EXAMES DE CONDUÇÃO NERVOSA: um estudo eletrodiagnóstico da função nervosa periférica (velocidade e amplitude da condução nervosa), frequentemente em conjunto com a eletromiografia, que é usada para avaliar a função ou disfunção muscular.

ABORDAGEM À
Degeneração combinada subaguda da medula espinal

Doenças da medula espinal são comuns, e muitas podem ser tratadas, se forem descobertas precocemente. A medula espinal é uma estrutura tubular, que se origina da medula cerebral e estende-se pela coluna vertebral óssea, para terminar junto ao nível das vértebras lombares superiores. Os tratos sensoriais ascendentes e motores descendentes da substância branca estão localizados perifericamente; as colunas posteriores determinam a posição articular, a sensibilidade vibratória e de pressão; os tratos espinotalâmicos laterais regulam a sensibilidade térmica e dolorosa; e os tratos corticospinais ventrais transportam os sinais motores.

DEFICIÊNCIA DE VITAMINA B_{12}

A deficiência de vitamina B_{12} geralmente se instala com parestesias nas mãos e nos pés, e com perda da sensibilidade vibratória. Existe um defeito difuso na medula espinal, principalmente sobre as colunas posteriores laterais, o que explica a perda precoce da sensibilidade vibratória. Na evolução tardia pode ocorrer atrofia óptica e alterações mentais, bem como ataxia. A anemia macrocítica é comum.

A cianocobalamina é um composto metabolizado em uma vitamina do complexo B, conhecida como vitamina B_{12}. A vitamina B_{12} baseia-se em um anel de corrina, que é semelhante ao anel de porfirina encontrada no heme, na clorofila e no citocromo. O íon metálico central é o cobalto (Co). Uma vez metabolizada, a cobalamina é coenzima em muitas reações químicas, incluindo a síntese do DNA, a síntese da metionina a partir da homocisteína e a conversão do propionil em succinil coenzima A, a partir do metilmalonato. A cobalamina da dieta (Cbl), obtida de alimentos de origem animal, entra no estômago ligada a proteínas animais. A absorção requer muitos fatores, como o ácido gástrico, a proteína R e o fator intrínseco das células parietais gástricas, além dos 80 cm distais do íleo para o transporte. Uma interferência em qualquer desses pontos pode levar à má absorção de vitamina B_{12}. A causa mais comum de deficiência de vitamina B_{12} é a má absorção decorrente da anemia perniciosa, uma condição na qual os anticorpos são gerados por células parietais do estômago, e a ligação necessária a proteínas. No entanto, existem muitas causas que devem ser consideradas.

Do ponto de vista patológico, na degeneração combinada subaguda (DCS) existe edema e destruição da mielina. Assim, a apresentação clínica da DCS é causada pela disfunção da coluna dorsal, do trato corticospinal lateral e, algumas vezes, do trato espinotalâmico. Os sintomas iniciais geralmente são parestesias nas mãos e nos pés. Essa condição pode progredir para perda sensorial, marcha atáxica e fraqueza distal, particularmente nas pernas. Se a doença não for tratada, pode evoluir para uma paraplegia atáxica. Os achados específicos ao exame são perda da sensibilidade vibratória e sensibilidade postural articular, fraqueza, espasticidade, hiper-reflexia e respostas extensoras plantares. A síndrome de perda sensorial, assim como paresia espástica associada com lesões patológicas nas colunas dorsais e no trato corticospinal lateral, é conhecida como *degeneração combinada subaguda*. Também há efeitos sobre outros sistemas orgânicos, mais precisamente do sistema hematológico com a anemia macrocítica.

Diagnóstico diferencial

As manifestações da deficiência de vitamina B_{12} estão indicadas no Quadro 22.1. O diagnóstico diferencial de paraplegia espástica progressiva inclui causas degenerativas, desmielinizantes, infecciosas, inflamatórias, neoplásicas, nutricionais e distúrbios vasculares (mielopatia vacuolar associada ao HIV-1, doença de Lyme, esclerose múltipla, neurossífilis, neuropatia tóxica, ataxia de Friedreich e deficiência de vitamina E). O diagnóstico diferencial de DCS é amplo, mas a deficiência de vitamina B_{12} deve ser considerada em qualquer paciente com sintomas sensoriais progressivos ou fraqueza.

Quadro 22.1 • MANIFESTAÇÕES CLÍNICAS DA DEFICIÊNCIA DE VITAMINA B_{12}
Neurológicas • Parestesias • Neuropatia periférica • Doença de sistemas combinados (desmielinização das colunas dorsais e do trato corticospinal)
Comportamentais • Irritabilidade, alteração da personalidade • Leve comprometimento de memória, demência • Depressão • Psicose
Gerais • Palidez cérea de coloração amarelo-limão • Aparência volumosa, flácida • Icterícia leve • Pigmentação da pele manchada em pacientes de pele escura
Cardiovasculares • Taquicardia, insuficiência cardíaca congestiva
Gastrintestinais • Língua vermelha, lisa e dolorosa, com perda das papilas, mais pronunciada junto às bordas
Hematológicas • Anemia megaloblástica; pancitopenia (leucopenia, trombocitopenia)

Confirmação laboratorial

A avaliação para deficiência de vitamina B_{12} inclui uma análise direta da vitamina, assim como a verificação do efeito indireto de reações anormais, resultando em níveis metabólicos alterados. As definições da deficiência de Cbl (vitamina B_{12}) são as seguintes: nível sérico de Clb < 150 pmol/L em duas ocasiões distintas OU nível sérico de Cbl < 150 pmol/L E nível sérico total de homocisteína > 13 µmol/L OU ácido metilmalônico (MMA) > 0,4 µmol/L (na ausência de insuficiência renal e deficiências de folato e vitamina B_6). As manifestações hematológicas da deficiência de vitamina B_{12} podem ser imitadas pela deficiência de folato, mas ela não imita as manifestações neurológicas. Níveis altos de MMA e níveis normais de B_{12} indicam uma deficiência funcional, provavelmente decorrente de cofatores anormais necessários para a ação da B_{12}. Além disso, os sistemas de múltiplos órgãos e os subsistemas afetados são variáveis de paciente para paciente.

Os efeitos combinatórios das consequências anatômicas e fisiológicas da deficiência de B_{12} envolvem estudos da condução nervosa e RM. Existem poucos casos de RM de DCS. Nesses casos, os achados incluem expansão modesta da medula cervical e torácica, e aumento da intensidade de sinal nas imagens ponderadas em T2, principalmente nas colunas dorsais e nos tratos piramidais laterais.

Tratamento

O tratamento da deficiência de vitamina B_{12} envolve a administração da vitamina em uma forma que contorne os passos patológicos no processo de transporte. Isso em geral envolve a administração da vitamina por via intramuscular, inicialmente para corrigir o armazenamento e, depois, em uma administração mensal. Especificamente, 1.000 µg/dia durante uma semana e, depois, 1.000 µg/semana durante um mês. Depois, 1.000 µg/mês até a correção da deficiência ou durante toda a vida, no caso de anemia perniciosa. Também existem métodos de administração oral que, às vezes, são eficazes. O tratamento pode reverter ou parar a maioria das sequelas da deficiência de vitamina B_{12}, mas não todas.

QUESTÕES DE COMPREENSÃO

22.1 Uma mulher de 55 anos apresenta distúrbio de marcha e dormências nas pernas e recebeu um diagnóstico de deficiência de vitamina B_{12}. Qual via de administração para suplementação seria mais eficaz na paciente?
  A. Vitamina B_{12} concentrada por via oral.
  B. Administração de vitamina B_{12} por via nasal.
  C. Uma dieta rica em carnes vermelhas.
  D. Administração de B_{12} por via intramuscular.

22.2 Um homem de 22 anos apresenta paresia espástica e perda sensorial. Qual característica do quadro clínico fará você suspeitar de deficiência de vitamina B_{12}?
  A. Sinais e sintomas graves que se desenvolvem em um dia.
  B. Perda da sensibilidade térmica e dolorosa com aumento da sensibilidade vibratória e proprioceptiva.
  C. Fraqueza grave com espasticidade e perda de todas as modalidades sensoriais nas pernas, associada com bexiga neurogênica.
  D. Anemia com um volume corpuscular médio (VCM) e células polimorfonucleares hipersegmentadas.

22.3 Uma mulher de 31 anos é avaliada por seu médico por apresentar queixas neurológicas. O diagnóstico diferencial é deficiência de vitamina B_{12} versus esclerose múltipla (EM). Qual das medidas a seguir ajudará a diferenciar a deficiência da vitamina B_{12} da EM?
  A. Perda da sensibilidade vibratória e propriocepção no pé.
  B. Sinais de Babinski positivos.
  C. Velocidades de condução nervosa mais lentas.
  D. Aumento de sinal nas imagens medulares ponderadas em T2.

RESPOSTAS

22.1 **D.** A via de administração intramuscular é o método de administração mais confiável. As outras formas necessitam de alguns aspectos orgânicos do sistema de absorção de B_{12}.

22.2 **D.** A anemia megaloblástica é o achado característico na deficiência de vitamina B_{12}. O quadro clínico geralmente se desenvolve durante meses, não dias. Em geral, todos os membros estão envolvidos em alguma extensão, e o envolvimento grave das pernas e não dos braços leva a considerar uma lesão anatômica na medula espinal. Além disso, as sensibilidades vibratória e articular postural geralmente estão mais envolvidas do que as sensibilidades térmica e dolorosa.

22.3 **C.** A esclerose múltipla é um distúrbio do sistema nervoso central e não afeta estudos de velocidade de condução de nervos periféricos. Uma lentificação da condução nervosa é observada com frequência na deficiência de vitamina B_{12}.

DICAS CLÍNICAS

▶ A deficiência de vitamina B_{12} costuma afetar os nervos periféricos, bem como as colunas dorsais e os tratos corticospinais laterais, dando origem a uma síndrome de espasticidade com ataxia como resultado da perda da sensibilidade postural articular. No entanto, existem muito mais sinais neurológicos, que podem ser observados de forma variável.
▶ Os estudos de condução nervosa podem apresentar características desmielinizantes e de denervação na deficiência de vitamina B_{12}.
▶ A causa mais comum da deficiência de vitamina B_{12} é a anemia perniciosa.
▶ A administração intramuscular de vitamina B_{12} é a via mais eficaz para o tratamento dessa condição, e pode reverter ou sustar as características neurológicas.
▶ A deficiência de vitamina B_{12} está associada com uma anemia macrocítica.

REFERÊNCIAS

Andrès E, Loukili NH, Noel E, et al. Vitamin B12 (cobalamin) deficiency in elderly patients. *CMAJ*. 2004;171(3):251-259.

Healton EB, Savage DG, Brust JC, et al. Neurological aspects of cobalamin deficiency. *Med*. 1991;70: 229-244.

Kalita J, Misra UK. Vitamin B12 deficiency neurological syndromes: correlation of clinical, MRI and cognitive evoked potential. *J Neurol*. 2008;255:353-359.

Larner AJ, Zeman AZJ, Allen CMC, et al. MRI appearances in subacute combined degeneration of the spinal cord due to vitamin B12 deficiency. *J Neurol Neurosurg Psychiat*. 1997;62:99-100.

Ravina B, Loevner LA, Bank W. MR findings in subacute combined degeneration of the spinal cord: a case of reversible cervical myelopathy. *Am J Roentgenol*. 2000;174:863-865.

Reynolds E. Vitamin B12, folic acid, and the nervous system. *Lancet Neurol.* 2006 Nov;5(11):949-960.

Scalabrino G. Cobalamin (vitamin B12) in subacute combined degeneration and beyond: traditional interpretations and novel theories. *Exp Neurol.* 2005;192:463-479.

Turner MR, Talbot K. Functional vitamin B12 deficiency. *Pract Neurol.* 2009;9:37-41.

CASO 23

Uma mulher branca, de 23 anos, está sendo avaliada por apresentar uma piora gradual da visão em seu olho esquerdo há uma semana. A paciente também relata dor, pressão e aperto aos movimentos oculares à esquerda, na semana passada. Ela não percebeu alterações visuais com atividade ou movimento. A paciente nega uma história de traumatismo, hiperemia, secreção conjuntival ou cefaleia. A paciente não teve episódios similares no passado e nega qualquer história médica ou cirúrgica pregressa, assim como alergias sazonais. O exame revela acuidade de 10/10 no olho direito e 5/10 no olho esquerdo, com redução da percepção das cores e um escotoma central no olho esquerdo. O exame não mostrou ptose. Suas pupilas eram reativas à luz, contraindo de 4 mm para 2 mm à direita, mas de 4 mm para 3 mm à esquerda. Os movimentos oculares estavam intactos em ambos os olhos, embora a paciente tenha relatado uma sensação de "aperto" durante a abdução do olho esquerdo. O exame com lâmpada de fenda e o exame sob dilatação pupilar foi normal em ambos os olhos, sem edema de papila óptica. O restante do exame neurológico foi normal.

- Qual é o diagnóstico mais provável?
- Qual é o próximo passo diagnóstico?
- Qual é o próximo passo terapêutico?

RESPOSTAS PARA O CASO 23:
Neurite óptica (NO)

Resumo: uma paciente destra, de 23 anos, está sendo avaliada por perda visual unilateral dolorosa e subaguda, não associada com quaisquer sintomas sistêmicos ou neurológicos. Sua visão é 10/10 no olho direito e 5/10 no olho esquerdo, com redução da percepção das cores e escotoma central no olho esquerdo. Suas pupilas reagem à luz, no entanto, ela apresenta um defeito pupilar aferente esquerdo, com uma contração menor à luz em comparação com a pupila direita. Os movimentos oculares estão intactos em ambos os olhos, embora a paciente tenha relatado uma sensação de "aperto" no olho esquerdo em abdução.

- **Diagnóstico mais provável:** neurite óptica (NO).
- **Próximo passo diagnóstico:** a NO é um diagnóstico clínico feito com base na história e no exame clínico. A ressonância magnética (RM) cerebral deve ser feita de forma rotineira, preferivelmente dentro de duas semanas após o início dos sintomas, para avaliação do nervo óptico e de outras regiões cerebrais.
- **Próximo passo terapêutico:** um esquema curto de metilprednisolona por via intravenosa.

ANÁLISE
Objetivos

1. Entender o diagnóstico diferencial de comprometimento visual monocular.
2. Descrever a manifestação clínica da NO.
3. Compreender a relação entre NO e esclerose múltipla (EM).
4. Saber quando e como tratar a neurite óptica.

Considerações

Este caso é típico de neurite óptica (NO), uma condição inflamatória e desmielinizante que leva a uma perda visual aguda, geralmente monocular. Pode estar associada com diversos distúrbios autoimunes sistêmicos, mas a forma mais comum (NO desmielinizante aguda) é a mais conhecida, em decorrência de sua associação com esclerose múltipla (EM). NO é o quadro clínico de apresentação da EM em 15 a 20% dos pacientes, e ocorre em 50% dos pacientes com EM em algum momento durante a evolução da doença. O termo neurite óptica não é específico para EM, podendo ser aplicado a outras condições inflamatórias e infecciosas que afetam o nervo óptico. A maioria dos casos de NO desmielinizante aguda ocorre em mulheres (dois terços) e, normalmente, desenvolve-se em pacientes com idades entre 20 e 40 anos. Em algumas semanas após o início dos sintomas, aproximadamente 90% dos pacientes com NO apresentam melhora do quadro visual, chegando à visão normal ou a um comprometimento somente marginal. A recuperação visual pode continuar por meses a um ano. Alguns pacientes apresentam déficits residuais da sensibilidade ao contraste, visão de cores, percepção de profundidade, claridade luminosa, acuidade visual ou campo visual.

A paciente do caso deve consultar um médico, passar por avaliação neurológica cuidadosa e ser submetida a exames de sangue. Exames cerebrais de imagem e punção lombar para avaliação de possível doença desmielinizante podem ser necessários. Em contraponto ao caso, em uma criança jovem que apresentar os mesmos sinais e sintomas, devem ser considerados causas infecciosas e pós-infecciosas de comprometimento do nervo óptico como alternativas para a neurite óptica, enquanto em um paciente mais idoso (> 50 anos), a neuropatia óptica isquêmica (decorrente, p. ex., do diabetes melito ou da arterite de células gigantes) é um diagnóstico mais provável que a neurite óptica. O diagnóstico diferencial de neuropatia óptica está resumido no Quadro 23.1.

Quadro 23.1 • CAUSAS DE NEUROPATIA ÓPTICA	
Neuropatia óptica isquêmica	Neuropatia óptica isquêmica anterior
Neurite óptica	Esclerose múltipla Neuromielite óptica (doença de Devic)
Infecções	Neuroretinite: viroses, toxoplasmose, *Bartonella*, outras Meningites (qualquer causa) Sífilis, doença de Lyme
Inflamatória	Parainfecciosa Doença autoimune sistêmica: lúpus eritematoso sistêmico, síndrome de Sjögren, outras Paraneoplásica Sarcoidose
Genética	Neuropatia óptica hereditária de Leber
Neoplasias (compressivas, infiltrativas)	Glioma óptico Meningioma Metástase Linfoma
Compressão	Abscesso Aneurisma de artéria carótida-oftálmica Pseudotumor orbital Pseudotumor cerebral
Tóxica/metabólica	Fármacos (etambutol, amiodarona) Toxinas Deficiência nutricional (vitamina B_1, B_{12}, folato) Ambliopia por tabaco/álcool Radiação
Traumatismo	

(Dados de UpToDate: http://www.uptodate.com/contents/optic-neuritis-pathophysiology-clinical-features-anddiagnosis).

ABORDAGEM À
Neurite óptica

DEFINIÇÕES

ESCOTOMA: uma área isolada de visão diminuída dentro do campo visual. O defeito do campo visual na neurite óptica caracteriza-se por um escotoma central, que é uma área de visão mais baixa, correspondendo ao ponto de fixação e interferindo com a visão central.

DEFEITO PUPILAR AFERENTE (PUPILA DE MARCUS GUNN): ocorre na NO quando o outro olho é sadio e não apresenta outras patologias. Isso é demonstrado quando uma luz brilhante incide alternadamente em um olho e depois no outro. A resposta direta à luz é mais lenta no olho afetado. O ambiente deve estar escuro e o paciente deve fixar um alvo distante. Quando a luz é dirigida para o olho afetado, a pupila do outro olho (normal) não se contrai ou contrai menos, significando comprometimento do sinal luminoso que trafega de modo aferente (em direção ao sistema nervoso central [SNC]) pelo nervo óptico do olho envolvido. No entanto, quando a luz incide diretamente no olho normal, não somente a pupila do olho normal se contrai, mas a pupila já dilatada do olho envolvido se contrai, significando que os impulsos aferente e eferente da pupila estão normais, e somente o sinal eferente da pupila do olho envolvido está normal (Figura 23.1).

NEURITE ÓPTICA ANTERIOR (PAPILITE): é um edema do nervo óptico, quando restrito à cabeça do nervo óptico, normalmente observado em um terço dos pacientes com neurite óptica. Dois terços desses pacientes apresentam neurite retrobulbar, com um exame fundoscópico normal. A Figura 23.2 mostra papilite com hiperemia e edema do disco óptico, com borramento das margens discais.

NEURITE RETROBULBAR: também denominada *neurite óptica posterior*. Os pacientes apresentam sintomas em decorrência do comprometimento do nervo óptico, mas o nervo óptico parece estar normal.

Epidemiologia

A incidência de NO é maior em populações residentes em latitudes mais altas, no norte dos Estados Unidos e na Europa Ocidental, sendo mais baixa em regiões próximas ao Equador. Nos Estados Unidos, os estudos estimaram que a incidência anual de NO é de até 6,4 a cada 100.000. A NO ocorre com maior frequência em brancos, sendo incomum em populações negras. Brancos de descendência norte-europeia desenvolvem NO com frequência oito vezes maior do que negros e asiáticos. Na Ásia, a NO é proporcionalmente mais comum em relação à incidência de EM nos Estados Unidos ou na Europa Ocidental. A NO é menos frequente na América do Sul e na região mediterrânea, mas estudos recentes relataram aumento da prevalência nas últimas décadas. Nos Estados Unidos, a relação homens:mulheres para neurite óptica

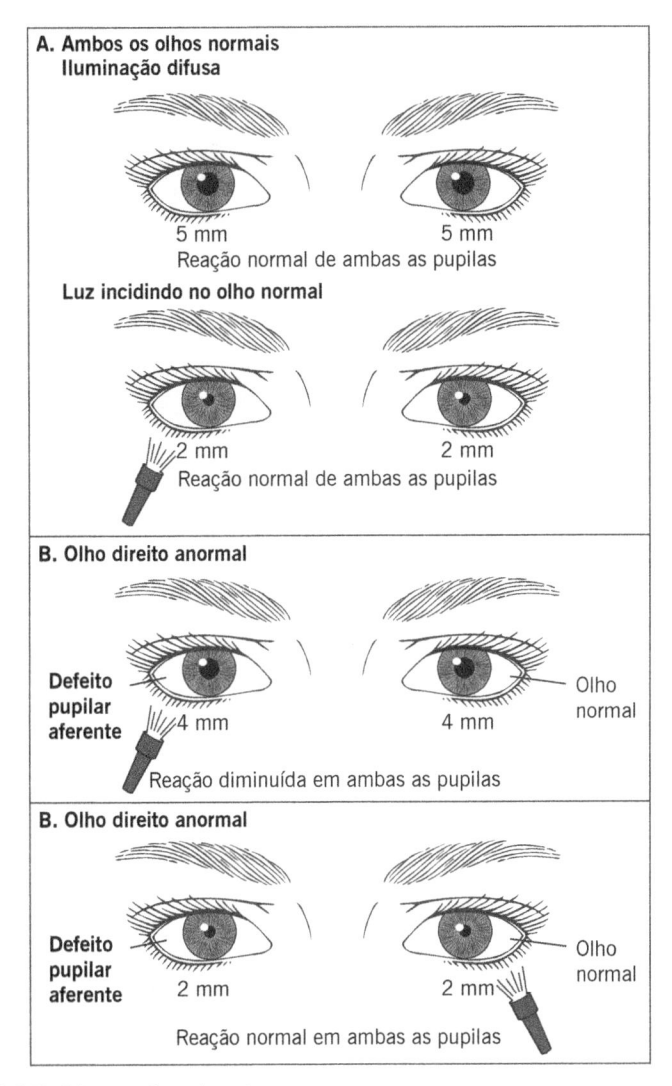

Figura 23.1 Defeito pupilar aferente

é de 1:1,8, e a idade média de início é de aproximadamente 30 anos, e a maioria dos pacientes tem entre 20 e 40 anos.

ABORDAGEM CLÍNICA

A NO geralmente é monocular em sua apresentação clínica. Em cerca de 10% dos casos, os sintomas ocorrem nos dois olhos, seja simultaneamente ou em rápida su-

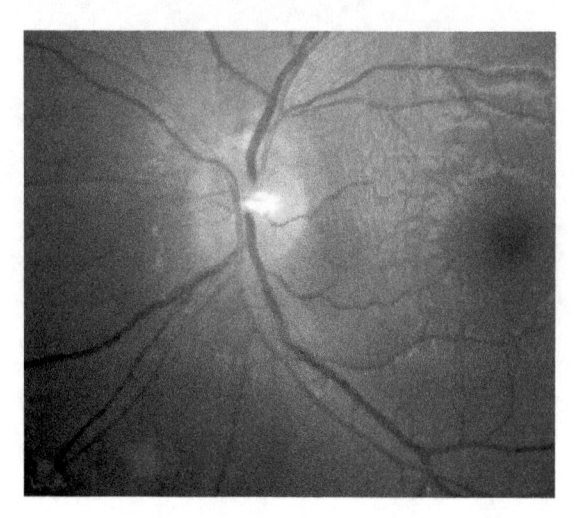

Figura 23.2 Papilite com hiperemia e edema de disco óptico, borramento das margens discais em um paciente com neurite óptica esquerda. (Reproduzida, com permissão, de Andrew G. Lee, MD.)

cessão. A NO bilateral é mais comum em crianças com menos de 12 a 15 anos e também em pacientes asiáticos e negros da África do Sul. Como os sintomas bilaterais são relativamente incomuns, devem sugerir uma causa alternativa para a neuropatia óptica.

Os dois sintomas mais comuns da EM são perda da visão e dor ocular. A perda da visão normalmente se desenvolve ao longo de um período de horas a dias, atingindo o pico em uma a duas semanas. Uma deterioração continuada após esse tempo sugere um diagnóstico alternativo. A dor ocular ocorre na maioria dos pacientes com NO. O início da dor em geral coincide com a perda da acuidade visual, e melhora junto com ela. Outros sinais e sintomas comuns incluem um defeito pupilar aferente e escotoma central; porém, quase todos os tipos de defeitos do campo visual foram observados em pacientes com NO. No entanto, a papilite com hiperemia e edema do disco óptico, cintilações ou *flashes* luminosos, frequentemente precipitados com movimento ocular, perda da visão de cores e dor aos movimentos oculares são os sinais e sintomas mais comuns da NO.

Mesmo após a recuperação clínica, os sinais de NO podem persistir. Esses sinais em um paciente sem história de neurite óptica podem sugerir uma crise subclínica prévia. Sinais crônicos de NO podem incluir perda visual persistente, déficits na visão de cores e atrofia óptica. Exacerbações temporárias de problemas visuais em alguns pacientes podem ocorrer com aumento da temperatura corporal (fenômeno de Uhthoff). Banhos quentes de chuveiro e exercícios são os precipitantes clássicos.

Durante um seguimento de 10 anos, a EM foi diagnosticada em 38% dos pacientes com um primeiro episódio de neurite óptica, que foram incluídos no Optic

Neuritis Treatment Trial (ONTT), um estudo multicêntrico sobre os efeitos do tratamento com altas doses de corticosteroides sobre o resultado visual. Recorrências da neurite óptica após um episódio isolado não são incomuns. Entre os pacientes no grupo placebo do ONTT, o risco de pelo menos uma recorrência foi de 31% durante o período de seguimento, e foi maior entre aqueles que desenvolveram EM (48% em pacientes com EM contra 24% em pacientes sem EM).

A RM cerebral (com e sem contraste) em pacientes com NO geralmente não é necessária para o diagnóstico, mas é um preditor poderoso para o desenvolvimento de EM pelo paciente. A ausência de dor ou uma RM cerebral normal sugere um risco diminuído. Se o paciente apresenta três ou mais lesões em sua RM, o risco aumenta de forma significativa. Além de três ou mais lesões na RM sugerindo um risco aumentado para o desenvolvimento de EM, outros fatores que também sugerem risco aumentado incluem sintomas neurológicos inespecíficos prévios, aumento das imunoglobulinas ou bandas monoclonais no líquido cerebrospinal (LCS), NO prévia e exame positivo para antígenos leucocitários humanos HLA-DR2 ou HLA-B7.

Etiopatogenia

A fisiopatologia da NO é a inflamação e desmielinização do nervo óptico. Acredita-se que a desmielinização na neurite óptica seja imunomediada, mas o mecanismo específico e os antígenos-alvo são desconhecidos. A ativação sistêmica de células T é identificada no início dos sintomas e precede as alterações do LCS. Células T periféricas ativadas migram pela barreira hematencefálica e liberam citocinas inflamatórias e outros mediadores inflamatórios, levando à morte neuronal e degeneração axonal; no entanto, com o evento agudo, a perda da mielina excede a perda axonal. Embora muitos estudos de EM tenham demonstrado que a desmielinização inflamatória seja a marca patológica da doença após o evento agudo, a lesão axonal, levando à perda axonal, pode levar a um comprometimento neurológico grave e, algumas vezes, irreversível. A ativação das células B contra a proteína básica da mielina não é observada no sangue periférico, mas pode ser demonstrada no LCS de pacientes com NO.

Diagnóstico

Em geral, a neurite óptica é um diagnóstico clínico baseado na história e nos achados do exame. Como importantes achados do exame fundoscópico ajudam a diferenciar entre casos típicos e atípicos de NO, um exame oftalmológico deve ser considerado como uma característica essencial na avaliação clínica. Pacientes com uma NO típica, de acordo com o ONTT, não necessitam de exames laboratoriais nem de punção lombar (PL) para fim diagnóstico. As indicações de exames laboratoriais dependem de outros sintomas do paciente ou da falta deles. A questão é se o paciente apresenta uma EM, que frequentemente requer avaliação completa para excluir outras causas. Muitos neurologistas não solicitam quaisquer exames, mas, em vez disso, seguem o paciente. Outros solicitam radiografias de tórax, exames de sangue (p. ex., sífilis, doença vascular do colágeno, bioquímica do soro, hemograma completo, velocidade de hemossedimentação, eletroforese de proteínas no soro) e uma punção lombar para possível doença desmielinizante.

Uma RM com e sem gadolíneo normalmente é recomendada para fins prognósticos da EM. No ONTT, uma RM cerebral anormal é um forte preditor de EM após uma NO isolada em adultos. Se o paciente tem três ou mais lesões em sua RM, o risco de desenvolvimento de EM aumenta de forma significativa. Em diversos estudos, 27 a 70% dos pacientes com neurite óptica isolada apresentam achados anormais em suas RM cerebrais, definidas por duas ou mais lesões da substância branca nas imagens ponderadas em T2. Um realce de contraste do nervo óptico é um achado sensível na NO aguda, relatado em até 94% dos casos (Figura 23.3). O contraste com gadolíneo persiste por 30 dias, em média, desde o início do quadro. Além disso, em casos atípicos (p. ex., dor prolongada ou intensa, falta de recuperação visual, perda de campo visual atípica, evidência de inflamação orbital) a RM é usada para caracterizar melhor e para excluir outros processos patológicos.

A análise do LCS geralmente é desnecessária em pacientes com NO desmielinizante típica. Segundo o ONTT, somente a presença de bandas oligoclonais está correlacionada com o desenvolvimento posterior de EM, mas uma RM de base normal foi o melhor preditor de EM. Quando realizada, a análise do LCS com contagem de células, proteínas e síntese de imunoglobulinas G (IgG), razão de IgG, proteína básica de mielina, IgG-k de cadeias leves e bandas monoclonais podem ser úteis para apoiar um diagnóstico clínico de EM em pacientes com NO típica. No entanto, pacientes com NO atípica podem necessitar uma PL para excluir uma etiologia alternativa para a neurite óptica.

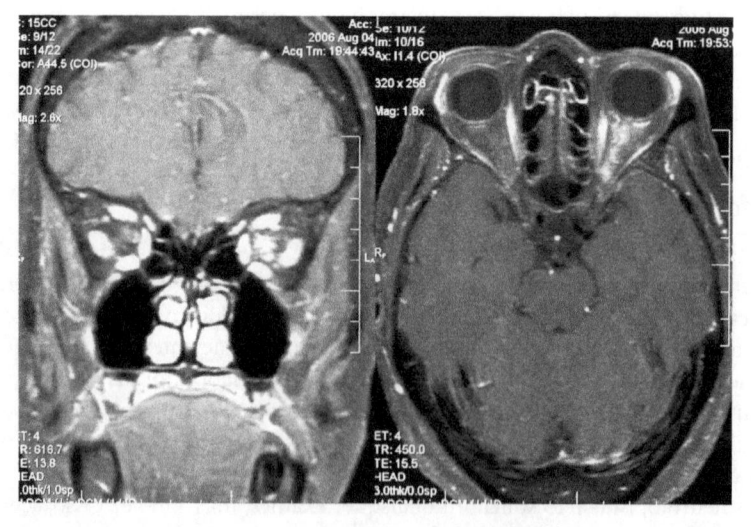

Figura 23.3 RM ponderada em T1, mostrando o nervo óptico esquerdo realçado com contraste. (Reproduzida, com permissão, de Majdi Radaideh, MD.)

Tratamento

A **neurite óptica é tratada com corticosteroides por via intravenosa**, que aceleram a recuperação em várias semanas, mas não têm efeito sobre a função visual em um a três anos. Os corticosteroides não têm nenhum efeito sobre a recorrência da neurite óptica no olho afetado, mas estudos sugerem que os esteroides reduzem o risco de ataques de EM clínica nos primeiros dois anos após o tratamento em pacientes sem EM clínica e que apresentam anormalidades em suas RM no início da perda visual. O tratamento com prednisona oral isoladamente e em doses padrão demonstrou aumentar as taxas de recorrência de NO e, portanto, não é recomendado na NO típica aguda. A imunoglobulina intravenosa (IVIG) e a troca de plasma foram consideradas no tratamento da NO aguda, mas resultaram em pouco ou nenhum efeito benéfico. O tratamento com interferon beta-1a, um tratamento aprovado para EM recorrente-remitente, instituído no início da neurite óptica, pode ser benéfico para pacientes com lesões cerebrais na RM, sugerindo alto risco de EM.

QUESTÕES DE COMPREENSÃO

23.1 Um homem de 68 anos apresenta queixas de perda aguda da visão em seu olho direito. O exame sugere neurite óptica. Qual das condições a seguir tem maior probabilidade de estar associada ao quadro?

  A. Arterite de células gigantes.
  B. Infecção pelo vírus da influenza A.
  C. Diabetes melito.
  D. Sífilis.

23.2 Um homem de 24 anos apresenta neurite óptica e fraqueza. Foi feita uma tentativa diagnóstica de esclerose múltipla. Qual dos itens a seguir está associado com um risco aumentado para o desenvolvimento de EM?

  A. Uma lesão na RM cerebral.
  B. Bandas oligoclonais no líquido cerebrospinal.
  C. História de traumatismo ocular.
  D. História de vacinação recente.

23.3 Foi confirmado que o paciente da Questão 23.2 é portador de esclerose múltipla. Qual dos tratamentos a seguir é melhor para sua condição?

  A. Tratamento com imunoglobulina.
  B. Interferon beta-1a.
  C. Tratamento hipotérmico.
  D. Tratamento com corticosteroides.

23.4 Qual dos fármacos a seguir pode causar neuropatia óptica?

  A. Amiodarona
  B. Eritromicina
  C. Carbamazepina
  D. Fenitoína

RESPOSTAS

23.1 **A.** A arterite de células gigantes pode estar associada à neurite óptica em pacientes mais idosos, além da dor temporal à palpação, dor mandibular à mastigação (claudicação) e mal-estar.

23.2 **B.** Bandas oligoclonais no LCS estão associadas com um risco aumentado de EM. A RM pode ser um preditor melhor para EM, caso existam três ou mais lesões no SNC.

23.3 **B.** Interferon beta-1a instituído precocemente é o tratamento ideal para neurite óptica, diagnosticada na EM, e tem um efeito benéfico sobre a evolução da doença.

23.4 **A.** A amiodarona e o etambutol podem causar neuropatia óptica.

DICAS CLÍNICAS

▶ A neurite óptica geralmente se apresenta como um comprometimento monocular agudo da visão, envolvendo a acuidade, o campo visual, ou ambos.
▶ O risco de desenvolvimento de esclerose múltipla após um episódio isolado de neurite óptica foi de 30% em um seguimento de cinco anos, e de 38% em um seguimento de 10 anos.
▶ A prevalência da neurite óptica é maior em populações brancas com descendência norte--europeia, sendo menor em populações africanas, negras ou asiáticas.
▶ A neurite óptica geralmente está associada com dor ao movimento ocular.
▶ O prognóstico para um evento único de neurite óptica é bom. A questão é se o paciente irá ou não desenvolver esclerose múltipla. Uma RM cerebral (três ou mais lesões) indica que o paciente tem um risco aumentado.

REFERÊNCIAS

Balcer LJ. Clinical practice. Optic neuritis. *N Engl J Med*. 2006; 354:1273-1280.

Brazis PW, Lee AG. Optic neuritis. In: Evans RW, ed. *Saunders Manual of Neurologic Practice*. Philadelphia, PA: Saunders/Elsevier; 2003;371-374.

Brazis PW, Lee AG. Optic neuropathy. In: Evans RW, ed. *Saunders Manual of Neurologic Practice*. Philadelphia, PA: Saunders/Elsevier; 2003;375-383.

Pau D, Al Zubidi N, Yalamanchili S, Plant GT, Lee AG. Optic neuritis. *Eye*. 2011;25:833-842.

UpToDate. Optic neuritis: pathophysiology, clinical features, and diagnosis.(http://www.uptodate.com/contents/optic-neuritis-pathophysiology-clinical-features-and-diagnosis?source=search_result&search=optic+neuritis&selectedTitle=1%7E150).

http://www.uptodate.com/contents/optic-neuritis-pathophysiology-clinical-features-and--diagnosis.

CASO 24

Um estudante de 24 anos estudava à noite para um exame. Enquanto olhava para seu livro-texto, percebeu que seu braço esquerdo e perna esquerda estavam dormentes. Ele ignorou, ao lembrar que há seis ou sete meses apresentou sintomas semelhantes. Ao levantar-se, percebeu que apresentava falta de equilíbrio. Questionou-se sobre quando já havia apresentado visão borrada e, lembrou-se que há um ou dois anos apresentou visão borrada, mas se resolveu. O paciente não tinha consultado um médico anteriormente para qualquer um dos sintomas. Ele foi para a cama e decidiu procurar um médico no dia seguinte.

▶ Qual é o diagnóstico mais provável?
▶ Qual é o próximo passo diagnóstico?
▶ Qual é o próximo passo terapêutico?

RESPOSTAS PARA O CASO 24:
Esclerose múltipla

Resumo: um homem de 24 anos desenvolveu sintomas neurológicos múltiplos e, em retrospectiva, reconheceu que teve sintomas múltiplos há um ou dois anos.

- **Diagnóstico provável:** esclerose múltipla.
- **Próximo passo diagnóstico:** procurar um médico e submeter-se a uma avaliação neurológica cuidadosa. Exames de sangue, punção lombar, exames cerebrais de imagem e respostas visuais evocadas podem ser indicados.
- **Próximo passo terapêutico:** provavelmente, corticosteroides por via intravenosa, seguidos por um tratamento imunomodulador, direcionado para melhorar a evolução da doença.

ANÁLISE

Objetivos

1. Entender o diagnóstico diferencial de esclerose múltipla (EM).
2. Descrever como proceder a avaliação de EM.
3. Compreender o prognóstico da EM.
4. Descrever quando e como tratar EM.

Considerações clínicas

Este caso mostra um homem jovem que percebe sintomas sugestivos de déficit hemissensorial e um distúrbio visual afetando o equilíbrio. Embora o paciente não tenha sido submetido a uma avaliação médica, seus sintomas sugerem o envolvimento de pelo menos dois locais do sistema nervoso central (SNC), da medula espinal ou cerebral contralateral ao lado da dormência e, possivelmente, de seu nervo óptico, afetando a visão. A apresentação do caso também é significativa para sintomas similares no passado, que se resolveram sem tratamento. Em uma pessoa jovem, presumivelmente sadia, com sintomas de início agudo e localizados no SNC, separadas no tempo (sintomas agudos e sintomas no passado) e no espaço (nervo óptico e cérebro/medula espinal), o diagnóstico é de esclerose múltipla, até que se prove o contrário.

ABORDAGEM À
Esclerose múltipla

DEFINIÇÕES

ESCLEROSE MÚLTIPLA: a EM é uma doença crônica que geralmente começa em adultos jovens, caracterizada por déficits neurológicos recorrentes, remitentes ou progressivos. Esses déficits refletem lesões em áreas dispersas do sistema nervoso central, que se instalam e podem resolver-se com o passar do tempo.

ABORDAGEM CLÍNICA

Epidemiologia

A EM é a causa mais comum de incapacidade neurológica em adultos jovens, afetando mais de 1 milhão de indivíduos em todo o mundo. Existem entre 250 mil e 500 mil pacientes com EM nos Estados Unidos.* A EM é mais comum em climas no norte da Europa e dos Estados Unidos, com uma prevalência de cerca de 1 para cada 1.000 habitantes nessas áreas. É mais comum em mulheres do que em homens, na razão de 2:1, com um pico de incidência aos 24 anos. Os sintomas costumam começar entre os 10 e 60 anos. O início dos sintomas fora dessa faixa etária deve levantar suspeita de outra doença que não a EM. Dos pacientes com EM, 70% desenvolvem seus sintomas entre os 21 e 40 anos, 12% desenvolvem sintomas entre os 16 e 20 anos, e 13% desenvolvem sintomas entre os 41 e 50 anos.

Estudos investigatórios revelam que o risco de EM está aumentado em indivíduos que nasceram ou residem em zonas temperadas, mas que indivíduos que nasceram ou migraram para zonas de baixo risco (i.e., zonas não temperadas) antes dos 15 anos apresentam diminuição do risco. Isso sugere que a exposição a algum fator de risco antes dos 15 anos é importante na gênese da EM. Migração, estudos étnicos e estudos em gêmeos sugerem que a EM está relacionada à genética, assim como a fatores ambientais. Se um dos gêmeos idênticos apresenta EM, existe uma chance de 30% do outro gêmeo apresentar EM. Irmãos de pacientes com EM têm um risco de 2,6% de EM, seus pais de 1,8% e seus filhos de 1,5%.

Etiopatogênese

A EM está restrita ao SNC e poupa o sistema nervoso periférico de lesões. A característica patológica da EM é a desmielinização focal no cérebro e na medula espinal.

---

* N. de R.T. No Brasil, estima-se que existam cerca de 25 mil pessoas com EM (15 pessoas a cada 100 mil), sendo que a região sudeste apresenta o maior número de casos diagnosticados.

Na EM, áreas discretas de mielina danificada, denominadas placas, estão localizadas dentro de tecido com aspecto normal. Dentro de cada placa, a mielina danificada está associada com infiltrados inflamatórios de linfócitos e macrófagos, anticorpos e deposição de complemento, micróglia ativada e perda de células olidendrogliais. Decorrente desta associação patológica com inflamação e desmielinização, a EM é considerada uma doença autoimune. Não se sabe se a resposta imunológica observada nas placas de EM é um processo primário ou secundário, causado por outras etiologias, como lesões infeciosas, tóxicas ou metabólicas. A desmielinização resultante e a subsequente degeneração dos axônios são responsáveis pela incapacidade de pacientes com EM.

Investigações iniciais indicaram que a progressão da doença é dirigida por células efetoras CD4+ que se infiltram na barreira hematencefálica e expressam citocinas pró-inflamatórias que ajudam a ativar a micróglia e outras células imunológicas. Novas áreas de pesquisa em encefalomielite autoimune experimental (modelo experimental da EM) e EM humana identificaram contribuintes previamente desconhecidos para a patogênese de doenças, incluindo a interleucina-17 produtora de células *T-helper* 17, células B, células T CD8+ e células T-regulatórias CD4+ e CD8+. A investigação sobre os respectivos mecanismos de ação dessas células identificou novos alvos terapêuticos para combater essa doença devastadora.

EVOLUÇÃO CLÍNICA

Existem diferentes padrões clínicos ou tipos de EM:

1. *Benigna, compreendendo aproximadamente 20% dos casos,* é o tipo menos grave de EM. Inclui alguns ataques iniciais leves, com melhora completa dos sintomas. A incapacidade é mínima ou nenhuma nessa condição.
2. *EM recorrente-remitente, responsável por aproximadamente 25% dos casos*, é caracterizada por início súbito (horas a dias) de sintomas neurológicos, que costumam durar algumas semanas e, então, resolvem-se, deixando poucos déficits ou nenhum. A frequência dessas recaídas é muito variável, mas em média uma a cada dois anos. Algum grau de deficiência pode estar presente.
3. *Progressiva secundária, compreendendo aproximadamente 40% dos casos diagnosticados*, é caracterizada por uma evolução inicial recorrente-remitente, seguida por um aumento dos ataques, com menos remissões e remissões menos completas após cada ataque. A EM pode apresentar agravamento contínuo por muitos anos e, então atingir um platô com deficiência moderada a grave.
4. *Progressiva primária, responsável por aproximadamente 15% dos casos*, é a forma mais incapacitante da EM. O início é muito grave e a evolução é lentamente progressiva, sem qualquer melhora dos sintomas. É o tipo menos comum de EM.
5. *Recorrente progressiva* é rara, sendo caracterizada por doença progressiva, pontuada por recorrências agudas.

6. **Síndrome clinicamente isolada** é caracterizada pelo primeiro evento desmielinizante sugestivo de EM. Ela coloca o paciente em risco de recaídas futuras. Alguns pacientes podem desenvolver EM recorrente-remitente e apresentar múltiplos ataques, enquanto outros não apresentarão outras evidências de doença desmielinizante. É difícil prever se um determinado indivíduo vai desenvolver EM após os sintomas iniciais; no entanto, estudos de história natural mostram que o risco de ter um segundo ataque após 14 anos de seguimento é de 88% se a ressonância magnética (RM) cerebral inicial tiver qualquer lesão, e somente 19% caso a RM cerebral seja normal.

Características clínicas

O início dos sintomas de EM em geral ocorre durante vários dias e raramente é súbito. Os sintomas iniciais muitas vezes estão relacionados à disfunção motora. Os pacientes podem queixar-se de fraqueza nas pernas e, menos comumente, nos braços. Também podem queixar-se de queda do pé ou de um dos membros, dificultando a marcha ou fazendo-os tropeçar em calçadas ou sarjetas. Fraqueza e rigidez na EM pode refletir um comprometimento do trato corticospinal, o que pode ocorrer em 30 a 40% dos ataques iniciais em pacientes com EM, estando presente em 60% dos pacientes de EM com sintomas crônicos.

Pacientes com esclerose múltipla também podem apresentar sintomas sensoriais, como formigamentos, sensações de picadas de alfinetes e agulhas, dormência ou sensação de uma faixa ao redor do tronco. Dos pacientes com EM, 50 a 70% apresentarão queixas sensoriais em algum momento durante sua doença. Os pacientes também podem apresentar tremor dos membros, ataxia, fala escandida (i.e., disartria cerebelar) e balanço do crânio ou tronco. A tríade de Charcot, que consiste em tremor intencional, disartria e nistagmo, é uma síndrome bastante reconhecida na EM, mas ocorre pouco.

A **neurite óptica e a neurite retrobulbar**, que podem causar borramento visual, escotomas e diminuição da percepção de cores, também podem ocorrer na EM. A neurite óptica é o sintoma de apresentação em 14 a 23% dos pacientes com EM. Diplopia, apresentada por 12 a 22% dos pacientes, geralmente é um resultado de comprometimento do tronco cerebral. A neuralgia do trigêmeo, também causada por comprometimento do tronco cerebral, caracteriza-se por dores maxilares ou mandibulares muito breves, graves e lancinantes. A neuralgia do trigêmeo pode ser decorrente de outras causas que não a EM, mas quando esses sintomas ocorrem em um adulto jovem, a EM sempre deve ser suspeitada.

Outro sintoma relacionado ao tronco cerebral é a **mioquimia facial**, um movimento semelhante ao movimento de uma minhoca, exibido pelos músculos do paciente e difícil de ser visto pelo observador. Isso frequentemente envolve os músculos orbiculares do olho. Vertigem ocorre em 14% dos pacientes com EM e pode estar associada com diplopia, também causada pelo comprometimento do tronco cerebral.

Pacientes com EM podem queixar-se de sensações de eletricidade correndo para baixo em sua coluna vertebral, algumas vezes estendendo-se aos seus membros (sinal de Lhermitte). Esse sintoma costuma ser agravado pela flexão da coluna cervical, e pode levantar suspeita de EM ou outro comprometimento da medula cervical superior. Distúrbios do humor, incluindo depressão, doença bipolar e disforia, ocorrem entre um terço e a metade dos pacientes com EM. Existe discordância se esses distúrbios emocionais/comportamentais refletem o processo primário da EM, a reação do paciente a sua doença, ou ambos. Independente disso, os sintomas devem ser abordados e tratados de forma adequada. Pacientes com esclerose múltipla podem experimentar uma deterioração neurológica súbita e transitória com elevações de suas temperaturas corporais. Isso pode ocorrer com febre, esforço físico ou banhos quentes.

Diagnóstico

Os critérios para o diagnóstico da EM estão mudando constantemente, em parte devido aos exames de imagem cerebral e das investigações imunológicas, que são cada vez mais sofisticados. Embora o diagnóstico da EM baseie-se no reconhecimento de padrões clínicos da doença, vários estudos laboratoriais são úteis na confirmação do diagnóstico. Em resumo, se um paciente apresenta sintomas refletindo duas ou mais lesões cerebrais separadas ao longo do tempo e isso for confirmado pelos exames de imagem cerebrais, deve-se suspeitar de EM. A RM cerebral ou medular, em especial com infusão de gadolíneo, ajuda a diagnosticar a EM. A RM cerebral é anormal em 95 a 99% dos casos de EM *recorrente/remitente*. **As lesões típicas da EM são lesões brilhantes nas imagens ponderadas em T2, especialmente no corpo caloso e em regiões periventriculares** (Figura 24.1). Essas lesões costumam ser lineares ou ovoides,

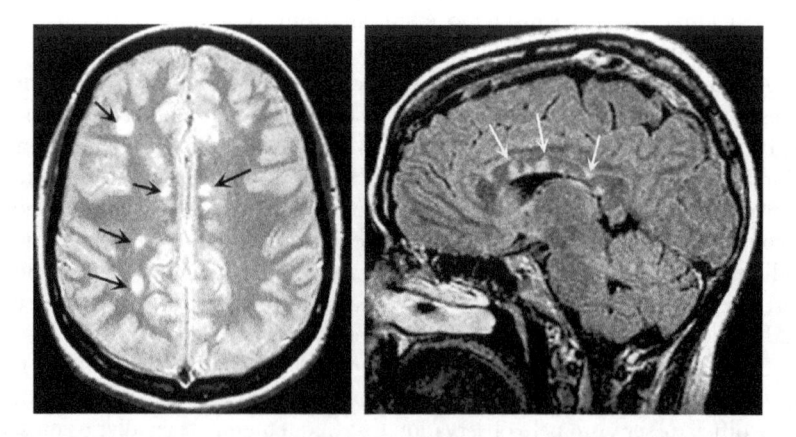

Figura 24.1 RM cerebral ponderada em T2 na esclerose múltipla. (Reproduzida, com permissão, de Kasper DL, et al. Harrison's Principles of Internal Medicine, 16th ed. New York, NY: McGraw-Hill Publishers, 2004:2465).

com ângulos retos em relação à superfície ventricular, que são denominadas dedos de Dawson, segundo o patologista Dawson Scottish, que descreveu achados similares em autópsias. Lesões na RM maiores do que 5 mm ou lesões inferiores em relação ao tentório, em especial no pedúnculo cerebral, ajudam a confirmar o diagnóstico de EM.

Imagens ponderadas em T1 costumam ser menos sensíveis na detecção de placas desmielinizantes do que as imagens ponderadas em T2. Novas técnicas de imagem cerebral, como a sequência FLAIR (*fluid-attenuated inversion recovery*), fornecem maior sensibilidade e especificidade para lesões da substância branca pela EM. As imagens FLAIR detectam duas a três vezes o número de lesões observadas em uma imagem ponderada em T2. O N-acetil-aspartato (NAA) também auxilia na detecção de lesões de EM. NAA, um marcador para a função neuronal e axonal, pode ser medido por espectroscopia por RM. Os níveis de NAA estão diminuídos em placas de EM e também podem estar diminuídos em áreas aparentemente não afetadas da substância branca, sugerindo dano axonal.

A análise do líquido cerebrospinal (LCS) também ajuda a diagnosticar a EM. Em casos nos quais a ressonância magnética é normal ou mostra um padrão que é consistente com outros processos patológicos, como isquemia microvascular ou infecção, está indicado o exame do LCS. Em 85 a 90% dos casos, o LCS é anormal em pacientes com EM. Um índice de IgG elevado, a presença de duas ou mais bandas oligoclonais e o aumento da proteína básica da mielina apoiam o diagnóstico. As bandas oligoclonais ocorrem em mais de 90% dos pacientes com EM, mas também ocorrem em 30% dos pacientes com doença inflamatória e infecciosa do SNC, e em 5 a 10% das outras doenças neurológicas não inflamatórias. A presença de bandas oligoclonais no LCS ou um aumento da síntese de IgG não é específica para EM e, por si só, não diagnostica a EM. EM é um diagnóstico clínico que pode ser apoiado por exames de imagem cerebral e investigações do LCS. Aumento de leucócitos também pode ser observado na EM; no entanto, contagens de leucócitos acima de 50 mm^3 de LCS são raras na EM e devem levar o médico a considerar outros diagnósticos.

Exames eletrofisiológicos das vias visuais e das colunas dorsais da medula espinal algumas vezes são úteis na documentação do envolvimento dessas vias, quando estudos de imagem ou achados físicos não apoiam a impressão clínica. Respostas de potencial evocado, nas quais um paciente enxerga estímulos repetidos de claro e escuro em um tabuleiro, enquanto um computador calcula as médias dos potenciais de eletrodos colocados sobre o couro cabeludo, são úteis na avaliação de pacientes com EM. Prolongamento da onda P100 ocorre em mais de 75% dos pacientes com EM. Esse distúrbio reflete o comprometimento da via entre o nervo óptico e o cérebro.

O diagnóstico diferencial de EM é amplo (Quadro 24.1). Muitas condições diferentes podem imitar a EM, em decorrência da desmielinização primária ou secundária de vias do SNC.

No entanto, a história clínica, o exame físico e os estudos diagnósticos são fundamentais para distinguir essas condições de EM.

Quadro 24.1 • DIAGNÓSTICO DIFERENCIAL DE ESCLEROSE MÚLTIPLA

1. Polineuropatias
   a. Síndrome de Guillain-Barré, incluindo a síndrome de Miller Fisher
   b. Polineurorradiculopatia desmielinizante inflamatória crônica

2. Infecções
   a. Bactérias: sífilis, tuberculose, doença de Lyme, *Bartonella henselae* (febre da arranhadura do gato), micoplasma, doença de Whipple, brucelose, estreptococo beta-hemolítico, meningococo
   b. Fungos: aspergilo, histoplasmose, criptococo
   c. Rickettsia (p. ex., febre Q, tifo epidêmico)
   d. Protozoário (p. ex., toxoplasmose)
   e. Parasitas (p. ex., toxocariose, cisticercose)
   f. Vírus (p. ex., adenovírus, hepatite A, B, citomegalovírus [CMV], Coxsackie B, rubéola, varicela, herpes-zóster, herpes-vírus simples I, Epstein-Barr [mononucleose infecciosa], sarampo, parotidite, influenza, vírus linfotrópico de célula T humana [HTLV-1,2], doença de Creutzfeldt-Jakob, vírus JC [leucoencefalopatia multifocal progressiva])
   g. Vírus da imunodeficiência humana (HIV) ou relacionado à síndrome da imunodeficiência adquirida (Aids)
      i. Neurite óptica primária relacionada ao HIV
      ii. Sífilis
      iii. Doença da arranhadura do gato (*Bartonella henselae*)
      iv. Criptococo
      v. Histoplasmose
      vi. Citomegalovírus
      vii. Herpes-zóster
      viii. Hepatite B
      ix. Toxoplasmose
   h. Pós-vacinação (p. ex., varíola, tétano, raiva, influenza, hepatite B, reação cutânea de Mantoux à tuberculina, bacilo de Calmette-Guérin [bCG], vacina tríplice sarampo-caxumba-rubéola)
   i. Infecção ou inflamação focal
      i. Sinusite paranasal
      ii. Pós-infecção
      iii. Otite maligna externa

3. Inflamação e doença sistêmica
   a. Doença de Behçet
   b. Doença inflamatória intestinal
   c. Síndrome de Reiter
   d. Sarcoidose
   e. Lúpus eritematoso sistêmico
   f. Síndrome de Sjögren
   g. Doença mista do tecido conectivo
   h. Artrite reumatoide

4. Doenças vasculares
   a. Doença microvascular crônica (leucoaraiose)
   b. Vasculite primária do sistema nervoso central
   c. Acidente vascular encefálico

(Continua)

Quadro 24.1 • DIAGNÓSTICO DIFERENCIAL DE ESCLEROSE MÚLTIPLA (*continuação*)

5. Doenças hereditárias
   a. Adrenoleucodistrofia
   b. Leucodistrofia metacromática
   c. Distúrbios mitocondriais
   d. Doença de Wilson
   e. Doença de Alexander
   f. Doença de Fabry

6. Nutricionais   a. Deficiência de vitamina B_{12}

7. Processos malignos
   a. Linfoma primário do sistema nervoso central
   b. Síndromes paraneoplásicas

8. Miscelânea
   a. Febre familiar do Mediterrâneo
   b. Picada de abelha ou vespa
   c. Mordida de cobra
   d. Neurite óptica pós-parto
   e. Neuromielite óptica (doença de Devic)
   f. Neuromielite óptica recorrente com endocrinopatias
   g. Outras

Tratamento

O tratamento de pacientes com EM deve ser individualizado para cada paciente específico, dependendo dos problemas e das necessidades particulares. O tratamento deve ser focalizado na doença e nos sintomas associados.

O **tratamento primário pode consistir de esteroides por via intravenosa**, primariamente empregados durante os ataques agudos. Os **esteroides não** mostraram **diminuir o risco de ataques futuros** ou alterar a história natural da doença, mas estão indicados para acelerar a recuperação de um ataque agudo. **Agentes imunomoduladores ou tratamentos modificadores da doença** podem ser usados para modificar a evolução da EM e, portanto, são usados em uma base crônica progressiva. Estes agentes incluem o **interferon β-1a**, **interferon β-1b**, um polipeptídeo sintético de proteína básica mielina, **acetato de glatiramer**, anticorpo monoclonal **natalizumabe**, que impede células T autorreativas atravessarem a barreira hematencefálica, e **fingolimode**, um análogo estrutural da esfingosina, que tem como alvo os receptores de esfingosina-1-fosfato e impede a migração dos linfócitos de órgãos linfoides primários para a periferia.

Interferons podem funcionar alterando as células T e vedando a barreira hematencefálica contra a sua entrada no SNC, enquanto o **acetato de glatiramer** pode impedir a ativação e diferenciação de células T alvo da mielina. Os **interferons** são injetados subcutaneamente ou por via intramuscular e, de modo geral, são bem tolerados. Efeitos colaterais comuns incluem sintomas semelhantes ao resfriado e reações no local da injeção. **Acetato de glatiramer** é injetado por via subcutânea e seus efeitos laterais incluem um nódulo no local da injeção, febre, calafrios e dores, que desaparecem em 30 minutos. **Natalizumabe** é administrado por via intravenosa a cada 28 dias. O efeito adverso mais grave relatado com **natalizumabe** é uma infecção viral oportunista, causando leucoencefalopatia multifocal progressiva (PML).

Fingolimode é o primeiro fármaco oral modificador da doença, aprovado pela Food and Drug Administration (FDA) para pacientes selecionados, com EM recorrente-remitente altamente ativa. Em ensaios clínicos limitados, **Fingolimode** geralmente foi seguro e bem tolerado. No entanto, uma experiência clínica adicional é necessária para determinar de maneira ampla o perfil de segurança em longo prazo do fingolimode, em especial no que diz respeito a quaisquer eventos adversos potencialmente graves ou fatais.

Esses agentes podem afetar a taxa de reincidência, a progressão lenta da incapacidade e evitar o acúmulo ou o ônus das lesões na RM. Além disso, duas formulações de interferon de conversão retardada em pacientes de EM clinicamente definida, em pacientes com síndromes clinicamente isoladas, sugestivas de EM. Como o dano axonal levando à incapacidade neurológica irreversível está presente no início da doença, o tratamento imunomodulador deve ser iniciado o mais cedo possível.

A insuficiência de **vitamina D** mostrou estar associada com aumento da suscetibilidade à EM, mas até recentemente não estava claro se a vitamina D também influencia o prognóstico da doença. Na encefalomielite autoimune experimental, um modelo de camundongo da EM, a administração de vitamina D reduziu a gravidade da doença. Mais recentemente, estudos de EM de início pediátrico e adulto demonstraram que entre os pacientes com EM estabelecida, aqueles com níveis mais baixos de vitamina D, apresentam risco mais alto para recorrência subsequente. Esses dados observacionais apoiam fortemente estudos clínicos randomizados de suplementação de vitamina D na EM.

Mitoxantrona intravenosa, um agente antineoplásico imunomodulador, também demonstrou melhorar a incapacidade neurológica e retardar a progressão de EM em pacientes com doença recorrente-remitente grave ou doença secundária progressiva; no entanto, seu papel terapêutico tem sido limitado em decorrência de seu efeito cardiotóxico e mielossupressor. Outros agentes imunossupressores, incluindo a ciclofosfamida, metotrexato, rituximabe e ciclosporina, demonstraram um benefício clínico em pacientes com piora da doença.

Tratamento sintomático

O tratamento sintomático para a EM pode incluir repouso físico e emocional, tratamento físico, amantadina ou modafinil para fadiga, medicação anticolinérgica para disfunção vesical, baclofeno ou tizanidina para espasticidade, inibidores seletivos da recaptação da serotonina (ISRS) para distúrbios do humor e clonazepam ou ácido valproico para tremor cerebelar.

QUESTÕES DE COMPREENSÃO

24.1 Um homem de 28 anos apresenta visão dupla e fraqueza nas pernas. Existe suspeita de EM. Qual dos achados a seguir será consistente com o diagnóstico?
A. Bandas oligoclonais no líquido cerebrospinal.
B. Aumento de N-acetil-aspartato na espectroscopia por RM.
C. Condução nervosa periférica anormal na eletromiografia (EMG)/estudos da velocidade de condução nervosa (VCN).
D. Contraste meníngeo na RM cerebral contrastada.

24.2 Um homem de 33 anos apresenta exacerbações da fraqueza. O paciente tem diagnóstico de EM. Qual dos achados a seguir é consistente com o diagnóstico?
A. O diagnóstico de EM baseia-se em lesões clínicas separadas em tempo e espaço.
B. Bandas oligoclonais no LCS são específicas de esclerose múltipla.
C. Esteroides são efetivos na melhora do curso da doença.
D. Existe um distúrbio genético bem caracterizado no cromossomo 11.

24.3 O mesmo paciente da Questão 24.2 apresenta uma doença significativamente progressiva. Qual dos tratamentos a seguir tem maior probabilidade de ser útil para seus sintomas de fraqueza?
A. Mitoxantrona.
B. Tratamento com corticosteroides.
C. Plasmaferese.
D. Tratamento com imunoglobulinas.

RESPOSTAS

24.1 **A.** Bandas oligoclonais estão presentes no LCS em até 90% dos pacientes com EM.
24.2 **A.** Exacerbações clínicas separadas em tempo e espaço são as características no diagnóstico de EM.
24.3 **A.** Mitoxantrona é útil para doença secundária progressiva.

DICAS CLÍNICAS

▶ Uma idade precoce de início da doença geralmente está associada com formas benignas ou recorrentes-remitentes da EM.
▶ Comprometimento visual, rigidez e fraqueza são sintomas de apresentação frequente na EM.
▶ Pacientes com EM podem apresentar lesões nas RM cerebrais sem queixas clínicas associadas diretamente a essas lesões.
▶ Bandas oligoclonais também são encontradas no lúpus eritematoso sistêmico, na neurosarcoidose, na panencefalite esclerosante subaguda (PEES), na hemorragia subaracnóidea, na sífilis e no linfoma do SNC.
▶ Os sintomas de EM parecem piorar com a elevação da temperatura ou febre.

REFERÊNCIAS

Cohen JA, Chun J. Mechanisms of Fingolimod's efficacy and adverse effects in multiple sclerosis. *Ann Neurol.* 2011;69(5):759-777.

Cree BAC. Diagnosis and differential diagnosis of multiple sclerosis. In: *Continuum: Multiple Sclerosis.* 2010:16(5):19-37.

Flachenecker P. Disease-modifying drugs for the early treatment of multiple sclerosis. *Expert Rev Neurother.* 2004 May;4(3):455-463.

Kasper LH, Shoemaker J. Multiple sclerosis immunology. *Neurol.* 2010;74(suppl 1):S2-S8.

Minagar A, Sheremata WA. Multiple sclerosis. In: Evans RW, ed. *Saunders Manual of Neurologic Practice.* Philadelphia, PA: Saunders/Elsevier; 2003:234-240.

Mowry EM. Vitamin D: evidence for its role as a prognostic factor in multiple sclerosis. *J Neurol Sci.* 2011;311(1-2):19-22.

Rammohan KW, Shoemaker J. Emerging multiple sclerosis oral therapies. *Neurol.* 2010;74(suppl 1): S47-S53.

Rolak LA. Demyelinating disease. In: Rolak LA. *Neurology Secrets*, 4th ed. Philadelphia, PA: Elsevier Mosby, 2005:213-221.

Sadiq, SA. Multiple sclerosis. In: Rowland LP, ed. *Merritt's Neurology*, 11th ed. Philadelphia, PA: Lippincott Williams & Wilkins; 2005:941-961.

Scott LJ, Figgitt DP. Mitoxantrone: a review of its use in multiple sclerosis. *CNS Drugs.* 2004;18(6): 379-396.

Wee Yong V, Marks S. The interplay between the immune and central nervous systems in neuronal injury. *Neurol.* 2010;74(suppl 1):S9-S16.

CASO 25

Um estudante universitário de 20 anos estava jogando sinuca tarde da noite. Há três semanas, ele apresentou uma doença viral, mas seus sintomas se resolveram. Subitamente, na sala de jogos, ele desenvolveu cefaleia, náusea, confusão e queixou-se de fraqueza em ambas as pernas. Ele perdeu o controle do esfíncter vesical e apresentou incontinência urinária. Seu colega de quarto o levou para a enfermaria, para avaliação. Ao exame, o paciente estava letárgico, com dificuldades na fala. Os sinais vitais eram estáveis e ele estava afebril. Ao exame neurológico havia fraqueza nas extremidades inferiores, mas ele era capaz de ficar em pé. Sua marcha era instável e o paciente necessitava de auxílio para deambular. Seus reflexos estavam difusamente aumentados, com extensão bilateral do hálux. O paciente foi internado para avaliação e tratamento.

- Qual é o diagnóstico mais provável?
- Qual é o prognóstico para esta condição?
- Qual é o próximo passo terapêutico?

RESPOSTAS PARA O CASO 25:
Encefalomielite disseminada aguda

Resumo: um homem de 20 anos desenvolveu sintomas neurológicos múltiplos três semanas após uma doença viral. Subitamente, queixou-se de cefaleia e náusea e apresentou sintomas de confusão e comprometimento medular (i.e., fraqueza nas extremidades inferiores, incontinência urinária, nível sensorial).

- **Diagnóstico mais provável:** encefalomielite disseminada aguda.
- **Prognóstico:** muito bom.
- **Próximo passo terapêutico:** considerar corticosteroides intravenosos, plasmaferese e imunoglobulina por via intravenosa.

ANÁLISE

Objetivos

1. Conhecer o diagnóstico diferencial da encefalomielite disseminada aguda.
2. Entender a avaliação da encefalomielite disseminada aguda.
3. Compreender o prognóstico da encefalomielite disseminada aguda.
4. Saber quando e como tratar a encefalomielite disseminada aguda.

Considerações

O paciente apresenta uma encefalomielite disseminada aguda. A encefalomielite disseminada aguda (EMDA) é uma doença monofásica, associada à cefaleia, à confusão e a comprometimento medular após uma doença viral. Essa patologia apresenta sintomas neurológicos múltiplos decorrentes do envolvimento do tronco cerebral, da medula espinal, dos nervos ópticos, do cérebro e/ou do cerebelo. EMDA geralmente segue uma infecção ou vacinação, especialmente em crianças. Um quarto dos pacientes com EMDA desenvolve esclerose múltipla (EM), levando a uma dificuldade de diferenciação do primeiro ataque de EM e EMDA. No entanto, EMDA costuma ser monofásica e tem um prognóstico de longo prazo favorável. Devem ser feitas ressonância magnética (RM) cerebral e punção lombar.

ABORDAGEM À
Encefalomielite disseminada aguda

DEFINIÇÕES

ENCEFALOMIELITE DISSEMINADA AGUDA (EMDA): EMDA é uma síndrome monofásica aguda, provavelmente causada por desmielinização inflamatória imunomediada. Está associada com frequência a imunização, vacinação ou doença pós-viral.

ENCEFALOMIELITE HEMORRÁGICA NECROSANTE AGUDA (EMHNA):
EMHNA é uma forma hiperaguda de EMDA, com causa e sintomas similares.

ABORDAGEM CLÍNICA

Etiologias e apresentação clínica

EMDA pode ocorrer como uma complicação pós-infecciosa em 1:400 a 1:2.000 pacientes com sarampo, 1:600 pacientes com parotidite, 1:10.000 pacientes com varicela e 1:20.000 pacientes com rubéola. É uma complicação pós-vacinação em 1:63 a 1:300.000 pacientes vacinados contra varíola e também pode ocorrer após outras vacinações. EMDA também pode ocorrer após difteria (tétano), coqueluche e rubéola.

EMDA é uma doença monofásica, caracterizada por sinais e sintomas neurológicos múltiplos, refletindo um comprometimento do tronco cerebral, da medula espinal, do cérebro, dos nervos ópticos e do cerebelo. Os sintomas aparecem subitamente uma a três semanas após a infecção e podem incluir cefaleia, náusea, vômito, confusão e pode progredir para obnubilação e coma.

Além dos sintomas de EMDA, os pacientes podem apresentar hemiparesia, comprometimento hemissensorial, ataxia, neurite óptica, mielite transversa, crises, mioclonias e perda de memória. Quando a EMDA segue uma parotidite, a doença normalmente se apresenta com ataxia cerebelar.

É provável que EMDA seja uma doença autoimune mediada por células T, cujo alvo são antígenos da mielina e oligodendrócitos, possivelmente proteína básica mielina. Uma infecção viral, já foi implicada causando a subsequente hiporregulação das células T CD4+ supressoras, ativando células T auxiliares mielina-reativas.

A neuropatologia da EMDA consiste em mielinopatia inflamatória perivenular, com ingurgitamento das veias na substância branca cerebral. Existe edema perivascular com infiltração mononuclear significativa, principalmente linfócitos e macrófagos. O achado primário é uma desmielinização perivenular, poupando relativamente os axônios (Figura 25.1).

O diagnóstico de EMDA focaliza, primariamente, a apresentação clínica de uma doença monofásica. Os achados do líquido cerebrospinal (LCS) podem ser anormais, mas não são específicos de EMDA (p. ex., pleiocitose mononuclear, proteína levemente aumentada). A RM cerebral revela substância branca hiperintensa, sinais ponderados em T2 e contraste nas imagens ponderadas em T1 (Figura 25.2). As lesões variam em tamanho e decorrência de edema significativo associado. As lesões descritas são mais extensas e simétricas ou assimétricas, e frequentemente estão localizadas na substância branca cerebral subcortical periférica. Lesões no tálamo são mais descritas na EMDA do que na EM, e pode ser um achado útil que sugere EMDA.

O diagnóstico diferencial de EMDA é o mesmo apresentado no Caso 24 para EM. O fato da EMDA ser monofásica, enquanto a EM não costuma ser, e o claro espaço de tempo de bem-estar durante várias semanas após uma doença viral ajudam, respectivamente, a diferenciar EMDA de EM e um episódio viral agudo.

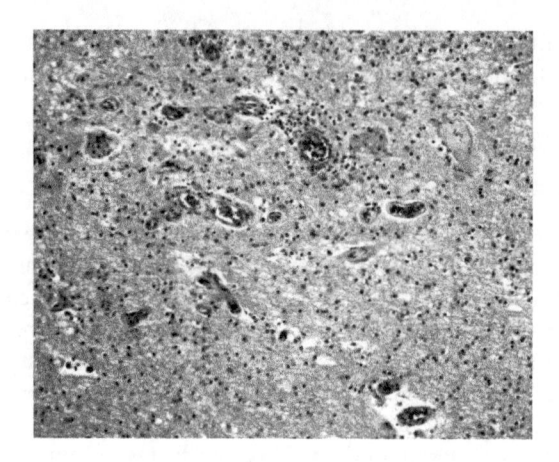

Figura 25.1 Coloração hematoxilina-eosina mostrando inflamação perivenular na EMDA. (Reproduzida, com permissão, de Suzanne Z. Powell, MD.)

O prognóstico da EMDA é muito bom. No entanto, aproximadamente um quarto (e até um terço) desses pacientes apresentará recaídas subsequentes após a doença aguda. Se ocorrer uma recaída, o médico deve suspeitar de EM.

Tratamento

Não existe tratamento específico para EMDA. O tratamento é sintomático e de apoio. Em casos graves, é importante manter as funções vitais, manter o equilíbrio hidroeletrolítico e evitar pneumonia, infecção urinária e úlceras de decúbito. Em alguns pacientes com EMDA, os médicos prescrevem altas doses de corticosteroides por via intravenosa, para encurtar a duração da doença. Existe controvérsia sobre a eficácia da plasmaferese ou da administração de imunoglobulina por via intravenosa.

QUESTÕES DE COMPREENSÃO

25.1 Selecione a combinação de sinais ou sintomas que ajudam a diferenciar EMDA de um primeiro ataque de EM.
   A. Bandas oligoclonais no LCS, sintomas recorrentes, história positiva para vacinação.
   B. História positiva de vacinação, lesões talâmicas, confusão mental.
   C. Pleiocitose no LCS, sintomas recorrentes, história de vacinação positiva.
   D. Exposição viral recente, confusão mental, ataxia tardia.

25.2 Uma mulher de 43 anos foi diagnosticada como portadora de fraqueza extrema nos membros inferiores, causada por uma encefalomielite disseminada aguda. Qual dos itens a seguir é o melhor tratamento para essa condição?

A. Interferon beta-1b.
B. Tratamento com corticosteroide.
C. Amantadina.
D. Tratamento com imunoglobulinas.

25.3 Um homem de 33 anos apresenta fraqueza das extremidades inferiores e incontinência urinária aproximadamente duas semanas após uma doença viral. Qual dos itens a seguir é provavelmente o mais presente?
A. Perda auditiva neurossensorial.
B. Ataxia.
C. Paralisia do nervo facial.
D. Zumbido.

RESPOSTAS

25.1 **B.** Na ausência de um marcador biológico, a distinção entre EMDA e EM não pode ser feita com certeza no momento da primeira apresentação. No entanto, certas características são mais indicativas de EMDA e incluem um pródromo viral ou exposição recente à vacina, ataxia de início precoce, grande número de lesões na RM, envolvimento da substância cinzenta profunda, em especial tálamo e ausência de bandas oligoclonais.

25.2 **B.** O tratamento padrão de pacientes com EM é feito com interferon beta-1b e outras terapias imunomoduladoras. Os corticosteroides podem ajudar a reduzir a duração e a gravidade dos sintomas em pacientes com EMDA. O tratamento com gamaglobulina por via intravenosa permanece controverso.

25.3 **B.** Embora os pacientes com EMDA possam apresentar hemiparesia, comprometimento hemissensorial, ataxia, neurite óptica, mielite transversa, crises, mioclonias e perda de memória, a perda auditiva neurossensorial não é uma complicação dessa doença.

DICAS CLÍNICAS

▶ A **encefalomielite disseminada aguda** é uma "doença rara", que afeta menos de 200 mil pessoas nos Estados Unidos.
▶ A etiopatogenia da EMDA é **multifatorial**. Em um grupo de pacientes **geneticamente** suscetíveis a esses distúrbios, o sistema imunológico é provocado para reagir à mielina por meio de um desencadeador **ambiental**, seja por uma vacina ou por um vírus, desencadeando uma cascata de eventos que causam a EMDA.
▶ Foram descritos episódios *recorrentes de EMDA*, que normalmente são desencadeados por infecções. É possível que episódios recorrentes de EMDA sejam episódios múltiplos de EM.
▶ Na ausência de um marcador biológico, a diferenciação de EMDA de uma apresentação inicial de EM pode ser, às vezes, impossível.

REFERÊNCIAS

Minagar A, Sheremata WA. Acute disseminated encephalomyelitis. In: Evans RW, ed. *Saunders Manual of Neurologic Practice*. Philadelphia, PA: Saunders/Elsevier; 2003:241-243.

Sadiq, SA. Multiple sclerosis. In: Rowland LP, ed. *Merritt's Neurology*, 11th ed. Philadelphia, PA: Lippincott Williams & Wilkins; 2005:941-961.

Wender M. Acute disseminated encephalomyelitis (ADEM). *J Immunol*. 2011;231(1-2):92-99.

CASO 26

Um homem de 28 anos vai à emergência com queixa de cefaleia e náusea há 48 horas. A cefaleia situa-se primeiramente na região frontal e occipital, e está associada com náusea leve. O paciente tomou vários analgésicos vendidos sem receita médica, sem melhoria da cefaleia. A intensidade da dor vem aumentando desde que procurou a avaliação, pois não era mais capaz de tolerá-la. Seu único sintoma além da náusea é uma sensação de aperto nos ombros e no pescoço. Ele não teve quaisquer doenças e não existe história de traumatismo craniano. Ao exame, apresenta 32,8°C de temperatura, pressão arterial de 110/68 mmHg e pulso de 100 bpm. Ele está acordado, alerta e totalmente orientado. Seu Miniexame do estado mental (MEEM) é normal; no entanto, ele percebe que está levando muito tempo para responder às perguntas. Seu exame geral é significativo pela presença de um sinal de Kernig, sem qualquer evidência de erupção cutânea. O sinal de Brudzinski está ausente. Os nervos cranianos são normais, exceto pela presença de um nistagmo horizontal bilateral. Seu exame motor, sensorial e os exames cerebelares são normais. Os reflexos tendinosos profundos são hiperativos, embora sem evidência de um sinal de Babinski. É realizada uma tomografia computadorizada (TC) de crânio sem contraste, que foi interpretada como normal. É importante notar que sua cefaleia é pior agora do que quando ele chegou à emergência.

▶ Qual é o diagnóstico mais provável?
▶ Qual é o melhor passo diagnóstico?
▶ Qual é o próximo passo terapêutico?

RESPOSTAS PARA O CASO 26:
Meningite viral

Resumo: um homem de 28 anos, sadio, apresenta uma história de cefaleia com intensidade crescente há 48 horas. Os sintomas associados incluem náusea e lentidão para responder a perguntas. O exame chama a atenção pela presença de sinal de Kernig, nistagmo horizontal e hiper-reflexia generalizada.

- **Diagnóstico mais provável:** meningite viral.
- **Melhor passo diagnóstico:** punção lombar.
- **Próximo passo terapêutico:** instituir antibióticos e aciclovir por via intravenosa.

ANÁLISE

Objetivos

1. Saber a apresentação clínica de meningite.
2. Aprender a desenvolver uma estratégica diagnóstica para o diagnóstico de meningite e conhecer os achados do líquido cerebrospinal (LCS) na meningite bacteriana e viral.
3. Entender a estratégica para meningite na emergência.

Considerações

Um quadro clínico de uma cefaleia progressivamente mais intensa, com náusea, febre ou lentidão para responder perguntas deve alertar o médico para meningite ou encefalite. A presença de rigidez de nuca e de sinal de Kernig é consistente com meningite. Uma punção lombar, associada a um exame do LCS, é a melhor maneira de determinar a etiologia da meningite e para diferenciar entre uma etiologia bacteriana ou viral. Embora exames de LCS sejam fundamentais para identificar a causa da meningite, uma TC ou uma ressonância magnética (RM) cerebral é feita preferencialmente antes da punção lombar. Embora a ressonância magnética ofereça melhor resolução do que a TC, esses exames nem sempre estão disponíveis. O exame de escolha entre as duas modalidades está baseado na facilidade e rapidez de sua execução. A importância dos exames por imagem é ajudar a excluir aumento da pressão intracraniana, causada pelo comprometimento da drenagem do LCS ou uma lesão ocupando espaço. **Achados neurológicos focais ou a presença de papiledema requerem a execução de um exame de imagem.** Uma vez determinado que o risco de herniação é baixo, realiza-se uma punção lombar. A análise da punção lombar deve incluir a pressão inicial e final e exames do LCS para glicose, proteína e contagem de células com diferencial, coloração de Gram, cultura, aglutinação do látex, reação em cadeia da polimerase (PCR) para herpes-vírus simples (HSV), transcriptase reversa (RT)-PCR enteroviral (EV), VDRL para sífilis (VDRL) e o armazenamento de amostra do LCS para exames adicionais. Outros exames a considerar incluem exame bioquímico completo (um total de 20 itens analisados), hemograma completo com diferencial e plaquetas, relação internacional normalizada (INR)/tempo de protrombina (TP)/tempo de tromboplastina parcial (TTP), HIV e hemoculturas. No entanto, se houver demora na obtenção do exame de imagem, deve ser colhido material para hemocultura do paciente e um tratamento empírico com antibióticos por via intravenosa deve ser iniciado imediatamente. A escolha inicial de antibióticos é, normalmente, uma cefalosporina de terceira geração, como ceftriaxona ou cefotaxima associada à vancomicina, dexametasona por via intravenosa (IV) e aciclovir por via IV. Eles devem ser administrados após a coleta de sangue e LCS, ou mesmo que haja demora na obtenção de uma punção lombar.

ABORDAGEM À
Suspeita de meningite

DEFINIÇÕES

MENINGITE: inflamação das membranas que envolvem o cérebro e a medula espinal (meninges), causada por muitos microrganismos diferentes.

SINAL DE KERNIG: incapacidade de extensão completa do membro inferior, quando o quadril está flexionado na posição supina. É causado por rigidez grave nos grandes músculos extensores, decorrente de inflamação das raízes lombossacras.

SINAL DE BRUDZINSKI: flexão do pescoço causa uma flexão involuntária das coxas e pernas.

AGLUTINAÇÃO DE PARTÍCULAS DO LÁTEX: um teste no qual um anticorpo ou antígeno reveste a superfície de partículas de látex (látex sensibilizado). Quando uma amostra contendo o antígeno ou anticorpo específico é misturada com o látex sensibilizado, de aparência leitosa, nota-se uma aglutinação visível. É utilizado para detectar o *Haemophilus influenzae* tipo b, *Streptococcus pneumoniae* e *Neisseria meningitidis* A, B, C e antígenos solúveis.

HSV PCR: a reação em cadeia da polimerase é uma técnica molecular que permite que uma pequena quantidade de DNA seja replicada e amplificada. Neste caso, o DNA do HSV é detectado. HSV PCR para o LCS tem uma sensibilidade estimada de 95% e uma especificidade de quase 100%.

RT-PCR EV: reação em cadeia da polimerase da transcriptase reversa enteroviral é uma técnica na qual o cDNA é feito a partir do RNA por meio da transcrição reversa. Então, o cDNA é replicado e amplificado por protocolos padrão de PCR. Neste caso em particular, podem ser detectados vários vírus pertencentes à família dos enterovírus.

NISTAGMO: um movimento ocular oscilatório, rápido e involuntário.

ABORDAGEM CLÍNICA

Etiologia

As **causas mais comuns da meningite viral**, nos Estados Unidos, são vírus da família dos **enterovírus**. Aproximadamente 75 mil casos de meningite por enterovírus ocorrem nos Estados Unidos a cada ano. Coxsackie A9, B3-5 e ecovírus 4, 6, 7, 8, 11, 18 e 30 são as cepas mais comuns. A infecção é disseminada pela via fecal-oral, embora a disseminação pela via respiratória seja raramente observada. Epidemias podem estar associadas com faringite ou gastrenterite e ocorrem no final do verão e início do outono. Pode existir um exantema viral. Outras causas de meningites virais incluem HSV, arboviroses (vírus da encefalite de Saint Louis, vírus do Nilo Ocidental, vírus da encefalite japonesa, vírus da encefalite equina do leste, vírus da encefalite equina do oeste, vírus de La Crosse), arenaviroses e retroviroses. Os arbovírus são transmitidos aos humanos por artrópodes, mais comumente mosquitos ou carrapatos.

A meningite bacteriana, por sua vez, costuma ser mais grave e tem uma morbidade e taxa de mortalidade mais elevada, quando comparada com a meningite viral. A incidência de meningite bacteriana é de aproximadamente 3 a 5 a cada 100 mil habitantes por ano nos Estados Unidos. Anualmente, são relatados 2 mil óbitos por meningite bacteriana nos Estados Unidos. A frequência relativa de espécies bacterianas como causa de meningite varia com a idade. Durante o período neonatal, a *Escherichia coli*, a *Listeria monocytogenes* e os estreptococos do grupo B são responsáveis pela maioria das causas de meningite neonatal. Após o período neonatal, *H. influenza*, *S. pneumoniae* e *N. meningitidis* são responsáveis por 80% dos casos. Em 1987, a ampla vacinação contra *H. influenza* tipo B levou a uma redução acentuada da meningite causada por esse patógeno em crianças. Pneumonia estreptocócica e meningite por *Neisseria* são, atualmente, as principais causas de meningite após o período neonatal.

Apresentação clínica e avaliação

Sintomas típicos de meningite incluem a **tríade clássica de cefaleia, febre e rigidez de nuca**. Outros sintomas incluem fotofobia (dor no olho ou sensibilidade à luz), náusea, vômito, mialgia, confusão, depressão do nível de consciência (de letargia a coma), crises e déficits neurológicos focais, como paralisia de nervo craniano, hemiparesia ou disfagia, decorrente de acidentes vasculares encefálicos isquêmicos causados por trombose secundária ou inflamação dos vasos cerebrais.

Durante a avaliação de pacientes com meningite é crucial diferenciar entre meningite bacteriana, viral ou outra. Certos achados ao exame clínico podem apontar para uma infecção bacteriana e menos para uma viral. Por exemplo, a presença de febre muito alta ou erupção cutânea papular ou macular disseminada, ou a presença de púrpura ou equimose sugere uma infecção bacteriana, como a meningite por *Neisseria*. Estudos do LCS, no entanto, são mais definitivos e permitem a diferenciação entre meningite viral e bacteriana. Os estudos do LCS na meningite viral revelam uma pressão inicial elevada, glicose normal, aumento da contagem de leucócitos no LCS de 200 a > 1.000 leucócitos/µL, com mais de 50% de células polimorfonucleadas. No entanto, nas primeiras 24 horas de infecção, até 90% dos leucócitos podem ser células polimorfonucleadas. As culturas virais do LCS apresentam uma sensibilidade relativamente baixa e pouca capacidade de crescimento. Além disso, a sua utilidade clínica é limitada pela quantidade de tempo necessário para o crescimento de um enterovírus (dias a semanas). A RT-PCR EV do LCS tem uma especificidade de 100% e uma sensibilidade de 95%. Os resultados em geral estão disponíveis em quatro horas.

Os estudos do LCS na meningite bacteriana revelam uma pressão inicial elevada (acima de 200 mmH$_2$O), proteína alta de 100 mg/dL a 500 mg/dL (normal 15 mg/dL a 45 mg/dL), glicose diminuída (menos de 40% de glicose no soro) e pleiocitose (100 a 10.000 leucócitos/µL; normal de < 5) com 60% ou mais de leucócitos polimorfonucleares. Dos casos de meningite bacteriana, 60% apresentaram uma coloração de Gram positiva, e aproximadamente 75% apresentarão uma cultura de LCS positiva.

Hemoculturas identificarão o microrganismo causador da meningite bacteriana em 50% dos casos, enfatizando o fato de que a bacteriemia está precocemente presente e explica porque a meningite bacteriana é uma emergência médica verdadeira. Antibióticos administrados até 2 horas antes da punção lombar não diminuem a sensibilidade da cultura de LCS feita em conjunto com a aglutinação de partículas de látex e hemoculturas. Os antibióticos administrados por mais de 2 horas antes de uma punção lombar podem diminuir os achados de uma coloração de Gram positiva ou cultura positiva no LCS em 5 a 40%.

Na maioria dos casos de meningite viral, os exames de imagem são normais; no entanto, uma exceção é a meningite HSV, na qual pode haver evidência de hemorragia na região do lobo temporal. Na meningite bacteriana, os estudos de imagem frequentemente são normais, mas também podem revelar complicações como infarto, trombose de seio venoso, hidrocefalia comunicante ou não comunicante e aumento da pressão intracraniana.

Tratamento

A chave na redução da morbidade e mortalidade em pacientes com meningite é o rápido reconhecimento, para que o tratamento possa ser implementado. Isso significa identificar o agente causal o mais rápido possível. Muitos dos exames de diagnóstico indicados demoram várias horas para que os resultados estejam disponíveis, o que torna impossível aguardar pelos resultados antes de instituir o tratamento. Como resultado, o tratamento com antibióticos e/ou retrovirais é iniciado enquanto se espera pelos resultados do teste (Figura 26.1). A penicilina G ou ampicilina e uma cefalosporina de terceira geração são agentes típicos de primeira linha para o tratamento da meningite bacteriana. No entanto, a resistência ao fármaco passou a ser um problema frequente e, como resultado, as recomendações de tratamento baseiam-se em padrões

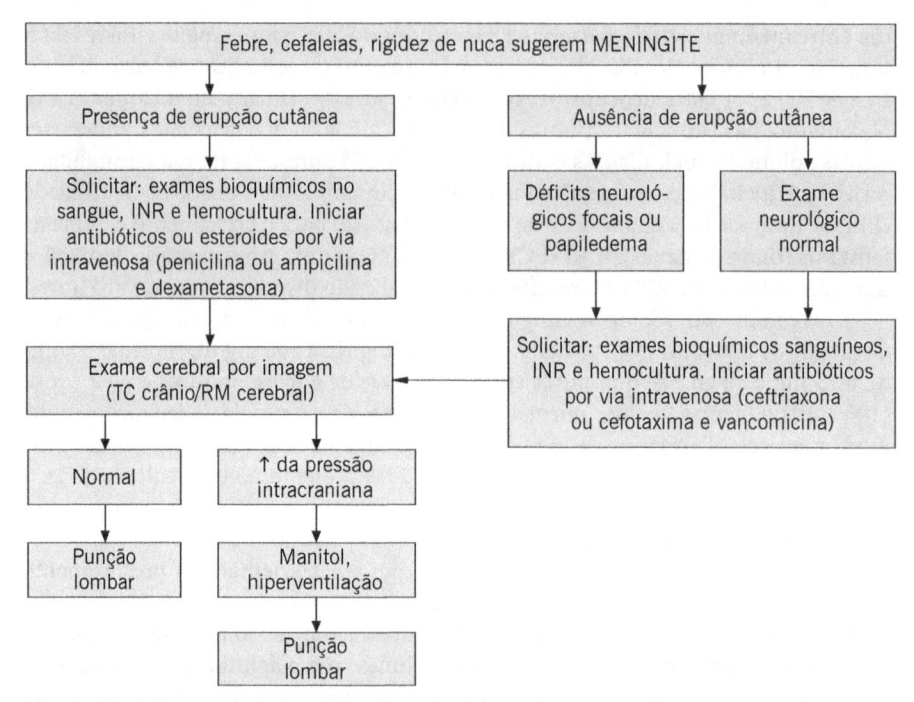

```
┌─────────────────────────────────────────────────────────┐
│     Febre, cefaleias, rigidez de nuca sugerem MENINGITE │
└─────────────────────────────────────────────────────────┘
           ↓                                  ↓
┌───────────────────────┐         ┌───────────────────────┐
│ Presença de erupção   │         │ Ausência de erupção   │
│ cutânea               │         │ cutânea               │
└───────────────────────┘         └───────────────────────┘
           ↓                          ↓            ↓
┌───────────────────────┐  ┌──────────────┐  ┌──────────┐
│ Solicitar: exames     │  │ Déficits     │  │ Exame    │
│ bioquímicos no        │  │ neuroló-     │  │ neuroló- │
│ sangue, INR e         │  │ gicos focais │  │ gico     │
│ hemocultura. Iniciar  │  │ ou           │  │ normal   │
│ antibióticos ou       │  │ papiledema   │  │          │
│ esteroides por via    │  └──────────────┘  └──────────┘
│ intravenosa (peni-    │         ↓            ↓
│ cilina ou ampicilina  │  ┌────────────────────────────┐
│ e dexametasona)       │  │ Solicitar: exames bioquí-  │
└───────────────────────┘  │ micos sanguíneos, INR e    │
           ↓               │ hemocultura. Iniciar       │
┌───────────────────────┐  │ antibióticos por via       │
│ Exame cerebral por    │←─│ intravenosa (ceftriaxona   │
│ imagem (TC crânio/RM  │  │ ou cefotaxima e            │
│ cerebral)             │  │ vancomicina)               │
└───────────────────────┘  └────────────────────────────┘
      ↓            ↓
┌──────────┐  ┌──────────────┐
│ Normal   │  │ ↑ da pressão │
│          │  │ intracraniana│
└──────────┘  └──────────────┘
      ↓            ↓
┌──────────┐  ┌──────────────┐
│ Punção   │  │ Manitol,     │
│ lombar   │  │ hiperventi-  │
│          │  │ lação        │
└──────────┘  └──────────────┘
                   ↓
              ┌──────────┐
              │ Punção   │
              │ lombar   │
              └──────────┘
```

Figura 26.1 Amostra de algoritmo para a avaliação e manejo de possível meningite. INR, relação internacional normalizada; TC, tomografia computadorizada; RM, ressonância magnética.

locais de resistência. A ampicilina cobre a maioria dos pneumococos, meningococos e Listeria. Ceftriaxona ou cefotaxima de terceira geração cobrem microrganismos gram-negativos, assim como *H. influenza* resistente à ampicilina. A vancomicina é adicionada à cefalosporina de terceira geração para cobrir o *Staphylococcus aureus* quando os pacientes foram submetidos a procedimentos neurocirúrgicos recentes ou traumatismo craniano, ou se a sensibilidade para a *S. pneumoniae* é desconhecida. Aminoglicosídeos são adicionados para o tratamento de bacilos gram-positivos e gram-negativos.

A terapia adjuvante com corticosteroides intravenosos para meningite bacteriana está claramente indicada em crianças para reduzir complicações como surdez, deficiência mental ou epilepsia. Em adultos, o uso de corticosteroides por via intravenosa ainda não está claro. Existem algumas evidências que sugerem que a penetração da vancomicina no LCS é retardada pela administração de corticosteroides. Além disso, os corticosteroides podem mascarar sinais clínicos da resposta de anticorpos. No entanto, estudos recentes têm mostrado um benefício na prevenção de complicações sistêmicas, assim como de déficits neurológicos em pacientes adultos com meningite por *S. pneumoniae* com a administração de corticosteroides.

Até o momento, não existe um tratamento eficaz para a meningite viral, exceto quando se suspeita de HSV. O tratamento para meningite por HSV é o aciclovir por via intravenosa. A meningite HSV raramente ocorre no momento do primeiro episódio de herpes genital. Aproximadamente 11% dos homens e 36% das mulheres com herpes genital apresentaram sintomas consistentes com meningite HSV. Pacientes imunocomprometidos também podem apresentar um risco maior para meningite por HSV. Lactentes e recém-nascidos podem apresentar mais sequelas em longo prazo, como déficits cognitivos ou distúrbios do aprendizado. Por outro lado, a encefalite herpética é a causa mais comum de encefalite viral esporádica, com uma predileção pelos lobos temporais. O quadro clínico varia de meningite asséptica e febre a formas mais graves e rapidamente progressivas, com uma taxa de mortalidade significativa das últimas citadas.

QUESTÕES DE COMPREENSÃO

26.1 Uma mulher de 42 anos vai à emergência com febre, rigidez de nuca e cefaleia grave. Seu exame revela uma erupção cutânea maculopapular disseminada. Qual dos itens a seguir é o próximo passo mais apropriado no manejo do caso?
   A. Fazer uma TC de crânio seguida de uma punção lombar.
   B. Realizar uma punção lombar sem a obtenção de uma TC crânio.
   C. Fazer um hemograma completo com diferencial de leucócitos e contagem de plaquetas, hemoculturas, painel bioquímico do sangue e um INR ou *quick test* (tempo de tromboplastina) e iniciar a administração intravenosa de penicilina G ou ampicilina.
   D. Fazer um hemograma completo com diferencial de leucócitos e contagem de plaquetas, hemoculturas, bioquímica do sangue e INR, iniciando a administração intravenosa de ceftriaxona e vancomicina.

26.2 Um homem de 21 anos é levado ao Pronto Socorro pelo serviço de remoção de emergência com cefaleia grave, febre e confusão. Seu exame neurológico mostra um sinal de Kernig e hiper-reflexia. Sua punção lombar revela proteína de 72 mg/dL, glicose de 50 (glicose sorológica de 100), 235 leucócitos, com 60% dos linfócitos e das culturas/coloração de Gram pendentes. Os estudos do LCS são mais consistentes com qual dos itens a seguir?
   A. Meningite bacteriana.
   B. Meningite viral.
   C. Encefalite viral.
   D. Impossível dizer sem conhecer o resultado das culturas e coloração de Gram.

26.3 Uma mulher de 34 anos apresenta rigidez de nuca, febre e fotofobia. Qual dos itens a seguir é o melhor método para diferenciar entre meningite viral e bacteriana?
   A. Sensibilidade.
   B. Rigidez de nuca.
   C. Punção lombar.
   D. TC.

RESPOSTAS

26.1 **C.** A presença de uma erupção maculopapular deve alertar o médico de que o paciente pode apresentar uma meningite meningocócica. O tratamento inicial, até que os resultados da coloração de Gram e cultura estejam disponíveis, é a penicilina G e/ou ampicilina. Estudos sorológicos, incluindo hemoculturas, são necessários antes de iniciar os antibióticos, caso exista uma demora na obtenção de exames de imagem. Devido à alta morbidade e mortalidade da meningite meningocócica, o tratamento deve ser iniciado imediatamente.

26.2 **B.** O achado de uma proteína elevada no LCS, glicose normal e o predomínio de linfócitos é consistente com meningite viral. Na fase precoce da meningite viral pode haver um predomínio de células polimorfonucleares, o que pode facilitar a confusão entre meningite viral e bacteriana.

26.3 **C.** A punção lombar com os achados do LCS é o melhor método para a diferenciação de meningite bacteriana e meningite viral.

DICAS CLÍNICAS

▶ A meningite apresenta-se classicamente com a tríade: estado mental alterado, febre e rigidez de nuca, que está presente em somente 44% dos casos confirmados de meningite. Quando existe cefaleia com um dos outros três sintomas, a sensibilidade melhora em 95%.
▶ A meningite meningocócica é uma emergência que requer um pronto tratamento, podendo ser identificada na emergência pela presença de uma erupção maculopapular.
▶ A diferença fundamental do LCS entre a meningite viral e bacteriana é o predomínio de linfócitos e glicose normal no LCS da meningite viral.
▶ A rigidez de nuca é avaliada na posição supina, com ambos os quadris e joelhos fletidos. A dor provocada quando os joelhos são passivamente estendidos indica rigidez de nuca e meningite, o **sinal de Kernig**. Em lactentes, a flexão do pescoço para a frente pode causar flexão involuntária de joelho e quadril, **o sinal de Brudzinski**.

REFERÊNCIAS

Big C, Reineck LA, Aronoff DM. Viral infections of the central nervous system: a case-based review. *Clin Med Res.* 2009 Dec;7(4):142-146.

Debasi R, Solbrig M, et al. Infections of the nervous system. In: Bradley WG, Daroff RB, Fenichel G, et al., eds. *Neurology in Clinical Practice*, 4th ed. Philadelphia, PA: Butterworth-Heinemann; 2003.

Dorland's Illustrated Medical Dictionary, 27th ed. Philadelphia, PA: WB Saunders; 1988.

van de Beek D, de Gans J. Dexamethasone in adults with community-acquired bacterial meningitis. *Drugs.* 2006;66(4):415-427.

van de Beek, et al. Clinical features and prognostic factors in adults with bacterial meningitis. *N Engl J Med.* 2004 Oct 28;351(18):1849-1859.

CASO 27

Um bebê do sexo feminino, de nove meses, é levado à emergência por seus pais com uma história de obstipação, falta de apetite e choro fraco nas últimas 72 horas. A mãe conta que o bebê estava obstipado por pelo menos uma semana antes da redução da ingestão alimentar. Ela também notou que o bebê não é capaz de sugar a mamadeira, o que fazia muito bem antes da instalação do quadro atual. O bebê ficou irritado e incapaz de sustentar a cabeça. Ao longo das últimas 24 horas, o bebê desenvolveu fraqueza nos braços e esta manhã apresentava fraqueza nas pernas. Ao exame físico o bebê está hipotenso, com uma pressão arterial de 70/30 mmHg e profundamente hipotônico. O paciente é incapaz de mover os olhos e apresenta um acúmulo de secreções orais. Os reflexos tendinosos profundos (RTPs) estão reduzidos. A avó materna do bebê viu a babá dando mel ao bebê há uma semana.

- Qual é o diagnóstico mais provável?
- Qual é o próximo passo para confirmar o diagnóstico?
- Qual é o próximo passo terapêutico?

RESPOSTAS PARA O CASO 27:
Botulismo infantil

Resumo: um bebê do sexo feminino apresenta uma história de obstipação com duração de uma semana e história de choro fraco e dificuldade de alimentação com duração de 72 horas. A paciente tem dificuldade de sugar a mamadeira, sustentar a cabeça e mover os braços e as pernas. Ao exame apresenta hipotensão, hipotonia, hiporreflexia generalizada e fraqueza dos músculos extraoculares. O bebê foi alimentado com mel há uma semana.

- **Diagnóstico mais provável:** botulismo infantil.
- **Próximo passo para confirmar o diagnóstico:** amostra de fezes para cultura de *Clostridium botulinum* e amostra de soro para *C. botulinum*.
- **Próximo passo terapêutico:** internação na unidade de tratamento intensivo (UTI), pois a depressão respiratória pode instalar-se em mais de 70% dos lactentes afetados; fornecer tratamento de apoio intensivo, incluindo alimentação por sonda nasogástrica, suporte ventilatório e administração de antitoxina botulínica por via intravenosa.

ANÁLISE
Objetivos

1. Descrever as manifestações clínicas mais comuns do botulismo infantil e do botulismo transmitido por alimentos.
2. Compreender a fisiopatologia do botulismo.
3. Saber como tratar o botulismo infantil.

Considerações

Este lactente de nove meses apresenta fraqueza generalizada e profunda do sistema nervoso periférico. Isso baseia-se no achado de hipotonia generalizada, hiporreflexia e fraqueza. Nesse caso, a história é crítica, pois descreve uma **fraqueza descendente**, diferente da fraqueza ascendente, observada com frequência na síndrome de Guillain-Barré (SGB). Nesse lactente também é importante considerar a presença de disfunção autonômica, com hipotensão e obstipação. Embora a disautonomia possa ser observada em pacientes com SGB, o padrão de envolvimento da fraqueza é diferente (ascendente na SGB e descendente no botulismo); além disso, a SGB é rara em crianças com menos de um ano. A hipotonia também pode ser observada em doenças do sistema nervoso central, como meningite e encefalite. No entanto, a ausência de febre aponta para o botulismo ou outros processos. Outras considerações diagnósticas incluem causas tóxicas, como metais pesados, organofosforados e anticolinérgicos; causas metabólicas, como a síndrome de Reye (tendo em vista a irritabilidade e a letargia), encefalopatia hepática, hipermagnesemia, hipotireoidismo e acidúrias orgânicas. Distúrbios neuromusculares que podem apresentar-se de modo similar incluem poliomielite, SGB, miastenia grave congênita (excluída pela história neonatal e materna), distrofia muscular e atrofia muscular espinal. A poliomielite é assimétrica e apresentará um aumento de leucócitos no líquido cerebrospinal, enquanto a atrofia muscular espinal não afeta o sistema nervoso autônomo. Além disso, a história pré-natal da paciente e seu desenvolvimento neonatal provavelmente seriam pertinentes em muitas dessas condições.

ABORDAGEM AO Botulismo infantil

DEFINIÇÕES

BOTULISMO INFANTIL: uma doença neuroparalítica com evolução subaguda, causada pela toxina do *C. botulinum* tipo A e B e que normalmente ocorre quando esporos germinam e colonizam o trato gastrintestinal do lactente.

ELETROMIOGRAFIA (EMG) COM ESTUDOS DE NEUROESTIMULAÇÃO REPETITIVA: um exame eletrofisiológico que avalia os potenciais de ação da unidade motora e a função da junção neuromuscular. A estimulação nervosa repetitiva envolve a estimulação repetitiva de um nervo motor (mediano ou ulnar) com uma frequência baixa (2-3 Hz) ou com alta frequência, se for indicado. A resposta motora ao teste de estimulação é útil no diagnóstico de distúrbios que afetam a transmissão nervo-músculo. O uso de estimulação de alta frequência pode ajudar a diferenciar distúrbios de transmissão pré-sinápticos que afetam a junção neuromuscular (excitação nervosa terminal e liberação do neurotransmissor), como o botulismo, de um distúrbio de transmissão pós-sináptico (excitação muscular) da junção neuromuscular, como a miastenia grave.

DISAUTONOMIA: disfunção do sistema nervoso autônomo, manifestada por taquicardia, bradicardia, hipotensão, hipertensão, hipertermia, hipotermia, borramento visual, xerostomia, obstipação, diarreia, urgência vesical, hesitação vesical, disfunção erétil, hiper-hidrose ou anidrose.

ABORDAGEM CLÍNICA

O botulismo infantil é causado por uma neurotoxina, produzida pelo *C. botulinum*, um bacilo gram-positivo anaeróbio que forma esporos, encontrado no solo. Existem sete tipos distintos (A-G), descritos com base em diferentes tipos de toxinas produzidas. O botulismo infantil é causado especificamente pelos tipos A e B. O tipo E também está associado com doença em humanos, enquanto os tipos C e D causam doença em pássaros e peixes, assim como em outros mamíferos não humanos.

Em adultos, a flora intestinal evita a colonização do *C. botulinum* no intestino. No entanto, em lactentes, a flora intestinal local ainda não está desenvolvida, e a colonização intestinal pelo *C. botulinum* pode ocorrer. A colonização normalmente ocorre no ceco. As toxinas são produzidas e absorvidas em todo o trato intestinal depois que a colonização ocorreu. A toxina liga-se irreversivelmente aos receptores colinérgicos pré-sinápticos junto à terminação nervosa motora, sendo então internalizada. Dentro da célula, a toxina atua como uma protease, lesionando as proteínas da membrana, inibindo a liberação de acetilcolina e interrompendo a exocitose. Assim, a **inibição da liberação de acetilcolina** resulta em interrupção da neurotransmissão entre o **nervo e a placa terminal do músculo**. Nos Estados Unidos, 95% do botulismo infantil ocorre em pacientes com menos de seis meses. Aproximadamente 60 casos são notificados a cada ano; o botulismo infantil é a forma mais comum da doença encontrada nos Estados Unidos. Cerca de 50% de todos os casos são notificados na Califórnia. As duas fontes mais reconhecidas dos esporos do *botulinum* são o mel e a contaminação do solo. Uma história de consumo de mel é observada em quase 15% dos casos relatados aos Centers for Disease Control (CDC). Portanto, **não deve ser dado mel a lactentes** com menos de um ano. O período de incubação típico é de três a 30 dias.

O botulismo alimentar é responsável por quase 1.000 casos notificados anualmente em todo o mundo. A contaminação com o tipo B é mais observada na Europa, enquanto o tipo A é mais visto na China. No Alasca, Canadá e Japão foram notificados surtos do tipo E. A maioria dos casos nos Estados Unidos ocorre pela ingestão de conservas caseiras de vegetais.

O quadro clínico do botulismo infantil inclui **obstipação, hipotonia, dificuldades respiratórias, anormalidades de nervos cranianos e hiporreflexia**. Os sinais e sintomas mais comuns no momento da internação hospitalar incluem fraqueza, dificuldade alimentar, obstipação, letargia, choro fraco, irritabilidade e sofrimento respiratório. A obstipação frequentemente é o primeiro sintoma e pode preceder os demais sintomas em várias semanas. A disautonomia pode ocorrer logo no início da doença, precedendo os sinais de fraqueza. Ptose, ausência de motilidade ocular, fraqueza facial e midríase também podem ser notadas. A fraqueza ocorre de modo descendente, iniciando na cabeça e partindo para baixo, em direção aos membros. O **sofrimento respiratório** é um sinal tardio na doença, mas pode resultar rapidamente em parada respiratória. Uma redução importante do tônus do esfíncter anal também é descrita.

A apresentação clínica do botulismo causado por conservas alimentares feitas em casa inclui **fraqueza ou paralisia descendente simétrica progressiva**, afetando os músculos da cabeça, seguido pelos músculos do pescoço e, então, dos membros. A sensibilidade e função cognitiva são normais. Sofrimento respiratório ocorre pela fraqueza diafragmática e obstrução de via aérea. Metade dos pacientes afetados apresenta pupilas dilatadas ou não reativas. Outros sintomas incluem disfagia, disartria, diplopia, boca seca, disfonia e reflexo de vômito diminuído. **Sintomas gastrintestinais** como náusea, vômito e diarreia muitas vezes precedem os sintomas neurológicos.

Espécimes fecais de lactentes são o melhor meio de diagnosticar botulismo infantil. Um mínimo de 25 a 50 g de fezes é necessário para detectar o *C. botulinum* e sua toxina. Enemas líquidos podem ser necessários em indivíduos obstipados. A confirmação do microrganismo e/ou toxina, como realizado pelo CDC ou departamentos estaduais de saúde, confirma o diagnóstico em até 75% dos casos. Estudos adicionais para a toxina podem ser feitos a partir do soro; no entanto, a frequência de detecção é muito baixa. A **EMG** com estudo de estimulação nervosa repetida ajuda na confirmação precoce. O achado de pequenos potenciais de ação muscular compostos (CMAPs) à estimulação nervosa supramáxima, facilitação tetânica de CMAPs em resposta à estimulação de 20 a 50 Hz e facilitação pós-tetânica prolongada do CMAP são diagnósticos para o botulismo infantil.

Tratamento

O tratamento é feito com **antitoxina ou imunoglobulina de botulismo humano (BIG-IV)**. A imunoglobulina botulínica em lactentes demonstrou encurtar a permanência hospitalar e os custos da internação. Além disso, demonstrou reduzir a gravidade da doença. A **imunoglobulina botulínica humana atua sobre os tipos A e B**. O tratamento de apoio é vital. Os pacientes devem ser cuidadosamente monitorados na UTI em decorrência do sofrimento respiratório. Além disso, são necessárias sondas de alimentação e cuidados para imobilidade prolongada e úlceras de estresse. A taxa de casos fatais é inferior a 2%; em média, lactentes permanecem 44 dias internados. Foram relatadas causas raras de recorrência, sem identificação de preditores conhecidos. A maior parte das recorrências ocorre em duas semanas após a alta hospitalar.

QUESTÕES DE COMPREENSÃO

27.1 Um bebê do sexo masculino, de dois meses, apresenta uma história de sucção fraca, irritabilidade, redução da ingestão oral, ptose, dificuldade em sustentar a cabeça e fraqueza nos braços e nas pernas. O bebê encontra-se aos cuidados de terceiros e isso dificulta a obtenção de história. Durante a avaliação, o bebê desenvolve sofrimento respiratório. Os achados-chave de seu exame incluem oftalmoplegia externa, pupilas não reativas, ptose, fraqueza facial e fraqueza nos braços e nas pernas. Seus reflexos tendinosos profundos e o tônus parecem ser normais. Qual é o diagnóstico mais provável?
   A. Botulismo infantil.
   B. Miastenia grave neonatal.
   C. Síndrome de Guillain-Barré.
   D. Meningite.

27.2 Em casos de suspeita de botulismo infantil, qual dos itens a seguir é mais útil na avaliação do paciente?
   A. Exame sorológico para toxina botulínica.
   B. Exame do LCS para toxina botulínica.
   C. EMG com estudos de estimulação nervosa repetitiva.
   D. Cultura faríngea para toxina botulínica.

27.3 Um homem de 73 anos vai à emergência com queixas de diplopia, borramento visual, disfagia e xerostomia. Seu exame revela ptose, comprometimento da motilidade ocular, dilatação pupilar, fraqueza simétrica nos braços e nas pernas e função cognitiva normal. Qual dos itens a seguir é mais consistente com seu quadro clínico?
A. Doença gastrintestinal anterior com náusea, vômito e diarreia.
B. Perda da sensibilidade em uma distribuição de luva e meia.
C. Uma história de ingestão de mel proveniente da Califórnia.
D. EMG normal com estudos de estimulação nervosa repetitiva.

RESPOSTAS

27.1 **B.** A presença de pupilas reativas e reflexos tendinosos profundos normais não indicam botulismo infantil. Igualmente, a presença de reflexos tendinosos profundos é improvável na síndrome de Guillain-Barré. Assim como a ausência de febre torna a meningite improvável.

27.2 **C.** Culturas de fezes, e não faríngeas, são a melhor maneira de diagnosticar o botulismo infantil. A EMG com estudos de estimulação nervosa repetitiva é a chave para o diagnóstico de botulismo infantil.

27.3 **A.** Esse caso ilustra o botulismo por alimentos em conserva, no qual a sensibilidade e a função cognitiva estão normais. A EMG com estudos de estimulação nervosa repetitiva também será normal. Botulismo por esporos em mel ocorre principalmente em lactentes.

DICAS CLÍNICAS

▶ O botulismo infantil é a causa mais comum de botulismo nos Estados Unidos.
▶ O botulismo infantil é comumente adquirido de esporos encontrados no solo ou no mel.
▶ O quadro clínico clássico do botulismo infantil inclui obstipação antecedente, com paralisia descendente, ptose, pupilas dilatadas ou não reativas e fraqueza nos braços e pernas.
▶ O melhor meio para o diagnóstico de botulismo infantil é por amostras de fezes, com um bioensaio em camundongos.
▶ Mais de 70% das crianças com botulismo necessitarão eventualmente de ventilação mecânica.

REFERÊNCIAS

Arnon SS, Schecter R, Maslanka SE, et al. Human botulism immune globulin for the treatment of infant botulism. *N Engl J Med*. 2006 Feb 2;354(5):462-471.

Cherington M. Clinical spectrum of botulism. *Muscle Nerve*. 1998;21:701-710.

Schreiner M, Field E, Ruddy R. Infant botulism: a review of 12 years experience at the Children's Hospital of Philadelphia. *Pediatrics*. 1991;87:159-165.

Sheth RD, Lotz, BP, Hecox KE, Waclawik AJ. Infantile botulism: pitfalls in electrodiagnosis. *J Child Neurol*. 1999;14(3):156-158.

CASO 28

Um homem de 52 anos é encaminhado para mais avaliações por apresentar leve distúrbio de memória, pouca concentração e afastamento dos amigos. Sua esposa, que o acompanha, percebeu que ele está mais desajeitado e tropeça muitas vezes ao caminhar. O paciente também notou que está mais esquecido, que tem dificuldade de se concentrar no trabalho e percebeu uma redução na libido. Seu exame físico chama a atenção por apresentar um Miniexame do estado mental (MEEM) normal, mas com lentidão nas respostas das perguntas. Os nervos cranianos e a força motora são normais. Movimentos finos dos dedos estão comprometidos e existe uma ataxia leve. Os reflexos tendinosos profundos estão ligeiramente aumentados. Ele está preocupado porque vem perdendo peso e, atualmente, está aguardando os resultados de um segundo teste de HIV. Um primeiro teste, feito há quatro semanas, foi positivo.

▶ Qual é o diagnóstico mais provável?
▶ Qual é o próximo passo diagnóstico?

RESPOSTAS PARA O CASO 28:
Demência associada ao HIV

Resumo: um homem de 52 anos apresenta diminuição de peso, leve perda de memória, pouca concentração, inabilidade, dificuldade de se concentrar no trabalho, redução da libido e reclusão social. Ao exame, apresenta função cognitiva normal pelo MEEM, mas apresenta lentidão mental ao responder perguntas. Nota-se ataxia leve e dificuldade de coordenação das mãos. Adicionalmente, apresenta hiper-reflexia leve. Seu exame de HIV, feito há quatro semanas, foi positivo.

- **Diagnóstico mais provável:** demência/demência associada ao HIV.
- **Próximo passo diagnóstico:** exame neuropsicológico, obtenção de resultados de seu último exame de HIV, ressonância magnética (RM) cerebral e punção lombar para exames do líquido cerebrospinal (LCS).

ANÁLISE

Objetivos

1. Conhecer o diagnóstico de demência associada ao HIV.
2. Saber como diagnosticar e tratar demência associada ao HIV.
3. Descrever o diagnóstico diferencial de demência associada ao HIV.

Considerações

Este homem de 52 anos, com teste de HIV-positivo, apresenta queixas de falta de concentração, dificuldade leve de memória, dificuldade de concentração, reclusão social, inabilidade e redução da libido. Os achados clássicos de mudanças comportamentais, dificuldade de coordenação e leve comprometimento intelectual na presença de um teste de HIV-positivo têm grande probabilidade diagnóstica de **demência associada ao HIV**. A depressão também pode apresentar-se dessa maneira; no entanto, não é de se esperar que existam problemas de coordenação. Encefalite, neurossífilis, demência frontotemporal e infecções oportunistas associadas ao HIV-1 também fazem parte do diagnóstico diferencial. Elas podem ser diferenciadas de demência associada ao HIV realizando uma RM cerebral, punção lombar e exame neuropsicológico. As complicações neurológicas do HIV podem ser observadas nas infecções oportunistas, complicações relacionadas a drogas, tumores secundários ao HIV e no próprio HIV.

ABORDAGEM À
Demência associada ao HIV

DEFINIÇÕES

ATAXIA: movimento instável dos membros ou do tronco ou um comprometimento da coordenação muscular.

DEMÊNCIA: distúrbio caracterizado pela perda geral de habilidades intelectuais envolvendo memória, julgamento, pensamento abstrato e alterações na personalidade.

EXAME NEUROPSICOLÓGICO: uma bateria de testes usada para a avaliação de comprometimento cognitivo. É uma extensão do MEEM.

HAART: terapia antirretroviral altamente ativa.

ABORDAGEM CLÍNICA

Demência associada ao HIV tem uma incidência de 10,5 casos em 1.000 pessoas/ano nos Estados Unidos. A incidência diminuiu desde a introdução de terapia antirretroviral altamente ativa (HAART); antes de HAART era 21 casos por 1.000 pessoas/ano. Pacientes mais idosos com HIV têm uma maior probabilidade de ter tido demência associada ao HIV. Um prognóstico pior tem sido associado com baixas contagens de CD4, níveis altos de HIV RNA, baixo índice de massa corporal, níveis educacionais mais baixos e anemia. A maioria dos pacientes com demência associada ao HIV desenvolveu uma doença sistêmica definidora de Aids. Alguns pacientes, no entanto, apresentam somente imunossupressão, de acordo com critérios laboratoriais.

Os sintomas mais precoces da demência associada ao HIV incluem dificuldade de concentração, atenção e ideação. A dificuldade de memória está presente logo no início, e os pacientes têm dificuldade crescente na realização de tarefas complexas. Alterações de personalidade começam a aparecer como apatia, isolamento social e silêncio. Disforia e psicose são raras. A disfunção motora manifestada pela falta de equilíbrio e falta de coordenação seguem a disfunção cognitiva, embora raramente possa ser o sintoma inicial da demência associada ao HIV. **Tropeços ou quedas**, juntamente com uma caligrafia comprometida, são os sintomas motores mais comuns. Com a progressão da doença, a ataxia piora e pode tornar-se incapacitante. Movimentos mioclônicos, tremor postural e disfunção intestinal e vesical podem estar presentes nos estágios mais avançados da doença. Os pacientes em estágio final da doença são incapazes de deambular, apresentam incontinência e quase sempre se encontram em um estado vegetativo. É importante citar que déficits neurológicos focais tendem a estar ausentes.

Na evolução inicial da doença os **testes neurológicos podem ser normais**; no entanto, com o passar do tempo, há evidência de uma demência subcortical. O diagnóstico de demência associada ao HIV requer que o desempenho no teste seja de pelo menos dois desvios-padrão abaixo da média em duas áreas cognitivas ou mais, com acentuado comprometimento das atividades da vida diária.

Anormalidades típicas incluem dificuldade de concentração, de manipular um motor e sua velocidade. Problemas leves, como busca por palavras e comprometimento da memória, podem estar presentes. Eventualmente, ocorre lentidão psicomotora grave e distúrbios da linguagem. No início, o exame neurológico é normal e, nessa época, pode ser encontrado um comprometimento sutil dos movimentos oculares e dos membros. Com a progressão da doença pode ocorrer o desenvolvimento de hiper-reflexia, espasticidade e sinais de liberação frontal. Além disso, pode desenvolver-se **apraxia** (incapacidade de executar tarefas previamente aprendidas) e **mutismo acinético** (emissão motora verbal gravemente diminuída).

Exames de neuroimagem (como RM cerebral) são essenciais na avaliação de pacientes com Aids e comprometimento cognitivo. **A atrofia cerebral difusa é típica na demência associada ao HIV.** Alguns pacientes apresentam alterações da substância branca e anormalidades no tálamo e gânglios basais (Figura 28.1), Outras condições que podem imitar ou causar demência podem ser excluídas pela RM. Estudos do LCS são inespecíficos e são realizados para excluir outros diagnósticos. Esses acha-

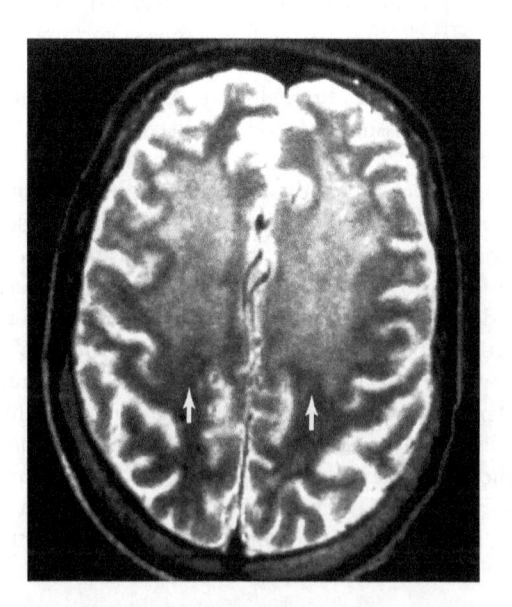

Figura 28.1 Ressonância magnética ponderada em T2 no complexo de demência pela Aids. (Reproduzida, com permissão, de Aminoff MJ, Simon RR, Greenberg D. Clinical Neurology, 6th ed. New York, NY: McGraw-Hill Publishers, 2005:58.)

dos inespecíficos incluem um LCS levemente aumentado (60% dos casos) e uma leve pleiocitose mononuclear (25%). A reação em cadeia da polimerase (PCR) quantitativa para HIV, que avalia a carga viral do LCS, é o melhor parâmetro relacionado à demência associada ao HIV. A melhora da carga viral no LCS leva a uma melhora do estado clínico da demência associada ao HIV.

Diagnóstico diferencial

1. Linfoma cerebral
2. Leucoencefalopatia multifocal progressiva
3. Infecções do sistema nervoso central (SNC), como meningite criptocócica, toxoplasmose, encefalite por citomegalovírus, neurossífilis, histoplasmose e coccidiose
4. Estados metabólicos tóxicos, como deficiência de vitamina B_{12}, doença da tireoide, alcoolismo, efeito medicamentoso e abuso de drogas ilícitas
5. Processo maligno metastático

Patogênese

Os achados histopatológicos incluem atrofia de distribuição frontotemporal, com palidez difusa da mielina. Em 25% dos casos observa-se alguma perda neuronal cortical. Células gliais ativadas são duas vezes mais frequentes do que em cérebros de pacientes de controle. A fisiopatologia da demência associada ao HIV provavelmente é multifatorial. Primeiro, ocorre uma invasão do SNC pelo HIV.

Acredita-se que monócitos infectados pelo HIV entram no cérebro e infectam micróglia, astrócitos, neurônios e oligodendrócitos. Além disso, o vírus HIV pode replicar nas células. Toxinas virais ou proteínas HIV podem ser diretamente tóxicas para os neurônios ou podem lesionar, por meio de macrófagos ativadores, micróglia e astrócitos que, por sua vez, liberam quimioquinas, citocinas ou substâncias neurotóxicas. Uma citocina denominada *oncostatina M* pode ser a citocina mais lesiva, embora atue juntamente com outras citocinas. Finalmente, existem evidências que apoiam o estresse oxidativo e aumentam os aminoácidos excitatórios e o cálcio intracelular.

Tratamento

O manejo da demência associada ao HIV depende da supressão viral por meio de HAART. HAART não somente protege contra demência associada ao HIV, mas também induz sua remissão. Fármacos antirretrovirais seletivos que entram no LCS podem ser úteis e incluem zidovudina, indinavir e lamivudina.

Embora atualmente a demência associada ao HIV seja rara devido à HAART, a persistência de distúrbios neurocognitivos leves e funcionalmente importantes associados ao HIV persistem em até metade dos indivíduos infectados pelo HIV, podendo estar relacionados ao subtipo viral e à eficácia do tratamento para reduzir a penetração no SNC.

QUESTÕES DE COMPREENSÃO

28.1 Um homem de 29 anos e com história de abuso de droga ilícita no passado apresenta queixas de esquecimento leve, isolamento social e dificuldade de concentração. O paciente apresenta bom apetite e não notou alteração em seu ciclo de sono. O exame neurológico, incluindo seu MEEM, é completamente normal. Sua namorada comentou que o viu tropeçar com mais frequência. Qual é o próximo passo na avaliação do indivíduo?
   A. Fazer um teste neuropsicológico para avaliar possível distúrbio de personalidade.
   B. Fazer uma RM cerebral.
   C. Fazer uma punção lombar para exames do LCS a fim de excluir meningite/encefalite.
   D. Observar e seguir o paciente clinicamente.

28.2 O paciente da Questão 28.1 tem diagnóstico de demência associada ao HIV. Qual dos itens a seguir está associado com um mau prognóstico?
   A. Uma história de doenças múltiplas definindo Aids, com altas contagens de CD4.
   B. Contagens baixas de CD4, HIV RNA alto e índice de massa corporal baixo.
   C. Traumatismo craniano com perda da consciência antes de tornar-se HIV-positivo.
   D. Contagens baixas de CD4, anemia e HIV RNA elevado.

28.3 Um homem HIV-positivo, com 32 anos, apresenta distúrbio de memória, distúrbios da marcha e confusão. É feita uma punção lombar e a coloração com tinta da Índia é positiva. Qual dos itens a seguir é o diagnóstico mais provável?
   A. Demência associada ao HIV.
   B. Meningite criptocócica.
   C. Toxoplasmose.
   D. Linfoma do SNC.

RESPOSTAS

28.1 **B.** O primeiro exame a ser solicitado para avaliação do paciente é um exame de imagem. Isso determinará se existe ou não um aumento da pressão intracraniana, de modo que a punção lombar possa ser realizada de maneira segura. Embora o teste neuropsicológico seja necessário, ele não se destina a avaliar unicamente o distúrbio da personalidade.

28.2 **B.** Uma história de doenças múltiplas definindo Aids pode ser observada com contagens CD4 baixas e, assim, pode ser um fator de mau prognóstico para demência associada ao HIV. A resposta em questão, no entanto, informa uma contagem alta de CD4.

28.3 **B.** Uma coloração de tinta da Índia positiva é altamente sugestiva de meningite criptocócica.

DICAS CLÍNICAS

- Demência associada ao HIV normalmente está associada com esquecimento, dificuldade de concentração, lentidão de pensamento e perda da coordenação.
- A demência associada ao HIV é mais observada em indivíduos com contagens altas de CD4, HIV RNA elevado, índice de massa corporal baixo, anemia e níveis educacionais baixos.
- A melhor maneira de prevenir e reduzir a gravidade da demência associada ao HIV é o uso de HAART.
- O complexo de demência pela Aids está dividido em duas categorias clínicas: (1) forma grave de complexo de demência associado ao HIV e (2) forma menos grave de distúrbios cognitivos/motores associados ao HIV.
- Pacientes com demência leve por HIV costumam apresentar depressão e ansiedade. Portanto, indivíduos infectados pelo HIV e portadores de depressão devem ser examinados para demência precoce por HIV.

REFERÊNCIAS

Dorland's Illustrated Medical Dictionary, 27th ed. Philadelphia, PA: WB Saunders; 1988.

Gannon P, Khan MZ, Kolson DL. Current understanding of HIV-associated neurocognitive disorders pathogenesis. *Curr Opin Neurol*. 2011 Jun;24(3):275-283.

Gibbie T, Mijch A, Ellen S, et al. Depression and neurocognitive performance in individuals with HIV/AIDS: 2-year follow-up. *HIV Med*. 2006 Mar;7(2):112-121.

Kaul M, Lipton SA. Mechanisms of neuronal injury and death in HIV-1 associated dementia. *Curr HIV Res*. 2006 Jul;4(3):307-318.

McArthur JC. HIV dementia: an evolving disease. *J Neuroimmunol*. 2004 Dec;157(1-2):3-10.

CASO 29

Uma mulher de 53 anos apresenta perda do equilíbrio, oscilações do humor e perda da memória. A paciente não percebeu os sintomas até que seus colegas de trabalho e sua família os apontaram. Embora esses sintomas tenham sido apresentados há quatro meses, a paciente não foi levada para avaliação até que passou a não ser capaz de desempenhar suas atividades diárias. Seus familiares relatam que seus problemas de equilíbrio progrediram até o ponto de tropeçar e cair ao chão. A paciente tem dificuldade com a resolução de problemas e apresentou um comportamento inadequado que resultou em perda do emprego há um mês. Desde então, a família relata que sua memória piorou rapidamente, chegando ao ponto de não reconhecer mais os amigos, ser incapaz de dirigir e esquecer o que comeu. A paciente também desenvolveu fala arrastada e notou-se que ela "apresenta movimentos em abalo" durante o dia. Seu exame neurológico revela um Miniexame do estado mental (MEEM) com uma pontuação de 17/30, associada à dificuldade de orientação, dificuldade em lembrar-se de objetos, dificuldade de cálculo e nomeação, assim como dificuldade de desenhar polígonos que se interceptam. Existe um nistagmo horizontal com disartria e anomia. Sua força parece ser normal; no entanto, a paciente apresenta dismetria e uma marcha com base alargada. Seus reflexos tendinosos profundos (RTPs) são hiperativos, e ela apresenta evidência de mioclonias. Uma tomografia computadorizada (TC) cerebral foi realizada e não demonstrou anormalidades.

▶ Qual é o diagnóstico mais provável?
▶ Qual é o próximo passo diagnóstico?
▶ Qual é o próximo passo terapêutico?

RESPOSTAS PARA O CASO 29:
Doença de Creutzfeldt-Jakob esporádica

Resumo: uma mulher de 53 anos apresenta uma história de quatro meses de perda de memória rapidamente progressiva, ataxia, flutuações do humor, comportamento inadequado e disartria. Seu exame chama a atenção pelo MEEM anormal, com anormalidades globais, disartria moderada e anomia. Além disso, a paciente apresenta nistagmo, dismetria, ataxia, mioclonia e hiper-reflexia.

- **Diagnóstico mais provável:** doença de Creutzfeldt-Jakob esporádica.
- **Próximo passo diagnóstico:** estudos sorológicos, incluindo os 20 exames bioquímicos mais importantes, hemograma completo, HIV, velocidade de hemossedimentação (VHS), hormônio tireoestimulante (TSH), tiroxina (T_4), tri-iodotironina (T_3), vitamina B_{12}, reagina plasmática rápida (RPR), relação internacional normalizada (INR), ressonância magnética (RM) cerebral, punção lombar para proteína, glicose, contagem celular com diferencial, coloração de Gram e culturas e proteína 14-3-3. Além disso, pode ser solicitado um eletrencefalograma (EEG).
- **Próximo passo terapêutico:** tratamento de apoio.

ANÁLISE

Objetivos

1. Conhecer o quadro clínico de uma doença de Creutzfeldt-Jakob esporádica e suas variantes.
2. Entender o diagnóstico diferencial da doença de Creutzfeldt-Jakob.
3. Saber como diagnosticar a doença de Creutzfeldt-Jakob.

Considerações

Esta mulher de 53 anos apresenta um quadro rapidamente progressivo de sintomas neurológicos, incluindo perda da memória, ataxia, alterações comportamentais, dificuldades de coordenação e mioclonias. Essas anormalidades são consistentes com uma demência atípica e rapidamente progressiva da doença de Creutzfeldt-Jakob (CJD). Inicialmente, a paciente apresentou problemas com a coordenação muscular, alterações de personalidade, incluindo comprometimento da memória, julgamento e pensamento, e um comprometimento visual. A TC exclui acidente vascular encefálico ou tumor cerebral; a maioria das outras causas de demência tem início lento. No entanto, nessa paciente são pesquisadas causas potencialmente tratáveis de demência por exames laboratoriais e RM.

ABORDAGEM À
Doença de Creutzfeldt-Jakob

ABORDAGEM CLÍNICA
Características clínicas e epidemiologia

A **doença de Creutzfeldt-Jakob (CJD) é um distúrbio cerebral degenerativo raro e invariavelmente fatal.** Afeta cerca de uma em cada 1 milhão de pessoas por ano em todo o mundo: nos Estados Unidos, existem cerca de 200 casos por ano. CJD costuma instalar-se tardiamente e tem uma evolução rápida. O início dos sintomas costuma ocorrer aproximadamente aos 60 anos e cerca de 90% dos pacientes morrem dentro de um ano. Nos estágios iniciais da doença, os pacientes podem apresentar problemas de memória, alterações comportamentais, falta de coordenação e distúrbios visuais. Com a progressão da doença, a deterioração mental torna-se acentuada, podendo ocorrer movimentos involuntários, cegueira, fraqueza das extremidades e coma.

Existem três categorias principais de CJD:

- Na **CJD esporádica**, a doença aparece mesmo que a pessoa não aparente fatores de risco conhecidos para a doença. Esse é o tipo mais comum de CJD, sendo responsável por pelo menos 85% dos casos, com uma incidência anual mundial de 1 a 2 casos/milhão da população. Ocorre de forma igual em homens e mulheres e tem um pico de início entre 55 e 75 anos.
- Na **CJD hereditária**, o indivíduo tem uma história familiar da doença e/ou testes positivos para uma mutação genética associada com CJD. Cerca de 5 a 10% dos casos de CJD nos Estados Unidos são hereditários.
- Na **CJD adquirida**, a doença é transmitida pela exposição do cérebro ou do tecido do sistema nervoso central (SNC), geralmente por meio de certos procedimentos médicos. Não há evidência de que a CJD seja contagiosa pelo contato casual com um paciente portador de CJD. Desde que a CJD foi descrita pela primeira vez, em 1920, menos de 1% dos casos eram CJD adquirida.

A CJD pertence a um grupo de doenças humanas e animais, conhecido como encefalopatias espongiformes transmissíveis (EETs). Espongiforme refere-se ao aspecto característico dos cérebros afetados, que ficam cheios de furos até assemelharem-se a esponjas ao microscópio. A CJD é a mais comum das EETs humanas. Outras EETs humanas incluem *kuru*, insônia familiar fatal (FFI) e a doença de Gerstmann-Straussler-Scheinker (GSS). O *kuru* foi identificado em indivíduos de uma tribo isolada de canibais em Papua, Nova Guiné, e, atualmente, quase desapareceu junto com as práticas canibais. FFI e GSS são doenças hereditárias extremamente raras, encontradas em apenas algumas famílias ao redor do mundo. Outras EETs são encontradas em tipos específicos de animais. Elas incluem a encefalopatia espongiforme bovina

(EEB), encontrada em vacas, sendo muitas vezes denominada doença da "vaca louca"; o *scrapie*, que afeta ovelhas e caprinos; a encefalopatia do *vison*; e a encefalopatia felina. Outras doenças semelhantes foram encontradas em alces, veados e animais exóticos de zoológicos.

CJD caracteriza-se por demência rapidamente progressiva. No início, os pacientes apresentam problemas com a coordenação muscular, alterações da personalidade, incluindo comprometimento da memória, julgamento e pensamento e comprometimento visual. Pacientes afetados também podem apresentar insônia, depressão ou sensações incomuns. CJD não causa febre ou outros sintomas semelhantes ao resfriado. Com a progressão da doença, o comprometimento mental do paciente torna-se grave. Os pacientes frequentemente desenvolvem abalos musculares involuntários, denominados **mioclonias**, e podem ficar cegos. Eventualmente perdem sua capacidade de movimentação e fala, entrando em coma. Pneumonia e outras infecções ocorrem com frequência nesses pacientes, podendo levá-los ao óbito.

Existem diversas variantes conhecidas de CJD. Essas variantes diferem um pouco nos sintomas e na evolução da doença. Por exemplo, uma forma variante da doença – denominada *variante nova* ou *variante* (nv-CJD, v-CJD), descrita na Grã-Bretanha e França – inicia com sintomas psiquiátricos, afeta pacientes mais jovens que os demais tipos da CJD e tem duração mais longa que a usual, desde o início dos sintomas até o óbito. Outra variante, denominada forma *panencefalopática*, ocorre principalmente no Japão e tem uma evolução longa, com sintomas que muitas vezes progridem durante vários anos. Os cientistas estão tentando entender quais são as causas dessas variações nos sintomas e na evolução da doença. Alguns sintomas da CJD podem ser similares aos sintomas de outros distúrbios neurológicos progressivos, como a doença de Alzheimer ou Huntington. No entanto, a CJD causa alterações teciduais cerebrais únicas, que podem ser observadas na necropsia. Ela também tende a provocar uma piora mais rápida das capacidades do que a doença de Alzheimer ou a maior parte dos outros tipos de demência.

Etiologia e patogênese

Alguns pesquisadores acreditam que um "vírus lento" incomum ou outro microrganismo causa a CJD. No entanto, em indivíduos afetados não foi isolado um vírus ou um microrganismo. Além disso, o agente que causa a CJD tem várias características que são incomuns para os microrganismos conhecidos, como vírus e bactérias. Este agente causal é difícil de matar, parece não conter qualquer informação genética na forma de ácidos nucleicos (DNA ou RNA) e em geral tem um período de incubação mais longo antes do aparecimento dos sintomas. Em alguns casos, o período de incubação pode levar 40 anos. No momento, a principal teoria científica é que a CJD e as outras EETs são causadas por um tipo de proteína denominado *príon*.

Proteínas príon ocorrem em uma forma normal, que é uma proteína inofensiva, encontrada nas células corporais, e uma forma infecciosa, que causa doença. A forma inofensiva e a forma infecciosa da proteína príon apresentam a mesma sequência de aminoácidos (os "blocos de construção" de proteínas), mas a forma infecciosa da proteína apresenta uma forma dobrada diferente da forma da proteína normal. A CJD esporádica pode desenvolver-se porque alguns dos príons normais de um indivíduo alteram-se de forma espontânea em uma forma de proteína infecciosa e, então, alteram os príons em outras células em uma reação em cadeia. Assim que aparecem, as proteínas príon anormais se agregam ou agrupam umas com as outras. Investigadores acreditam que essas proteínas agregadas podem levar a uma perda neuronal ou a outra lesão cerebral observada na CJD. No entanto, eles não sabem como, exatamente, ocorre essa lesão.

Cerca de 5 a 10% de todos os casos de CJD são hereditários. Esses casos originam-se de uma mutação ou alteração, na qual o gene controla a formação da proteína príon normal. Embora os príons não contenham informação genética e não necessitem de genes para se reproduzir, os príons infecciosos podem originar–se caso ocorra uma mutação no gene para a proteína de príon normal. Se o gene da proteína príon estiver alterado em células do esperma de uma pessoa ou nas células ovulares, a mutação pode ser transmitida à descendência dela. Foram identificadas várias mutações diferentes no gene príon. A mutação particular encontrada em cada família afeta a frequência com a qual a doença aparece e quais os sintomas que são mais evidentes. No entanto, nem todas as pessoas com mutações no gene da proteína príon desenvolvem CJD.

A CJD não pode ser transmitida pelo ar ou pelo tato, nem pelas demais formas de contato casual. Cônjuges e outros membros da família de pacientes com CJD esporádica não têm um risco mais alto para contrair a doença do que a população em geral. No entanto, a exposição do tecido cerebral e do líquido cerebrospinal a pacientes infectados deve ser evitada. Em alguns casos, a CJD foi transmitida a outras pessoas a partir de enxertos de dura-máter (um tecido que cobre o cérebro), transplantes de córneas, implantação de eletrodos esterilizados de forma inadequada no cérebro, e injeções de hormônio de crescimento hipofisário, derivado de glândulas hipofisárias de humanos retiradas de cadáveres. Desde 1985, todo o hormônio de crescimento derivado de glândulas hipofisárias humanas e usado nos Estados Unidos foi sintetizado por meio de procedimentos de DNA recombinante, o que elimina o risco de transmissão da CJD por esta via.

O aparecimento de uma nova variante de CJD (nv-CJD ou v-CJD) em várias pessoas mais jovens, na Grã-Bretanha e na França, levou a preocupações de que a EEB pode ser transmitida a humanos por carne contaminada. A idade desses pacientes era relativamente mais jovem (16 e 39 anos) e a manifestação clínica era predominantemente composta por sintomas psiquiátricos, em vez da ataxia cerebelar ou demência progressiva. Embora os exames laboratoriais mostrem uma grande semelhança entre os príons que causam EEB e v-CJD, não existe prova para apoiar essa teoria. Muitas pessoas preocupam-se em saber se é possível transmitir CJD pelo sangue e por produtos relacionais ao sangue, como o plasma. Alguns estudos em animais sugerem que o sangue contaminado e seus produtos relacionados podem transmitir a doença, embora isso nunca tenha sido demonstrado em seres humanos. Se houver agentes infecciosos nesses fluidos, provavelmente estarão presentes em concentrações muito baixas. Os cientistas não sabem a quantidade anormal de príons que uma pessoa precisa receber antes de desenvolver CJD, de modo que não sabem se esses fluidos são potencialmente infecciosos ou não. Sabe-se que, mesmo que milhões de pessoas recebam transfusões de sangue anualmente, não há casos relatados de contração de CJD a partir da transfusão. Mesmo entre pessoas com hemofilia, que algumas vezes recebem plasma sanguíneo concentrado de milhares de doadores, não há relatos de casos de CJD.

Embora não haja evidência de que a exposição esporádica ao sangue de pessoas portadores de CJD seja capaz de provocar infecção, os príons de EEB e v-CJD podem acumular-se nos linfonodos, no baço e nas amígdalas. Esses achados sugerem que as transfusões de sangue de pessoas com v-CJD podem transmitir a doença. Assim, nos Estados Unidos, os doadores prospectivos de sangue são desqualificados caso tenham residido por mais de três meses em um Estado onde a EEB é comum.

Sabe-se que as encefalopatias espongiformes transmissíveis, como a CJD, afetam várias espécies animais, incluindo ovelhas, cabras, *vison*, mulas, veados, vacas e, recentemente, gatos. O *scrapie*, um distúrbio de ovinos e caprinos, é conhecido há mais de 300 anos, e é endêmico nas Ilhas Britânicas. Em 1938, a transmissão experimental de *scrapie* de uma ovelha para a outra, por meio de inoculação, forneceu evidências de uma etiologia infecciosa. No entanto, não existem evidências de transmissão de *scrapie* da ovelha para o ser humano.

Diagnóstico

Atualmente não existe um teste diagnóstico isolado para CJD. Quando há suspeita de CJD, a primeira preocupação é excluir formas tratáveis de demência, como encefalite (inflamação do cérebro) ou meningite crônica. Os exames diagnósticos padrão incluem punção lombar, para excluir as causas mais comuns de demência, e EEG, para registrar o padrão da atividade elétrica cerebral, que frequentemente mostra complexos periódicos de descargas agudas, que têm uma sensibilidade de 66% para CJD e uma especificidade de 74% (Figura 29.1). **Uma TC cerebral pode ajudar a excluir a possibilidade de que os sintomas resultam de outros problemas, como acidente vascular encefálico (AVE) ou tumor cerebral.** Uma RM cerebral também pode revelar padrões característicos de degeneração cerebral, que podem ajudar no diagnóstico de CJD. Na v-CJD, é importante a observação de um sinal alto de localização talâmica posterior, caracterizado pelos sinais do "pulvinar" ou "bastão de hóquei" na difusão T2 ou na RM ponderada em FLAIR (*fluid-attenuated inversion recovery*) (Figura 29.2) e detecção tonsilar de proteína príon infecciosa.

A única maneira de confirmar um diagnóstico de CJD é por biópsia cerebral ou necropsia. Como o diagnóstico correto de CJD não ajuda o paciente, a biópsia cerebral é desencorajada, a menos que seja necessária para excluir um distúrbio tratável. Na necropsia, o cérebro inteiro é examinado. Tanto a biópsia cerebral quanto a necropsia representam um risco pequeno, mas definitivo, de que o cirurgião ou outros que manusearam o tecido cerebral possam infectar-se por autoinoculação.

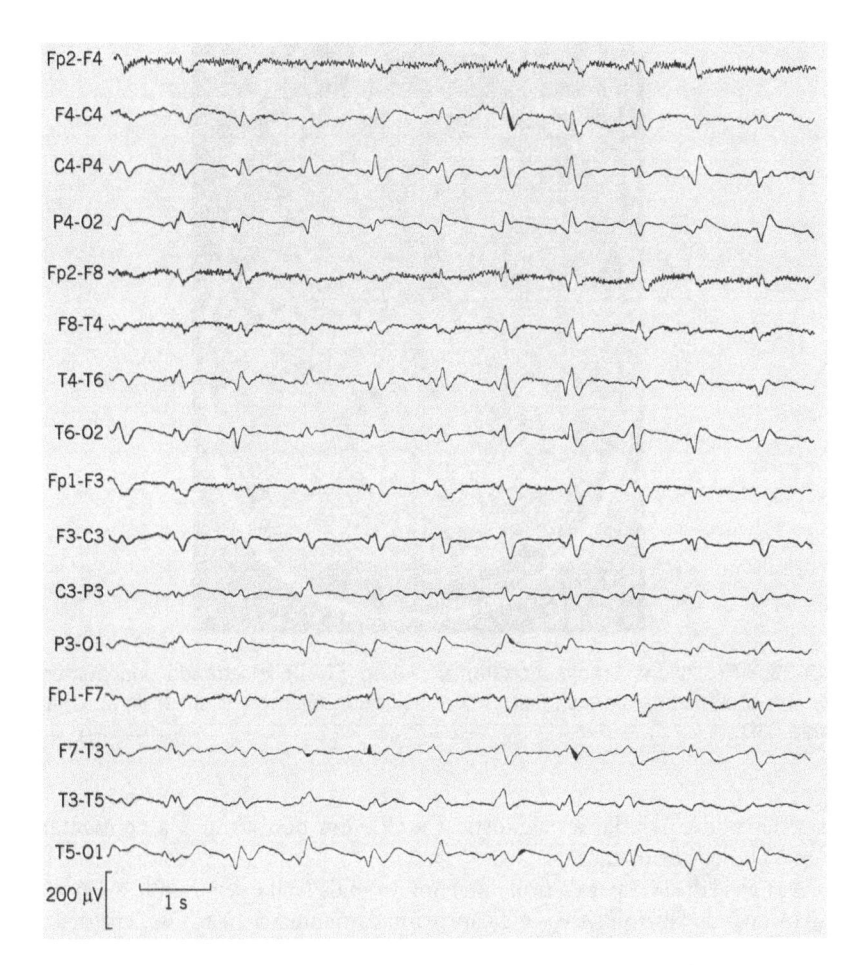

Figura 29.1 Eletrencefalograma de um paciente com doença de Creutzfeldt-Jakob. (Reproduzida, com permissão, de Aminoff MJ, Greenberg DA, Simon RP. Clinincal Neurolology, 6th ed. New York, NY: McGraw-Hill Publishers, 2005:53.)

Procedimentos cirúrgicos especiais e de desinfecção podem minimizar esse risco. Um informativo com orientações para esses procedimentos encontra-se à disposição no National Institute of Neurological Disorders and Stroke (NINDS) e na Organização Mundial de Saúde.

Estão sendo feitas investigações para criar testes laboratoriais para CJD. Um desses testes, desenvolvido pelo NINDS, é feito com o LCS de um indivíduo e detecta uma proteína marcadora, a proteína 14-3-3, que indica degeneração neuronal. Proteínas 14-3-3 no LCS se correlacionam com o diagnóstico clínico em 94% (sensibilidade) e uma especificidade de 84%. O ensaio da proteína, em combinação com os achados do EEG, aumenta a sensibilidade, mas reduz a especificidade. No entanto,

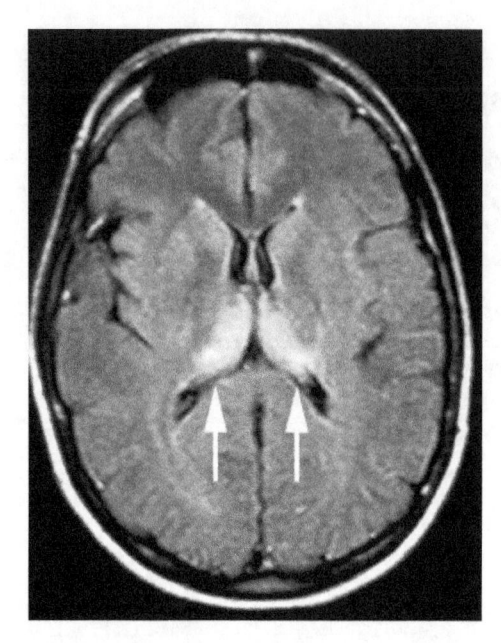

Figura 29.2 Ressonância magnética transversal em FLAIR, mostrando sinal aumentado bilateral e simetricamente nos núcleos do pulvinar do tálamo – o "sinal do pulvinar" da variante CJD.

esses testes podem ajudar a diagnosticar a CJD em pessoas que já apresentam os sintomas clínicos da doença.

A análise do LCS para a proteína é muito mais fácil e segura que a biópsia cerebral. A taxa de falso-positivos é de aproximadamente 5 a 10%. Os cientistas estão trabalhando para desenvolver esse teste para uso comercial em laboratórios. Também estão trabalhando para desenvolver outros testes para o distúrbio.

Tratamento e prevenção

Não existe tratamento capaz de curar ou controlar a CJD. Os pesquisadores testaram muitos fármacos, incluindo amantadina, esteroides, interferon, aciclovir, agentes antivirais e antibióticos. Estudos feitos com uma variedade de outras substâncias estão em andamento. No entanto, até agora nenhum destes tratamentos mostrou qualquer benefício consistente em humanos. O tratamento atual para CJD destina-se a aliviar os sintomas, deixando o paciente o mais confortável possível. Substâncias opiáceas podem ajudar a aliviar a dor, caso ocorra, e clonazepam e valproato de sódio podem ajudar a aliviar as mioclonias. Nos estágios mais tardios da doença, a mudança frequente de decúbito do paciente, deixando-o confortável, ajuda a prevenir úlceras de decúbito. Um cateter pode ser usado para drenagem de urina, se o paciente não puder controlar a função vesical; da mesma forma, podem ser usados líquidos por via intravenosa e alimentação artificial.

Para reduzir o risco (muito baixo) de transmissão da CJD de um indivíduo para outro, as pessoas não devem doar sangue, tecidos ou órgãos, caso exista uma suspeita ou confirmação de CJD, ou quando há risco aumentado em decorrência de uma história familiar da doença, um enxerto de dura-máter ou outro fator. Procedimentos normais de esterilização, como lavar, cozinhar e ferver não destroem os príons. Cuidadores, profissionais da saúde e agentes funerários devem tomar as seguintes precauções quando estão manipulando pessoas com CJD:

- Lavar as mãos e a pele exposta antes de comer, beber ou fumar.
- Cobrir cortes e abrasões com curativos à prova de água.
- Usar luvas cirúrgicas ao manipular tecidos ou líquidos dos pacientes ou ao fazer curativos nas feridas dos pacientes.
- Evitar cortar-se ou puncionar com instrumentos contaminados pelo sangue ou por outros tecidos do paciente.
- Usar máscara de proteção caso exista um risco de salpicar material contaminado como sangue ou líquido cerebrospinal.
- Mergulhar instrumentos que entraram em contato com o paciente em lixívia de cloro não diluída durante uma hora ou mais; depois, utilizar uma autoclave (panela de pressão) para esterilizá-los em água destilada por uma hora, pelo menos, de 132 a 134°C.

QUESTÕES DE COMPREENSÃO

29.1 Qual dos itens a seguir é uma característica do agente que causa da CJD?
   A. É fácil de matar.
   B. Contém informação genética na forma de ácidos nucleicos (DNA ou RNA).
   C. Período de incubação muito curto.
   D. Associado com a proteína do príon.

29.2 Um homem de 30 anos, que trabalha em uma fábrica de processamento de carne, está muito preocupado com a perspectiva de desenvolver CJD. Qual dos itens a seguir é o melhor método para prevenir o desenvolvimento da doença?
   A. Esterilização com água sanitária é eficaz na neutralização da proteína do príon.
   B. Aquecimento dos contêineres até pelo menos 82°C é eficaz.
   C. Não existe nenhum tratamento capaz de curar ou controlar a CJD.
   D. É eficaz esfregar os recipientes com hexacloreto.

29.3 Uma mulher de 47 anos apresenta demência progressiva. Qual dos métodos a seguir é o método mais preciso para o diagnóstico de CJD?
   A. Sorologia.
   B. Reação em cadeia da polimerase (PCR) sorológica.
   C. Cultura viral no soro.
   D. Biópsia cerebral.

RESPOSTAS

29.1 **D.** O agente causador da CJD é difícil de matar, não parece conter informação genética sob a forma de ácidos nucleicos, tem um período de incubação longo e está associado com a proteína de príon.

29.2 **C.** Não há nenhuma maneira eficaz para prevenir a CJD.

29.3 **D.** O único método diagnóstico definitivo é a biópsia cerebral e análise histológica.

> ### DICAS CLÍNICAS
>
> ▶ Dos pacientes com diagnóstico de CJD, 90% morrem dentro de um ano.
> ▶ A taxa anual de CJD é de aproximadamente 3,4 casos por milhão. Nos últimos anos, os Estados Unidos relataram menos de 300 casos de CJD ao ano.
> ▶ H. G. Creutzfeldt é conhecido por fazer a primeira descrição do distúrbio, em 1920. Um ano mais tarde, outro neurologista alemão, A. Jakob, descreveu quatro casos, dos quais pelo menos dois apresentavam características sugestivas da entidade patológica que reconhecemos como CJD.

REFERÊNCIAS

Imran M, Mahmood S. An overview of human prion diseases. *Virol J*. 2011 Dec 24;8(1):559.

National Institute of Neurological Disorders and Stroke. Creutzfeldt-Jakob disease fact sheet. Available at: http://www.ninds.nih.gov/disorders/cjd/detail_cjd.htm.

Zerr I, Pocchiari M, Collins S, et al. Analysis of EEG and CSF 14–3-3 proteins as aids to the diagnosis of Creutzfeldt–Jakob disease. *Neurol*. 2000;55:811-815.

CASO 30

Um homem de 58 anos é encaminhado para avaliação de dor lancinante grave nas pernas e perda de equilíbrio, que se desenvolveu durante três anos. O paciente desenvolveu rapidamente impotência e seus netos começaram a provocá-lo em decorrência de seus olhos "caídos". O paciente relata uma história de doença do refluxo gastresofágico e cefaleias do tipo enxaqueca. Os medicamentos em uso são somente uma famotidina, comprada sem receita médica, e um multivitamínico ao dia. Ele foi casado durante 35 anos e é um engenheiro aposentado. O paciente não foi exposto a toxinas, não fuma e não toma bebidas alcoólicas. A única informação pertinente é que atuou como voluntário em um grupo de auxílio em situações de desastres naturais no exterior, antes de se casar, e contraiu uma "doença venérea". O paciente acha que contraiu sífilis, e recebeu antibióticos por via oral. O exame neurológico revela um Miniexame do estado mental (MEEM) de 30/30, com nervos cranianos intactos, exceto para pupilas de Argyll Robertson e ptose bilateral. Sua força é normal; no entanto, ele apresenta uma propriocepção comprometida nos pododáctilos, com redução da sensibilidade térmica nas pernas. Além disso, o paciente apresenta uma perda da sensibilidade dolorosa pesquisada por meio de uma agulha, em uma distribuição em "luva e bota". Apresenta também sinal de Romberg. Seu exame cerebelar é normal; entretanto, seus reflexos tendinosos profundos estão diminuídos (1+/2) nas pernas. Sua marcha tem base alargada com ataxia acentuada.

- Qual é o diagnóstico mais provável?
- Qual é o próximo passo para confirmar o diagnóstico?
- Qual é o próximo passo terapêutico?

RESPOSTAS PARA O CASO 30:
Tabes dorsalis

Resumo: um homem de 58 anos, com uma história de sífilis há mais de 20 anos, doença de refluxo gastresofágico e cefaleias do tipo enxaqueca apresenta uma história de dor lancinante nas pernas, falta de equilíbrio, impotência e ptose palpebral recentes. Seu exame mostra comprometimento do nervo craniano, com pupilas de Argyll Robertson e ptose. Outros achados incluem comprometimento funcional da coluna posterior, com perda da propriocepção nos pés e comprometimento funcional do trato espinotalâmico lateral (perda da sensibilidade térmica e dolorosa à picada com agulha). Seus reflexos tendinosos profundos estão diminuídos em ambas as pernas e o paciente apresenta uma ataxia sensorial. O teste de Romberg é positivo.

- **Diagnóstico mais provável:** *tabes dorsalis* (forma espinal da sífilis).
- **Para confirmar o diagnóstico:** punção lombar para VDRL.
- **Próximo passo terapêutico:** penicilina G aquosa em alta dosagem por via intravenosa, com uma dose de 2 a 4 milhões de unidades a cada quatro horas, durante 10 a 14 dias. Se houver uma alergia à penicilina, usar doxiciclina em uma dose de 200 mg, duas vezes ao dia, por 28 dias, e ceftriaxona em uma dose de 2 g por via intravenosa ao dia, durante 14 dias.

ANÁLISE

Objetivos

1. Conhecer o quadro clínico da *tabes dorsalis* e de outras síndromes neurológicas causadas pela sífilis.
2. Saber como diagnosticar a *tabes dorsalis* e diferenciá-la de outras formas tardias da neurossífilis.
3. Saber como tratar a *tabes dorsalis*.

Considerações

Qualquer indivíduo com história de sífilis e que apresenta sintomas neurológicos deve alertar o médico para uma possível neurossífilis. Outras etiologias devem ser excluídas e outras doenças sexualmente transmissíveis, como HIV e hepatite B ou C, também podem causar sintomas neurológicos similares. Dor lancinante com ataxia sensorial associada, anormalidades de nervos cranianos, impotência ou disfunção intestinal e vesical são as formas clássicas de apresentação da *tabes dorsalis*. Nesse caso, a *tabes dorsalis* é o diagnóstico mais provável; no entanto, para diagnosticá-lo é preciso obter uma confirmação a partir de estudos laboratoriais. Os estudos sorológicos mais solicitados são uma reagina plasmática rápida (RPR) ou teste de VDRL. Eles são bastante sensíveis para a sífilis primária e secundária, mas são menos sensíveis para a neurossífilis. Uma RPR negativa não exclui a sífilis. É importante ressaltar que a RPR frequentemente fornece resultados falso-positivos. Se os exames forem positivos, continue com a confirmação diagnóstica no líquido cerebrospinal (LCS). Os dados a seguir indicam os achados típicos do LCS na neurossífilis:

- **Proteína do LCS aumentada em até 200 mg/dL**
- **Pleiocitose linfocítica < 400/µL**
- **LCS e VDRL positivo na maioria dos pacientes**
- **Síntese de IgG elevada**

Porém, se os exames RPR e VDRL forem negativos e a suspeita de sífilis é somente clínica, devem ser feitos exames sorológicos para anticorpos específicos do *Treponema pallidum*. Eles incluem anticorpo treponêmico fluorescente absorvido (FTA-ABS), teste de hemoaglutinação do *T. pallidum* (TPHA) ou um ensaio de microaglutinação do *T. pallidum* (MHA-TP). Esses estudos são muito mais caros que os ensaios reagínicos, mas são mais sensíveis para a neurossífilis. Se esses estudos forem não reagentes, a neurossífilis é excluída.

A detecção do *T. pallidum* pela reação em cadeia da polimerase no LCS é muito baixa. É importante frisar que os estudos sorológicos não conseguem distinguir entre sífilis, pinta e bouba (outras treponematoses, endêmicas no México e América Central), devido à reatividade cruzada. HIV ou hepatite B e C podem apresentar sintomas muito semelhantes de ataxia sensorial, mononeuropatias cranianas e dor. Uma característica diferencial entre essas infecções e a neurossífilis é o tipo de dor. A dor lancinante clássica é observada na neurossífilis, enquanto uma dor em queimação está associada às outras patologias. No entanto, os exames laboratoriais são a única maneira de distinguir as condições.

ABORDAGEM À
Tabes dorsalis

DEFINIÇÕES

PUPILAS DE ARGYLL ROBERTSON: pupilas pequenas, que se contraem ao focalizar, mas que não contraem quando expostas a uma luz brilhante (as pupilas acomodam, mas não reagem).

ELETROMIOGRAFIA (EMG)/ESTUDOS DE CONDUÇÃO NERVOSA: exame eletrofisiológico que avalia a integridade dos nervos periféricos e também diversas propriedades elétricas musculares, permitindo que o médico determine a presença de um distúrbio muscular ou nervoso. Esse teste é útil na avaliação primária do sistema nervoso periférico.

REFLEXO H: o reflexo H é o equivalente elétrico de um reflexo de estiramento monossináptico. Esse exame frequentemente reflete patologia ao longo das fibras aferentes e eferentes e/ou do gânglio da raiz dorsal.

DOR LANCINANTE: uma sensação de pontada, facada ou corte.

PTOSE: queda palpebral.

SINAL DE ROMBERG: queda quando o indivíduo está em pé, de olhos fechados, com os pés juntos e as mãos estendidas.

ABORDAGEM CLÍNICA

A neurossífilis é uma infecção do sistema nervoso pela espiroqueta *T. pallidum*, o microrganismo responsável pela sífilis. Estima-se que até 10% dos pacientes com sífilis primária que não receberam tratamento desenvolverão neurossífilis. Na população HIV-positivo, a porcentagem é mais alta. Os fatores de risco para a sífilis incluem consumo de drogas, hábitos sexuais e ambiente onde vivem. É importante notar que a sífilis é um fator de risco para adquirir HIV. Sabe-se que pacientes com HIV e sífilis têm um risco aumentado para o desenvolvimento de neurossífilis, podendo desenvolvê-la mais cedo do que os indivíduos HIV-negativos. A neurossífilis é duas vezes mais comum em homens do que em mulheres.

O *T. pallidum* pode ser detectado clinicamente pela primeira vez após cerca de três semanas da infecção, por meio da presença de uma lesão primária na pele ou nas membranas mucosas (sífilis primária). A sífilis secundária resulta de um segundo estágio de bacteriemia, com lesões mucocutâneas generalizadas. Embora a neurossífilis (sífilis terciária) possa apresentar-se somente muitos anos após a infecção primária, o *T. pallidum* penetra no sistema nervoso central ao mesmo tempo que os indivíduos desenvolvem sífilis primária e secundária. As alterações patogênicas consistem em endarterite de arteríolas terminais, resultando em alterações inflamatórias e necróticas. No sistema nervoso central, o *T. pallidum* causa inflamação meníngea, arterite de vasos pequenos e médios, com oclusão fibrótica posterior e, eventualmente, dano neuronal direto.

As **características clínicas da neurossífilis dependem do período de tempo decorrido após a infecção (ver Quadro 30.1). Hiporreflexia** é o **achado mais comum** do exame clínico, encontrado em até 50% dos pacientes com neurossífilis. Outros achados clínicos incluem comprometimento sensorial (48%), alterações pupilares (43%), incluindo pupilas de Argyll Robertson, neuropatia craniana (36%), demência ou sintomas psiquiátricos (35%) e teste de Romberg positivo (24%). A **pupila de Argyll Robertson é quase sempre patognomônica para neurossífilis**. *Tabes dorsalis* é causada pelo envolvimento sifilítico da medula espinal, levando à dor intermitente nos braços e nas pernas, ataxia, distúrbios da marcha como resultado da perda da sensibilidade postural, e comprometimento da sensibilidade vibratória e posicional.

O diagnóstico de neurossífilis é feito em bases clínicas e confirmado pela sorologia do LCS (RPR ou VDRL). A proteína do LCS e a contagem celular geralmente estão normais. O diagnóstico diferencial da neurossífilis baseia-se nas características clínicas. Por exemplo, a diferenciação de neurossífilis gomosa consiste no diagnóstico diferencial para lesões que ocupam espaço (tumores cerebrais metastáticos, tumores cerebrais primários, etc.). Três distúrbios devem se considerados no diagnóstico dife-

Quadro 30.1 • FORMAS NEUROLÓGICAS DA SÍFILIS

Síndrome clínica	Tempo decorrido após infecção inicial	Características clínicas
Meningite sifilítica	1 a 2 anos	Mononeuropatias cranianas, hidrocefalia e sinais hemisféricos focais
Doença cerebrovascular e meningovascular	5 a 7 anos	Isquemia ao longo do território da artéria cerebral média e inflamação meníngea. Também pode apresentar-se com acidente vascular encefálico em evolução
Paresia geral	10 anos	Comprometimentos das funções corticais superiores, demência, encefalite fronto-temporal, anormalidades pupilares, disfunção cerebelar e características sugerindo doença psiquiátrica
Tabes dorsalis	10 a 20 anos	Dor lancinante, ataxia sensorial, disfunção intestinal ou anormalidades dos nervos cranianos
Neurossífilis gomosa	A qualquer momento	As características são diretamente relacionadas à localização das gomas, causando compressão
Neurossífilis assintomática	A qualquer momento	Ausência de sintomas a despeito de achados anormais no LCS, observados na neurossífilis

LCS, líquido cerebrospinal.

rencial de *tabes dorsalis*: degeneração combinada subaguda decorrente da deficiência de vitamina B_{12}, esclerose múltipla e doença de Lyme. Outros diagnósticos menos comuns no diferencial incluem sarcoidose, herpes-zóster e doença metastática difusa. O achado de uma pupila de Argyll Robertson é altamente sugestivo de *tabes dorsalis*, mas também pode ser observada na esclerose múltipla, no diabetes melito, na sarcoidose, na doença de Lyme e na encefalopatia de Wernicke. *Tabes dorsalis* é uma doença lenta e progressiva, que causa desmielinização das colunas posteriores e alterações inflamatórias nas raízes posteriores da medula espinal. Os estudos de condução nervosa podem mostrar distúrbios da condução nervosa sensorial, com conduções nervosas normais. A EMG é normal, mas reflexos H ausentes são comuns em decorrência da lesão do gânglio da raiz dorsal. As anormalidades na condução nervosa motora devem colocar em dúvida o diagnóstico de *tabes dorsalis*.

O **tratamento da neurossífilis** consiste em **penicilina G aquosa em alta dose**, de 2 a 4 milhões de unidades a cada quatro horas, por via intravenosa, durante 10 a 14 dias. Se houver uma alergia à penicilina, pode ser usada a doxiciclina, a uma dose de 200 mg, duas vezes ao dia, durante 28 dias, e ceftriaxona a uma dose de 2 g por via intravenosa ao dia, durante 14 dias. Embora existam regimes alternativos que foram experimentados no tratamento de pacientes com neurossífilis, eles demonstraram não ser tão eficazes quanto a utilização da penicilina G aquosa. O uso de penicilina procaína intramuscular, a uma dose de 2,4 milhões de unidades a cada dia, associada ao probenecid por 10 a 14 dias, foi tentado naqueles indivíduos que não podem receber medicamentos por via intravenosa. Em geral, isso foi combinado com o uso de penicilina benzatina G por via intramuscular, a uma dose de 2,4 milhões de unidades por semana durante três semanas. Se o tratamento não melhorar os sintomas (para neurossífilis precoce) ou se houver progressão contínua dos sintomas (neurossífilis tardia), deve-se cogitar um retratamento. Exames do LCS devem ser novamente realizados após completar o tratamento, procurando por uma queda na contagem de leucócitos, proteínas e síntese de IgG.

Prognóstico

Os resultados dependem do tipo de neurossífilis e de quão precoce foi feito o diagnóstico e o tratamento dos pacientes. Pacientes com neurossífilis assintomática ou neurossífilis meníngea geralmente se curam. Pacientes com sífilis meningovascular, paresia geral, ou *tabes dorsalis* em geral não voltam à normalidade, embora se observe uma melhora. Um retardo do tratamento de vários anos após o início geralmente está associado com um pior prognóstico. O resultado do tratamento é diferente para cada pessoa.

QUESTÕES DE COMPREENSÃO

30.1 Um neurologista examinou um jovem de 19 anos e acredita ter diagnosticado pupilas de Argyll Robertson. Qual dos itens a seguir é o mais preciso?

A. A pupila provavelmente se contrai à luz.
B. O paciente tem esclerose múltipla.
C. As pupilas não se contraem quando há focalização de perto.
D. O paciente é diagnosticado como portador de degeneração combinada subaguda.

30.2 Os itens a seguir são verdadeiros em relação à neurossífilis, exceto:

A. O *T. pallidum* infecta o sistema nervoso central no momento da infecção primária.
B. Indivíduos HIV-positivos têm risco aumentado para o desenvolvimento de neurossífilis.
C. *Tabes dorsalis* ocorre 10 anos após a infecção inicial.
D. Sintomas semelhantes aos do acidente vascular encefálico podem ocorrer a qualquer momento após a infecção.
E. Uma paresia generalizada pode apresentar-se como uma doença psiquiátrica.

30.3 O diagnóstico diferencial da *tabes dorsalis* consiste em todos os itens abaixo, exceto:
   A. Toxoplasmose.
   B. Doença de Lyme.
   C. Sarcoidose.
   D. Esclerose múltipla.
   E. Degeneração subaguda combinada.
30.4 Um homem de 30 anos, que abusa de drogas intravenosas, vem ao seu consultório queixando-se de fraqueza do lado esquerdo nas últimas seis semanas. Seu exame mostra pupilas de Argyll Robertson, hiporreflexia nas pernas e hemiparesia esquerda. Fora isso, ele é sadio, mas teve sífilis quando servia ao Exército, aos 27 anos. Seu último teste de HIV foi feito há 18 meses. Qual dos itens a seguir é o mais preciso?
   A. Ele não tem neurossífilis, pois o tempo decorrido desde a infecção primária até o aparecimento de sintomas é muito curto.
   B. Ele, definitivamente, é portador de *tabes dorsalis*.
   C. Ele tem neurossífilis e deve-se descrever seu caso em uma revista médica, como um caso novo, apresentando um período de incubação curto após a infecção primária.
   D. Realizar um teste de HIV e RPR; se positivos, iniciar o tratamento com penicilina G aquosa por via intravenosa.

RESPOSTAS

30.1 **B.** Pupilas de Argyll Robertson significam acomodação, sem reflexo à luz. São observadas na esclerose múltipla. A degeneração combinada subaguda não causa pupilas de Argyll Robertson.
30.2 **D.** Sintomas semelhantes ao acidente vascular encefálico ocorrem cinco a sete anos após a infecção inicial em indivíduos HIV-negativos.
30.3 **A.** A toxoplasmose geralmente se apresenta com sintomas que sugerem uma lesão intracraniana com efeito de massa.
30.4 **D.** Sabe-se que indivíduos HIV-positivos desenvolvem sinais e sintomas de neurossífilis muito mais precocemente que indivíduos HIV-negativos. Sua apresentação clínica não é nova e merece um tratamento o mais breve possível. Embora pacientes com *tabes dorsalis* possam ter uma pupila de Argyll Robertson, estes apresentam dor lancinante e não hemiparesia; assim, o exame indicado é a RM cerebral.

> ### DICAS CLÍNICAS
>
> ▶ A *tabes dorsalis* apresenta-se classicamente com dor lancinante, déficits sensoriais, ataxia e hiporreflexia
> ▶ Indivíduos afetados por HIV podem apresentar neurossífilis muito mais precocemente que indivíduos HIV-negativos.
> ▶ O tratamento de escolha para a neurossífilis ainda é a penicilina G aquosa. Tratamentos alternativos consistindo em doses intramusculares de penicilina não mostraram ser eficazes.
> ▶ Indivíduos que apresentam sintomas neurológicos e têm uma história de sífilis devem ser considerados portadores de neurossífilis, até que se prove o contrário.
> ▶ Existem quatro formas diferentes de neurossífilis: assintomática, meningovascular, *tabes dorsalis* e paresia geral.
> ▶ A meningite sifilítica asséptica ocorre como uma infecção crônica e pode envolver cefaleias, alterações cognitivas e anormalidades de nervos cranianos.

REFERÊNCIAS

Clinical Effectiveness Group. National guideline for the management of late syphilis: Clinical Effectiveness Group (Association of Genitourinary Medicine and the Medical Society for the Study of Venereal Diseases). *Sex Transm Infect.* 1999 Aug;75(suppl 1):S34-S37.

Dacso CC, Bortz DL. Significance of the Argyll Robertson pupil in clinical medicine. *Am J Med.* 1989 Feb;86(2):199-202.

Dorland's Illustrated Medical Dictionary, 27th ed. Philadelphia, PA: WB Saunders; 1988.

Golden MR, Marra CM, Holmes KK. Update on syphilis: resurgence of an old problem. *JAMA.* 2003 Sep 17;290(11):1510-1514.

Stevenson J, Heath M. Syphilis and HIV infection: an update. *Dermatol Clin.* 2006 Oct;24(4):497-507. Available at: http://www.ninds.nih.gov/disorders/neurosyphilis/neurosyphilis.htm.

CASO 31

Um homem de 25 anos é levado à emergência após apresentar uma crise tônico-clônica generalizada. O paciente estava arrumando-se para ir ao trabalho, quando caiu ao chão e apresentou a crise. Sua mãe, que testemunhou o evento, afirma que o paciente perdeu a consciência e "se sacudiu todo". A crise durou cerca de 30 segundos e estava associada com mordedura da língua e incontinência urinária. O paciente voltou ao normal depois de 20 minutos. Nos últimos seis meses, o paciente queixou-se de cefaleias e teve duas crises tônico-clônicas generalizadas prévias. O paciente também perdeu 6,8 kg ao longo de um mês. Ele é saudável e a única história pertinente é ter sido sexualmente promíscuo, além de ter usado cocaína por via intravenosa. Seu último exame de HIV foi feito há 12 meses, e ele não esperou pelo resultado. Ao exame físico, o paciente está afebril, com pressão arterial de 130/68 mmHg e frequência cardíaca de 88 bpm. O paciente está acordado e alerta, e orientado quanto à pessoa, tempo, situação e localização. Seus nervos cranianos, exame sensorial, exame cerebelar e reflexos tendinosos profundos estão normais. Seu exame motor mostra aumento do tônus à direita, com força motora intacta. Sua marcha mostra redução do balanço do braço à direita, mas de resto é normal. Uma tomografia computadorizada (TC) de crânio sem contraste mostrou uma lesão de massa solitária, medindo 15 mm sobre a região motora esquerda, com edema circundante. Além disso, existe uma lesão de 12 mm nos gânglios basais esquerdos. Com a administração de contraste por via intravenosa, essas lesões ficam mais evidentes.

▶ Qual é o diagnóstico mais provável?
▶ Qual é a melhor maneira de confirmar o diagnóstico?
▶ Qual é o próximo passo terapêutico?

RESPOSTAS PARA O CASO 31:
Lesão intracraniana (toxoplasmose)

Resumo: um homem de 25 anos, previamente sadio, vem à emergência após ter apresentado uma crise tônico-clônica generalizada, que durou 30 segundos. Ele vinha apresentando cefaleias nos últimos seis meses, sem outros sintomas associados. Sua mãe afirma que presenciou duas crises anteriores apresentadas pelo paciente. A história chama a atenção para comportamento sexual promíscuo e uso de drogas ilícitas por via intravenosa. O resultado de seu último exame de HIV é desconhecido. Ao exame neurológico, nota-se um aumento do tônus do lado direito e diminuição do balanço de braço durante a deambulação. O restante do exame neurológico é normal. Uma TC do crânio com contraste revela a presença de uma lesão com realce anular, medindo 15 mm sobre a região motora esquerda, e uma lesão anelar de 12 mm, realçada com contraste nos gânglios basais esquerdos.

- **Diagnóstico mais provável:** toxoplasmose cerebral.
- **Exame para confirmar o diagnóstico:** titulagem de IgM e IgG no soro para *Toxplasmosis gondii* e punção lombar para avaliar *T. gondii* ou por meio de reação em cadeia da polimerase (PCR).
- **Próximo passo terapêutico:** iniciar a administração de anticonvulsivantes para prevenir futuras crises e, então, iniciar o tratamento para toxoplasmose. O tratamento consiste em uma combinação de medicamentos, incluindo pirimetamina, sulfadiazina e ácido folínico.

ANÁLISE

Objetivos

1. Conhecer o diagnóstico apropriado para toxoplasmose, incluindo o uso de estudo de imagens e do líquido cerebrospinal (LCS).
2. Descrever as características clínicas de toxoplasmose.
3. Relatar como tratar toxoplasmose e quais precauções são necessárias.

Considerações

Este homem de 25 anos, previamente sadio, apresenta cefaleias nos últimos seis meses e acaba de ter sua terceira crise tônico-clônica generalizada. Seu exame sugere lesão cerebral à esquerda, pois ele apresenta achados motores do lado direito (redução do balanço do braço e aumento do tônus do lado direito). Apresentar sintomas constitucionais de perda de peso e fatores de risco para uma infecção por HIV limitam significativamente o diagnóstico diferencial. Esse indivíduo muito provavelmente passou a ser HIV-positivo. Isso baseia-se no fato de ter apresentado perda de peso e de manter um comportamento de alto risco para infecção pelo HIV. No diagnóstico diferencial devem ser considerados linfomas primários do sistema nervoso central

(SNC), gomas sifilíticas, tuberculomas, abscessos, neurocisticercose ou tumores cerebrais metastáticos. O quadro clínico de cefaleia, perda de peso, crises tônico-clônicas generalizadas e exame neurológico focal sugerem uma lesão intracraniana.

Em um indivíduo jovem HIV-positivo é preciso considerar a possibilidade de toxoplasmose, linfoma primário do SNC, gomas sifilíticas, tuberculomas ou abscessos cerebrais. Uma TC de crânio com e sem contraste geralmente confirma a suspeita clínica, mas não diferencia as entidades patológicas. Exames sorológicos, além de exames do LCS, ajudarão a determinar o diagnóstico. Além dos testes diagnósticos descritos, outros exames do LCS incluem proteína, glicose, contagem celular com diferencial, coloração de Gram, citologia e VDRL. Outros exames sorológicos incluem dos exames bioquímicos mais comuns, hemograma completo (HC), HIV, velocidade de hemossedimentação (VHS), reagina plasmática rápida (RPR), relação internacional normalizada (INR).

ABORDAGEM ÀS
Infecções em hospedeiros imunocomprometidos: toxoplasmose

DEFINIÇÕES

CRISE TÔNICO-CLÔNICA GENERALIZADA: frequentemente denominada *crise tipo grande mal*, envolvendo perda da consciência, contrações musculares violentas e rigidez.

ÁCIDO FOLÍNICO: forma reduzida do ácido fólico, que não requer reação de redução enzimática para ativação.

RADICULOMIELOPATIA: um processo que afeta a raiz nervosa e medula espinal.

LESÃO COM REALCE ANELAR: uma lesão que mostra contraste periférico com hipodensidade central após a administração de contraste. Difere de uma lesão com contraste discal, na qual existe um realce uniforme com contraste.

ABORDAGEM CLÍNICA

A toxoplasmose é causada por um parasita unicelular, o *T. gondii*, encontrado em todo o mundo. Foi descoberto em 1908, no *gondi*, um pequeno animal da África do Norte, semelhante a um rato, que causa toxoplasmose do SNC em hospedeiros imunocomprometidos. A toxoplasmose tem inúmeros hospedeiros, incluindo humanos, **gatos** e outros animais de sangue quente. **A toxoplasmose é uma infecção oportunista comum na população HIV.** De fato, é a principal causa de doença focal do sistema nervoso na Aids, sendo mais observada durante as fases tardias da doença. É uma infecção bastante comum, com cerca de 33% de todos os humanos apresentando contato com esse parasita em algum momento da vida. Em adultos imunocompetentes, a exposição à toxoplasmose é assintomática; em pacientes imunocomprometidos, no entanto, pode levar à doença grave e ao óbito. A toxoplasmose adquirida durante a gestação pode causar várias anomalias fetais congênitas, incluindo hidrocefalia, calcificação intracerebral, retardo, coriorretinite, perda auditiva, e até óbito.

A toxoplasmose é frequentemente observada na Aids em estágio avançado, quando as contagens de CD4+ são de < 200 células/mm^3. Até 5% dos pacientes inicialmente diagnosticados com Aids nos Estados Unidos apresentaram toxoplasmose. Felizmente, a incidência de toxoplasmose diminuiu significativamente depois da terapia antirretroviral altamente ativa (HAART). Na África e Europa, 50% dos pacientes com Aids desenvolvem toxoplasmose do SNC.

TRANSMISSÃO

Existem três vias primárias de transmissão: pela ingestão de carne crua contendo cistos; pela ingestão de alimentos e água contaminados com oocistos de fezes de gatos infectados; e pela transmissão vertical. O parasita também pode ser transmitido pelo transplante de órgãos e pelas transfusões sanguíneas. Embora a toxoplasmose do SNC resulte, ocasionalmente, de uma infecção primária, ela é mais causada por disseminação hematogênica de uma infecção prévia.

Apresentação clínica e diagnóstico

O quadro clínico mais comum em pacientes infectados pelo HIV é a encefalite como um resultado de lesões cerebrais múltiplas (Quadro 31.3). De modo geral, o paciente passa por uma deterioração mental durante dias a semanas, incluindo cefaleias, crises ou comprometimento cognitivo; também podem ser observados déficits motores ou sensoriais. O *T. gondii* também pode afetar outros órgãos, como os olhos ou pulmões.

Os exames usados para diagnosticar a toxoplasmose do SNC incluem a determinação dos títulos de IgM e IgG. Uma resposta de anticorpo IgM está associada com toxoplasmose recentemente adquirida. **No entanto, os níveis de anticorpos podem ser muito baixos em pacientes com Aids.** Foi relatado que até 22% dos pacientes

---

Quadro 31.1 • CARACTERÍSTICAS CLÍNICAS DE TOXOPLASMOSE INTRACRANIANA

Características clínicas (sinais e sintomas)
Cefaleia e sintomas constitucionais iniciam precocemente
Confusão, vertigem, fraqueza focal, afasia e crises na evolução tardia
O coma pode instalar-se em dias a semanas, caso não seja iniciado o tratamento
A radiculopatia pode estar ocasionalmente presente
Outras características: ataxia, paralisia de nervos cranianos, hemianopsia e alterações da personalidade

diagnosticados com toxoplasmose por meio da confirmação histológica não apresentam níveis de anticorpos. Se não houver sinais de aumento da pressão intracraniana, pode ser feita uma punção lombar. Os exames do líquido cerebrospinal mostram de forma consistente um nível proteico elevado. Existe um alto grau de variabilidade quando se trata de outros estudos no LCS. PCR para *T. gondii* no LCS tem sensibilidade moderada e alta especificidade.

Os achados típicos na TC ou ressonância magnética (RM) cerebral são **lesões únicas ou múltiplas na substância branca** e, ocasionalmente, nos gânglios basais com efeito de massa. As lesões em geral têm um realce anelar ao contraste. Os pacientes costumam apresentar lesões múltiplas (ver Figura 31.1). De fato, uma lesão solitária favorece o diagnóstico de linfoma do SNC e não toxoplasmose.

A biópsia cerebral, revelando o microrganismo, deve ser feita somente se não houver resposta ao tratamento empírico durante duas semanas, ou se houver uma lesão solitária com exames sorológicos negativos. O exame microscópico revela vasculite, nódulos microgliais e nódulos astrogliais. Os casos que apresentam aumento da pressão intracraniana e herniação devem ser tratados com auxílio de neurocirurgiões.

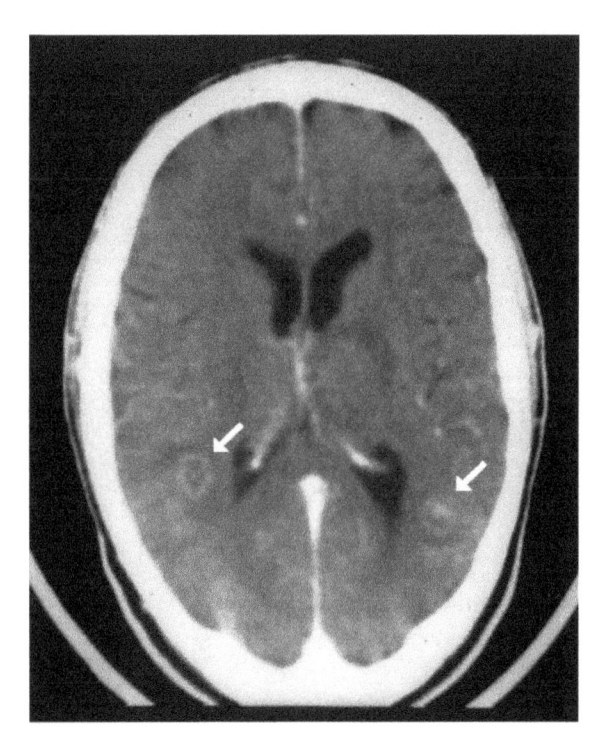

Figura 31.1 Imagem de tomografia computadorizada cerebral com toxoplasmose com contraste anelar. (Reproduzida, com permissão, de Roos KL. Principles of Neurologic Infectious Diseases. New York, NY: McGraw-Hill Publishers, 2005:80.)

Tratamento

O principal tratamento da toxoplasmose do SNC consiste em pirimetamina, em uma dose de 100 mg por via oral, duas vezes ao dia (no primeiro dia de tratamento), seguida de 25 mg a 100 mg por dia. Em decorrência de sua atividade seletiva contra a di-hidrofolato redutase, a administração concomitante de ácido fólico é indispensável. Essa administração costuma ser feita na forma de ácido folínico. A sulfadiazina, que atua de modo sinérgico com a pirimetamina, deve ser administrada concomitantemente, na dose de 1 a 2 g por via oral, quatro vezes ao dia. Se houver edema cerebral significativo, devem ser administrados corticosteroides, como a dexametasona. Quase 75% dos pacientes melhoram dentro de uma semana de tratamento com antibióticos. O prognóstico para uma recuperação total deve ser feito com cuidado, pois frequentemente podem ocorrer recaídas. Trimetoprim/sulfametoxazol também foi estudado como agente alternativo de primeira linha no tratamento da toxoplasmose do SNC, por ser barato e bem tolerado.

Profilaxia

Trimetoprim/sulfametoxazol é uma profilaxia eficaz contra *T. gondii*, sendo indicado para pacientes infectados por HIV e com contagens de CD4+ inferiores a 200 células/mm^3. As precauções incluem cozinhar a carne completamente, higienizar as mãos ao manipular carne crua ou mal passada e evitar exposição a fezes de gatos, como a limpeza de suas bandejas sanitárias.

QUESTÕES DE COMPREENSÃO

31.1 Um homem de 22 anos tem suspeita de infecção pelo *T. gondii*. Entre as opções a seguir, qual é a via de infecção mais provável?

   A. Ingestão de vegetais crus.
   B. Congênita.
   C. Via fecal oral.
   D. Inalação de esporos.

31.2 O paciente da Questão 31.1 tem diagnóstico confirmado de toxoplasmose do SNC. Qual das seguintes características clínicas tem maior probabilidade de estar presente?

   A. Retenção vesical.
   B. Paralisia compressiva do nervo radial.
   C. Pupila de Argyll Robertson.
   D. Hemiparesia.

31.3 Qual dos itens a seguir é verdadeiro em relação à toxoplasmose?

   A. A biópsia cerebral é o único método diagnóstico confiável.
   B. É frequentemente observada em casos precoces de Aids.

C. O tratamento consiste em penicilina.
D. Lesões múltiplas com contraste anelar são mais sugestivas de toxoplasmose do SNC do que lesões solitárias.

RESPOSTAS

31.1 **C.** Esporos não são parte do ciclo de vida do *T. gondii*.
31.2 **D.** A pupila de Argyll Robertson não foi relatada com toxoplasmose de SNC. Incontinência vesical, embora incomum, faz parte de uma mielopatia subjacente.
31.3 **D.** Biópsias cerebrais não são realizadas, a menos que os pacientes não respondam ao tratamento empírico, quando os estudos sorológicos são negativos e quando existe uma lesão solitária nos exames de imagem.

DICAS CLÍNICAS

▶ Exames de imagem sugestivos de toxoplasmose do SNC são aqueles de lesões múltiplas com contraste anelar, diferentes da lesão solitária com contraste anelar, que favorece linfoma do SNC.
▶ O diagnóstico de toxoplasmose do SNC pode ser feito por meio de estudos sorológicos positivos, embora possam ser indetectáveis em pacientes com Aids.
▶ De um quarto a metade da população mundial está infectada, e a infecção é mais comum em locais de clima úmido e quente.
▶ A infecção fetal, denominada toxoplasmose congênita, é o resultado de uma infecção aguda, normalmente assintomática, adquirida pela mulher durante a gestação, sendo transmitida no útero.

REFERÊNCIAS

Béraud G, Pierre-François S, Foltzer A, Abel S, Liautaud B, Smadja D, Cabié A. Cotrimoxazole for treatment of cerebral toxoplasmosis: an observational cohort study during 1994-2006. *Am J Trop Med Hyg*. 2009;80(4):583-587.

Garcia LS, Bruckner DA. Diagnostic medical parasitology, 3rd ed. Washington, DC: American Society of Microbiology; 1997:111–121; 423–424; 577-589.

Jones JL, Kruszon-Moran D, Wilson M, et al. *Toxoplasma gondii* infection in the United States: seroprevalence and risk factors. *Am J Epidemiol*. 2001;154:357-365.

Remington JS, Thulliez P, Montoya JG. Recent developments for diagnosis of toxoplasmosis. *J Clin Microbiol*. 2004 Mar;42(3):941-945.

Steinmetz H, Arendt G, Hefter H. Focal brain lesions in patients with AIDS: aetiologies and corresponding radiological patterns in a prospective study. *J Neurol*. 1995 Jan;242(2):69-74.

CASO 32

Você é convocado para avaliar uma jovem de 17 anos, que se encontra na emergência e foi atingida por um *joystick* enquanto jogava um *videogame* de boxe. A paciente não perdeu a consciência, mas apresenta cefaleia na região frontal direita desde o momento do traumatismo. Ao longo das últimas duas horas, a gravidade da cefaleia aumentou significativamente. A paciente não apresentou náuseas, vômitos, fraqueza, confusão, perda de memória, parestesias, visão borrada, diplopia, perda visual, anosmia ou perda de equilíbrio. A paciente tomou paracetamol, que não melhorou sua cefaleia. Por insistência dos pais, ela se dirigiu ao hospital para avaliação. A amiga que a acompanhou colocou um saco de gelo sobre a sua região frontal, o que começou a aliviar a dor. O médico socorrista fez uma avaliação completa e descobriu que ela tem maior sensibilidade à palpação da região frontal direita, sem laceração, edema ou equimose. A escala de coma de Glasgow é de 15, e o exame neurológico é normal, exceto pela pupila direita não reativa. Uma tomografia computadorizada (TC) cerebral sem contraste feita na emergência foi normal. O médico está preocupado em saber se o traumatismo foi significativo, pois sua pupila direita é não reativa.

▶ Qual é o diagnóstico mais provável?
▶ Qual é o próximo passo diagnóstico?

RESPOSTAS PARA O CASO 32:
Pupila não reativa

Resumo: uma mulher de 17 anos chega à emergência com uma cefaleia frontal à direita, após sofrer uma pancada com o *joystick* de um *videogame*. A paciente não perdeu a consciência e não apresenta nenhum outro sintoma associado à cefaleia, que foi tratada com paracetamol e não melhorou. Sua escala de coma de Glasgow é de 15, e o exame neurológico é normal, exceto pela pupila direita, que está não reativa. A TC do crânio foi normal.

- **Diagnóstico mais provável:** pupila de Holmes-Adie.
- **Próximo passo diagnóstico:** fazer um exame neurológico para confirmar o achado feito pelo médico. Dar atenção especial à resposta pupilar para perto, pois frequentemente a contração é lenta com esforço prolongado e uma nova dilatação é lenta após um esforço para perto. Aplicar pilocarpina a 0,1% na pupila direita, para verificar se ela contrai. Se houver contração pupilar após a aplicação de pilocarpina a 0,1%, o diagnóstico de pupila de Holmes-Adie está confirmado.

ANÁLISE
Objetivos
1. Conhecer a abordagem diagnóstica de uma pupila não reativa, incluindo o papel da TC de crânio.
2. Compreender a fisiologia da reação pupilar e os efeitos do sistema nervoso simpático e parassimpático sobre a pupila.
3. Saber a abordagem diagnóstica de uma pupila não reativa e as etiologias comuns para pupilas não reativas, como a pupila de Holmes-Adie, paralisia do terceiro nervo craniano e bloqueio farmacológico.

Considerações

Esta mulher de 17 anos apresenta a pupila direita não reativa após um traumatismo craniano sem perda de consciência. A preocupação imediata é garantir que ela não apresenta traumatismo craniano grave. A maioria dos traumatismos cranianos fechados é leve, e somente cerca de 3% desses traumatismos leves evoluem para traumatismos mais graves. É muito improvável que um indivíduo sofra um traumatismo craniano significativo sem perda da consciência. No entanto, uma avaliação abrangente, com uma boa história e exame neurológico são cruciais na determinação da gravidade do traumatismo craniano. A falta de sintomas associados à cefaleia e um exame neurológico normal, incluindo um estado mental normal e uma TC de crânio normal, é improvável em um traumatismo craniano significativo. O achado de uma pupila não reativa, nesse caso em particular, sugere um processo benigno.

Por outro lado, traumatismos cranianos fechados, associados a náuseas, vômitos, tonturas, confusão e comportamento incomum, ou crises, têm maior risco de estarem associados a lesões cranianas graves. O achado de uma pupila não reativa unilateral, a despeito de um exame neurológico ou TC de crânio normais, deve alertar o médico para um traumatismo craniano mais grave. Pupilas não reativas bilateralmente, na presença de um traumatismo craniano grave, indicam um mau prognóstico. Pupilas não reativas unilaterais indicam lesões estruturais dos nervos oculomotores ou do mesencéfalo. Também podem estar presentes no bloqueio farmacológico com atropina ou escopolamina (fármacos parassimpaticomiméticos). Finalmente, as pupilas não reativas podem estar associadas a neuropatias periféricas, incluindo neuropatias autônomas ou podem estar presentes em indivíduos sadios (síndrome de Holmes-Adie).

A TC de crânio sem contraste é o padrão-ouro na avaliação de pacientes com traumatismo craniano, pois é confiável, disponível e fácil e rápida para realizar. As informações obtidas a partir desse exame incluem anatomia do crânio, anatomia dos hemisférios cerebrais e presença ou não de hemorragia (hematomas subdurais, hematomas epidurais, hemorragia subaracnóidea ou intracerebral). A RM cerebral é capaz de detectar lesão axonal difusa e pequenas contusões com maior precisão que a TC. No entanto, no quadro agudo, uma RM tem um papel limitado, pois leva mais tempo para obtenção do exame e, com frequência, é difícil de realizar em indivíduos gravemente enfermos.

ABORDAGEM ÀS
Pupilas não reativas

DEFINIÇÕES

ESCALA DE COMA DE GLASGOW: foi desenvolvida para delinear categorias de lesão cerebral e níveis de consciência em pacientes com lesão cerebral traumática. A escala é dividida em três categorias, consistindo de abertura ocular (O), resposta verbal (V) e resposta motora (M). A pontuação máxima é 15, e a mínima é 3. A escala de Glasgow = O + M + V (Quadro 32.1).

HEMATOMA EPIDURAL: uma coleção de sangue entre a tábua interna do crânio e a dura-máter. É um hematoma considerado extra-axial e parece ter uma forma bicôncava na TC do crânio.

HEMATOMA SUBDURAL: também é considerado um hematoma extra-axial. Trata-se de uma coleção de sangue situada entre o cérebro e a dura-máter. Aparece com um formato côncavo na TC de crânio.

PUPILA NÃO REATIVA: ausência de contração pupilar quando exposta à luz.

ABORDAGEM CLÍNICA

A avaliação da resposta pupilar requer o uso de uma fonte de luz forte. As pupilas são testadas individualmente e, em um exame normal, as duas pupilas reagem com con-

Quadro 32.1 • ESCALA DE COMA DE GLASGOW		
Abertura ocular (O)	Resposta verbal (V)	Resposta motora (M)
4 = espontânea 3 = em resposta à estímulo verbal 2 = em resposta à dor 1 = nenhuma	5 = conversação normal 4 = conversação desorientada 3 = palavras, mas não coerentes 2 = sem palavras – somente sons 1 = nenhuma	6 = normal 5 = localiza a dor 4 = retirada à dor 3 = postura decorticada 2 = postura descerebrada 1 = nenhuma
		Total = O+V+M

tração à estimulação direta e consensual. Existem fatores que podem alterar o exame pupilar, incluindo cirurgia ocular, uso de narcóticos, que causam miose (contração pupilar) e fármacos simpaticomiméticos, que causam midríase (dilatação pupilar).

O tamanho da pupila depende do equilíbrio entre o tônus simpático e o parassimpático. Cada um desses ramos do sistema nervoso autônomo está relacionado com músculos antagonistas, que determinam o tamanho da pupila. O primeiro músculo, o músculo esfíncter da pupila, é inervado pelo sistema nervoso parassimpático, e sua ativação resulta em contração pupilar (miose). O segundo músculo, o músculo dilatador da pupila, é inervado pelo sistema nervoso simpático, e sua ativação resulta em dilatação pupilar (midríase).

Os corpos celulares para os neurônios pré-ganglionares parassimpáticos estão localizados no núcleo de Edinger-Westphal do mesencéfalo superior. Esses axônios juntam-se com as fibras motoras do núcleo oculomotor ipsilateral e formam o terceiro nervo craniano. Durante o trajeto do nervo oculomotor, as fibras parassimpáticas estão situadas imediatamente dentro do epineuro (superficialmente) e são suscetíveis à lesão compressiva. Os axônios parassimpáticos eventualmente fazem sinapse no gânglio ciliar. O gânglio ciliar abriga os corpos celulares dos neurônios pós-ganglionares, que emergem para formar os nervos ciliares curtos. Estes, por sua vez, inervam o músculo do esfíncter da pupila.

A inervação simpática começa no hipotálamo posterolateral ipsilateral e termina no centro cilioespinhal de Budge-Waller (substância cinzenta intermediolateral dos segmentos medulares C8-T2). Esses neurônios pré-ganglionares (de segunda ordem) sobem na cadeia simpática e fazem sinapse no gânglio cervical superior. Esses neurônios pós-ganglionares trafegam superficialmente sobre a artéria carótida interna até atingir o seio cavernoso, quando o nervo se junta à divisão oftálmica do nervo trigêmeo, para então entrar na órbita como nervo nasociliar, inervando o músculo dilatador da pupila por meio dos nervos ciliares longos (Figura 32.1).

Uma pupila anormalmente pequena é um sinal de lesão do sistema nervoso simpático, enquanto uma pupila dilatada sugere uma lesão afetando o sistema nervoso parassimpático. A disfunção parassimpática pode ocorrer em quatro situações: primeiro, por lesão do terceiro nervo craniano; segundo, por lesão da própria íris;

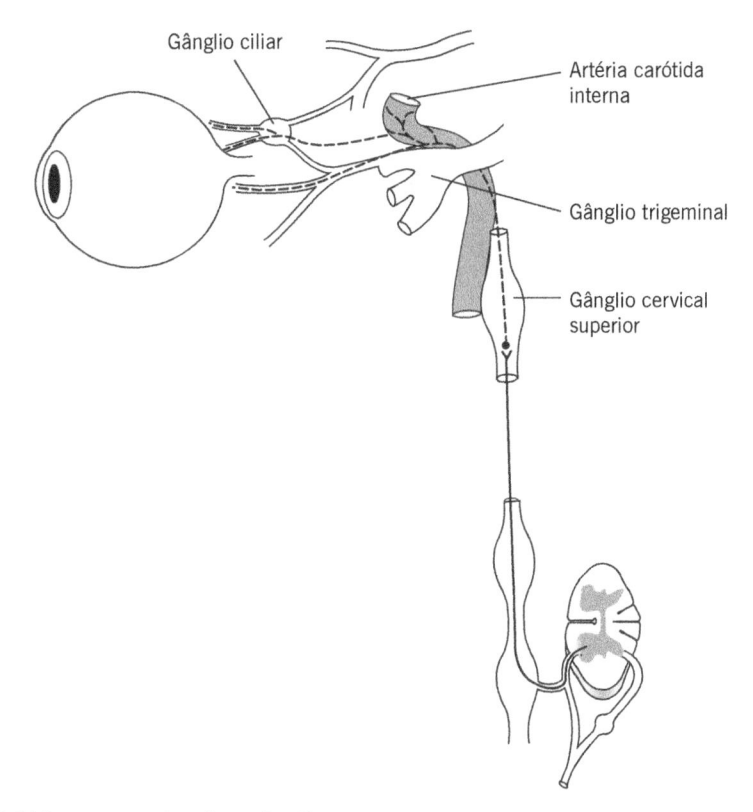

Figura 32.1 Via nervosa simpática do olho.

terceiro, a partir de efeitos farmacológicos (atropina, escopolamina, etc.); e, finalmente, resultando de lesão do gânglio ciliar ou dos nervos ciliares curtos. As lesões do terceiro nervo craniano ou do núcleo de Edinger-Westphal causam dilatação pupilar. A compressão do terceiro nervo craniano pelo *uncus* do lobo temporal ou por um aneurisma da artéria comunicante posterior apresenta-se com dilatação pupilar unilateral e arresponsividade. A função muscular extraocular está, de modo geral, intacta.

A disfunção do gânglio ciliar ou dos nervos ciliares curtos dá origem a uma pupila tônica. Ela se caracteriza por ausência de reação pupilar à luz, mas com contração lenta ao esforço de focalização de perto (dissociação luz-perto). A redilatação após a contração a estímulos de perto é lenta e tônica. No exame com lâmpada de fenda, a paralisia segmentar da íris pode ser vista como movimentos vermiformes segmentares das bordas da íris. Esses movimentos representam inquietude pupilar fisiológica, perceptível em áreas onde o músculo do esfíncter pupilar ainda reage. Essa reação é mais provável pelo brotamento colateral para o esfíncter, após lesão do gânglio ciliar ou dos nervos ciliares curtos. A hipersensibilidade colinérgica do esfíncter da íris inervado pode ser demonstrada por agentes medicamentosos, como a pilocarpina a 1%. A neuropatia periférica autônoma pode causar danos ao gânglio ciliar ou aos nervos ciliares curtos. No entanto, indivíduos saudáveis também podem apresentar pupilas tônicas.

Uma síndrome conhecida como síndrome de Holmes-Adie consiste em uma pupila tônica unilateral ou, em alguns casos, de duas pupilas tônicas bilaterais (pupilas não responsivas), comprometimento da sensibilidade da córnea e reflexos tendinosos ausentes ou deprimidos nos membros inferiores. Trata-se de um distúrbio idiopático, mais comum em mulheres, e tende a ocorrer em adultos jovens (20 a 40 anos). Essa síndrome pode apresentar-se subitamente com borramento visual, fotofobia ou sem sintomas, como um achado incidental. A dor não está associada à síndrome. Existem outras causas raras de pupilas tônicas, incluindo lesões orbitais, tumores de órbita, crioterapia da retina, herpes-zóster, amiloidose e outras neuropatias autônomas. O tratamento da síndrome de Holmes-Adie muitas vezes se resume a garantir que se trata de uma condição benigna. Quando é necessário um tratamento em decorrência de visão borrada, o uso de lentes de contato com uma pupila artificial pode ser útil.

QUESTÕES DE COMPREENSÃO

32.1 Ao exame clínico, como você pode diferenciar uma paralisia do terceiro nervo craniano de uma pupila de Holmes-Adie?
   A. Sintomas associados, como fraqueza dos músculos extraoculares, apoiam a paralisia do terceiro nervo craniano.
   B. As respostas à luz estão ausentes em ambas as condições; no entanto, em uma paralisa do terceiro nervo craniano existe acomodação normal.
   C. As respostas à luz são normais na pupila de Holmes-Adie, mas estão ausentes na paralisia do terceiro nervo craniano.
   D. Os reflexos tendinosos profundos estão ausentes na paralisia do terceiro nervo craniano e presentes na pupila de Holmes-Adie.

32.2 A pupila de Holmes-Adie pode ser confirmada por meio de:
   A. Instilação de escopolamina na pupila.
   B. Obtenção de uma TC do olho.
   C. Instilação de pilocarpina a 0,1% na pupila.
   D. Instilação de morfina na pupila.

32.3 Qual das afirmações a seguir é mais precisa em relação à avaliação de pupilas não responsivas?
   A. No quadro agudo, uma RM cerebral é o estudo de escolha.
   B. A história, incluindo os sintomas associados, é crítica para a determinação da gravidade.

C. Achados laboratoriais adicionais são úteis na diferenciação de várias causas de pupilas não responsivas.
D. Pacientes com pupilas não responsivas quase certamente apresentam doença significativa.

RESPOSTAS

32.1 **A.** Respostas anormais à luz são encontradas na paralisia do terceiro nervo craniano, assim como na pupila de Holmes-Adie; no entanto, a contração da pupila durante a acomodação é observada somente na última.

32.2 **C.** A instilação de pilocarpina a 0,1% em uma pupila de Holmes-Adie causa contração pupilar, mas não tem efeito sobre uma pupila normal. A instilação de morfina ou escopolamina afetará ambos os olhos no que diz respeito à analgesia e dilatação, respectivamente. A TC cerebral deve ser normal.

32.3 **B.** Sintomas e achados clínicos associados são úteis na diferenciação da causa de pupilas não responsivas. Uma TC de crânio é o exame de escolha no quadro agudo, pois é rápida e confiável. Causas benignas também são observadas com pupilas não responsivas.

DICAS CLÍNICAS

▶ Uma pupila não reativa em um indivíduo acordado e com exame neurológico normal em geral é um processo benigno.
▶ Uma maneira simples de diferenciar uma pupila tônica de uma paralisia do terceiro nervo craniano é checar a resposta pupilar à acomodação.
▶ A síndrome de Holmes-Adie costuma ser observada em mulheres jovens e está associada com uma pupila não responsiva unilateral e depressão dos reflexos tendinosos profundos nas pernas.

REFERÊNCIAS

Dorland's Illustrated Medical Dictionary, 27th ed. Philadelphia, PA: WB Saunders; 1988.

Jennett B, Snoek J, Bond MR, et al. Disability after severe head injury, observations on the use of the Glasgow Outcome Scale. *J Neurol Neurosurg Psychiatry*. 1981;44:285-293.

Loewenfeld, IE. The pupil: anatomy, physiology and clinical applications. Ames, IA: Iowa State University Press and Detroit, MI: Wayne State University Press; 1993.

CASO 33

Uma mulher de 26 anos vem à emergência com cefaleia intensa e visão borrada. A paciente vem apresentando dores de cabeça nas últimas duas a três semanas. Suas cefaleias são descritas como uma sensação dolorosa que envolve todo o crânio. A gravidade da cefaleia era tal que a paciente funcionava normalmente até hoje, quando a dor agravou-se agudamente a ponto de não conseguir mais suportá-la. A paciente tomou paracetamol, sem melhora dos sintomas. Ela nega náusea, vômito ou outros sintomas além do comprometimento visual. Nas últimas duas semanas, a paciente notou um escurecimento visual transitório (*"graying out"*), mais perceptível quando se levanta de uma cadeira. Segundo o médico da emergência, o exame mostra o seguinte: temperatura (T) de 37,2°C; pressão arterial de 134/72 mmHg; frequência cardíaca de 78 bpm; peso 108,8 kg; altura 1,55 m. Não há sopros cranianos e seu exame cardiovascular é normal. O exame neurológico demonstra papiledema bilateral com acuidade visual intacta e músculos extraoculares intactos. A paciente parece apresentar contração dos campos visuais ao exame inicial; no entanto, na repetição do exame, seus campos visuais são normais. Sua percepção de cores é normal. O restante do exame neurológico, incluindo o estado mental, também é normal. Um painel metabólico abrangente, hemograma completo, análise urinária e uma tomografia computadorizada (TC) de crânio são normais.

▶ Qual é o diagnóstico mais provável?
▶ Qual é o próximo passo diagnóstico?
▶ Qual é o próximo passo terapêutico?

RESPOSTAS PARA O CASO 33:
Papiledema – Pseudotumor cerebral

Resumo: uma mulher de 26 anos apresenta visão borrada e cefaleia grave. A paciente fornece uma história de "escurecimento" visual transitório (*"graying out"*) nas últimas duas a três semanas, sem outros sintomas associados. Seu exame físico evidencia pressão arterial e frequência cardíaca normal, obesidade, papiledema bilateral e redução da percepção das cores. Os exames sorológicos laboratoriais, análise urinária e TC de crânio são normais.

- **Diagnóstico mais provável:** aumento da pressão intracraniana.
- **Próximo passo diagnóstico:** punção lombar e avaliação oftalmológica com teste formal de campos visuais.
- **Próximo passo terapêutico:** se houver um diagnóstico de pseudotumor cerebral, deve ser feita uma punção lombar com retirada de grande volume de líquido.

ANÁLISE
Objetivos

1. Descrever a abordagem diagnóstica do papiledema.
2. Descrever o diagnóstico diferencial do papiledema.
3. Conhecer o tratamento emergencial do papiledema.

Considerações

Um quadro clínico de cefaleia com borramento visual e papiledema é uma emergência médica. O papiledema denota um grave problema neurológico e, de forma mais comum, ocorre bilateralmente. Quando agudo, a maior parte da visão está bem preservada. Por definição, **papiledema é o inchaço do disco óptico, decorrente de aumento da pressão intracraniana** (Figura 33.1). Pode ser um sinal de lesão cerebral de uma **massa cerebral** subjacente que, mesmo quando benigna, pode aumentar a pressão intracraniana, colocando os pacientes em **risco de disfunção neurológica irreversível ou mesmo levando a óbito.** Dependendo do tamanho da massa cerebral e da extensão de seu edema associado, os pacientes correm risco de síndromes de herniação, que podem levar ao óbito. Em geral, **todos os pacientes com aumento da pressão intracraniana e papiledema necessitam exame de neuroimagem em caráter emergencial.** O exame de escolha em situações emergenciais é uma TC do crânio sem contraste. As condições que causam papiledema incluem meningite, hidrocefalia, lesões que ocupam espaço, trombose do seio dural e pseudotumor cerebral (hipertensão intracraniana idiopática). O pseudotumor cerebral tende a afetar mulheres em idade fértil, que são um tanto obesas, e é um diagnóstico de exclusão.

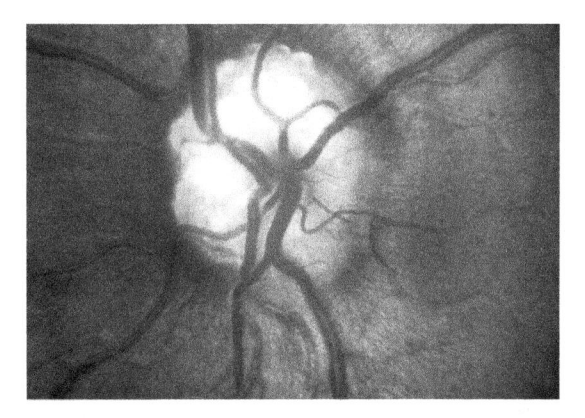

Figura 33.1 Exame fundoscópico do papiledema. (Reproduzida, com permissão, de Kasper DL, et al. Harrison's Principles of Internal Medicine, 16th ed. New York, NY: McGraw-Hill Publishers, 2004:170.)

ABORDAGEM AO
Papiledema

DEFINIÇÕES

PAPILEDEMA: edema do disco óptico decorrente de aumento da pressão intracraniana; comumente é bilateral.

AUMENTO DA PRESSÃO INTRACRANIANA: líquido cerebrospinal (LCS) com pressões acima de 200 mm de água em um paciente não obeso ou acima de 250 mm de água em pacientes obesos.

SÍNDROMES DE HERNIAÇÃO: um deslocamento do tecido cerebral para baixo quando a pressão intracraniana no compartimento supratentorial alcança um determinado nível.

HIDROCEFALIA: acúmulo anormalmente excessivo de LCS no cérebro.

PUNÇÃO LOMBAR: teste que avalia o LCS e a pressão inicial. É realizado sob anestesia local e envolve o posicionamento de uma agulha dentro do canal medular, em geral entre L4-L5, para coleta do líquido espinal.

ABORDAGEM CLÍNICA

O achado de papiledema no exame clínico em um cenário de sintomas neurológicos recentes, como cefaleias ou distúrbios visuais, devem alertar o médico em relação a uma possível lesão cerebral que ocupa espaço. A história e o exame físico às vezes podem ajudar a localizar a lesão. Por exemplo, fraqueza à direita, com cefaleias, papiledema e distúrbios visuais localizarão a lesão no hemisfério cerebral esquerdo. No entanto, a etiologia dessa lesão ocupando espaço não pode ser determinada somente por um exame. Uma TC de crânio com e sem contraste é útil na tentativa de determinar se essa lesão de massa é um tumor, hemorragia, abscesso, entre outros. O mais importante é que ela ajudará no diagnóstico de edema cerebral associado e herniação cerebral iminente. Uma TC de crânio muitas vezes é adequada para a avaliação de pacientes com aumento da pressão intracraniana; no entanto, uma ressonância magnética (RM) cerebral pode ser útil para exclusão de trombose de seio venoso dural. Os exames de neuroimagem costumam ser normais em pacientes com pseudotumor cerebral. No entanto, pode ser observado um aumento de tamanho das bainhas dos nervos ópticos e ventrículos pequenos, semelhantes a uma fenda ou uma sela vazia.

Na ausência de uma lesão de massa, a punção lombar é o próximo passo para avaliar a causa do aumento da pressão intracraniana. A pressão inicial do LCS é medida e registrada, estando o paciente deitado. As punções lombares realizadas na posição vertical não permitem medições precisas da pressão. Se a pressão do LCS estiver aumentada, o médico pode optar por remover uma grande quantidade de LCS (> 42 a 44 mL), também conhecida como punção de alto volume. O LCS deve ser analisado para proteínas, glicose, contagem de células com diferencial, citologia e cultura. Além disso, deve ser anotada a cor e a claridade do líquido. Essa análise irá ajudar a avaliar condições como meningite ou outras infecções, hemorragia ou inflamação. Exames normais estão associados com pseudotumor cerebral.

Fisiologia

O papiledema resulta de uma estase do fluxo axoplasmático no lento sistema de transporte axoplasmático. O aumento da pressão intracraniana é transmitido ao espaço subaracnoide, que, por sua vez, engloba todo o nervo óptico e está em contato direto com a bainha do nervo óptico. Com o aumento da pressão intracraniana, a pressão dentro da bainha também aumenta, resultando em um bloqueio no nervo, que impede o transporte axoplasmático normal. O conjunto de componentes envolvidos no transporte axonal leva a uma acentuada distensão dos axônios ópticos, que, portanto, resulta em edema do disco e nervo óptico. O edema do disco óptico pode ser causado por muitas etiologias, incluindo inflamação, tumores, infecções e isquemia. No entanto, o papiledema refere-se apenas ao edema de disco causado por um aumento da pressão intracraniana.

Sintomas

A **disfunção visual** pode apresentar-se de várias maneiras. Uma das apresentações mais comuns é o **obscurecimento visual transitório ou *graying out*** e a **redução lenta da visão**. Muitas vezes, isso ocorre quando o indivíduo curva-se para frente. Outros distúrbios visuais incluem perda visual súbita, decorrente de hemorragia intraocular, como resultado da neovascularização decorrente do papiledema crônico, borramento, distorção da visão central e perda progressiva da visão periférica (em geral começando no quadrante nasal inferior). A perda da percepção das cores e dos campos visuais centrais pode ocorrer depois.

Pseudotumor cerebral

O pseudotumor cerebral frequentemente é denominado de hipertensão intracraniana idiopática ou hipertensão intracraniana benigna. É mais observado em mulheres jovens e obesas, e nos Estados Unidos tem uma taxa de incidência de aproximadamente 1 em 100.000 na população geral. A incidência é um pouco mais alta em mulheres com peso acima do normal.

O diagnóstico é de exclusão e requer a presença de indícios de aumento da pressão intracraniana (papiledema), sinais neurológicos não focais (exceto uma possível paralisia do sexto nervo craniano), exames de imagem normais (exceto os ventrículos em fenda) e estudos LCS normais, exceto um aumento da pressão inicial. Embora isso possa apresentar-se em qualquer idade, a maioria dos pacientes apresenta o quadro aos 30 anos. Não está claro por que existe uma maior incidência em mulheres obesas; no entanto, sugere-se que a obesidade leva a um aumento da pressão intra-abdominal, aumentando as pressões de enchimento cardíaco, o que, por sua vez, leva a um comprometimento do retorno venoso do cérebro. Isso, então, leva a um aumento da pressão venosa intracraniana.

A fisiopatologia do pseudotumor cerebral não está clara; no entanto, presume-se que exista uma resistência à absorção de LCS pelas vilosidades aracnoides. Outros acreditam que a circulação cerebral é anormal e o fluxo venoso cerebral está diminuído, o que resulta em aumento no volume de água contida no cérebro. Seja qual for a causa, o aumento resultante da pressão intracraniana é transmitido para estruturas anatômicas na cavidade cerebral, resultando em sinais e sintomas neurológicos. O mais grave desses é o papiledema, que pode levar a danos irreversíveis do nervo óptico. Os sinais típicos do pseudotumor cerebral incluem cefaleia, obscurecimento visual transitório, tontura, náusea, vômito, zumbido e diplopia horizontal decorrente de uma paralisia do sexto nervo craniano. A cefaleia clássica associada com pseudotumor cerebral é difusa, piora pela manhã e com a manobra de Valsalva. A anormalidade mais comum ao exame clínico é um edema de disco bilateral. O edema discal pode ser assimétrico e estar associado com hemorragias sub-retinianas.

Os fatores de risco para pseudotumor cerebral incluem obesidade, ganho de peso recente, sexo feminino, principalmente mulheres em idade fértil, e irregularidade menstrual. Alguns casos parecem estar associados com anormalidades como hipotireoidismo, doença de Cushing, insuficiência suprarrenal, insuficiência renal crônica, lúpus eritematoso sistêmico, uso de corticosteroide, lítio, tamoxifeno, tetraciclina, cimetidina e isotretinoína. Embora a gestação tenha sido considerada um fator de risco, a medicina baseada em evidências não apoia essa suposição.

No processo de avaliação devem ser feitos **exames de imagem** para excluir lesões de massa, infecções e hemorragia. Se os exames de imagem são normais, é realizada uma **punção lombar** para avaliar a pressão inicial. Os exames do LCS para proteína, glicose e contagem celular (como descritos) devem ser feitos. **No pseudotumor cerebral todos os exames do LCS são normais, exceto por uma elevação da pressão inicial.** Além disso, os campos visuais devem ser avaliados por um oftalmologista, para documentar claramente quaisquer anormalidades sutis.

Tratamento

O tratamento do pseudotumor cerebral inclui punção lombar de alto volume, realizada no momento da avaliação inicial. Isso, no entanto, é somente temporário. Tratamentos em longo prazo incluem o uso de **acetazolamida**, um inibidor da anidrase carbônica, que reduz a pressão intracraniana. Se ocorrer perda visual progressiva são feitas fenestrações da bainha do nervo óptico. Isso envolve pequenos cortes na dura-máter que circunda o nervo óptico, permitindo o efluxo do líquido cerebrospinal, o que reduz a pressão. Se o manejo medicamentoso for insuficiente, realiza-se uma derivação lomboperitoneal (DLP) ou uma derivação ventriculoperitoneal (DVP), feita por neurocirurgiões.

Não existe diferença significativa no resultado de pacientes que receberam uma DVP ou DLP, seja em relação à cefaleia ou ao resultado visual final.

Em última análise, o tratamento desses pacientes envolve não apenas o neurologista, mas também um oftalmologista e um neurocirurgião. Se os pacientes são obesos, são feitas recomendações para redução de peso, para auxiliar no tratamento.

QUESTÕES DE COMPREENSÃO

33.1 Um médico socorrista encontra algo que parece ser um papiledema em uma mulher de 40 anos. A pressão intracraniana é normal. Qual das condições a seguir é a causa mais provável?

A. Câncer metastático de mama.
B. Hemorragia intracerebral.
C. Hidrocefalia.
D. Hipertensão intracraniana idiopática.
E. Traumatismo do nervo óptico.

33.2 Qual dos seguintes itens é um fator de risco para pseudotumor cerebral ou hipertensão intracraniana idiopática?

A. Compleição física magra.
B. Hipertireoidismo.
C. Perda de peso recente.
D. Sexo feminino.

33.3 Uma mulher de 25 anos tem um diagnóstico de aumento da pressão intracraniana e pseudotumor cerebral. Qual dos itens a seguir é o melhor passo a seguir no tratamento?

A. Acetazolamida.
B. Ablação do nervo óptico.

C. Infusão salina LCS.
D. Tratamento com hipoglicemiante oral.

RESPOSTAS

33.1 **E.** Um traumatismo do nervo óptico pode causar edema cerebral; no entanto, o papiledema refere-se ao edema de disco óptico, que ocorre por aumento da pressão intracraniana.

33.2 **D.** O sexo feminino coloca a paciente em risco mais alto para hipertensão intracraniana benigna.

33.3 **A.** Acetazolamida diminui a pressão intracraniana, e é um tratamento para pseudotumor cerebral.

DICAS CLÍNICAS

▶ Papiledema associado com disfunção visual é uma emergência médica, requerendo exames de neuroimagem de forma imediata.
▶ O exame neurológico de pacientes com hipertensão intracraniana benigna é normal, exceto pela perda visual (perda da visão de cores, de campos visuais, obscurecimento visual transitório) e paralisia do sexto nervo craniano.
▶ A maioria dos tumores cerebrais em adultos não apresenta papiledema; no entanto, a maioria das crianças com tumores cerebrais apresentará papiledema.
▶ Papiledema é um termo que deve ser usado somente para edema de discos ópticos, secundário ao aumento da pressão intracraniana.

REFERÊNCIAS

Allen ED, Byrd SE, Darling CF, et al. The clinical and radiological evaluation of primary brain tumors in children. Part I: clinical evaluation. *J Natl Med Assoc.* 1993;85:445-451.

Brazis PW, Lee AG. Elevated intracranial pressure and pseudotumor cerebri. *Curr Opin Ophthalmol.* 1998 Dec;9(6):27-32.

Miller NR, Newman NJ. Pseudotumor cerebri (benign intracranial hypertension). In: Miller NR, Newman NJ, Biousse V, et al. *Walsh and Hoyt's Clinical Neuro-Ophthalmology*, Vol. 1, 6th ed. Philadelphia, PA: Lippincott Williams & Wilkins; 2004:523-538.

Tarnaris A, Toma AK, Watkins LD, Kitchen ND. Is there a difference in outcomes of patients with idiopathic intracranial hypertension with the choice of cerebrospinal fluid diversion site: a single centre experience. *Clin Neurol Neurosurg.* 2011;113(6):477-479.

CASO 34

Um homem de 65 anos, com uma história de hipertensão, doença arterial coronariana e doença de Alzheimer precoce, apresenta uma queixa de visão dupla desde ontem. O paciente não apresentou nenhum outro sintoma geral ou neurológico. Ele notou que cobrir um dos olhos corrige sua visão dupla, então passou a usar um tapa-olho há um dia, para poder enxergar e caminhar sem cair. De fato, ele foi capaz de dirigir sozinho na autoestrada até seu escritório, para consternação de seus familiares. Perguntando um pouco mais, consegue-se extrair uma história de visão dupla, que ocorre somente no olhar horizontal e não no olhar vertical. O paciente toma regularmente seus medicamentos para hipertensão e doença arterial coronariana. Ao exame, a pressão arterial é de 124/72 mmHg, com uma frequência cardíaca de 88 bpm. O paciente está afebril e tem frequência e ritmo regular, sem sopros ao exame cardíaco. Não há sopros carotídeos e seus pulsos periféricos são normais. Ao exame neurológico, sua orientação e força motora estão intactas. O exame dos nervos cranianos chama a atenção apenas por uma paralisia do músculo reto lateral direito. O exame da sensibilidade é normal e seus reflexos tendinosos profundos são 2+. As respostas plantares são flexoras. Sua marcha é normal. A revisão de sua pressão arterial sanguínea diária mostra pressões ao redor de 130/70 mmHg.

▶ Qual é o diagnóstico mais provável?
▶ Qual é o déficit neurológico?

RESPOSTAS PARA O CASO 34:
Paralisia do sexto nervo craniano (mononeuropatia isquêmica)

Resumo: um homem de 65 anos, portador de hipertensão, doença arterial coronariana e doença de Alzheimer precoce apresenta uma história de 24 horas de diplopia horizontal binocular (visão dupla). O paciente nunca apresentou sintomas associados, como dor torácica ou cefaleia. Seu exame mostra pressão arterial e frequência cardíaca normais e achado de paralisia isolada do sexto nervo craniano à direita.

- **Diagnóstico mais provável:** paralisia do sexto nervo craniano, secundária à mononeuropatia isquêmica.
- **Déficit neurológico provável:** paralisia do sexto nervo craniano.

ANÁLISE

Objetivos

1. Compreender a abordagem diagnóstica na avaliação da diplopia.
2. Descrever a diferença entre diplopia monocular e binocular.
3. Saber o diagnóstico diferencial de paralisia do sexto nervo craniano.

Considerações

Este homem de 65 anos com fatores de risco conhecidos para doença cerebrovascular (hipertensão e doença arterial coronariana) apresenta um episódio agudo de diplopia binocular. A história sugere diplopia binocular quando ele relata que, ao cobrir um dos olhos, a diplopia desaparece. De acordo com a história, o paciente tem diplopia apenas com o olhar horizontal. Nesse caso em particular, sabe-se que os exames de sangue do paciente e a ressonância magnética (RM) cerebral são normais. Dada a história de hipertensão e doença arterial coronariana, ele tem risco para doença cerebrovascular e isquemia. Assim, a causa mais provável da diplopia no paciente é uma mononeuropatia isquêmica do nervo abducente. No caso, o paciente tem um exame completamente normal, exceto uma paralisia do sexto nervo craniano. Isso facilita a localização da única anormalidade (a paralisia isolada do nervo abducente) em seu núcleo. O Quadro 34.1 mostra os locais onde o sexto nervo pode ser afetado e seus achados clínicos associados.

Quadro 34.1 • ACHADOS CLÍNICOS ASSOCIADOS COM PARALISIA DO VI NERVO CRANIANO

Localização	Achados clínicos associados	Etiologias
Nuclear	Paralisia do olhar horizontal, disfunção do sexto nervo craniano ou outros sinais de tronco cerebral	Isquêmica, desmielinizante, inflamatória, traumática, vascular (aneurismas ou outras malformações vasculares), neoplásica, congênita, metabólica
Fascículo	Perda sensorial contralateral, hemiparesia contralateral, síndrome de Horner central	Isquêmica, inflamatória, vascular, neoplásica, traumática, desmielinizante
Espaço subaracnoide	Sinais de aumento da pressão intracraniana (p. ex., cefaleia, papiledema) ou outras neuropatias cranianas	Inflamatória, infecciosa, tóxica, vascular, neoplásica, tração cervical, mielografia, infiltrativa
Ápice petroso	Dor facial ou disfunção do quinto, sétimo ou oitavo nervo craniano	Traumática, infecciosa, inflamatória (sarcoide), neoplásica (meningioma)
Seio cavernoso	Paralisia do sexto nervo craniano com qualquer combinação de disfunção do terceiro, quarto nervo craniano ou disfunção da divisão oftálmica do quinto nervo craniano; síndrome de Horner	Isquêmica, neoplásica, inflamatória, infecciosa, vascular, fístula ou trombose
Órbita/fissura orbital superior	Pode haver proptose ou atrofia/edema do nervo óptico	Traumática, infecciosa, inflamatória, neoplásica

ABORDAGEM À Diplopia binocular

DEFINIÇÕES

PTOSE: queda das pálpebras.

PROPTOSE: protrusão anormal do globo ocular.

DIPLOPIA: visão dupla.

MONONEUROPATIA ISQUÊMICA: paralisia isolada do nervo em decorrência de fluxo sanguíneo inadequado para o nervo.

ABORDAGEM CLÍNICA

A paralisia do sexto nervo craniano tem diversas causas e o exame clínico em geral leva a um diagnóstico preciso. O núcleo abducente está localizado na região dorsal inferior da ponte. Os neurônios motores desse núcleo emitem axônios que trafegam anteriormente na ponte e próximos ao trato corticospinal, emergindo no sulco entre a ponte e a medula. O nervo abducente sai da ponte ventralmente e sobe na cisterna pré-pontina pelo espaço subaracnoide. Então, sobe ao longo do ápice petroso do osso temporal, penetrando no seio cavernoso situado entre a artéria carótida e o ramo oftálmico do nervo trigêmeo, lateralmente. Finalmente, passa para dentro da órbita pela fissura orbitária superior.

Etiologia da paralisia do sexto nervo craniano

Após a localização da lesão do sexto nervo craniano, o próximo passo é determinar a etiologia da anormalidade. O Quadro 34.1 mostra que existem várias causas para uma anormalidade nuclear abducente. A avaliação inclui estudos sorológicos, com velocidade de hemossedimentação (VHS), fator antinuclear (FAN), hemograma completo (HC), hemoglobina glicosilada e, se necessário, teste de tolerância à glicose de duas horas. Uma RM cerebral sem contraste também deve ser solicitada. A VHS e o FAN podem ajudar a excluir causas inflamatórias como vasculite; a hemoglobina glicosilada pode excluir diabetes melito e o hemograma completo pode excluir processos infecciosos. Uma RM cerebral e das órbitas pode excluir anormalidades vasculares como aneurisma e lesões de massa de origem inflamatória (sarcoide) desmielinizantes, neoplásicas ou traumáticas. Um processo isquêmico pode não ser visualizado com facilidade em estudos de imagem e, frequentemente, é um diagnóstico de exclusão.

Avaliação da diplopia

A diplopia resulta de falta de fusão visual. O primeiro passo para avaliar um paciente com diplopia é determinar se ela é binocular ou monocular. **Diplopia binocular geralmente é causada por um problema neurológico primário subjacente. Diplopia monocular**, por sua vez, é causada principalmente por um **distúrbio oftalmológico**, como as anormalidades do cristalino, da córnea, do humor vítreo ou da íris (Quadro 34.2). De modo raro, a diplopia monocular pode ser causada por doença do lobo occipital ou crises. A diplopia binocular denota visão dupla resultante de um desalinhamento de ambos os olhos. Quando um dos olhos é coberto, a visão dupla desaparece. A diplopia monocular, no entanto, surge de um problema primário dentro de um dos olhos. Esse tipo de diplopia não se resolve cobrindo um dos olhos.

O próximo passo na avaliação de uma pessoa com diplopia binocular é determinar se esta é horizontal ou vertical. Existem apenas dois músculos em cada olho, responsáveis pelo olhar horizontal: o reto medial, que é inervado pelo terceiro nervo craniano; e o reto lateral, que é inervado pelo sexto nervo, enquanto a diplopia que piora quando se olha objetos distantes e laterais sugere um problema com o músculo reto lateral.

Quadro 34.2 • CAUSAS DE DIPLOPIA MONOCULAR
• Erro de refração
• Doença da córnea (p. ex., astigmatismo irregular)
• Lesão da íris
• Catarata
• Opacidade do meio
• Doença da mácula
• Distúrbio primário ou secundário do córtex visual (geralmente, diplopia monocular bilateral)

Os outros quatro músculos oculares (reto superior, reto inferior, oblíquo inferior e oblíquo superior) movem os olhos verticalmente. Indivíduos que apresentam diplopia binocular apresentam fraqueza em um ou mais desses músculos. A diplopia vertical que piora na visão de perto sugere um problema com o oblíquo inferior ou o oblíquo superior. Nesse ponto da avaliação deve ser diferenciado se a diplopia do paciente é ou não secundária a um problema do reto medial ou reto lateral. Examinando os músculos extraoculares nos nove campos principais do olhar, é fácil apontar quais dos dois músculos estão afetados. Inversamente, se o olho direito não pode cruzar a linha média e virar para dentro, o reto medial está afetado.

Um desses testes é denominado *teste de cobertura alternada* e é realizado pedindo ao paciente que fixe um objeto em cada posição do olhar. À medida que o paciente move os olhos em cada posição, podem ser vistos os desvios em cada olho, quando um dos olhos é alternadamente coberto. O segundo teste usado para avaliar a diplopia binocular é o teste da lente vermelha. No teste, uma lente vermelha é posicionada sobre um dos olhos, mais comumente sobre o olho direito, e o paciente olha para as nove posições do olhar principal. A chave para a realização desse teste é compreender o seguinte: (1) a separação da imagem será maior em direção ao músculo fraco; e (2) a imagem que está mais distante da linha média é a imagem falsa e corresponde ao olho com comprometimento da movimentação.

A avaliação de outros aspectos do exame do nervo craniano ajudará a determinar de onde vem a diplopia. Deve ser dada uma atenção especial à pálpebra, respostas pupilares, simetria do tamanho pupilar e anormalidades dos nervos cranianos V, VII e VII. Por exemplo, ptose ou queda da pálpebra pode sugerir problema com o terceiro nervo craniano. Do mesmo modo, uma assimetria pupilar sugere problema do terceiro nervo craniano. Fadiga da pálpebra pode sugerir miastenia grave. Pacientes que têm uma inclinação da cabeça também podem fornecer pistas sobre a localização do problema. Por exemplo, alguém com uma paralisia do oblíquo superior direito pode apresentar inclinação da cabeça para a esquerda.

Tratamento

O tratamento do distúrbio subjacente da paralisia do sexto nervo craniano está indicado quando é significativo e persistente. Uma paralisia isolada do sexto nervo craniano, presumivelmente relacionada à isquemia, pode ser observada para verificar se há melhora durante um a três meses. A cobertura do olho envolvido pode aliviar temporariamente os sintomas de diplopia. Óculos feitos com lentes prismáticas também podem ser usados para minimizar ou corrigir a diplopia durante a recuperação. Alguns sugerem o uso de toxina botulínica como uma medida contemporizadora. A toxina é injetada no músculo antagonista do músculo parético e o efeito da injeção pode durar de três a seis meses. No entanto, se essas medidas forem insuficientes, a cirurgia pode ser a única maneira de corrigir o problema.

QUESTÕES DE COMPREENSÃO

34.1 Qual das afirmações a seguir é mais precisa para a diplopia?
   A. A diplopia binocular refere-se à visão dupla decorrente de problemas intrínsecos em ambos os olhos.
   B. A diplopia monocular ocorre mais comumente por problemas oculares extrínsecos.
   C. No teste da lente vermelha, a imagem falsa é sempre a imagem mais próxima da linha média.
   D. A chave na avaliação da diplopia é determinar se ela é monocular ou binocular.

34.2 Uma mulher de 33 anos tem um episódio de crise com duração de três minutos, causada por sua epilepsia. Não há distúrbios médicos subjacentes ou lesões cerebrais estruturais. Qual dos seguintes itens indica um problema neurológico subjacente mais complicado?
   A. Incontinência urinária com crise.
   B. Confusão e letargia após a crise.
   C. Cefaleia após a crise.
   D. Paralisia do sexto nervo craniano após a crise.

34.3 Uma mulher de 58 anos apresenta paralisia do sexto nervo craniano, relacionada à isquemia, há seis meses. Foram tentados vários métodos, mas com sucesso limitado, e a paciente continua com diplopia. Qual dos itens a seguir tem maior probabilidade de ser útil nesse estágio da diplopia?
   A. Cirurgia.
   B. Tapa-olho.
   C. Prismas.
   D. Prednisona a uma dose de 10 mg ao dia.
   E. Toxina botulínica.

RESPOSTAS

34.1 **D.** Na avaliação da diplopia é fundamental verificar se ela é unilateral ou bilateral. A diplopia binocular origina-se do desalinhamento dos músculos oculares em um alvo. A imagem falsa no teste com lente vermelha é sempre a mais distante da linha média.

34.2 **D.** Não há relatos sobre crises causando disfunção do sexto nervo craniano, portanto, sua presença indica uma situação mais complexa, como uma lesão ocupando espaço. Cefaleia, confusão pós-crise, letargia e incontinência estão comumente associadas com crises.
34.3 **A.** A cirurgia é a melhor opção para sintomas persistentes que não melhoram. A prednisona não é usada para paralisias decorrentes de isquemia. Esse medicamento pode ser usado para anormalidades do sexto nervo craniano decorrentes de causas inflamatórias.

DICAS CLÍNICAS

▶ A diplopia binocular é decorrente de um desalinhamento dos músculos oculares em um alvo e, comumente, decorre de um problema neurológico subjacente situado no parênquima cerebral.
▶ Pacientes mais jovens com paralisias do sexto nervo craniano frequentemente apresentam etiologias malignas, enquanto pacientes mais velhos apresentam mais etiologias benignas.
▶ A diplopia monocular resulta de problemas oculares intrínsecos, incluindo músculos oculares e junção neuromuscular.
▶ RM cerebral é crítica para a avaliação de pacientes com diplopia binocular, pois permite a detecção de processos vasculares ou desmielinizantes.

REFERÊNCIAS

Danchaivijitr C, Kennard C. Diplopia and eye movement disorders. *J Neurol Neurosurg Psychiatry*. 2004;75:iv24-iv31.

Dorland's Illustrated Medical Dictionary, 27th ed. Philadelphia, PA: WB Saunders; 1988.

Patel SV, Mutyala S, Leske DA, et al. Incidence, associations, and evaluation of sixth nerve palsy using a population-based method. *Ophthalmol*. 2004;111:369-375.

Quah BL, Ling YL, Cheong PY, et al. A review of 5-years experience in the use of botulinum toxin A in the treatment of sixth cranial nerve palsy at the Singapore National Eye Centre. *Singapore Med J*. 1999;40:405-409.

Savino PJ. Diplopia and sixth nerve palsies. *Semin Neurol*. 1986;6:142-146.

CASO 35

Uma mulher de 68 anos apresenta paralisia facial direita. A paciente afirma que estava bem até aproximadamente três dias atrás, quando começou a ter dor no ouvido direito. Ela conta que não tomou qualquer medicação para a dor e não apresentou febre. Hoje, a paciente acordou com paralisia facial direita. Ela se sente um pouco tonta e percebe que está com uma perda auditiva à direita. A paciente nega qualquer história anterior de infecções de ouvido. Sua história médica pregressa não apresenta nada digno de nota. A paciente tem uma história pregressa de varicela quando criança. Seu exame físico mostra uma mulher de 68 anos, com uma paralisia facial direita evidente, envolvendo sua região frontal e a boca. A paciente está afebril, mas ansiosa em decorrência de sua perda funcional facial. Do lado direito de seu rosto não há movimento ou expressão facial. Seu exame de cabeça e pescoço evidencia pequenas bolhas sobre uma base eritematosa no pavilhão auricular da orelha. O exame do conduto auditivo é doloroso, mas a membrana timpânica está intacta. Não se visualiza secreção purulenta no conduto auditivo. O conduto auditivo esquerdo é normal. O teste de Weber apresenta lateralização para o ouvido esquerdo. O teste de Rinne é normal em ambas as orelhas. O exame de nariz, cavidade oral, faringe e pescoço é normal. O exame dos nervos cranianos é normal, exceto para os problemas dos nervos VII e VIII listados. O restante do exame físico é normal.

- Qual é o diagnóstico mais provável?
- Qual é o próximo passo diagnóstico?
- Qual é o próximo passo terapêutico?

RESPOSTAS PARA O CASO 35:
Paralisia facial

Resumo: uma mulher de 68 anos apresenta paralisia facial direita, uma história de três dias de dor no ouvido direito e perda auditiva à direita. Não existe movimento dos músculos inervados por qualquer um dos ramos do nervo facial direito. Existem pequenas vesículas sobre uma base eritematosa no pavilhão auricular direito da orelha. O exame do conduto auditivo é doloroso, mas a membrana timpânica está intacta. O teste de Weber apresenta lateralização para a orelha esquerda. O teste de Rinne é normal em ambas as orelhas. O exame dos nervos cranianos é normal, exceto para os problemas do VII e VIII nervo listados.

- **Diagnóstico mais provável:** herpes-zóster ótico (síndrome de Ramsay Hunt).
- **Próximo passo diagnóstico:** esfregaço de Tzanck, audiograma, considerar estudos eletrodiagnósticos do nervo facial e exames por imagem, se indicados.
- **Próximo passo terapêutico:** medicação anti-herpética.

ANÁLISE
Objetivos

1. Descrever o quadro clínico e a abordagem diagnóstica da fraqueza facial.
2. Conhecer o diagnóstico diferencial da fraqueza facial.
3. Saber o tratamento para a síndrome de Ramsay Hunt.

Considerações

Esta mulher mais idosa tem história de varicela, vesículas na orelha, anormalidades auditivas e paralisia facial unilateral. Todos os músculos faciais do lado direito estão afetados e o quadro sugere paralisia facial periférica; um defeito central geralmente poupa a região frontal. Os testes de Weber e Rinne são mais consistentes com uma perda auditiva neurossensorial do que com um distúrbio de condução. Essa constelação de achados é mais consistente com síndrome de Ramsay Hunt, que é uma reação do herpes-zóster, afetando os nervos cranianos VII e VIII. Uma história cuidadosa e um exame físico devem ser feitos para excluir outras possibilidades, como distúrbios do sistema nervoso central (SNC), colesteatoma, neuromas faciais e tumores da glândula parótida. Corticosteroides e tratamento antiviral são recomendados, com probabilidade de boa recuperação.

ABORDAGEM À
Paralisia do nervo facial

DEFINIÇÕES

AUDIOGRAMA: teste para medir o nível de audição em cada orelha.

PARALISIA DE BELL: forma idiopática de paralisia facial, que parece ser causada pela reativação do vírus herpes simples.

COLESTEATOMA: tumor benigno, composto por restos epiteliais da membrana timpânica, que permanecem aprisionados na orelha média.

ELETROMIOGRAFIA (EMG) DO NERVO FACIAL: semelhante à EMG realizada em outros nervos, um eletrodo de agulha é inserido nos músculos faciais e solicita-se ao paciente que realize esforço motor facial máximo. O eletromiografista procura por potenciais de ação muscular compostos, ondas anormais ou potenciais de fibrilação. Potenciais evocados, como o reflexo de piscamento, também podem ser feitos pela EMG. Uma ausência de potenciais de unidade motora significa lesão grave ou perda da continuidade do nervo. Potenciais de fibrilação são sinais de falta de impulso do nervo facial, e são um sinal prognóstico grave.

ELETRONEUROGRAFIA DO NERVO FACIAL: teste elétrico que evoca um potencial de ação muscular composto (cMAP) por meio da estimulação do nervo facial. A eletroneurografia usa principalmente eletrodos de superfície em vez de eletrodos de agulha para medir os cMAP. Cada lado é estimulado junto ao forame estilomastóideo, e as respostas dos grupos musculares são medidas e comparadas. Uma redução de 90% ou mais nos cMAP indica lesão nervosa significativa.

OTORREIA: drenagem a partir da orelha.

NEURALGIA PÓS-HERPÉTICA: dor neuropática resultante de infecção por herpes já resolvida.

ESFREGAÇO DE TZANCK: exame para evidenciar partículas intracitoplasmáticas decorrentes de infecção viral.

VESÍCULAS: pequenas bolhas repletas de líquido sobre uma base eritematosa.

ABORDAGEM À
Paralisia facial

ABORDAGEM CLÍNICA

A função facial pode ser caracterizada de várias maneiras. É feita uma distinção entre paresia, que indica fraqueza, mas com função ainda presente, e paralisia, que indica perda total de função, apesar do esforço máximo. A American Academy of

Otolaryngology adotou um sistema de classificação para a função do nervo facial, denominada pontuação de House-Brackmann. A avaliação de pacientes com paralisia facial é feita sistematicamente, considerando a anatomia da via do nervo facial. O nervo facial emerge do tronco cerebral junto à ponte, para atravessar o ângulo cerebelopontino e, então, atravessar o osso temporal. O trajeto ósseo pelo osso temporal é o trajeto mais longo de todos os nervos pelo osso. Ele emerge junto ao forame estilomastoideo, para passar pela substância da glândula parótida e divide-se em ramos que inervam várias partes da face. Além disso, o nervo facial contém a sensibilidade geral para cada conduto auditivo e pavilhão auditivo, sensibilidade gustativa especial dos dois terços anteriores da língua e função secretora motora da via parassimpática para a glândula submandibular, glândula lacrimal e mucosa nasal.

Como ponto de partida, será discutida a paralisia facial isolada unilateral. A **paralisia facial de origem central**, ou seja, causada por acidente vascular encefálico (AVE), caracteriza-se por **poupar a região frontal**. A paralisia afeta a metade inferior da face, mas os movimentos frontais permanecem normais. Isso é causado pelas ligações corticais bilaterais para o núcleo facial no tronco cerebral. Nessa circunstância, o médico examinador deve perguntar sobre os fatores de risco para acidente vascular encefálico e procurar por outros sinais que possam indicar AVE. **A paralisia facial associada com perda auditiva e/ou tontura, vertigem ou perda de equilíbrio sugere distúrbios do ângulo cerebelopontino e do conduto auditivo interno.** Nesse caso, um audiograma pode mostrar perda auditiva do tipo neurossensorial. A avaliação posterior incluirá uma ressonância magnética (RM) contrastada e possível tomografia computadorizada (TC).

Como o nervo facial passa pela orelha média e osso temporal, o exame do conduto auditivo e da membrana timpânica é de extrema importância. Otite média e colesteatoma podem estar associados à paralisia facial. O exame da orelha irá mostrar claramente essas anormalidades, caso presentes. A otite média bacteriana aguda produz uma secreção purulenta na orelha média, que pode produzir uma perfuração espontânea da membrana timpânica. Nesses casos, uma história de otite média preexistente nem sempre existe, embora o exame físico e a história possam indicar infecção do trato respiratório superior ou inflamação (como na rinite alérgica). O exame físico mostrará os achados anormais na orelha média. A otite média aguda é a causa mais comum de paralisia facial isolada em crianças.

O **colesteatoma** é um tumor benigno de restos epiteliais produzidos quando a camada escamosa do tímpano permanece confinada e não pode esfoliar corretamente. O colesteatoma costuma ocorrer em pacientes com problemas de ouvido preexistentes. O exame físico no colesteatoma mostrará restos epiteliais pastosos ou tumor branco opalescente atrás do tímpano. Em geral, os pacientes com colesteatoma têm uma história preexistente de perda auditiva e, frequentemente, uma longa história de otorreia purulenta intermitente, com odor fétido. Os colesteatomas crescem de forma lenta e, às vezes, podem estar presentes por anos sem causar qualquer sintoma. Colesteatomas negligenciados podem levar à destruição dos ossículos, da orelha interna ou do nervo facial. As complicações de colesteatomas podem incluir trombose do seio sigmoide, abscesso cerebral e meningite. Uma TC da área temporal é útil antes da excisão cirúrgica. Recomenda-se um encaminhamento ao otologista ou neuro-otologista.

Neuromas faciais (schwannomas do nervo facial) são raros e sua frequência é de aproximadamente 1:1.000.000 pessoas por ano. São tumores benignos do nervo facial, que crescem de modo lento e produzem uma forma lentamente progressiva de paralisia facial (durante vários meses e não dias). Quando esses tumores ocorrem na porção do nervo facial situada na orelha média, podem produzir perda auditiva neurossensorial. Novamente, um audiograma e uma RM contrastada serão necessários para o diagnóstico e a descoberta desses tumores. Recomenda-se o encaminhamento para um neuro-otologista.

Tumores da parótida e tumores da base do crânio podem produzir paralisia facial. A paralisia de um ramo isolado do nervo facial é causada por processo maligno, até que se prove o contrário. Tumores malignos da pele ou da glândula parótida podem levar à paralisia facial, seja por compressão ou por invasão perineural. Tumores da base do crânio (meningiomas, carcinomas, sarcomas, etc.) podem dar origem à paralisia facial; no entanto, essa paralisia facial costuma ser encontrada juntamente com outros achados do SNC, consistentes com uma localização na base do crânio (p. ex., perda dos nervos cranianos IX, X, XI ou XII). Uma história e um exame físico cuidadoso da área envolvida geralmente localizam esta patologia, quando presente. Exames de imagem, como RM e TC contrastadas, são úteis na identificação de neoplasias que afetam o nervo facial. Outras considerações especiais na paralisia facial envolvem sua ocorrência bilateral. A **paralisia facial bilateral** tem um número limitado de causas, principalmente a **doença de Lyme** ou a **síndrome de Guillain-Barré**. O herpes-zóster ótico (ou síndrome de Ramsey Hunt) é uma forma de paralisia facial bastante encontrada.

Síndrome de Ramsay Hunt

A condição *sine qua non* da síndrome de Ramsay Hunt são vesículas na orelha, associadas com paralisia facial. A síndrome é causada pela reativação de vírus varicela-zóster (VZV), o vírus que causa varicela e herpes-zóster. Esse vírus permanece nos gânglios sensoriais até ser reativado. O gânglio sensorial do nervo facial é o gânglio geniculado. A reativação do vírus produz vesículas em sua área de inervação sensorial. No caso do nervo facial, isso pode incluir o conduto auditivo interno, o pavilhão auricular ou a pele pós-auricular. (Em nervos segmentares, os gânglios dorsais contêm esse vírus dormente, e uma distribuição dermatomal das vesículas é encontrada quando os vírus são reativados.) A reativação pode resultar de imunocomprometimento ou outra forma de "estresse". A dor do herpes-zóster pode ser descrita como queimação, podendo ser intensamente dolorosa. Essa dor pode durar até um ano, independente da resolução da infecção ativa, e é denominada *neuralgia pós-herpética*.

O tratamento da síndrome de Ramsay Hunt envolve o uso de **medicação anti-herpética** durante sete a 10 dias. Tradicionalmente, é usado o aciclovir; sua forma IV também pode ser indicada para infecções graves em pacientes imunodeprimidos.

Como sua forma oral apresenta absorção fraca, é necessária uma administração de cinco doses ao dia, o que é difícil para o paciente. Medicamentos antivirais mais recentes, como ganciclovir e valaciclovir, têm melhor absorção oral e esquemas de administração menos frequentes. Esses medicamentos são mais utilizados para episódios limitados da síndrome de Ramsay Hunt. O creme tópico de aciclovir pode ajudar a acelerar a cicatrização das vesículas. Os pacientes são contagiosos e o vírus pode ser transmitido a indivíduos suscetíveis, enquanto as vesículas estiverem presentes.

Esteroides são prescritos com frequência para pacientes com paralisia facial. É administrada uma dose de prednisona a 1 mg/kg/dia, durante 10 a 14 dias. O uso de esteroides durante uma infecção ativa, como na síndrome de Ramsay Hunt, deve ser ponderado cuidadosamente. Embora os esteroides possam reduzir a dor e aumentar a chance de uma recuperação do nervo facial, é necessário considerar os possíveis riscos de piora de um estado imunocomprometido ou a disseminação da infecção de herpes para o cérebro (encefalite herpética) ou para o olho (herpes ocular).

Sintomas vestibulares e de perda auditiva podem ocorrer em pacientes com **síndrome de Ramsay Hunt**. Isso produzirá **perda auditiva neurossensorial ipsilateral** e fraqueza vestibular. Ainda não está claro se o vírus dissemina-se de um gânglio para outro (i.e., do gânglio geniculado para o gânglio espiral ou de Scarpa), ou se o edema e a inflamação produzem os sintomas vestibulococleares associados. Apesar disso, pacientes com paralisia facial e queixa de perda auditiva devem ser submetidos a um audiograma.

Paralisia de Bell

A paralisia de Bell provavelmente é causada por uma infecção viral. O vírus herpes simples tem sido implicado e foi isolado a partir de casos de paralisa de Bell, quando o nervo facial foi descomprimido. Por isso, as recomendações para o tratamento da paralisia de Bell incluem medicamentos antivirais (ganciclovir ou valaciclovir) e **esteroides orais** (prednisona 1 mg/kg/dia, durante 10 a 14 dias). O uso das duas formas de medicamentos (antivirais e esteroides) demonstrou melhorar o retorno da função facial em comparação com qualquer medicação isolada ou placebo. Embora as taxas de recuperação espontânea sejam altas, especialmente em pacientes com fraqueza leve, o tratamento não deve ser suspenso na expectativa de uma recuperação rápida e normal. O tratamento cirúrgico para a paralisia de Bell tem um passado duvidoso. A descompressão do nervo facial foi defendida por várias razões: (1) o trajeto ósseo do nervo facial é o mais longo entre todos os nervos periféricos ou cranianos; (2) esse confinamento ósseo não permite o inchaço do nervo; (3) esse edema em um espaço confinado produz isquemia do nervo; (4) depois que ocorre isquemia, a regeneração do nervo é pobre; e (5) para a reabilitação da face paralisada existem métodos muito limitados e insatisfatórios. A cirurgia só está indicada para casos de paralisia facial nos quais a eletroneurografia e EMG mostram ausência de função facial.

Independente da causa, os pacientes com paralisia facial necessitam cuidados especiais do olho do lado afetado, para evitar a perda permanente da visão. Em decorrência da perda do reflexo de piscamento e diminuição da produção lacrimal, o olho afetado pode ressecar, causando ceratite de exposição, que pode levar à perda visual no olho afetado. Cuidados oculares simples, consistindo da aplicação de **lágrimas artificiais** a cada hora enquanto o paciente está acordado, e uma pomada ocular para lubrificação durante a noite, mantendo o olho ocluído, podem evitar a perda permanente da visão. Deve ser feita uma consulta oftalmológica para qualquer paciente com paralisia facial e que se queixam de dor ocular, irritação ou perda visual. A maioria dos casos de fraqueza do nervo facial pode ser avaliada e tratada por médicos encarregados dos cuidados primários. Esses pacientes requerem seguimento de perto e devem ser avaliados uma ou duas vezes por semana, até a resolução completa do quadro. A paralisia de Bell e a síndrome de Ramsay Hunt devem responder de modo relativamente rápido (em duas a três semanas) ao tratamento descrito, mas **quanto maior for a fraqueza, mais longo será o tempo de recuperação.**

Quando o diagnóstico é duvidoso, deve-se procurar um neurologista. Além disso, considere encaminhar os pacientes que têm: (1) uma progressão rápida (superior a três dias) para uma paralisia completa; (2) evidência de doença da orelha média, orelha interna ou base do crânio; (3) uma melhora inicial da fraqueza facial e que apresentam uma recorrência após semanas ou meses; ou (4) cuja função nervosa não retorna, apesar do tratamento apropriado.

QUESTÕES DE COMPREENSÃO

35.1 Uma mulher de 49 anos apresenta uma fraqueza facial à direita, de início agudo. Qual é a causa mais comum para a condição apresentada pela paciente?

   A. Doença de Lyme.
   B. Reativação de varicela-zóster.
   C. Neuroma acústico.
   D. Reativação de vírus herpes simples.
   E. Granuloma não caseoso.

35.2 Qual é o indicador-chave para a síndrome de Ramsay Hunt?

   A. Vesículas sobre uma base eritematosa encontradas na orelha externa.
   B. Granulomas não caseosos na biópsia de pálpebra inferior.
   C. Anticorpos circulantes contra *Borrelia burgdorferi*.
   D. Uveíte e edema da glândula parótida.
   E. Perda do paladar na língua ipsilateral.

35.3 Um homem de 69 anos queixa-se de fraqueza facial à direita. Um exame cuidadoso de seus movimentos faciais indica a perda do sulco nasolabial e incapacidade de elevar o lábio superior do mesmo lado. Seu piscamento e os movimentos da testa e do lábio inferior estão normais. Qual é a causa mais provável de sua paralisia facial?

   A. Paralisia de Bell.
   B. Herpes-zóster ótico.

C. Tumor maligno da glândula parótida.
D. Neuroma acústico.
E. Doença de Lyme.

RESPOSTAS

35.1 **D.** A paralisia de Bell é, de longe, a causa mais comum de fraqueza facial aguda em um adulto. Esse distúrbio é causado pela reativação do vírus herpes simples. No entanto, é um diagnóstico de exclusão e não existem exames sorológicos precisos para confirmar o diagnóstico.

35.2 **A.** A característica patognomônica do herpes-zóster ótico (síndrome de Ramsay Hunt) é uma erupção vesicular sobre uma base eritematosa, em uma área de distribuição sensorial do nervo facial (orelha externa). Esse distúrbio é causado pela reativação do vírus varicela-zóster e é tratado com medicamentos antivirais e esteroides. Infecções de zóster tratadas inadequadamente podem levar a uma recuperação pobre da função facial e neuralgia pós-herpética.

35.3 **C.** A paralisia facial incompleta ou o envolvimento de ramo(s) isolado(s) do nervo facial é causada por processo maligno, até que se prove o contrário. A paralisia de Bell, o herpes-zóster ótico e a doença de Lyme afetam o nervo como um todo. Neuromas acústicos podem causar paralisia facial quando são muito grandes, mas isso raramente é observado na prática. Sua localização no ângulo cerebelopontino produz fraqueza em toda a face e não fraqueza de um ramo isolado, como descrito.

DICAS CLÍNICAS

▶ A paralisia de Bell é a causa mais comum de fraqueza facial unilateral em adultos.
▶ O diagnóstico de paralisia de Bell é um diagnóstico de exclusão.
▶ Uma paralisia facial com vesículas em uma área de inervação sensorial pelo facial é patognomônica para herpes-zóster ótico (síndrome de Ramsay Hunt).
▶ Uma fraqueza isolada de um ramo do nervo é um sinal de tumor maligno envolvendo o nervo facial, até que se prove o contrário.
▶ Pacientes com paralisia ou paresia facial devem receber instruções sobre os cuidados oculares e umidificação para evitar ceratopatia de exposição.
▶ Medicamentos esteroides e antivirais devem ser administrados a pacientes com paralisia de Bell ou síndrome de Ramsay Hunt.

REFERÊNCIAS

Ahmed A. When is facial paralysis Bell palsy? Current diagnosis and treatment. *Cleve Clin J Med.* 2005 May;72(5):398-401, 405.

Alberton DL, Zed PJ. Bell's palsy: a review of treatment using antiviral agents. *Ann Pharmacother.* 2006;40(10):1838-1842.

Austin JR, Peskind SP, Austin SG, et al. Idiopathic facial nerve paralysis: a randomized double--blind controlled study of placebo versus prednisone. *Laryngoscope*. 1993;103(12):1326-1333.

Gilden DH, Cohrs RJ, Hayward AR, et al. Chronic varicella-zoster virus ganglionitis – a possible cause of postherpetic neuralgia. *J Neurovirol*. 2003;9(3):404-407.

House JW, Brackmann DE. Facial nerve grading system. *Otolaryngol Head Neck Surg*. 1985;93(2): 146-147.

Kuhweide R, Van de Steene V, Vlaminck S, et al. Ramsay Hunt syndrome: pathophysiology of cochleovestibular symptoms. *J Laryngol Otol*. 2002;116(10):844-848.

Ohtani F, Furuta Y, Aizawa H, et al. Varicella-zoster virus load and cochleovestibular symptoms in Ramsay Hunt syndrome. *Ann Otol Rhinol Laryngol*. 2006;115(3):233-238.

Overell JR, Willison HJ. Recent developments in Miller Fisher syndrome and related disorders. *Curr Opin Neurol*. 2005;18(5):562-566.

Redaelli de Zinis LO, Gamba P, Balzanelli C. Acute otitis media and facial nerve paralysis in adults. *Otol Neurotol*. 2003;24(1):113-117.

Sweeney CJ, Gilden DH. Ramsay Hunt syndrome. *J Neurol Neurosurg Psychiatry*. 2001;71(2):149-154.

CASO 36

Uma mulher de 30 anos, residente de Cirurgia, apresenta uma história de dois meses de ptose intermitente (queda palpebral) e fadiga. Nos últimos dois meses, a paciente fazia plantões a cada três dias e atribuiu seus sintomas ao seu cronograma apertado de plantões. No entanto, a paciente ficou preocupada quando desenvolveu ptose aguda no mês passado, depois do plantão. A paciente foi para casa dormir e, pela manhã, sua ptose tinha se resolvido. Ela passou por três outros episódios de ptose no último mês. Esses episódios ocorreram após o plantão e melhoraram pela manhã. Hoje, pela primeira vez, a ptose se desenvolveu enquanto ela realizava uma cirurgia. Sua assistente solicitou que ela interrompesse a cirurgia e procurasse avaliação médica imediatamente. A paciente não apresentou diplopia, disartria, disfagia, dificuldade de subir escadas, dificuldades para usar os braços ou falta de ar. Ela sempre foi saudável até agora. Seu filho de seis anos de idade disse-lhe que ela não conseguia acompanhá-lo quando ambos estavam pedalando suas bicicletas.

Seu exame neurológico mostra um estado mental normal, com fala igualmente normal. O exame de nervos cranianos revela ptose bilateral na posição primária (olhar em frente), que piora quando a paciente mantém o olhar para cima durante 60 segundos. Os músculos extraoculares estão intactos, assim como sua força facial. Sua força motora é normal, exceto nos músculos deltoides bilateralmente (4+/5). Ao exame repetitivo do músculo iliopsoas direito é possível provocar fadiga, que melhora após dois minutos de repouso. Seu exame de sensibilidade e os reflexos tendinosos profundos são normais.

▶ Qual é o diagnóstico mais provável?
▶ Qual é o melhor exame para confirmar o diagnóstico?
▶ Qual é o próximo passo terapêutico?

RESPOSTAS PARA O CASO 36:
Miastenia grave

Resumo: uma mulher sadia, de 30 anos, apresenta uma história de dois meses de fadiga e uma história de um mês de ptose intermitente. Ela não apresentou fraqueza muscular proximal, disartria, respiração curta ou disfagia. Seu exame chama a atenção pela ptose na posição primária do olhar que piora com o olhar mantido para cima, fraqueza dos músculos deltoides e fatigabilidade do músculo iliopsoas, que melhora com repouso.

- **Diagnóstico mais provável:** miastenia grave.
- **Melhor exame comprobatório:** anticorpos antirreceptores acetilcolinérgicos.
- **Próximo passo terapêutico:** inibidores da acetilcolinesterase (piridostigmina) e imunossupressão.

ANÁLISE

Objetivos

1. Conhecer a abordagem diagnóstica da ptose e compreender como os sintomas associados são úteis na determinação da etiologia.
2. Saber o diagnóstico diferencial de ptose.
3. Compreender a fisiopatologia básica da miastenia grave e os princípios fundamentais do tratamento.

Considerações

Esta mulher de 30 anos desenvolveu fadiga e ptose durante um curto período de tempo. O sintoma mais preocupante é a ptose, que já interferiu em sua capacidade para executar suas funções como residente. Nesse caso, a paciente queixou-se somente de fadiga, além da ptose, e os achados do exame mostravam fatigabilidade e fraqueza muscular proximal. Com base nisso, a causa da ptose pode indicar um distúrbio de transmissão da junção neuromuscular ou do músculo (miopatia). Um estudo eletromiográfico (EMG)/estudo da condução nervosa (VCN) ajudará a diferenciar entre ambos e, se for indicativo de um problema na junção neuromuscular, o diagnóstico de miastenia grave é mais provável. Na avaliação de pacientes com suspeita de doença neuromuscular associada com fraqueza do diafragma, a capacidade vital forçada é muito importante. Nesse caso em particular, a paciente não se queixava de falta de ar; no entanto, a história de cansaço e a dificuldade em acompanhar o filho enquanto andavam de bicicleta deve ser considerada. A capacidade vital forçada é um teste simples e pode ser feito à beira do leito, fornecendo mais informações sobre o estado respiratório do indivíduo.

ABORDAGEM À
Ptose

DEFINIÇÕES

ANTICORPOS ANTI-MUSK: anticorpos receptores musculares específicos da tirosina quinase. Anticorpos anti-MuSK é uma enzima de superfície da membrana, fundamental para agregação de receptores da acetilcolina durante o desenvolvimento da junção neuromuscular. É mais observada em indivíduos soronegativos para anticorpos receptores da acetilcolina.

DISARTRIA: distúrbio da fala decorrente de fraqueza, paralisia ou incoordenação da musculatura da fala.

DISFAGIA: dificuldade de deglutição.

CAPACIDADE VITAL FORÇADA: quantidade de ar exalada durante uma respiração forçada, com velocidade e esforço máximo.

MIOGÊNICO: distúrbio do músculo ou tecido muscular.

NEUROGÊNICO: distúrbio afetando a célula do corno anterior, raiz nervosa, plexo ou nervo periférico.

CITOPATIA MITOCONDRIAL: grupo diverso de doenças decorrente de um distúrbio da mitocôndria.

ABORDAGEM CLÍNICA

A ptose é um sintoma associado com múltiplas condições. Como apontado no Quadro 36.1, o diagnóstico diferencial está baseado nos sintomas do paciente e nos achados clínicos. A ptose também é conhecida como blefaroptose e resulta de fraqueza do músculo elevador da pálpebra.

A ptose pode ocorrer uni ou bilateralmente, com a pálpebra superior mal cobrindo a região superior da córnea. Quando a pálpebra cai abaixo dessa posição, considera-se a ptose. Em alguns casos, a pálpebra superior pode cobrir somente parte da pupila e, em outros casos, pode cobri-la toda, resultando em comprometimento visual. A ptose adquirida é um sinal de problema neurológico subjacente, que requer avaliação médica urgente.

As etiologias da ptose incluem anormalidades mecânicas locais da pálpebra, miopatia, doenças da junção neuromuscular, como miastenia grave, lesões oculossimpáticas, lesões do terceiro nervo craniano ou de seu núcleo e lesões subcorticais-corticais (supranucleares) no hemisférico contralateral, ao longo do território da artéria cerebral média. Achados clínicos como miose, hemiparesia ou outras anor-

Quadro 36.1 • ETIOLOGIAS DA PTOSE	
Localização da lesão	Etiologias
Anormalidades palpebrais mecânicas locais	Doença da tireoide, cirurgia ocular, processos infiltrativos (sarcoidose, amiloide), celulite orbitária, tumores primários ou metastáticos
Miopatia	Citopatias mitocondriais (Kearns-Sayre), miopatias congênitas (miopatia centronuclear), distrofia muscular oculofaríngea
Junção neuromuscular	Miastenia grave, botulismo
Oculossimpática	Síndrome de Horner; miose associada
Paralisia do terceiro nervo craniano	Isquêmica, metabólica (diabetes melito), síndrome de herniação uncal, aneurisma de artéria comunicante posterior, seio cavernoso; associada com outras anormalidades de nervos cranianos
Núcleo do terceiro nervo craniano	Isquêmica
Supranuclear	Neoplasias mesencefálicas (ptose bilateral), isquemia da artéria cerebral média contralateral

malidades de nervos cranianos indicam um problema do sistema nervoso central (SNC) ou um problema supranuclear. Os sintomas associados e os achados do exame neurológico são fundamentais na tentativa de estabelecer a causa da ptose. A ptose isolada, sem outros sintomas, sugere fatores mecânicos locais como causa. Por outro lado, sintomas de fraqueza de músculo proximal (dificuldade para subir escada, para levantar de uma cadeira, para secar o cabelo com secador, para alcançar algo acima da cabeça) associados com ptose sugerem uma miopatia subjacente. Fatigabilidade muscular (a utilização repetida do mesmo músculo leva à perda de força), que melhora após um curto período de repouso, sugere um distúrbio subjacente de transmissão da junção neuromuscular. Hemiparesia contralateral ou hemitremor acompanhando a ptose sugerem lesões isquêmicas no mesencéfalo, afetando o terceiro nervo craniano. A ptose decorrente de uma paralisia do terceiro nervo craniano, associada com outra disfunção de nervo craniano, como o IV, V e VI nervo craniano, é observada na síndrome do seio cavernoso. A história e o exame clínico são fundamentais para a avaliação de pacientes com ptose. Nesse caso, a paciente apresenta história de fadiga e ptose e seu exame chama a atenção pela ptose, fraqueza muscular proximal e fatigabilidade. Essas características são sugestivas de um distúrbio de transmissão da junção neuromuscular ou, menos provavelmente, uma miopatia.

A avaliação de um indivíduo que apresenta ptose pode ser guiada por sintomas e achados associados ao exame físico. Estudos sorológicos constituídos por um painel metabólico abrangente e hemograma completo (HC) com diferencial são úteis para determinar os processos metabólicos, como diabetes melito, hipocalemia, infecções ou mesmo processos malignos. Um painel para vasculite, com fatores antinucleares (FAN) e velocidade de hemossedimentação (VHS) pode ser útil na avaliação de processos inflamatórios como o lúpus eritematoso sistêmico. Os exames de função da tireoide avaliam doenças da tireoide, enquanto a creatino fosfoquinase sérica (CPK) é útil para ajudar no rastreamento para citopatias mitocondriais. Anticorpos dos receptores da acetilcolina são usados para avaliar a miastenia grave.

Uma ressonância magnética (RM) cerebral é solicitada se houver envolvimento de vários nervos cranianos ou se houver evidência de hemiparesia contralateral. Esses achados são sugestivos de anormalidades do seio cavernoso ou tronco cerebral. Uma ptose associada a uma paralisia do terceiro nervo craniano sempre deve levantar suspeita de aneurisma da artéria comunicante posterior, para a qual uma RM cerebral e uma angiografia por ressonância magnética estão indicadas.

Uma EMG/VCN é um dos estudos mais importantes na avaliação de pacientes com suspeita de doenças neuromusculares. Ela é útil na diferenciação entre processo neurogênico, processo miogênico e distúrbio da junção neuromuscular. Além disso, fornece informações sobre a gravidade e a cronicidade do processo. Trata-se de um estudo em duas partes, consistindo do estudo da condução nervosa e da eletromiografia. Os estudos da condução nervosa avaliam a velocidade de condução de um nervo entre dois pontos diferentes. A eletromiografia avalia as propriedades elétricas do músculo em repouso e em contração. Um teste de estimulação nervosa repetitiva pode, ainda, caracterizar a ação de sinais neuroquímicos entre o nervo motor e a membrana muscular. Esses exames devem ser realizados em pacientes com ptose e suspeita de terem uma miopatia ou neuropatia periférica, ou um distúrbio subjacente da transmissão neuromuscular. A EMG/VCN não é útil na avaliação de doenças do sistema nervoso central.

MIASTENIA GRAVE

A miastenia grave (MG) é um distúrbio autoimune incomum, afetando a junção neuromuscular pós-sinapticamente. Caracteriza-se por fraqueza de músculos esqueléticos e fatigabilidade. Nos Estados Unidos, a prevalência da miastenia grave é de aproximadamente 14,2 casos a cada 100.000. Estima-se que a incidência anual da miastenia grave nos Estados Unidos seja de 2:1.000.000. Mulheres são mais afetadas do que homens, em uma proporção de 3:2. Embora a miastenia grave possa ocorrer em qualquer idade, ela tende a atingir um pico nas mulheres entre os 20 e 30 anos, e em homens entre os 60 e 70 anos. As mulheres também apresentam um segundo pico durante os 80 anos.

O sintoma clássico é fraqueza muscular esquelética, afetando os músculos oculares, faciais, bulbares, respiratórios e os músculos dos membros. A fraqueza flutua rapidamente e piora durante o dia. É importante notar que existe fatigabilidade dos músculos com recuperação da força inicial após um curto período de repouso. Aproximadamente 75% dos pacientes apresentam distúrbios oculares, incluindo ptose e diplopia. Até 90% dos pacientes com miastenia grave eventualmente apresentaram sintomas oculares. A ptose pode ser bilateral ou unilateral e mudar rapidamente de um olho para o outro. A fraqueza dos músculos extraoculares causando diplopia pode ser assimétrica.

Outras queixas comuns incluem disfagia, disartria, falta de ar, fadiga ao mastigar, dificuldade de segurar a cabeça, fraqueza dos membros e do tronco. A fraqueza dos membros é mais comumente proximal e apresenta-se como dificuldade para levantar os braços acima da cabeça, de subir escadas e de levantar-se de uma cadeira. Os músculos mais afetados incluem os flexores do pescoço, deltoides, tricipitais, extensores dos dedos, extensores do punho, flexores do quadril e dorsiflexores do pé. A fatigabilidade é definida como uma fraqueza progressiva, com testes repetitivos da força de um músculo.

A fraqueza dos músculos faríngeos e da língua resulta em comprometimento da fala e da deglutição. A fala pode ser anasalada ou estar arrastada. Isso é mais perceptível quando o paciente fala por períodos prolongados de tempo. Pode haver uma expressão de rosnado ou tentativa de sorrir, indicando fraqueza facial. Além disso, a fraqueza dos músculos orbiculares do olho pode estar presente ao exame, quando as pálpebras são separadas contra um fechamento ocular forçado. Os pacientes muitas vezes não se queixam de fraqueza facial.

Uma respiração curta resulta da fraqueza dos músculos intercostais e diafragmáticos. Isso pode transformar-se em uma emergência médica e caracteriza uma crise miastênica, necessitando de intubação urgente ou monitoramento na unidade de tratamento intensivo (UTI). Uma boa maneira de avaliar o estado de fraqueza dos músculos respiratórios é realizar uma capacidade vital forçada. Na emergência, é preciso tomar precauções significativas quando os pacientes estão sendo avaliados, pois eles podem descompensar muito rapidamente, necessitando de intubação imediata.

Fisiopatologia da miastenia grave

Normalmente, um potencial excitatório pós-sináptico da placa terminal é gerado na junção neuromuscular, quando a acetilcolina (ACh) é liberada na fenda sináptica e difunde para a membrana pós-sináptica, para ligar-se aos receptores nicotínicos de ACh. Uma vez atingido o limiar da despolarização, um potencial de ação será gerado e será disseminado por todo o músculo, levando à contração. A acetilcolinesterase retira a ACh da fenda sináptica. No entanto, esse não é o único mecanismo que retira ACh, pois a membrana pré-sináptica também pode remover o ACh pela recaptação.

Na miastenia grave, um potencial de ação não é gerado na membrana pós-sináptica, levando a uma insuficiência da transmissão neuromuscular e fraqueza. A falha na geração de um potencial de ação é provocada pela incapacidade dos potenciais de ação pós-sinápticos excitatórios da placa terminal para alcançar o limiar de despolarização. Isso é causado por uma diminuição da quantidade e disponibilidade de receptores pós-sinápticos. Se a ACh não se liga a um número suficiente de receptores pós-sinápticos de ACh, os potenciais de placa terminal gerados não são suficientes para alcançar o limiar de despolarização. Isso, em essência, não gera um potencial de ação e, portanto, impede a contração muscular, causando fraqueza. Anticorpos circulantes (anticorpos de receptor ACh) ligam-se aos receptores e impedem a ligação de ACh, que, por sua vez, permite a ligação cruzada de receptores, o que leva à degradação e, finalmente, internalização do receptor. Uma lesão da membrana pós-sináptica também pode ocorrer pela ativação de complemento. O número de receptores de ACh diminui com o passar do tempo, em decorrência dessas alterações (Figura 36.1).

Modelos experimentais autoimunes da miastenia grave em animais apoiam o papel da imunidade humoral e da imunidade mediada por células na patogênese da doença. Nota-se que 85% dos pacientes com MG apresentam hiperplasia folicular do timo. Células T autorreativas também foram detectadas no soro e no timo, contra proteínas receptoras musculares específicas e ACh em pacientes, denotando uma ligação patológica entre a patologia tímica e autoimunidade na MG. De todos os pacientes, 15% apresentam um timoma. Esses pacientes costumam ser do sexo masculino e têm mais de 60 anos. A maioria dos timomas é benigna e não impacta diretamente sobre a MG, mas os timomas devem ser removidos para confirmação patológica.

Miastenia grave com anticorpo MuSK positivo

MG associada com anticorpos anti-MuSK apresenta um fenótipo que difere da MG não antimuscular. Os pacientes tendem a apresentar mais sintomas graves, frequentemente com sintomas graves e progressivos de músculos bulbares e respiratórios, e a resposta terapêutica é mais variável.

Exames diagnósticos para miastenia grave

Os estudos laboratoriais para detecção de anticorpos do receptor de ACh representam o exame mais específico e sensível para miastenia grave. Existem três anticorpos descritos contra o receptor de ACh: ligação, bloqueio e modulação. Até 90% dos pacientes com miastenia generalizada (afetando mais do que os músculos oculares) apresentarão um teste positivo para um desses anticorpos. O exame de anticorpos mais usado para rastreamento de miastenia grave é o anticorpo de ligação ao re-

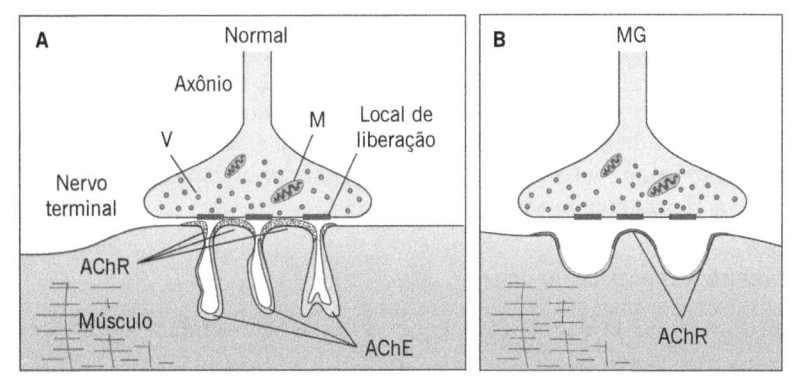

Figura 36.1 Diagramas de junções neuromusculares normal (**A**) e (**B**) miastênica. (Reproduzida, com permissão, de Kasper DL, et al. Harrison's Principles of Internal Medicine, 16th ed. New York, NY: McGraw-Hill Publishers, 2004:2519.)

ceptor de ACh. Anticorpos antimúsculos devem ser examinados em pacientes que não apresentam anticorpos contra receptores de acetilcolina. O teste de Tensilon foi historicamente descrito como teste diagnóstico clássico. É importante notar que os estudos da função tireoide sempre devem ser feitos, uma vez que a doença concomitante da tireoide pode imitar os sinais clínicos da miastenia grave ou piorar os sintomas em pacientes previamente diagnosticados.

Um simples teste à beira do leito, que pode ser usado em paciente com ptose, é o teste do gelo. Coloca-se gelo sobre a pálpebra proptótica durante dois minutos. Se a ptose melhorar após a remoção do gelo, pode ser feito um diagnóstico de um distúrbio de transmissão da junção neuromuscular. O resfriamento melhora a transmissão da junção neuromuscular, enquanto o calor piora. Por essa razão, muitos pacientes com miastenia grave pioram durante os meses de verão.

Estudos eletrodiagnósticos com EMG/VCN podem ser realizados para avaliar pacientes com miastenia grave. Classicamente, os estudos de condução nervosa são normais ou podem apresentar características miopáticas. A estimulação nervosa repetitiva, uma parte da EMG/VCN, consiste da estimulação repetida de um nervo e registro dos potenciais de ação compostos obtidos. Esse teste em geral é realizado com 2 a 3 Hz. Os nervos mais avaliados são o nervo ulnar, acessório espinal e facial. Reduções superiores a 10% na amplitude do potencial de ação muscular composto são consideradas respostas anormais e sugestivas de um distúrbio na transmissão da junção neuromuscular. Um estudo mais especializado, a EMG de fibra única, é o exame mais sensível para avaliar a miastenia grave; no entanto, esse exame não é muito específico e nem sempre está disponível.

Uma tomografia computadorizada (TC) ou RM do mediastino deve ser feita para excluir aumento de tamanho do timo ou, mais importante, um timoma. **Uma timectomia sempre deve ser feita em pacientes que apresentam timoma.** Uma *timectomia* sempre deve ser considerada como uma medida terapêutica precoce na MG de início recente, com hiperplasia generalizada do timo, com um timo de tamanho aumentado e numerosos folículos germinativos está associada com melhora após a timectomia. Embora não tenham sido feitos estudos cegos e completamente controlados, evidências científicas e experiência clínica confirmam, sem sombra de dúvida, a timectomia como opção terapêutica. Um estudo internacional randomizado, controlado de timectomia, associado a um tratamento com esteroide *versus* tratamento somente com esteroides, está atualmente em andamento para determinar a eficácia da timectomia (www.clinicaltrials.gov).

Tratamento da miastenia grave

A base do tratamento da miastenia grave são os **agentes imunossupressores.** Eles incluem corticosteroides, ciclosporina, azatioprina, micofenolato de mofetil, imunoglobulina intravenosa e plasmaferese. Embora a maioria dos especialistas acredite que os corticosteroides são a primeira linha do tratamento, não existe um consenso geral quanto à sua administração e dosagem. Não existe um acordo geral entre os especialistas em relação ao momento de administração ou uso de outros tratamentos imunossupressores; no entanto, imunoglobulina intravenosa (IVIG) e plasmaférese estão indicadas em uma crise de miastenia grave. **Inibidores da anticolinesterase**, como a piridostigmina, tratam somente o sintoma, mas não a doença. No entanto, são usados em pacientes com miastenia grave, em especial quando existem somente sintomas oculares. A dose geralmente é de 60 mg por via oral, quatro vezes ao dia.

Em pacientes com MG MuSK-positivos devem ser tentados os inibidores da colinesterase, mas são considerados menos benéficos para esse subtipo. A maioria das séries de pacientes relata um benefício não confirmado da timectomia. Fármacos imunossupressores devem ser tentados para as mesmas indicações que em pacientes com MG não MuSK. Prednisolona/prednisona e azatioprina apresentam taxas de sucesso mais baixas em pacientes de MG com anticorpo MuSK; no entanto, a maioria dos pacientes usa corticosteroides. A partir de muitos casos relatados, rituximabe e troca plasmática parecem ser alternativas importantes e podem ser menos eficazes na estabilização da doença nesse tipo de MG.

QUESTÕES DE COMPREENSÃO

36.1 Um homem de 60 anos, internado na UTI, apresenta patologia cerebral e ptose. Qual das condições a seguir é a causa mais provável da ptose?
   A. Necrose hipofisária.
   B. Herniação uncal.
   C. Herniação central.
   D. Malformação arteriovenosa (MAV).

36.2 Uma diferença fundamental entre processo miogênico e distúrbios da junção neuromuscular é:
   A. O achado de fatigabilidade com melhora após repouso em distúrbios de transmissão da junção neuromuscular.
   B. Fraqueza dos músculos oculares somente nos distúrbios de transmissão da junção neuromuscular.
   C. Baixos níveis de CPK em processos miogênicos.
   D. CPK elevada em distúrbios de transmissão da junção neuromuscular.
   E. Achados miogênicos na EMG.

36.3 Um homem de 49 anos apresenta ptose e problemas de fraqueza de múltiplos nervos cranianos. Qual dos exames a seguir deve ser primeiramente realizado?
   A. Uma RM cerebral com angiografia por ressonância magnética
   B. EMG/VCN.
   C. Estudos sorológicos para CPK.
   D. Anticorpos contra receptor de ACh.
   E. Estudos da função tireoide.

RESPOSTAS

36.1 **B.** Herniação central causa compressão do diencéfalo, achatando o mesencéfalo e a ponte, enquanto a herniação uncal comprime o terceiro nervo craniano, causando ptose.

36.2 **A.** Fatigabilidade dos músculos com melhora após repouso é uma característica dos distúrbios de transmissão da junção neuromuscular.

32.3 **A.** A presença de anormalidades de múltiplos nervos cranianos, incluindo a ptose, favorece um processo no sistema nervoso central, particularmente do tronco cerebral ou dos seios cavernosos.

DICAS CLÍNICAS

▶ A etiologia da ptose é mais bem determinada pelo reconhecimento dos sintomas associados apresentados pelo paciente e pelo discernimento dos achados clínicos ao exame.
▶ A ptose associada com sinais e sintomas do SNC exige uma RM cerebral.
▶ A fatigabilidade muscular com melhora após um curto período de repouso é observada somente nos distúrbios de transmissão da junção neuromuscular.
▶ Até 90% dos pacientes com miastenia grave eventualmente apresentaram sintomas oculares.
▶ O resfriamento local do olho pode melhorar a função de uma pálpebra ptótica, similar a um teste de Tensilon, além de ser um exame rápido, simples e barato para a miastenia grave.

REFERÊNCIAS

Dorland's Illustrated Medical Dictionary, 27th ed. Philadelphia, PA: WB Saunders; 1988.

Gilhus NE, Owe JF, Hoff JM, Romi F, Skeie GO, Aarli JA. Myasthenia gravis: a review of available treatment approaches. *Autoimmune Dis.* 2011;847393. Epub 2011 Oct 5.

Keesey JC. Clinical evaluation and management of myasthenia gravis. *Muscle Nerve.* 2004 Apr;29(4): 484-505.

Saperstein DS, Barohn RJ. Management of myasthenia gravis. *Semin Neurol.* 2004 Mar;24(1):41-48.

CASO 37

Um homem de 63 anos apresenta uma história de tontura há três meses. Sua tontura vai e vem, mas geralmente dura cerca de 10 a 15 segundos. Ele notou que sua tontura é pior quando rola na cama ou quanto tenta sair da cama. Uma vez o paciente apresentou uma tontura muito forte quando tentou alcançar um objeto em uma prateleira alta. Ele não apresenta náusea ou vômitos associados. Quando isso ocorre, o quadro é grave e ele tentou evitar dormir sobre seu lado esquerdo. O paciente não apresenta perda de audição ou zumbido. Ele nega pressão e cefaleia. Sua história médica pregressa é normal. O paciente não toma medicamentos. Ao exame físico, trata-se de um homem de 63 anos, aparentemente sadio. Sua temperatura é de 37,1°C, o pulso é de 64 bpm e sua pressão arterial é de 124/74 mmHg. Não há lesões ou massas em sua face ou cabeça. A função do nervo facial é normal. Seus condutos auditivos e as membranas timpânicas têm aspecto normal. O exame restante da cabeça e do pescoço é normal. O exame de nervos cranianos é normal. O restante do exame físico é normal.

▶ Qual é o diagnóstico mais provável?
▶ Qual é o próximo passo diagnóstico?
▶ Qual é o próximo passo terapêutico?

RESPOSTAS PARA O CASO 37:
Vertigem posicional paroxística benigna

Resumo: um homem de 63 anos apresenta episódios breves de vertigem, provocados por diferentes posturas e não associados com perda auditiva, zumbido, pressão aural ou cefaleia.

- **Diagnóstico mais provável:** vertigem posicional paroxística benigna.
- **Próximo passo diagnóstico:** fazer uma manobra de Dix-Hallpike.
- **Próximo passo terapêutico:** manobra de reposicionamento dos otólitos, exercícios para habituação e/ou tratamento farmacológico sintomático.

ANÁLISE

Objetivos

1. Saber quais são as formas mais comuns de vertigem.
2. Aprender a discernir os sintomas mais importantes da vertigem.
3. Compreender sobre os achados mais importantes do exame físico em pacientes com distúrbios vestibulares.
4. Conhecer quais são os testes auxiliares que podem ser realizados para avaliar a vertigem.
5. Entender quais são os tratamentos apropriados para vertigem.

Considerações

Esse paciente apresentou episódios breves (< 30 segundos) de vertigem, que foram provocados por alterações posturais. Essa vertigem não está associada a qualquer outro sintoma da orelha interna ou outros sintomas neurológicos. Seu exame físico não indica qualquer evidência de doença da orelha média. O restante do exame físico, incluindo a avaliação neurológica, não apresenta qualquer outra anormalidade. A manobra de Dix-Hallpike é patognomônica para o distúrbio. Esse distúrbio é causado por otólitos (cálculos de cálcio) que se agregaram dentro do canal semicircular posterior e que se movem como um pistão em resposta a alterações posturais. O tratamento envolve a movimentação do paciente e, por extensão, dos otólitos deslocados, por meio de uma série de manobras que posicionarão os otólitos novamente dentro dos órgãos otolíticos. Quando essa manobra falha, outros tratamentos utilizam uma estratégia que dispersa os otólitos, permitindo a dessensibilização da sensação de vertigem.

ABORDAGEM À
Vertigem

DEFINIÇÕES

TONTURA: distúrbio sensorial em relação ao espaço; sensação de instabilidade com a sensação de movimento dentro da cabeça; tontura; atordoamento; desequilíbrio.

VERTIGEM: ilusão de movimento; sensação de que o mundo externo está girando ao redor do paciente ou sensação de que o próprio paciente está girando no espaço.

VERTIGEM POSICIONAL PAROXÍSTICA BENIGNA (VPPB): vertigem e nistagmo recorrente, ocorrendo quando a cabeça é colocada em certas posições, geralmente não associada com lesões do sistema nervoso central.

NISTAGMO: movimento involuntário rápido e rítmico do globo ocular, que pode ser horizontal, vertical, rotatório ou misto.

ELETRONISTAGMOGRAMA (ENG): registro dos movimentos oculares que fornece documentação objetiva do nistagmo induzido e espontâneo. Esses testes incluem registros de nistagmo espontâneo, nistagmo postural, nistagmo induzido pelo olhar, movimentos lisos de perseguição, movimentos sacádicos randômicos, estimulação optocinética, teste de Dix-Hallpike e estimulação calórica.

AUDIOGRAMA: teste auditivo básico. De modo geral, um audiograma inclui três partes: registro dos limiares da audição de um indivíduo para diversas frequências sonoras (audiometria tonal pura), registro da capacidade do indivíduo para compreender palavras foneticamente balanceadas (audiometria vocal) e registro da elasticidade da membrana timpânica (timpanometria).

OTÓLITO: grânulos diminutos contendo cálcio, localizados dentro da membrana gelatinosa do sáculo e do utrículo. Os otólitos, que são mais pesados que o fluido que os envolve, tornam os órgãos otolíticos sensíveis a alterações posturais, no que diz respeito à gravidade.

TESTE DE DIX-HALLPIKE: manobra que provoca nistagmo e vertigem associada com vertigem posicional paroxística benigna.

ZUMBIDO: ruído nos ouvidos, semelhante ao toque de uma campainha, rugido, estalo e assim por diante.

PROCEDIMENTO DE REPOSICIONAMENTOS DOS CANALITOS: procedimento de reposicionamento dos canalitos: uma manobra terapêutica que move otólitos descolocados do canal semicircular posterior para dentro do sáculo.

EXERCÍCIOS DE BRANDT-DAROFF: uma série de manobras terapêuticas que dissipa otólitos deslocados e que habitua a vertigem produzida por estes otólitos.

ABORDAGEM CLÍNICA

Tonturas e vertigens não são intercambiáveis. Tontura é uma palavra leiga comum, que pode ser uma frase de efeito para qualquer sensação na cabeça: tontura, vertigem, desequilíbrio, atordoamento ou sensação de rotação. Vertigem, no entanto, é um tipo de sensação muito específico. É a sensação de girar. Essa rotação pode ser percebida como se o lugar girasse ou como se o indivíduo girasse. A perspectiva da rotação em si não é particularmente diagnóstica. A sensação de rotação é importante por ser diferente das demais sensações de tontura. A duração da vertigem é a próxima consideração a fazer. Uma vertigem muito breve, com duração de um a dois segundos, desencadeada por movimentos rápidos da cabeça, pode indicar uma lesão vestibular. Esses pacientes costumam ter história pregressa distante de um ou mais episódios de vertigem prolongada, assim como na neuronite vestibular viral. Uma vertigem que dura 10 a 30 segundos e que se repete a cada vez que o paciente assume uma posição especial, como rolar para um lado quando está deitado na cama, geralmente indica uma **vertigem posicional paroxística benigna (VPPB)**. Uma vertigem que dura mais de um dia é indicativa de um distúrbio labiríntico agudo. Esses podem ser diferenciados dos distúrbios associados à otite média ou colesteatoma e aqueles distúrbios que não estão associados aos distúrbios citados. Finalmente, uma vertigem que dura 20 minutos a 24 horas está mais associada com doença de Ménière.

Os sintomas associados são fatores importantes de diferenciação na história. Esses sintomas incluem pressão aural, zumbido e perda auditiva. VPPB não está associada com qualquer um desses sintomas. A pressão aural descreve uma sensação de plenitude ou água dentro do ouvido. O exame físico identificará logo pacientes com otite média serosa ou supurativa. Classicamente, a **pressão aural é um sinal de doença de Ménière**.

Zumbido é a percepção de um som gerado dentro do ouvido. Assim como a tontura, o zumbido tem muitas descrições e manifestações diferentes. Esta discussão será limitada ao zumbido que ocorre com a vertigem. O zumbido, como a perda de audição, é indicativo de uma causa de vertigem situada na orelha interna. Um zumbido de baixa frequência ou um zumbido semelhante a um rugido costumam estar associados com doença de Ménière. Um zumbido de alta frequência geralmente está associado com perda auditiva neurossensorial de alta frequência.

A perda auditiva em geral indica um distúrbio da orelha média ou da orelha interna. Um audiograma é a melhor maneira de medir a audição; no entanto, um exame com um diapasão é rapidamente realizado em ambiente ambulatorial e pode fornecer informações úteis para um médico interessado: o **teste de Weber** e o **teste de Rinne**. A otite média não complicada produz perda auditiva de condução. Embora possa estar associada a uma leve sensação de desequilíbrio, não costuma causar vertigem. A otite média que se dissemina e envolve a orelha interna produz labirintite supurativa. Essa complicação da otite média produz uma vertigem muito grave e incapacitante, associada a náusea, vômito e perda auditiva neurossensorial. Colesteatomas são tumores benignos que ocorrem na orelha média e são causados por uma invaginação cutânea dentro do tímpano. Os sintomas de colesteatoma são perda auditiva de condução e uma otorreia de odor fétido; o exame físico geralmente mostra uma massa esbranquiçada na orelha média. Colesteatomas não tratados podem crescer e destruir a orelha interna, causar paralisia facial e corroer o osso da fossa craniana posterior e produzir meningite ou abscesso cerebral. Para pacientes com doença da orelha média, o exame físico é diagnóstico e diferencia estas formas de vertigem daquelas que ocorrem sem doença da orelha média.

Outros sintomas que ocorrem em associação com vertigem ou tontura, como cefaleia, dificuldade de falar ou deglutir, cintilações ou outros distúrbios visuais, e adormecimento ou fraqueza de uma extremidade devem indicar ao médico uma causa central. A cefaleia que ocorre com sintomas de cintilações, náusea, vômito, parestesia ou fraqueza de uma extremidade, principalmente no cenário de uma história familiar de cefaleias do tipo enxaqueca, devem direcionar o médico para um diagnóstico de enxaqueca vestibular.

A vertigem posicional paroxística benigna (VPPB) é, talvez, uma das formas mais comuns de vertigem. Seu nome é descritivo. Ela é denominada *benigna* porque costuma ser autolimitada e dura somente alguns dias. É denominada *paroxística* porque a sensação instala-se como uma explosão ou espasmo. Essa sensação pode ser muito intensa e perturbadora para o paciente. Ela é denominada *postural*, pois algumas posições particulares provocam a vertigem. Classicamente, a partir da posição deitada, rolar para um lado provocará esse tipo de vertigem. Além disso, olhar para cima, como se quisesse alcançar uma prateleira alta, pode provocar essa vertigem, dando origem ao sinônimo de *síndrome da prateleira superior* (Quadro 37.1).

Avaliação clínica

Para a maioria dos pacientes com vertigem, o exame físico é normal. As orelhas, a função dos nervos cranianos e o exame neurológico devem ser avaliados com atenção. Ocasionalmente, quando os pacientes apresentam-se no início da evolução da doença, pode ser observado nistagmo. O nistagmo pode ser descrito pela direção de seu movimento principal: horizontal, vertical, rotatório ou com alteração direcional. Um nistagmo vertical e um nistagmo que altera a direção são indicadores de patologias centrais. O nistagmo horizontal geralmente é causado por um processo na orelha interna. O componente rápido costuma bater longe da orelha afetada. Finalmente, o nistagmo rotatório também é produzido por um processo da orelha interna, em geral uma VPPB.

O achado clínico mais importante na VPPB é um **nistagmo rotatório latente, batendo para baixo**, que **reverte** com uma posição ereta e que mostra **fadiga** em testes repetidos. Esses resultados são produzidos com uma manobra de Dix-Hallpike. Essa manobra é iniciada com o paciente sentado. Pede-se ao paciente que vire sua cabeça para um lado e, então, que deite-se mantendo a cabeça nessa posição. Quando o paciente reclina-se rapidamente, ocorre uma resposta mais intensa, e os pacientes sensibilizados para esse tipo de vertigem muitas vezes evitam ou retardam essa posição. Com o paciente deitado e a cabeça rodada para um lado, o examinador procura por um nistagmo rotatório batendo para baixo. Esse nistagmo apresenta um período de latência entre um e cinco segundos, mas pode demorar até 30 segundos para aparecer. O nistagmo tem um início muito característico em crescendo-decrescendo, o que é muito perturbador e desorienta o paciente. É importante que o médico tranquilize o paciente durante o teste, informado que a tontura desaparecerá. Quando o nistagmo cessa, pede-se ao paciente que volte a uma posição sentada. Frequentemente o nistagmo retornará, embora nessas circunstâncias o nistagmo assuma uma direção

Quadro 37.1 • DIAGNÓSTICOS DIFERENCIAIS DE VERTIGEM

Diagnóstico	Duração dos ataques de vertigens	Duração dos sintomas	Sintomas associados	Achados físicos	Tratamento
VPPB	5 a 30 s	Ataques repetidos durante semanas, meses a anos	Não há	Nistagmo geotrópico latente, com reversibilidade e fadiga ao teste de Dix-Hallpike	Procedimento de reposicionamento do canalitos, exercícios de Brandt-Daroff
Enxaqueca vestibular	Segundos a minutos	Minutos a horas, ataques recorrentes	Cefaleia, cintilações, outros sintomas neurológicos (p. ex., fraqueza ou adormecimento da extremidade, alterações na fala, etc.)	Exame físico geralmente normal	Tratamento supressivo ou abortivo para enxaqueca, encaminhamento ao neurologista
Epilepsia vestibular	Segundos a minutos	Minutos, episódios recorrentes	Perda da consciência, outros sintomas neurológicos	Exame físico geralmente normal	Tratamento antiepiléptico, encaminhamento ao neurologista
Insuficiência vertebrobasilar	Segundos a minutos	Episódios repetidos ou sintomas que se desenvolvem durante semanas	Alterações na fala ou deglutição, sintomas cerebelares, história consistente com aterosclerose	Pode ser normal, haver achados de nervos cranianos, sinais cerebelares ou sopro carotídeo	Tratamento antiplaquetário, manejo dos fatores de risco
Doença de Ménière	20 min a 24 horas	Episódios repetidos durante semanas, meses a anos	Pressão aural, zumbido de tom baixo (rugido), perda auditiva de baixa frequência	Nistagmo durante o ataque, exame otológico normal, perda auditiva no audiograma, fraqueza vestibular no ENG	Dieta pobre em sal e tratamento diurético, pode necessitar de supressores vestibulares, pode necessitar de tratamento ablativo vestibular ou secção de nervo

(Continua)

Quadro 37.1 • DIAGNÓSTICOS DIFERENCIAIS DE VERTIGEM (continuação)

Diagnóstico	Duração dos ataques de vertigens	Duração dos sintomas	Sintomas associados	Achados físicos	Tratamento
Neuronite vestibular viral	24 h+	Vários dias, resolvendo em algumas semanas, quando ocorre a compensação vestibular	Náusea e vômito	Nistagmo horizontal quando o paciente é examinado precocemente; demais do exame normal, fraqueza vestibular ao ENG	Cuidados de apoio, antieméticos, possivelmente supressores vestibulares, pode necessitar de tratamento de reabilitação vestibular
Labirintite supurativa aguda	2 a 3 dias	Vários dias, resolvendo em algumas semanas quando ocorre a compensação vestibular	Gravemente enfermo com náusea e vômito, perda auditiva, zumbido, otorreia	Otite média ou colesteatoma, nistagmo no quadro clínico inicial, possível paralisia facial decorrente de colesteatoma	Antibióticos por via IV e possível cirurgia
Labirintite serosa aguda	2 a 3 dias	Vários dias, resolvendo em algumas semanas quando ocorre a compensação vestibular	Perda auditiva, zumbido, náusea e vômito	História de cirurgia otológica pregressa, nistagmo no início do quadro clínico	Cuidados de apoio com antieméticos, possivelmente supressores vestibulares, pode necessitar de reabilitação vestibular, uso de esteroides se houver perda auditiva
Herpes-zóster ótico (síndrome de Ramsay Hunt)	2 a 3 dias	A doença aguda demora aproximadamente sete a 10 dias, os sintomas residuais podem ser de longa duração	Erupção herpética no ouvido, dor retroauricular, perda auditiva	Paralisia facial, perda auditiva	Medicação antiviral, esteroides, pode necessitar reabilitação vestibular

VPPB, vertigem posicional paroxística benigna; ENG, eletronistagmograma; IV, intravenosa.

oposta àquela observada antes. Os pacientes podem apresentar uma VPPB que afeta ambas as orelhas internas; no entanto, a apresentação mais comum é a VPPB unilateral. O teste pode ser realizado com lentes de Frenzel, que amplificam o aspecto dos movimentos oculares e eliminam a possibilidade de fixação visual, suprimindo o nistagmo.

Se um paciente apresentar uma resposta positiva durante o período inicial do teste de Dix-Hallpike, uma repetição do teste mostrará um nistagmo menos intenso ou enfraquecido. Esse é o fenômeno da fatigabilidade, importante para distinguir a VPPB de outras formas de nistagmo postural. Além disso, um nistagmo que não tem um período de latência, provavelmente não é uma VPPB e, geralmente, é um sinal de patologia central. Outros testes clínicos para vertigem incluem o teste de impulso da cabeça, nistagmo por balanço da cabeça e teste da marcha de Fukuda. Esses testes costumam ser diagnósticos de uma fraqueza vestibular unilateral e não são úteis no diagnóstico de VPPB.

Exames

Os exames laboratoriais para vertigem são direcionados pela história e achados físicos. Os pacientes podem apresentar sinais de acidente vascular encefálico ou suspeita de colesteatomas devem ser avaliados com exames de imagem. No entanto, a maior parte dos casos de vertigem não produz alterações visíveis na tomografia computadorizada (TC) ou na ressonância magnética (RM), e exames de sangue geralmente não são úteis. Um ENG é o exame básico da função vestibular. Esse teste usa eletrodos colocados ao redor ou olhos ou óculos infravermelhos para registrar os movimentos oculares. Os pacientes recebem várias tarefas diferentes ou movimentos para realizar. Finalmente, água fria ou quente é introduzida em cada canal auditivo, para provocar uma resposta calórica da orelha interna. Durante os testes é calculada a taxa de nistagmo, que é comparada entre os dois lados ou com normas convencionais. Embora e ENG não revele a causa da vertigem, ele pode ser útil na distinção de causas centrais e periféricas ou para determinar qual das orelhas internas está envolvida.

Outros testes dos sistemas vestibulares e do equilíbrio são o teste da cadeira giratória e a posturografia dinâmica computadorizada. Em geral, a utilidade clínica desses testes tem sido limitada pela falta de pagamentos de terceiros. No entanto, ambos os testes podem ser úteis quando usados na situação clínica correta.

Tratamento

Desde o início da década de 1990, a VPPB foi tratada com um procedimento de reposicionamento dos canalitos. Esse procedimento é feito pelo paciente por meio de uma série de movimentos da cabeça e do corpo, de modo que os canalitos são movidos do canal semicircular posterior de volta ao sáculo. Esse procedimento leva cerca de 10 minutos no consultório e tem uma elevada taxa de sucesso. Muitos médicos aprenderam a executar essa manobra simples; além disso, fisioterapeutas treinados em reabilitação vestibular podem executá-la.

Uma forma alternativa de terapia são os exercícios de habituação descritos por Brandt e Daroff. Durante esse exercício, o paciente senta-se na beira da cama move seu corpo lateralmente, de modo a deitar sobre seu lado afetado. Depois de esperar que a vertigem cesse, o paciente senta-se e move-se lateralmente, de modo a deitar sobre o lado oposto. Esse movimento é repetido 10 vezes, e a sequência é feita duas vezes ao dia. O paciente geralmente estará livre dos sintomas ao final de duas semanas.

Embora medicamentos contra vertigem, tontura, náusea e vômito sejam amplamente prescritos, sua utilidade na VPPB é muito limitada e deve ser evitada. O início da vertigem é tão abrupto e sua duração tão curta que a prescrição desses medicamentos não se justifica. Os pacientes que não respondem ao tratamento padrão de VPPB devem ser encaminhados a um especialista para avaliação e tratamento.

QUESTÕES DE COMPREENSÃO

37.1 Um homem de 33 anos queixa-se de que o quarto está girando. Qual dos testes a seguir é usado para o diagnóstico de vertigem posicional paroxística benigna?
   A. Teste de Weber.
   B. Teste de Rinne.
   C. Manobra de Dix-Hallpike.
   D. Manobra de Brandt-Daroff.
   E. Manobra de Epley.

37.2 Uma mulher de 40 anos apresenta episódios recorrentes de vertigem incapacitante, com duração de 30 minutos, acompanhada de zumbido tipo rugido, pressão aural e perda auditiva de baixa frequência. Seu exame físico é normal. Qual é o diagnóstico mais provável?
   A. Vertigem posicional paroxística benigna.
   B. Labirintite supurativa aguda.
   C. Labirintite serosa aguda.
   D. Doença de Ménière.
   E. Insuficiência vertebrobasilar.

37.3 Uma mulher de 45 anos queixa-se de episódios recorrentes de vertigem, que começaram depois que ela bateu a cabeça com força há duas semanas. Suas crises duram 10 a 15 segundos e ocorrem sempre que ela vai deitar ou quando acorda. A paciente nega perda da audição ou zumbido. Seu exame físico é normal, exceto pela presença de um nistagmo rotatório latente, quando ela está deitada com a orelha direita para baixo. Qual é o diagnóstico mais provável?
   A. Labirintite serosa aguda.
   B. Vertigem posicional paroxística benigna.
   C. Enxaqueca vestibular.
   D. Doença de Ménière.
   E. Neuronite vestibular viral.

RESPOSTAS

37.1 **C.** A manobra de Dix-Hallpike é usada para diagnosticar VPPB. Ela consiste em deitar o paciente a partir de uma posição sentada, com uma orelha para baixo. O achado importante desse teste é um nistagmo rotatório geotrópico latente.

Frequentemente, observa-se uma reversão do nistagmo quando se retorna a uma posição sentada. Os testes de Weber e Rinne são testes feitos com um diapasão, para avaliação auditiva. A manobra de Epley e os exercícios de Brandt-Daroff são usados no tratamento da VPPB.

37.2 **D.** Os sintomas descritos são achados clássicos na doença de Ménière. A VPPB caracteriza-se por nistagmo rotatório e não está associada com perda auditiva ou zumbido. A labirintite serosa e a labirintite supurativa aguda produzem vertigem que geralmente dura mais de um dia. A insuficiência vertebrobasilar costuma estar associada com outros sintomas de nervos cranianos ou sintomas nervosos centrais, em um cenário dos fatores de risco para aterosclerose.

37.3 **B.** Os sintomas e achados físicos são os da VPPB. A labirintite serosa aguda e a neuronite vestibular viral apresentam vertigem que dura mais de um dia. Na enxaqueca vestibular, a vertigem está associada com cefaleia, em especial quando outros sintomas neurológicos e uma história familiar são sugestivos de enxaqueca. A doença de Ménière apresenta vertigem que dura pelo menos 20 minutos e geralmente está associada com perda auditiva, zumbido em rugido e pressão aural.

DICAS CLÍNICAS

▶ Os sintomas de VPPB podem ocorrer com a ingestão de ácido acetilsalicílico, fenitoína ou intoxicação alcoólica.
▶ Um início de vertigem deve ser avaliado imediatamente caso ocorram os seguintes sintomas: cefaleia ou dor de ouvido, febre, rigidez de nuca, sensibilidade ocular à luz, ruídos tipo campainha ou fluxo no ouvido, dificuldades de fala, fraqueza ou sintomas de adormecimento de um lado do corpo ou face, perda auditiva e desmaios.
▶ A VPPB raramente é um problema sem solução. Caso ela persista, deve ser consultado um especialista, como otorrinolaringologista, cirurgião de cabeça e pescoço ou um neurologista.

REFERÊNCIAS

Dorland's Illustrated Medical Dictionary, 27th ed. Philadelphia, PA: WB Saunders; 1988.

Epley JM. The canalith repositioning procedure: for treatment of benign paroxysmal positional vertigo. *Otolaryngol Head Neck Surg.* 1992 Sep;107(3):399-404.

Furman JM, Cass SP. Benign paroxysmal positional vertigo. *N Engl J Med.* 1999 Nov 18;341(21):1590-1596.

Hilton M, Pinder D. The Epley (canalith repositioning) maneuvre for benign paroxysmal positional vertigo. *Cochrane Database Syst Rev.* 2004;(2):CD003162.

Semont A, Freyss G, Vitte E. Benign paroxysmal positional vertigo and provocative maneuvers. *Ann Otolaryngol Chir Cervicofac.* 1989;106(7):473-476.

Soto Varela A, Bartual Magro J, Santos Perez S, et al. Benign paroxysmal vertigo: a comparative prospective study of the efficacy of Brandt and Daroff exercises, Semont and Epley maneuver. *Rev Laryngol Otol Rhinol (Bord).* 2001;122(3):179-183.

CASO 38

Um homem de 64 anos é encaminhado ao neurologista por seu médico de família, com uma história de fraqueza progressiva das extremidades inferiores há três anos, resultando em quedas frequentes, dificuldade de levantar da cadeira e queimação dolorosa nos pés e nas pontas dos dedos. O paciente tem uma história médica pregressa de hipertensão arterial. Seu exame físico é significativo para a fraqueza nas extremidades inferiores, em especial dos músculos flexores do quadril e dos músculos do tornozelo e do pé. O paciente também apresenta uma leve fraqueza dos extensores dos dedos. Seu exame da sensibilidade é significativo pela perda acentuada da sensibilidade postural e vibratória e, em menor extensão, por uma redução na sensibilidade térmica e dolorosa nas extremidades, pior nos pododáctilos e quirodáctilos, estendendo-se até acima dos joelhos e do punho. Os reflexos tendinosos profundos estão ausentes nas extremidades superiores e inferiores. O teste de Romberg é positivo. O restante do exame neurológico é normal. Seus exames laboratoriais são normais, incluindo glicemia e hemoglobina glicosilada em um nível normal. A ressonância magnética (RM) cerebral é normal e a RM da coluna vertebral mostra artrite mínima, sem compressão medular ou nervosa. O estudo eletrodiagnóstico dos músculos (eletromiografia) e dos nervos (estudo de condução nervosa) confirmam uma polineuropatia motora e sensorial, envolvendo suas extremidades inferiores e superiores.

▶ Qual é o diagnóstico mais provável?
▶ Qual é o próximo passo diagnóstico?
▶ Qual é o próximo passo terapêutico?

RESPOSTAS PARA O CASO 38:
Polineuropatia desmielinizante inflamatória crônica

Resumo: um homem de 64 anos, hipertenso, apresenta uma condição lentamente progressiva que causa fraqueza de músculos esqueléticos e perda sensorial em suas extremidades. Seu exame revela ausência de reflexos, fraqueza proximal (quadris) e distal (dedos, tornozelo/pés) e perda sensorial com distribuição de luva e meia, principalmente da sensibilidade postural e vibratória em suas extremidades superiores e inferiores. Os exames para diabetes são negativos. Seus exames confirmam que esses sintomas são causados por uma neuropatia envolvendo seus braços e suas pernas. Portanto, o paciente apresenta uma polineuropatia motora e sensorial bilateral e simétrica.

- **Diagnóstico mais provável:** polineuropatia desmielinizante inflamatória crônica.
- **Próximo passo diagnóstico:** eletromiografia (EMG) e estudos de condução nervosa (VCN).
- **Próximo passo terapêutico:** tratamento imunossupressor com corticosteroides ou imunoglobulinas intravenosas.

ANÁLISE

Objetivos

1. Saber a abordagem diagnóstica da polineuropatia, incluindo os exames laboratoriais, patológicos e eletrodiagnósticos.
2. Conhecer as etiologias comuns da polineuropatia crônica.
3. Entender o manejo da polineuropatia desmielinizante crônica.

Considerações

Esse paciente provavelmente apresenta um polineuropatia crônica. O termo **polineuropatia** descreve uma disfunção do nervo (neuropatia) envolvendo múltiplos nervos (> 3-4) das pernas e dos braços. O paciente apresenta uma fraqueza lentamente progressiva e simétrica, assim como anormalidades sensoriais nas mãos e nos pés. O exame do paciente é consistente com um **processo do sistema nervoso periférico**, refletido pela fraqueza flácida ou associada com redução **ou ausência de reflexos**. Os déficits sensoriais apontam para um envolvimento de nervos periféricos, mais do que do neurônio motor, da junção neuromuscular, ou de músculos isolados, uma vez que distúrbios dessas estruturas resultam em envolvimento motor puro. As condições que podem causar uma neuropatia periférica incluem toxinas como o chumbo, arsênico, tálio, fármacos quimioterápicos e certos tratamentos antirretrovirais; condições metabólicas como o diabetes melito, no qual cerca de 50% dos diabéticos apresentam alguma forma de neuropatia, embora muitos sejam assintomáticos. A polineuropatia diabética é um diagnóstico de exclusão e geralmente afeta indivíduos que apresentam diabetes melito há, pelo menos, 25 anos.

As polineuropatias crônicas sem uma etiologia subjacente são consideradas primárias ou idiopáticas, embora elas possam estar associadas com uma série de condições, como processos malignos e HIV. **A polineuropatia desmielinizante inflamatória crônica adquirida** é um distúrbio neurológico caracterizado por fraqueza progressiva e comprometimento da função sensorial nas pernas e nos braços, causada pela lesão da bainha de mielina (a cobertura lipídica que envolve e protege as fibras nervosas) e é uma das poucas neuropatias periféricas passíveis de tratamento. Em decorrência da lesão da mielina periférica, os grandes nervos periféricos mielinizados são afetados, levando a uma perda predominante de modalidades transportadas por esses nervos (sensibilidade postural, vibratória, força muscular) se comparadas com o envolvimento de fibras nervosas finas ou não mielinizadas que transportam outras modalidades (sensibilidade dolorosa e térmica). Nesse caso, o quadro clínico do paciente é consistente com uma polineuropatia desmielinizante, provavelmente um distúrbio adquirido primário, sugestivo de polineuropatia desmielinizante inflamatória crônica ou polineuropatia desmielinizante inflamatória crônica (CIDP). A EMG ou VCN ajudarão a confirmar o diagnóstico.

ABORDAGEM À
Polineuropatia desmielinizante inflamatória crônica

DEFINIÇÕES

MIELINA: camada fosfolipídica eletricamente isolada, que circunda os axônios de muitos neurônios. É uma excreção das células de Schwann, uma célula glial que supre a mielina para neurônios periféricos, enquanto os oligodendrócitos suprem a mielina do sistema nervoso central.

AXÔNIO: projeção de uma **fibra nervosa** de um neurônio motor ou sensorial que conduz impulsos elétricos para longe do corpo celular neuronal ou soma.

ABORDAGEM CLÍNICA

Características clínicas e epidemiologia

A prevalência da CIDP é de aproximadamente 1,24 a 1,9 para 100.000. A incidência anual estimada é de 0,15 por 100.000 da população. No entanto, a verdadeira incidência da CIDP provavelmente é subestimada em decorrência dos rigorosos critérios diagnósticos e da variabilidade clínica e patológica deste distúrbio.

Em centros de referência para doenças neuromusculares, no entanto, a CIDP representa cerca de 20% das neuropatias não diagnosticadas e é responsável por aproximadamente 10% de todos os pacientes encaminhados.

A CIDP pode ocorrer em qualquer idade, incluindo a infância em 10% dos casos. No entanto, a idade média de início é cerca de 47,6 anos (valor médio de 53,5 anos). Os homens são mais afetados que as mulheres em 2:1.

A **polineuropatia desmielinizante inflamatória crônica** é uma neuropatia periférica adquirida com uma apresentação e evolução clínica muito variável. No início dos sintomas, os pacientes costumam apresentar um padrão generalizado de **dormência e fraqueza nas extremidades superiores e inferiores**, além de dor espontânea que se desenvolve **gradualmente** ao longo de várias semanas. Alguns pacientes apresentam uma ataxia sensorial progressiva; em outros pacientes predominam déficits motores. Os membros distais e proximais são mais comumente afetados em um padrão **simétrico**. No entanto, às vezes a neuropatia desmielinizante é focal, levando a uma disfunção motora focal ou multifocal. Déficits motores ocorrem em 83 a 94% dos casos; o déficit sensorial em 72 a 89% dos casos; a perda de reflexos tendinosos ocorrem em 86 a 94% dos pacientes; e a paralisia facial em 4 a 15% dos pacientes. Os sintomas costumam desenvolver-se de forma gradual em 84% dos pacientes, mas podem ocorrer de forma mais aguda em 16% dos pacientes, que apresentam uma incapacidade máxima em quatro semanas. Frequentemente esses pacientes com doença rapidamente progressiva são diagnosticados como síndrome de Guillain-Barré ou polineuropatia desmielinizante inflamatória aguda (ver Caso 39), mas o diagnóstico costuma ser alterado para CIDP ou variante de CIDP quando os sintomas persistem ou progridem por mais de oito semanas. Uma proporção variável de casos segue uma evolução recorrente, e muitos desses pacientes, com frequência os mais jovens, desenvolvem uma evolução secundariamente progressiva, similar àquela observada em pacientes com esclerose múltipla.

Etiologia e patogênese

A polineuropatia desmielinizante inflamatória crônica tem, presumivelmente, uma etiologia imunológica. A doença caracteriza-se morfologicamente por uma desmielinização multifocal de longa duração, que afeta mais as raízes espinais, os plexos principais e os troncos de nervos proximais, e está associada com uma inflamação imunológica leve a moderada. Embora não tenham sido identificados genes ou fatores genéticos suscetíveis, existem certos fatores predisponentes supostamente ligados à doença, incluindo uma história de vacinação ou infecção no período de seis semanas antes do início dos sintomas, gravidez ou período pós-parto e cirurgia, embora essas associações sejam menos distintas quando comparadas com sua associação com polineuropatia desmielinizante inflamatória aguda.

Patologicamente, as lesões consistem em regiões irregulares de desmielinização e edema, com infiltrados inflamatórios variáveis ou macrófagos e células T, que são diagnósticas de CIDP. Ambos os mecanismos mediados por células e respostas mediadas por anticorpos a antígenos glicolipídicos principais ou antígenos contra proteína mielina têm sido implicados no processo. Células T CD4+ e CD8 podem ser demonstradas em amostras de biópsia de nervos, mas os macrófagos constituem o principal componente celular do infiltrado inflamatório. Não foram identificados autoanticorpos ou antígenos desencadeantes isolados. Além disso, não foram determinados eventos desencadeadores que causem a autoimunidade, embora várias infecções tenham sido implicadas, mas seu desenvolvimento não foi comprovado.

Diagnóstico

CIDP deve ser considerada em pacientes com uma polineuropatia progressiva simétrica ou assimétrica, recorrente e remitente ou progressiva por mais de dois meses. Sintomas sensoriais, fraqueza proximal, arreflexia sem atrofia ou perda preferencial da sensibilidade vibratória ou postural articular são especialmente sugestivos. **Os principais exames diagnósticos da polineuropatia desmielinizante inflamatória crônica são estudos eletrofisiológicos (EMG e VCN), exame do líquido cerebrospinal (LCS) e biópsia do nervo.**

Um aumento do conteúdo proteico no LCS, associado com menos de 10 células/mm^3 e a **dissociação proteínocitológica** também são características que apoiam a CIDP. Exames EMG/VCN são fundamentais para o diagnóstico de CIDP, demonstrando as várias características de desmielinização em nervos motores e sensoriais. Essas características incluem velocidade de condução lenta, latências motoras distais ou sensoriais prolongadas, latências de onda F prolongadas e bloqueio de condução com dispersão dos potenciais compostos de ação muscular. Outros achados comuns incluem perda axonal associada, redução da amplitude dos potenciais evocados e denervação ativa por meio da eletromiografia com agulhas. Em muitos casos, os exames eletrofisiológicos para o diagnóstico de uma neuropatia desmielinizante fornecerão resultados mistos, em decorrência da degeneração secundária do axônio do nervo, que pode ocorrer com desmielinização. Uma biópsia de nervo deve ser considerada em pacientes nos quais a suspeita clínica de uma neuropatia desmielinizante inflamatória persiste, mesmo quando os pacientes não cumprem os critérios propostos para CIDP ou quando estão sendo consideradas outras etiologias. A biópsia de nervo pode mostrar apensas lesões inespecíficas quando a desmielinização e inflamação são proximais ao local da biópsia (erro de amostragem). A RM pode ser útil nos casos de difícil diagnóstico e pode mostrar hipertrofia e realce ao contraste de raízes nervosas e plexos nervosos, sendo útil para excluir processos infiltrativos ou doença da coluna vertebral.

Os exames laboratoriais devem ser feitos para excluir outras causas ou condições associadas, incluindo uma glicemia jejum ou teste de tolerância à glicose, para descartar diabetes ou um estado pré-diabético, disfunção da tireoide, deficiência de vitaminas (B$_{12}$, ácido fólico), distúrbios reumatológicos, eletroforese de proteínas para possíveis leucemias ou paraproteinemias e infecções (HIV).

Embora o paciente não seja portador de diabetes melito, muitos diabéticos desenvolverão uma polineuropatia simétrica progressiva crônica, e os exames de condução nervosa normalmente mostram uma grave perda axonal.

Tratamento e manejo

Corticosteroides, imunoglobulinas por via intravenosa, trocas plasmáticas e fármacos imunossupressores são os principais tratamentos usados nessa condição. Quase todos os pacientes com CIDP apresentarão uma resposta inicial ao tratamento imunomodulador. No entanto, a avaliação da resposta ao tratamento é dificultada pela falta de medidas objetivas, pouca correlação com os dados eletrofisiológicose e incidência variável de degeneração axonal, que provavelmente não respondem imediatamente aos tratamentos e à variabilidade na evolução da doença.

Pacientes com sintomas muito leves, que não interferem ou que interferem pouco nas atividades diárias, podem ser monitorados sem tratamento. **Um tratamento urgente com corticosteroides ou imunoglobulina intravenosa (IgIV)** deve ser considerado para pacientes com incapacidade moderada ou grave, por exemplo, quando há necessidade de internação ou quando a deambulação está gravemente comprometida. As contraindicações dos corticosteroides irão influenciar a escolha entre IgIV e vice-versa. Para CIDP puramente motora, o tratamento IgIV deve ser a primeira escolha. Quando são usados corticosteroides, os pacientes devem ser monitorados de perto para eventos adversos relacionados ao tratamento com esteroides. Terapia ocupacional e fisioterapia costumam ser úteis na manutenção do condicionamento muscular e da mobilidade segura.

O manejo em longo prazo muitas vezes requer o uso de esteroides por via nasal, prednisona iniciando a 1 mg/kg/dia, com redução das doses durante várias semanas e meses. Frequentemente pode ser iniciado um tratamento adjunto ou poupador de esteroides (micofenolato mofetil ou azatioprina) para minimizar a exposição prolongada a esteroides e reduzir a recidiva da doença, embora não existam estudos confirmatórios da eficácia desses tratamentos. O IgIV foi recentemente aprovado pela Food and Drug Administration (FDA) para o tratamento inicial e em longo prazo da CIDP, baseado em um estudo cego Fase III randomizado, placebo-controlado de mais de 100 pacientes com CIDP.

QUESTÕES DE COMPREENSÃO

38.1 Qual dos exames a seguir resulta em diagnóstico de CIPD?
   A. Dissociação proteínocitológica.
   B. Diminuição da velocidade de condução nervosa.
   C. Hipertrofia das raízes nervosas.
   D. Desmielinização segmentar dos axônios nervosos.

38.2 Qual é o tipo de paciente que frequentemente apresentará CIDP recorrente?
   A. Pacientes mais velhos.
   B. Pacientes diabéticos.
   C. Pacientes infectados pelo HIV.
   D. Pacientes mais jovens.

38.3 Qual dos tratamentos a seguir é eficaz no tratamento de CIDP?
   A. Corticosteroides, fisioterapia, terapia de radiação.
   B. Corticosteroides, fisioterapia, imunoglobulinas.
   C. Corticosteroides, troca de plasma, cirurgia.
   D. Corticosteroides, imunoglobulinas, fator de crescimento do nervo.

RESPOSTAS

38.1 **D.** A desmielinização segmentar de axônios de nervos é diagnóstica de CIDP.
38.2 **D.** Pacientes mais jovens são mais propensos a uma evolução com recaídas.
38.3 **B.** Corticosteroides, fisioterapia e imunoglobulinas são eficazes na CIDP.

DICAS CLÍNICAS

- **A polineuropatia desmielinizante inflamatória crônica (CIDP)** é a segunda neuropatia mais diagnosticada em pacientes com 70 a 79 anos.
- A diversidade na apresentação clínica e evolução são as características mais marcantes da CIDP.
- Os nervos cranianos podem estar envolvidos, especialmente o nervo craniano VII, resultando em diplopia.
- Papiledema com a síndrome de pseudotumor cerebral raramente é observado em pacientes com CIDP e é causado por níveis proteicos elevados no LCS (geralmente > 1.000 mg/mL).

REFERÊNCIAS

Dalakas MC. Advances in the diagnosis, pathogenesis and treatment of CIDP. *Nature Rev Neurol.* 2011;7,507-517.

European Federation of Neurological Societies; Peripheral Nerve Society. Guideline on management of paraproteinaemic demyelinating neuropathies: report of a joint task force of the European Federation of Neurological Societies and the Peripheral Nerve Society. *Eur J Neurol.* 2006 Aug;13(8):809-818.

Latov N, Deng C, Dalakas MC, Bril V, Donofrio P, Hanna K, Hartung HP, Hughes RA, Merkies IS, van Doorn PA; IGIV-C CIDP Efficacy (ICE) Study Group. Timing and course of clinical response to intravenous immunoglobulin in chronic inflammatory demyelinating polyradiculoneuropathy. *Arch Neurol.* 2010;67(7):802-807.

Neuromuscular Disease Center. Home page. Available at: http://www.neuro.wustl.edu/neuromuscular/.

Said G. Chronic inflammatory demyelinating polyneuropathy. *Neuromuscul Disord.* 2006;16(5):293-303.

CASO 39

Uma mulher de 25 anos é levada para a emergência após tropeçar durante uma partida de vôlei. Suas colegas de time notaram que ela tropeçou e passou a ter mais dificuldade no saque. Ao chegar ao hospital, ela não conseguia mais levantar suas pernas e apresentava dificuldade de se acomodar na cama. A paciente também passou a queixar-se de dificuldade respiratória. Ela nega febre, mas afirma que há três semanas todos do time apresentaram cólicas abdominais e diarreia após um piquenique ao ar livre. A paciente negou problemas de saúde anteriores. Ao exame, a paciente parece fraca e levemente dispneica. Sua temperatura é de 36,6°C, frequência cardíaca de 50 bpm, frequência respiratória 26 mpm e pressão arterial de 90/60 mmHg. Suas pupilas são lentas e a paciente apresenta pigarro constante. A paciente somente consegue manter seus braços erguidos contra a gravidade por 10 segundos e suas mãos estão fracas. Ela apresenta leves movimentos em suas pernas, com redução da sensibilidade dolorosa e de toque fino nos joelhos. Seus reflexos estão ausentes. Não há lesões de pele. O exame cardíaco e pulmonar é inaparente, exceto pela presença de bradicardia e esforço respiratório fraco. O exame abdominal revela ruídos intestinais normoativos e não há massas abdominais. Seu hemograma completo é normal. Um teste de gravidez é negativo. As ressonâncias magnéticas (RM) cerebral e da coluna vertebral são normais.

▶ Qual é o diagnóstico mais provável?
▶ Qual é o próximo passo diagnóstico?
▶ Qual é o próximo passo terapêutico?

RESPOSTAS PARA O CASO 39:
Síndrome de Guillain-Barré

Resumo: uma mulher de 25 anos apresenta-se na emergência com fraqueza ascendente rapidamente progressiva e envolvimento diafragmático. Ela tem uma história de gastrenterite há três semanas antes da apresentação. A paciente está bradicárdica, taquipneica e hipotensa. O exame neurológico é significativo pela arreflexia, paralisia das pernas com déficits sensoriais, fraqueza grave dos braços e alguma dificuldade para deglutir e respirar. O teste de gravidez é negativo.

- **Diagnóstico mais provável:** síndrome de Guillain-Barré ou polineuropatia desmielinizante inflamatória aguda (AIDP).
- **Próximo passo diagnóstico:** punção lombar para verificação de nível proteico elevado com poucas células (dissociação proteínocitológica).
- **Próximo passo terapêutico:** capacidade vital forçada com intubação profilática e ventilação mecânica para capacidade vital forçada (CVF) inferior a 15 mL/kg a 20 mL/kg.

ANÁLISE

Objetivos

1. Saber a abordagem diagnóstica da síndrome de Guillain-Barré, incluindo dicas de história e achados de exame físico, e compreender o diagnóstico diferencial.
2. Compreender que a abordagem à insuficiência respiratória é a primeira prioridade no tratamento de fraqueza aguda causada pela síndrome de Guillain-Barré.
3. Conhecer o exame racional para a síndrome de Guillain-Barré e saber seus subtipos, incluindo a variante de Miller-Fisher.

Considerações

Esta mulher de 25 anos desenvolveu paralisia ascendente simétrica aguda, com envolvimento progressivo dos músculos diafragmáticos. Seu problema imediato é a insuficiência respiratória iminente. A **primeira prioridade** deve ser a determinação da progressão da insuficiência respiratória, em geral pela determinação seriada da CVF. A força inspiratória negativa também deve ser seguida. A saturação baixa de oxigênio ocorre muito tarde para ser considerada um indicador seguro. Uma CVF inferior entre 15 mL/kg a 20 mL/kg ou uma pressão inspiratória máxima inferior a 30 cm H_2O geralmente sinaliza a necessidade iminente de intubação e ventilação mecânica. Após determinar a necessidade de intubação, a próxima prioridade é determinar a etiologia da fraqueza. **A síndrome de Guillain-Barré é a causa mais comum de paralisia aguda flácida nos Estados Unidos,** ocorrendo em 1 a 3 em cada 100.000 pessoas com uma distribuição bimodal, afetando pacientes de 15 a 35 e de 50 a 75 anos. Essa paciente apresenta uma história clássica de doença gastrintestinal bacteriana ou viral três semanas antes do início da parestesia e fraqueza. A paciente possivelmente esteve exposta à carne malcozida, que a predispôs ao *Campylobacter jejuni*. De todos os pacientes, 40% apresentam anticorpos sorológicos positivos para *C. jejuni* e/ou culturas de fezes positivas. Arreflexia é um achado de exame característico, particularmente em conjunção com fraqueza proximal das extremidades inferiores, com alterações sensoriais distais e uma progressão ascendente. Músculos diafragmáticos e músculos de nervos cranianos também podem estar afetados, com até um terço dos pacientes necessitando de intubação, assim como pode haver envolvimento autônomo, causando bradicardia e hipotensão.

ABORDAGEM À
Fraqueza aguda

DEFINIÇÕES

FRAQUEZA AGUDA: ascendente de pernas, braços e nervos cranianos, com evolução de horas a dias.

INFLAMATÓRIA: resposta autoimune humoral ou mediada por células a uma infecção recente, capaz de mimetismo molecular para estimular a produção de anticorpos antigangliosídeos contra moléculas superficiais de nervos periféricos.

DESMIELINIZANTE: lesão imunologicamente mediada da mielina que circunda os nervos periféricos, raízes espinais e nervos cranianos, resultando em fraqueza clínica e paresia, com evidência eletromiográfica de retardo profundo ou ausência das velocidades de condução nervosa.

POLINEUROPATIA: lesão simétrica dos nervos periféricos em múltiplas extremidades.

FLÁCIDA: fraqueza de neurônio motor inferior, com hipo ou arreflexia, hipotonia e, no caso de doença crônica, atrofia muscular.

ABORDAGEM CLÍNICA

A fraqueza motora aguda pode estar associada com condições que afetam todos os níveis do sistema nervoso. No entanto, o padrão da fraqueza, a presença de outros sinais (perda sensorial, incoordenação e alteração do estado mental) e o grau de hipo ou arreflexia ajuda a distinguir o local anatômico da doença.

Distúrbios cerebrais que causam fraqueza aguda incluem acidente vascular encefálico agudo, lesão que ocupa espaço ou uma causa inflamatória ou infecciosa. Muitas vezes, essas condições afetam múltiplas vias, resultando não somente em fraqueza motora, mas também em alterações sensoriais, mudanças na fala e alteração do estado mental. Nesse caso, a paciente apresentava uma fraqueza bilateral rapidamente ascendente e fraqueza respiratória, com ausência de alterações da fala. Seus reflexos estavam ausentes e seu nível de consciência estava intacto. Portanto, é pouco provável que a condição seja causada por uma doença cerebral. Além disso, uma doença do sistema nervoso central (SNC) está associada com hiper-reflexia e raramente afeta ambos os lados cerebrais que poderiam resultar em fraqueza bilateral, sem uma alteração significativa do nível de consciência. A exceção a isso é a doença medular, que pode resultar em fraqueza simétrica e perda sensorial que pode ascender a partir das pernas, dependendo da condição. Por isso, vale a pena realizar um exame de imagem da medula espinal nessas apresentações clínicas. Nesse caso, a medula espinal da paciente estava normal. Portanto, o quadro clínico é mais consistente com uma condução do sistema nervoso periférico (SNP).

O SNP consiste em raiz nervosa, nervo periférico, junção nervo-músculo e músculo. As miopatias de diversas etiologias frequentemente se apresentam com uma evolução subaguda ou crônica, associada com fraqueza muscular proximal, que em geral não é ascendente. Embora doenças musculares como as miopatias inflamatórias, distrofias musculares e miopatias metabólicas possam estar associadas com comprometimento respiratório, os sistemas sensoriais e autônomos não estão afetados.

Distúrbios da junção neuromuscular, como a miastenia grave, podem apresentar-se com fraqueza motora aguda e subaguda, que sofre fadiga com atividade repetitiva. No entanto, o exame, nesse caso, não revela comprometimento ou fadiga da junção neuromuscular.

No caso, o início agudo de uma fraqueza flácida ascendente e simétrica, e a presença de disfunção autônoma, é mais consistente com uma polineuropatia aguda. As etiologias da polineuropatia aguda ou subaguda não são extensas. Em uma garota sadia, o quadro clínico é mais consistente com AIDP ou síndrome de Guillain-Barré.

A síndrome de Guillain-Barré pode estar associada com *C. jejuni*, bem como a outras etiologias bacterianas, incluindo *Haemophilus influenza*, *Mycoplasma pneumoniae* e *Borrelia burgdorferi*, além de etiologias virais, como HIV, citomegalovírus (CMV) e vírus de Epstein-Barr (EBV). Foi relatada uma doença pós-vacinação, particularmente a gripe, assim como casos raros associados com lúpus eritematoso, sarcoidose, linfoma, pós-gestação e certos medicamentos. Existem cinco subtipos principais de síndrome de Guillain-Barré; a mais comum é a AIDP. A **variante de Miller-Fisher** apresenta-se com a tríade clássica de arreflexia, ataxia (desproporcionada quanto aos déficits sensoriais), oftalmoplegia e fraqueza predominante de nervos cranianos e não de extremidades, e anticorpos positivos antiGQ1b (gangliosídeo). **A neuropatia motora axonal aguda (NMAA)** é puramente motora e afeta principalmente crianças, com mais de 70% soropositivos para *C. jejuni*. Ela geralmente tem um melhor prognóstico para a recuperação. **A neuropatia sensorimotora axonal** aguda **(NSMAA)** afeta mais adultos, com atrofia muscular significativa e recuperação pobre. A **neuropatia pan-autonômica** é o subtipo mais raro, com mortalidade por envolvimento cardiovascular e arritmias. O diagnóstico diferencial de paralisia flácida aguda com sintomas gastrintestinais inclui duas etiologias muito importantes, que têm alta morbidade e, quando identificadas e tratadas rapidamente, podem ser revertidas: botulismo e paralisia por carrapatos. O botulismo é causado pela neurotoxina do *Clostridium botulinum*, a toxina mais letal conhecida pelo homem, sendo frequentemente transmitida por alimentos, mas também pode estar presente no uso de drogas intravenosas, cirurgia e feridas. A diferença é que os pacientes costumam apresentar uma paralisia descendente, que começa com os doze sinais de progressão: boca seca; visão dupla; dilatação pupilar; pálpebras caídas; queda facial; reflexo de vômito diminuído; disfagia; disartria; disfonia; dificuldade de levantar a cabeça; paralisia descendente; e paralisia diafragmática. A rápida administração de antitoxina botulínica evita a piora, embora a ventilação mecânica ainda possa ser necessária.

A paralisia provocada pelo carrapato produz uma paralisia rapidamente ascendente, com arreflexia, ataxia e insuficiência respiratória, muito semelhante à síndrome de Guillain-Barré, especialmente em crianças com uma história de exposição em ambiente externo. A remoção do carrapato fêmea pode ser curativa ao eliminar a fonte da neurotoxina.

APRESENTAÇÃO CLÍNICA

O intervalo médio desde o início da síndrome de Guillain-Barré até o grau mais grave de comprometimento é de 12 dias, e 98% dos pacientes alcançam o ponto final de piora clínica (nadir) em quatro semanas. O tempo médio para melhora inicia aos 28 dias e a recuperação clínica costuma ocorrer por volta dos 200 dias. Dos pacientes, 85% recuperam-se completamente, embora até 15% apresentem déficits permanentes. Dos pacientes, 3 a 8% morrem, apesar de cuidados de terapia intensiva. A principal causa de mortalidade em pacientes mais idosos é a arritmia.

A história deve ser minuciosa para identificar a sintomatologia e o desencadeamento corroborante, como discutido, e para afastar outras causas de paralisia flácida aguda. O exame físico deve focalizar os sinais vitais, os reflexos e a extensão da fraqueza nas extremidades, no diafragma e nos nervos cranianos. Febre e alterações do estado mental são incomuns e sinalizam insuficiência respiratória tóxica ou uma etiologia diferente. O principal exame laboratorial é a punção lombar, mostrando níveis proteicos crescentes de até 400 mg/L, sem um aumento associado da contagem celular (dissociação proteinocitológica), embora uma elevação da proteína possa não ser observada até uma a duas semanas após o início do quadro e 10% permanecem normais. Anticorpos e cultura de fezes para *C. jejuni* são frequentemente realizadas. Outros exames úteis incluem a velocidade de hemossedimentação, anticorpos antigangliosídeos, anticorpos antiGQ1b para apresentações de Miller-Fisher e teste de gravidez. A presença de antiGM1 sinaliza um mau prognóstico. Os estudos de condução nervosa mostram alterações precoces indicativas de desmielinização de raiz nervosa. A RM cerebral e vertebral pode mostrar contraste da raiz nervosa anterior, que é mais específica para síndrome de Guillain-Barré, mas deve ser feita para excluir causas secundárias, como processos malignos, vasculite ou infecção viral e patologia medular. A determinação da força respiratória (CVF) é crucial para os casos com envolvimento respiratório, como acima. Um eletrocardiograma (EEG) deve ser obtido para procurar por bloqueio atrioventricular, alterações do segmento ST e arritmias.

O paciente deve ser internado para monitoração posterior e tratamento. Se a etiologia não for clara e o paciente continuar a deteriorar, é indicada uma consulta com neurologista.

Tratamento

Intubação e ventilação mecânica devem ser consideradas para CVF inferior a 15 mL/kg, com cuidados intensivos e monitoração de arritmias e instabilidade da pressão arterial. Em decorrência da patogênese imunomediada da doença, os únicos tratamentos comprovados são a imunoglobulina intravenosa e a troca de plasma, sendo que ambas podem acelerar a recuperação em 50% se forem iniciadas precocemente na evolução da doença. Não existem dados que apoiem o uso de esteroides. Complicações da imobilidade, hospitalização e insuficiência respiratória devem ser evitadas por meio da implementação de medidas profiláticas para trombose venosa profunda, úlceras de decúbito, gastrite e aspiração. A recorrência é rara, mas pode ocorrer em até 5% dos casos.

QUESTÕES DE COMPREENSÃO

Combine as seguintes etiologias (A-E) com a situação clínica 39.1 a 39.4:

A. Polineuropatia desmielinizante inflamatória aguda.
B. Acidente vascular encefálico agudo.
C. Miastenia grave.
D. Miopatia inflamatória.
E. Paralisia por carrapato.
F. Mielite medular transversa.

39.1 Um homem de 19 anos que trabalha em uma barraca que vende hambúrgueres desenvolve diarreia e após duas semanas apresenta dificuldades de marcha e formigamentos no pé.

39.2 Uma mulher de 18 anos volta de uma acampamento queixando-se de visão borrada, fraqueza facial e dificuldade de deglutir, seguida de fraqueza nos braços e nas pernas.

39.3 Um homem de 62 anos com hipertensão e diabetes apresenta fraqueza aguda na face, no braço e na perna direita, além de fala arrastada e hiper-reflexia do lado direito.

39.4 Uma mulher de 34 anos apresenta fraqueza muscular ao subir escadas e secar o cabelo com secador. Isso está associado com respiração curta, que melhora com repouso.

RESPOSTAS

39.1 **A.** AIDP é a forma de apresentação mais frequente na síndrome de Guillain-Barré, com até 40% dos pacientes soropositivos para *C. jejuni*, que é encontrado em carnes mal cozidas.

39.2 **E.** A paralisia por carrapatos apresenta-se com paralisia ascendente e melhora com a remoção do carrapato.

39.3 **B.** Fraqueza unilateral da face, do braço e da perna, associada à disartria em um paciente com fatores de risco para doença vascular, é consistente com um evento cerebrovascular agudo.

39.4 **C.** Miastenia grave é um distúrbio adquirido da junção neuromuscular, causado por um comprometimento dos receptores musculares da acetilcolina, mediado por anticorpos.

DICAS CLÍNICAS

▶ A maioria dos casos de Guillain-Barré está associada com uma história de síndrome *C jejuni*, ou síndrome gastrintestinal, semelhante ao resfriado.
▶ A maioria dos pacientes com Guillain-Barré apresenta fraqueza proximal do membro inferior, com paralisia ascendente dentro de horas a dias.
▶ Deve-se estar ciente de que o exame pode piorar rapidamente entre uma visita e outra, com a possibilidade de insuficiência respiratória.
▶ Instabilidade autônoma significativa pode acompanhar os sintomas de Guillain-Barré e requer monitoração intensiva.
▶ Imunoglobulina por via IV e troca plasmática são as duas opções terapêuticas que demonstraram acelerar a recuperação.

REFERÊNCIAS

Hughes RA, Cornblath DR. Guillain-Barré syndrome. *Lancet*. 2005 Nov 5;366(9497):1653-1666.

Miller A. Guillain-Barré syndrome. Available at: http://www.emedicine.com/EMERG/topic222.htm.

CASO 40

Uma mulher de 31 anos apresenta uma história de três meses de dor muscular, cãibras e fadiga muscular ao subir escadas e carregar objetos. A paciente observou recentemente erupções no seu rosto, no pescoço, no tórax e nas costas, além de um edema ao redor de seus olhos. A revisão de seus sintomas é significativa por apresentar sensibilidade dos dedos a baixas temperaturas, dificuldade para engolir certos alimentos e comprimidos e falta de ar aos exercícios. Seu exame físico é significativo por apresentar erupção eritematosa nas bochechas, no pescoço, no peito e nas costas, além de um leve edema palpebral. O exame cardíaco é significativo para arritmias eventuais. O exame neurológico mostra fraqueza muscular proximal do deltoide, bíceps, flexores do quadril e flexores dos joelhos. O exame sensorial e da coordenação são normais. Os exames laboratoriais são normais, exceto a presença de uma creatina quinase elevada, de 770 UI/L (normal 50-200). A eletromiografia e os estudos de condução nervosa revelam uma miopatia lesiva e conduções nervosas normais.

▶ Qual é o diagnóstico mais provável?
▶ Qual é o próximo passo diagnóstico?
▶ Qual é o próximo passo terapêutico?

RESPOSTA PARA O CASO 40:
Dermatomiosite

Resumo: uma mulher jovem queixa-se de fraqueza muscular proximal de início agudo, mialgias, erupção cutânea e uma história clínica de fenômeno de Raynaud, disfagia e arritmia cardíaca. Exames diagnósticos revelam uma miopatia irritativa e lesiva, de etiologia provavelmente inflamatória.

- **Diagnóstico mais provável:** dermatomiosite.
- **Próximo passo diagnóstico:** biópsia de músculo esquelético.
- **Próximo passo terapêutico:** tratamento imunomodulador; avaliação cardíaca e respiratória.

ANÁLISE

Objetivos

1. Descrever os tipos mais comuns de miopatias inflamatórias.
2. Conhecer a elaboração diagnóstica das miopatias inflamatórias.
3. Saber o tratamento e o manejo da dermatomiosite.

Considerações clínicas

A paciente apresentada tem dor e fraqueza muscular proximal de início subagudo, algumas dificuldades de deglutição (disfagia) e erupção cutânea. Esse quadro clínico é consistente com dermatomiosite. As duas miopatias inflamatórias mais comuns são a dermatomiosite e a polimiosite. Ambas apresentam os sintomas comuns de fraqueza muscular proximal. **A dermatomiosite difere da polimiosite por sua imunopatogênese, mas também pelo envolvimento da pele, com erupção, descoloração e calcificação tecidual.** A miosite com corpos de inclusão (IBM) é outra miopatia inflamatória que divide algumas características com a polimiosite e a dermatomiosite. No entanto, a IBM ocorre em pacientes mais idosos, em geral > 50 anos, e afeta mais homens do que mulheres. A miosite com corpos de inclusão tende a apresentar-se com um início mais gradual de fraqueza, que pode estar presente há vários anos no momento do diagnóstico. Ela geralmente segue uma evolução mais indolente e é refratária ao tratamento.

ABORDAGEM À
Dermatomiosite

DEFINIÇÕES

ERUPÇÃO VIOLÁCEA: descoloração violácea-azulada na face, nas pálpebras, no pescoço, nos ombros, na parte superior do tórax, nos cotovelos, nos joelhos, nos dedos e nas costas de pacientes com dermatomiosite.

NÓDULOS DE GOTTRON: lesões achatadas elevadas e sem prurido, encontradas sobre o dorso das articulações metacarpofalangeanas, interfalangeanas proximais e articulações interfalangeanas distais.

ANTICORPO ANTI-JO-1: anticorpo que reconhece uma histidil-tRNA sintetase citoplasmática.

CREATINA QUINASE (CK): uma enzima encontrada primeiramente no coração e nos **músculos esqueléticos** e, em menor extensão, no cérebro. Lesão significativa de qualquer uma dessas estruturas levará a um aumento mensurável dos níveis de CK.

FENÔMENO DE RAYNAUD: uma condição resultante de pouca circulação nas extremidades (i.e., quirodáctilos e pododáctilos). Em um indivíduo com fenômeno de Raynaud, quando sua pele é exposta ao frio ou quando o indivíduo está perturbado, os vasos sanguíneos sob a pele apresentam espasmo, diminuindo o fluxo de sangue. A isso se dá o nome de vasoespasmo. Essas áreas podem tornar-se cianóticas e frias.

ABORDAGEM CLÍNICA

A polimiosite e a dermatomiosite são frequentemente consideradas em conjunto, pois têm características clínicas, laboratoriais e patológicas semelhantes, e porque progridem ao mesmo tempo. Embora a miosite por corpos de inclusão dividam algumas características com a polimiosite e a dermatomiosite, ela geralmente segue uma evolução mais indolente, e é mais refratária ao tratamento.

Epidemiologia e características clínicas

A **dermatomiosite** é mais rara que a polimiosite, afetando 10 pessoas em cada 1 milhão. Embora exista uma forma juvenil da doença, que se inicia entre os cinco e 15 anos de idade, ela se inicia mais comumente entre os 40 e 60 anos. A dermatomiosite tem início subagudo (relativamente curto e grave), agravando-se em um período de dias ou semanas, embora também possa durar meses.

A característica distintiva da dermatomiosite é uma erupção acompanhante ou, mais frequentemente, uma fraqueza muscular precedente. A erupção é descrita como uma descoloração irregular violácea-azulada na face, no pescoço, nos ombros, no tórax superior, nos cotovelos, nos joelhos, nos dedos e nas costas. Alguns pacientes também podem desenvolver nódulos endurecidos de depósitos de cálcio debaixo da pele. Dificuldade para engolir (disfagia) também pode ocorrer. Em cerca de um quarto dos casos em adultos há dores musculares sensíveis ao toque. Na forma juvenil, as mialgias podem ser observadas em até 50%.

A polimiosite também provoca graus variáveis de redução da função muscular. A doença tem um início mais gradual em comparação com a dermatomiosite e, em geral, inicia aos 20 anos. A polimiosite raramente afeta indivíduos com menos de 18 anos de idade. Como na dermatomiosite, ocorre dificuldade de deglutição, sendo mais comum na polimiosite, podendo afetar a nutrição, assim como aumentar o risco de pneumonia aspirativa. Aproximadamente um terço dos pacientes com polimiosite ou dermatomiosite apresenta sensibilidade muscular dolorosa e cãibras.

A principal característica da polimiosite e da dermatomiosite é a fraqueza muscular proximal simétrica e indolor, com sintomas que possivelmente iniciaram três a seis meses atrás, no momento do diagnóstico. A fraqueza muscular da extremidade superior manifesta-se como dificuldade em realizar atividades que necessitam manter os braços para cima, como lavar o cabelo, fazer a barba ou alcançar prateleiras altas.

A fraqueza dos músculos do pescoço pode levar à dificuldade de levantar a cabeça do travesseiro ou, até mesmo, de manter a cabeça erguida ao estar em pé. O envolvimento dos músculos faríngeos pode resultar em rouquidão, disfonia, disfagia e regurgitação nasal após deglutir. A fraqueza muscular proximal da extremidade inferior manifesta-se como dificuldade de subir escadas e levantar da posição sentada ou de cócoras. Os pacientes muitas vezes procuram por cadeiras com braços para se levantar ou agarram a pia ou uma barra para estender toalhas para levantar-se do vaso sanitário.

Outras características clínicas

A queixa principal é a fraqueza, mas também podem ocorrer mialgias proximais e sintomas constitucionais, como febre, fadiga e perda de peso.

Uma pneumonite intersticial ocorre em cerca de 10% dos pacientes com polimiosite, em geral se desenvolvendo gradualmente durante a evolução da doença. O envolvimento miocárdico na polimiosite e na dermatomiosite é bem descrito. A frequência relatada da insuficiência cardíaca congestiva (com ou sem cardiomegalia) varia de 5 a 27-45%. As anormalidades eletrocardiográficas são mais comuns, com bloqueio fascicular anterior esquerdo e bloqueio de ramo direito, representando os defeitos de condução mais frequentes.

Tanto a polimiosite como a dermatomiosite estão associadas com um risco aumentado de processos malignos, com um risco de três vezes demonstrado em pacientes com dermatomiosite e um risco de 1,4 vezes para pacientes com polimiosite. Os tipos de processos malignos em geral refletem aqueles esperados para a idade e o sexo, embora o câncer ovariano tenha sido relatado com uma maior frequência em mulheres com dermatomiosite, e ambos os grupos de pacientes demonstraram uma ocorrência maior do que a esperada para linfomas não Hodgkin.

Características cutâneas da dermatomiosite

Na dermatomiosite, os pacientes podem apresentar erupção eritematosa, frequentemente pruriginosa sobre a face, incluindo as bochechas, as pregas nasolabiais, o queixo e a região frontal.

A descoloração violácea-azulada sobre as pálpebras superiores, associada com edema periorbital é característica (Figura 40.1), assim como o *sinal do xale*, que descreve o padrão de uma erupção cutânea com distribuição em V sobre o tórax e os ombros. As **pápulas de Gottron** – lesões achatadas não pruriginosas encontradas sobre o dorso das articulações metacarpofalangeanas, interfalangeanas proximais e interfalangeanas distais – são praticamente patognomônicas para dermatomiosite

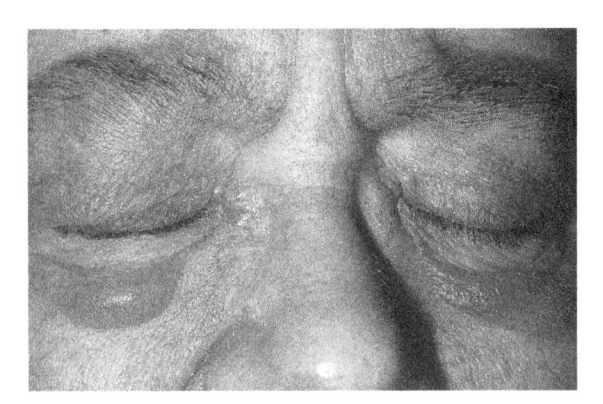

Figura 40.1 Erupção violácea. (Reproduzida, com permissão, de Wolff K, Johnson RA, Suurmond D. Fitzpatrick's Color Atlas & Synopsis of Clinical Dermatology, 5th ed. New York, NY, McGraw-Hill Publishers, 2005:373.)

(Figura 40.2). Muitas vezes de cor rosa escura a violácea, algumas vezes com uma leve descamação, essas lesões distinguem-se daquelas encontradas no lúpus cutâneo pelo fato do lúpus apresentar uma predileção para o dorso dos dedos, entre as articulações.

Calcinose cutânea

Crianças com dermatomiosite também são propensas à calcinose cutânea, que é o desenvolvimento de calcificação distrófica nos tecidos moles e músculos, levando à ulceração cutânea, infecção secundária e contratura articular. A calcinose da cútis ocorre em até 40% das crianças com dermatomiosite e é menos comum em adultos; não existe tratamento comprovado para prevenir essa complicação.

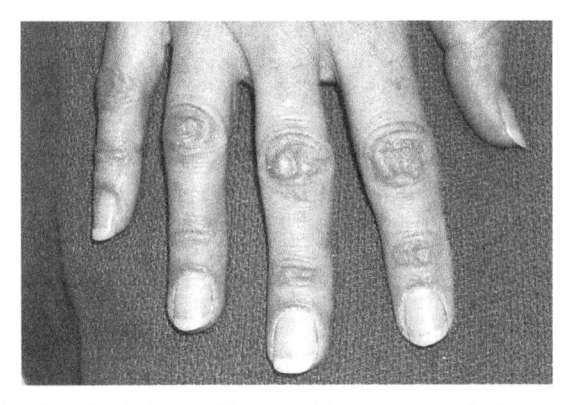

Figura 40.2 Pápulas de Gottron. (Reproduzida, com permissão, de Kasper DL, et al. Harrison's Principles of Internal Medicine, 16th ed. New York, NY: McGraw-Hill Publishers, 2004:316.)

Miosite com corpos de inclusão

A miosite com corpos de inclusão tende a apresentar-se com uma fraqueza de início mais gradual, que, no momento do diagnóstico, pode ser datada vários anos atrás. Embora a fraqueza muscular seja proximal, grupos musculares distais também podem estar afetados e uma assimetria de envolvimento é característica. Atrofia dos deltoides e quadríceps frequentemente está presente, e uma fraqueza dos músculos do antebraço (principalmente os flexores dos dedos) e dos dorsiflexores do tornozelo são características. Uma neuropatia periférica com perda dos reflexos tendinosos profundos pode estar presente em alguns pacientes.

Diagnóstico

Uma vez que tanto a polimiosite quanto a dermatomiosite são relativamente raras, não existe uma abordagem bem definida para diagnosticar essas condições. O diagnóstico é ainda mais complicado pela similaridade dessas doenças com outras doenças e distúrbios mais comuns. Tanto a polimiosite como a dermatomiosite são frequentemente diagnosticadas por meio da exclusão de outras condições.

Os **exames laboratoriais** incluem a determinação do nível sorológico da creatina quinase. A característica fundamental da polimiosite e dermatomiosite, embora inespecífica para qualquer uma, é uma elevação drástica da creatina quinase no soro, muitas vezes variando de 1.000 UI/L a 10.000 UI/L, embora possam ser observadas elevações mais discretas no início da doença. Na miosite com corpos de inclusão, as elevações da creatina quinase tendem a ser menos acentuadas, muitas vezes chegando de apenas 600 UI/L a 800 UI/L. Dos pacientes com miosite com corpos de inclusão, 20 a 30% podem apresentar um nível normal de creatina quinase. Quando se inicia um tratamento eficaz, os níveis de creatina quinase diminuem rapidamente, e determinações periódicas do nível são usadas para acompanhar a atividade da doença ao longo de sua evolução. **Aconselha-se precaução** ao interpretar elevações da creatina quinase, pois os níveis podem permanecer ligeiramente aumentados com doença clinicamente inativa. Portanto, o grau de elevação não se correlaciona necessariamente com o grau de fraqueza muscular, embora com frequência a exacerbação da doença esteja associada com níveis aumentados. Níveis séricos aumentados de aldolase, desidrogenase láctica (LDH), aspartato aminotransferase (AST) e alanina aminotransferase (ALT) são menos sensíveis e específicos para miosite ativa.

Os autoanticorpos podem estar presentes na polimiosite e na dermatomiosite, mas costumam estar ausentes na miosite com corpos de inclusão. Os autoanticorpos presentes na polimiosite e na dermatomiosite incluem os autoanticorpos específicos da miosite, anti-JO-1, observados em 20% dos pacientes, e os autoanticorpos anti-PL-7, anti-PL-12, anti-JO e anti-EJ, que são encontrados com menos frequência. Esses anticorpos reconhecem as sintetases de RNA transportador ou tRNA citoplasmáticas (para a sintetase tRNA), e são marcadores do subconjunto de pacientes de polimiosite e dermatomiosite, descritos como portadores da síndrome antissintetase, caracterizada por febre, artrite inflamatória, fenômeno de Raynaud e doença pulmonar intersticial, e está associada com uma redução da sobrevivência em comparação com a polimiosite e dermatomiosite não complicada.

A avaliação do paciente com suspeita de miosite deve incluir uma **eletromiografia e estudos de condução nervosa**, que mostrará alterações da atividade muscular em repouso e com contração, sugestivas de uma miopatia irritativa ou inflamatória. Um espécime de **biópsia muscular** demonstrando as características histológicas típicas e a ausência de marcadores de miopatia metabólica, infecção ou efeito de fármaco, estabelece o diagnóstico de miosite. A biópsia muscular pode ser desnecessária em um paciente que apresenta fraqueza muscular proximal, elevação da creatina quinase e as manifestações cutâneas clássicas da dermatomiosite. No entanto, quando é feita uma biópsia, deve-se tomar cuidado para não escolher um músculo tão fraco ou atrófico que a biópsia revele somente a doença em estágio final. As características fisiopatológicas comuns da polimiosite, dermatomiosite e miosite com corpos de inclusão são a inflamação crônica, uma tentativa de cura por meio da fibrose e uma perda líquida de miofibrilas. O infiltrado inflamatório é composto principalmente por linfócitos. Na polimiosite e na miosite com corpos de inclusão, os linfócitos são mais encontrados nos fascículos, constituídos de linfócitos T CD8+. Na dermatomiosite, as células são encontradas mais nas regiões perivascular e perifascicular, principalmente macrófagos e linfócitos CD4+. A atrofia perifascicular é diagnóstica de dermatomiosite, independente da presença de células inflamatórias.

Na miosite com corpos de inclusão, as células musculares apresentam uma variedade de inclusões anormais, incluindo inclusões citoplasmáticas eosinofílicas, vacúolos marginados com grânulos basófilos e focos que se coram positivamente com vermelho do Congo, consistentes com depósitos amiloides.

Na microscopia eletrônica, a miosite com corpos de inclusão é caracterizada pela presença de filamentos citoplasmáticos helicoidais (tonofilamentos), que contêm proteína beta-amiloide e diversas outras proteínas implicadas na neurodegeneração.

Muitas vezes o quadro clínico é simples e pode ajudar a distinguir entre os tipos mais comuns (polimiosite [PM], dermatomiosite [DM], IBM; ver Quadro 40.1). No entanto, outras condições podem apresentar mialgia, fraqueza ou aumento da creatina quinase sorológica, ou qualquer combinação dessas características, e devem ser excluídas. Com frequência essas condições podem ou não estar associadas a um infiltrado de células inflamatórias na biópsia muscular. Muitos fármacos e toxinas podem induzir uma miopatia metabólica com fraqueza, elevação da creatina quinase no soro e mialgia, como as estatinas (medicamentos para baixar o colesterol). A penicilamina e a zidovudina estão associadas com infiltrados inflamatórios. Infecção, endocrinopatia, miopatia metabólica, fibromialgia, polimialgia reumática, sarcoidose e fenômenos paraneoplásicos, além de algumas distrofias musculares geneticamente adquiridas, também devem ser consideradas. Portanto, é necessário obter uma história abrangente, incluindo história familiar, história médica pregressa, medicações em uso e exposições.

Quadro 40.1 • MIOPATIAS INFLAMATÓRIAS IDIOPÁTICAS: CARACTERÍSTICAS CLÍNICAS E LABORATORIAIS			
	IBM	PM	DM
Idade de início	> 50 anos	Adulta	Todas as idades
Sexo	Homens	Mulheres	Mulheres
História familiar	Rara	Não	Não
Processo maligno associado	Não	Raro	Sim
Erupção	Não	Não	Sim
Nível de CK	< 10 × normal	50 × normal	50 × normal
Resposta terapêutica	Pobre	Variável	Boa
Achado de biópsia	Vacúolos, depósitos amiloides	Depósitos de complemento inflamatório	Inflamação

CK, creatina quinase; DM, dermatomiosite; IBM, miosite com corpo de inclusão; PM, polimiosite.

Tratamento e manejo

Atualmente, não existe cura para as miopatias inflamatórias. No entanto, existem várias abordagens de tratamentos. Vários **agentes imunossupressores** demonstraram ser eficazes no tratamento da dermatomiosite e da polimiosite. O principal fármaco para o tratamento é a prednisona administrada por via oral, inicialmente em uma dose de 1 mg/kg pela manhã. A redução da dose pode ser tentada após quatro a seis semanas, com uma redução bem gradual. Em pacientes cuja doença responde parcialmente aos corticosteroides, ou naqueles que não toleram doses crônicas ou elevadas, podem ser usados outros agentes, como o metotrexato ou azatioprina. O uso de qualquer agente terapêutico requer a compressão de seu perfil de toxicidade e a monitoração cuidadosa dos efeitos adversos. A infusão intravenosa de imunoglobulina com uma base mensal pode ser útil em alguns pacientes com dermatomiosite refratária.

A miosite com corpos de inclusão é considerada refratária a qualquer tratamento medicamentoso, embora poucas séries relatem estabilização e até mesmo melhora em pacientes tratados com prednisona isolada ou em combinação com azatioprina ou metotrexato. O tratamento com imunoglobulina por via intravenosa apresentou algum benefício em pacientes com disfagia ou dificuldades de deglutição. Rituximabe, um anticorpo monoclonal contra linfócitos B CD20+, encontra-se atualmente em avaliação em um estudo multicêntrico, placebo-controlado em pacientes PM/DM (adultos e juvenis) (www.clinicaltrial.gov).

Rastreamento

Os pacientes também necessitam avaliação da função pulmonar e cardíaca com raio X de tórax, testes formais da função pulmonar, eletrocardiograma (ECG) e encaminhamentos para cardiologia e pneumologia. **A dermatomiosite e a polimiosite muitas vezes estão associadas com processo maligno subjacente.** Se houver suspeita de malignidade, é indicada uma investigação primária ampla, incluindo radiografia relevante, avaliação ginecológica, colonoscopia e radiograma mamária. Mesmo quando uma avaliação inicial para processos malignos no momento da apresentação da miosite for irrelevante, **o médico deve permanecer atento a sinais e sintomas de processos malignos recentes nos primeiros anos de acompanhamento.**

Fisioterapia

A fisioterapia é importante para ajudar os pacientes a lidar com a fraqueza muscular associada com miopatias inflamatórias. O fisioterapeuta ajudará o paciente na elaboração de um programa de exercícios apropriado, e também ajudará o paciente a progredir ao longo do programa. Alguns pacientes podem necessitar de dispositivos de apoio, como andador, e o fisioterapeuta ajudará a determinar qual é o mais adequado.

Fonoaudiologia

Alguns pacientes que apresentam problemas de deglutição necessitam de acompanhamento com fonoaudiólogo. O fonoaudiólogo pode recomendar exercícios que podem melhorar a deglutição, assim como fornecer dicas gerais e orientação para superar as dificuldades de deglutição. Como em muitas outras condições, o esclarecimento sobre miopatias inflamatórias e grupos locais de apoio podem ser as melhores ferramentas para o manejo do distúrbio e para a prevenção de complicações.

QUESTÕES DE COMPREENSÃO

40.1 Qual dos itens a seguir **não** é uma manifestação dermatológica da dermatomiosite?

    A. Calcinose cutânea.
    B. Erupção malar.
    C. Pápulas de Gottron.
    D. Erupção violácea.

40.2 Qual das seguintes afirmações é verdadeira para miosite com corpos de inclusão?

    A. IBM difere da polimiosite somente em relação à resposta ao tratamento imunológico.
    B. IBM é a miopatia adquirida mais comum em pacientes com mais de 50 anos.
    C. A inflamação deve estar presente na biópsia muscular para confirmar um diagnóstico de IBM.
    D. A presença de *vacúolos marginados* na biópsia muscular de pacientes com IBM é causada pelos efeitos do tratamento imunossupressor crônico.

40.3 Qual das condições a seguir está associada com polimiosite e dermatomiosite?

    A. Doença pulmonar intersticial, psoríase, disfagia.
    B. Doença pulmonar intersticial, insuficiência cardíaca, processo maligno.

C. Processo maligno, arritmias cardíacas, meningite.
D. Processo maligno, doença pulmonar intersticial, meningite.

RESPOSTAS

40.1 **B.** Erupção malar, também denominada erupção em borboleta, envolve as bochechas e estende-se sobre a ponte nasal, sendo mais observada em pacientes com lúpus eritematoso sistêmico.

40.2 **B.** É a doença muscular adquirida mais comum, ocorrendo em pessoas com mais de 50 anos, com uma prevalência estimada de 4-9:1.000.000. Afeta mais os homens do que as mulheres, acima de 2:1.

40.3 **B.** A dermatomiosite e a polimiosite estão associadas com um maior risco de processo maligno, embora em graus variáveis, e uma incidência de 10% de envolvimento pulmonar e cardíaco.

DICAS CLÍNICAS

▶ A miosite com corpos de inclusão não é uma variante da polimiosite, mas é a doença muscular adquirida mais comum, ocorrendo em indivíduos com mais de 50 anos.
▶ Existem acúmulos anormais de proteínas comumente observadas em distúrbios neurodegenerativos (doença de Alzheimer, doença de Parkinson, etc.) nas fibras musculares de pacientes com miosite com corpos de inclusão.
▶ A maioria dos pacientes com PM apresenta alguma fraqueza distal, embora ela geralmente não seja tão grave quanto a fraqueza proximal.
▶ A razão mais comum para um erro diagnóstico de uma miopatia inflamatória é a interpretação patológica errônea da biópsia.

REFERÊNCIAS

Kissel JT. Misunderstandings, misperceptions, and mistakes in the management of the inflammatory myopathies. *Semin Neurol*. 2002 Mar;22(1):41-51.

Neuromuscular Disease Center. Available at: http://www.neuro.wustl.edu/neuromuscular/.

Rendt K. Inflammatory myopathies: narrowing the differential diagnosis. *Cleve Clin J Med*. 2001 Jun;68(6):505, 509-514, 517-519.

CASO 41

Um homem de 64 anos vai ao neurologista com uma história de 11 meses de fraqueza progressiva. Ele notou inicialmente uma fraqueza na mão direita e dificuldade de segurar objetos. Essa fraqueza evoluiu para seu ombro e braço direito, com dificuldade de levantar o braço acima da cabeça e dificuldade para carregar objetos. Os únicos problemas de saúde do paciente são pressão alta e artrite nos joelhos. Ao exame, o paciente está bem e cognitivamente intacto. O exame geral revela atrofia muscular e perda de músculos intrínsecos e pequenos músculos da mão direita, além de perda de músculos de seu ombro esquerdo. Existem espasmos musculares visíveis nos músculos dos braços e dos músculos paraespinais das costas. O exame neurológico revela fraqueza significativa da extremidade superior direita e fraqueza moderada do bíceps e do deltoide esquerdo, e dos flexores do quadril direito. Seus reflexos estão aumentados nas pernas e no braço esquerdo. Seu exame sensorial e cerebelar está normal. A ressonância magnética (RM) cerebral e da coluna estão normais. Os exames laboratoriais estão normais.

▶ Qual é o diagnóstico mais provável?
▶ Qual é o próximo passo diagnóstico?
▶ Qual é o próximo passo terapêutico?

RESPOSTAS PARA O CASO 41:
Esclerose lateral amiotrófica

Resumo: um homem de 64 anos, relativamente sadio, apresenta fraqueza muscular esquelética progressiva de ambas as extremidades superiores e inferiores. Seu exame e a avaliação diagnóstica revelam fraqueza muscular pura, sem envolvimento sensorial e cerebelar e sem anormalidades medulares e cerebrais.

- **Diagnóstico mais provável:** doença do neurônio motor – esclerose lateral amiotrófica.
- **Próximo passo diagnóstico:** eletromiografia de músculo esquelético e estudo da condução nervosa de nervos periféricos e raízes nervosas.
- **Próximo passo terapêutico:** manejo de apoio da mobilidade e monitoração da função respiratória e deglutição.

ANÁLISE

Objetivos

1. Descrever a abordagem diagnóstica da doença do neurônio motor/esclerose lateral amiotrófica, incluindo exames de neuroimagem, estudos laboratoriais e patológicos e testes eletrodiagnósticos.
2. Compreender que a esclerose lateral amiotrófica é um diagnóstico baseado na exclusão de outras síndromes motoras puras ou predominantemente motoras.
3. Conhecer o manejo da esclerose lateral amiotrófica.

Considerações clínicas

Esse homem de 64 anos queixa-se de fraqueza muscular progressiva dos músculos esqueléticos de sua extremidade superior direita, associada com perda da massa muscular (atrofia). O exame também mostra fraqueza na extremidade superior esquerda, assim como na extremidade inferior esquerda. Na história e no exame físico não há perda de sensibilidade, portanto, trata-se de um processo muscular (motor) puro. Os possíveis locais de patologia ou doença incluem a área de controle motor voluntário (neurônios motores), as raízes motoras individuais que se originam da medula, os nervos motores, que são compostos por mais de uma raiz motora, ou o músculo. Esses locais podem ser agrupados em vias motoras superiores e inferiores.

As vias motoras superiores incluem o neurônio motor superior, localizado no córtex motor do cérebro. Fibras nervosas mielinizadas (trato corticospinal) originam-se desses neurônios e trafegam para fazer sinapse em neurônios motores inferiores, localizados no tronco cerebral e na medula espinal. Ao nível do neurônio motor inferior origina-se a via do neurônio motor inferior. A partir do neurônio motor inferior origina-se a raiz nervosa que, em combinação com outras raízes nervosas, transforma-se em um nervo, que faz sinapse com músculo esquelético e, assim, controla o movimento do músculo esquelético da face e do corpo.

Doenças que afetam as vias motoras muitas vezes podem ser diferenciadas pelo quanto a via motora superior ou a inferior estejam puramente ou predominantemente afetadas. Pacientes com doença da via motora superior apresentarão fraqueza muscular espástica, associada com reflexo aumentado, enquanto os pacientes com doença da via motora inferior apresentarão fraqueza muscular esquelética flácida, associada à atrofia muscular e a reflexos ausentes ou diminuídos. A última apresentação é causada pela perda da inervação direta do músculo e também pode estar acompanhada de fasciculações musculares e/ou cãibras musculares.

Diagnósticos a considerar quando o quadro clínico é predominantemente uma síndrome da via motora inferior incluem processos que afetam neurônios motores inferiores, raízes motoras, nervos ou músculos, incluindo a medula espinal e compressão radicular, neuropatias motoras (síndrome de Guillain-Barré) e miopatias (polimiosite). Diagnósticos a considerar quando o quadro clínico é predominantemente uma síndrome da via motora superior incluem processos que afetam neurônios motores superiores, córtex motor e vias associadas, como o acidente vascular encefálico, tumores e uma doença desmielinizante. Nota-se que a compressão medular pode causar sinais e sintomas de síndromes motoras superiores e inferiores quando a compressão envolve vias motoras descendentes e raízes de nervos motores contíguas naquele nível medular.

No caso, o homem apresenta sinais e sintomas de disfunção motora superior e inferior. Os exames de imagem do cérebro e da medula excluem um processo cerebral, medular ou radicular.

Portanto, seu quadro clínico é altamente sugestivo de um processo de neurônio motor, afetando os neurônios motores superior e inferior, como a esclerose lateral amiotrófica.

ABORDAGEM À
Fraqueza motora pura

DEFINIÇÕES

DOENÇA DO NEURÔNIO MOTOR SUPERIOR: processo patológico resultando em fraqueza muscular esquelética, espasticidade e reflexos aumentados com sensibilidade normal.

DOENÇA DO NEURÔNIO MOTOR INFERIOR: processo patológico resultando em fraqueza muscular esquelética, flacidez, reflexos diminuídos ou ausentes, atrofia muscular e fasciculações com sensibilidade normal.

MIELOPATIA: processo patológico extrínseco ou intrínseco em relação à medula espinal, que pode resultar em fraqueza muscular, espasticidade e anormalidades sensoriais ao nível ou abaixo do nível da patologia medular.

RADICULOPATIA: processo patológico afetando as raízes motoras e/ou sensoriais que se originam da medula espinal ou que entram na medula espinal; geralmente causado por compressão ou estenose do forame da raiz nervosa (canal nervo/radicular), associado com doença medular degenerativa ou doença discal (espondilose ou espondilolistese).

ABORDAGEM CLÍNICA

Características clínicas e epidemiologia

A esclerose lateral amiotrófica (**ELA**) **é causada pela degeneração dos neurônios motores superiores (corticospinais) e inferiores (espinais)**, resultando em **atrofia de músculo esquelético e fraqueza**, culminando em **insuficiência respiratória**. O início geralmente é insidioso durante meses, iniciando em um membro em 56 a 75% dos pacientes. O envolvimento da fala (disartria) e/ou deglutição (disfagia) é definido como disfunção bulbar e ocorre como sintoma primário em 25 a 44% dos pacientes. A disfunção bulbar é incomum quando a ELA se apresenta entre os 30 e 40 anos; e representa mais de 50% dos pacientes quando a ELA se apresenta entre os 60 e 70 anos, especialmente em mulheres.

A incidência (número de casos novos por 100.00 por ano) e a prevalência (número de casos existentes por 100.000 por ano) são de um a dois casos e de quatro a seis casos, respectivamente. Existe um predomínio total de homens de 1,5 a 1 em casos esporádicos, com uma razão de 3-4 para 1 quando a ELA se apresenta entre os 60 e 70 anos. O intervalo de tempo entre o primeiro sintoma e o diagnóstico varia de 9 a 20 meses, com um intervalo de tempo médio de 13 meses. A sobrevida total é de três a cinco anos para mais de 50% dos pacientes, embora isso possa variar entre um e 20 anos. A idade de início é claramente um fator prognóstico para a sobrevida. Uma melhor sobrevida também está associada com início em um só membro e uma taxa de progressão lenta, enquanto um prognóstico pior está associado com início bulbar (disfunção da fala e deglutição) e uma taxa de progressão mais rápida.

Etiologia e patogênese

A etiologia da ELA é desconhecida, mas 10% são transmitidos de modo dominante ou recessivo, enquanto 90% dos casos são esporádicos. Dos casos familiares, 25% são causados por mutações do gene cobre-zinco (Cu/Zn) superoxido dismutase (SOD1), localizado no cromossomo 21. Mais de 100 mutações do gene SOD1 foram ligadas à ELA familiar. Para muitas destas mutações, a atividade da enzima é, na verdade, normal ou elevada. Portanto, a mutação do gene SOD1 causa doença pelo ganho de uma propriedade tóxica nociva, em vez de uma perda da função enzimática. Outras mutações de genes foram associadas com ELA familiar, incluindo mutações em genes implicados no metabolismo RNA (TARDBP, FUS-2, progranulina) e, mais recentemente, uma ligação ao cromossomo 9, associada com uma mutação em expansão hexanucleotídeo em uma região não codificadora do gene C9ORF72.

Vários processos patológicos (mecanismos patogênicos) estão implicados na degeneração do neurônio motor, incluindo a hiperativação de sinapses neurais excitatórias (excitotoxicidade), ativação imunológica e inflamação, disfunção mitocondrial ou metabolismo energético alterado, comprometimento da depuração de proteínas agregadas e morte celular prematura (apoptose). Embora os distúrbios em cada uma destas vias possam contribuir com a amplificação ou mesmo o início da lesão do neurônio motor, a relação temporal dessas vias e sua primazia em determinar o início e a progressão da doença, não são claras.

Diagnóstico

Nenhum exame fornece o diagnóstico definitivo de ELA, embora a **presença de sinais de neurônio motor superior em um membro isolado** seja sugestiva do distúrbio. O diagnóstico de ELA é essencialmente baseado nos sinais e sintomas que o médico observa no paciente, além de uma série de exames para excluir outras doenças. Uma história médica completa e um exame neurológico completo em intervalos regulares podem avaliar se sintomas como fraqueza muscular, atrofia muscular, hiper-reflexia e espasticidade estão se agravando de forma progressiva.

Como os sintomas da ELA podem ser similares àqueles apresentados por uma grande variedade de doenças ou distúrbios mais tratáveis, devem ser realizados exames mais apropriados para excluir a possibilidade dessas outras condições. Esses exames incluem a eletromiografia (EMG), velocidade de condução nervosa (VCN) e RM, que é capaz de diagnosticar condições como tumores medulares, hérnia de disco cervical, cavidades císticas cheias de líquido dentro da medula (siringomielia) ou doenças degenerativas medulares cervicais (espondilose ou espondilolistese).

Com base nos sintomas e achados de exame apresentados pelo paciente, o médico pode solicitar exames de sangue e amostras de urina para eliminar a possibilidade de outras doenças, além de solicitar exames laboratoriais de rotina. Em alguns casos, por exemplo, se o médico suspeita de que o paciente tem uma miopatia, em vez de ELA, pode ser feita uma biópsia muscular. Doenças infecciosas como HIV, vírus linfotrópico T humano (HTLV) e doença de Lyme, causada pela infecção por *Borrelia burgdorferi*, podem, em alguns casos, causar sintomas semelhantes à ELA. Distúrbios neurológicos como a esclerose múltipla, síndrome pós-pólio, neuropatia motora multifocal e atrofia muscular espinal (doença do neurônio motor inferior) também podem imitar certas facetas da doença, devendo ser considerados pelo médico que está fazendo o diagnóstico.

Estudos eletrodiagnósticos (EMG/VCN) são fundamentais para distinguir a ELA de outros distúrbios neuromusculares, como neuropatias predominantemente motoras (neuropatia motora multifocal, polineuropatia desmielinizante inflamatória crônica [CIDP]), miopatias (incluindo a miosite com corpos de inclusão), ou distúrbios da transmissão neuromuscular (miastenia grave). Também são úteis para fornecer evidência de denervação em certas regiões clinicamente indetectáveis ao exame neurológico padrão, como o envolvimento dos músculos paraespinais, do diafragma e dos músculos da língua.

Devido ao prognóstico deste diagnóstico e à variedade de doenças ou distúrbios que podem ser semelhantes à ELA nas fases iniciais da doença, os pacientes podem solicitar uma segunda opinião neurológica. Com base nos critérios diagnósticos El Escorial, determinados pela World Federation of Neurological Research Group on Motor Neuron Diseases, um diagnóstico definitivo de ELA requer a presença de sinais de neurônio motor superior e inferior, em pelo menos três regiões distintas, incluindo as extremidades superiores e/ou inferiores, a língua/fala e os músculos paraespinais, usando resultados clínicos, laboratoriais, radiográficos e patológicos.

Tratamento e manejo

Ainda não foi encontrada uma cura para a ELA. No entanto, a Food and Drug Administration (FDA) aprovou o primeiro tratamento com fármaco para a doença – riluzole. Acredita-se que o riluzole reduz os danos em neurônios motores, ao diminuir a liberação de glutamato, um neurotransmissor envolvido na excitotoxicidade (um dos mecanismos patológicos implicados na ELA). Ensaios clínicos com pacientes portadores de ELA mostraram que o riluzole prolonga a sobrevida por vários meses, principalmente nos indivíduos com dificuldade de deglutição. O fármaco também aumenta o tempo no qual o paciente ainda não precisa de apoio ventilatório.

O riluzole não reverte a lesão já ocorrida nos neurônios motores, e os pacientes que tomam o medicamento devem ser monitorados para lesão hepática e outros efeitos colaterais possíveis. No entanto, esse fármaco oferece a esperança de que a progressão da ELA possa um dia ser retardada com o emprego de novos medicamentos ou combinações de substâncias. Ensaios clínicos atuais em curso, com uma grande variedade de agentes medicamentosos, parecem promissores para retardar a progressão da doença ou melhorar a sobrevida, incluindo tratamento intravenoso com ceftriaxona, inibidores microgliais, modulação mitocondrial bioenergética e tratamento oligonucleotídeo antissentido (www.clinicaltrials.gov).

Foram concebidos outros tratamentos para ELA para aliviar os sintomas e melhorar a qualidade de vida dos pacientes. Esse tratamento de apoio é fornecido, de modo ideal, por equipes multidisciplinares de profissionais da saúde, como médicos, farmacêuticos, físicos, terapeutas ocupacionais, fonoaudiólogos, enfermeiras hospitalares ou enfermeiras para atendimento domiciliar. Ao trabalhar com os pacientes e cuidadores, essas equipes podem criar um plano individualizado de tratamento médico e fisioterapia, fornecendo equipamento especial, procurando manter os pacientes com a maior mobilidade e o conforto possíveis.

Os médicos podem prescrever medicamentos para ajudar a reduzir a fadiga, aliviar as cãibras musculares, controlar a espasticidade e reduzir o excesso de saliva e catarro. Também existem fármacos à disposição para ajudar os pacientes com dor, depressão, distúrbios do sono e obstipação. A fisioterapia e o equipamento especial podem melhorar e manter a independência e a segurança do paciente durante a evolução da doença. Exercícios aeróbios de baixo impacto, como caminhada, natação e treino com bicicleta ergométrica podem fortalecer os músculos não afetados, melhorar a saúde cardiovascular e ajudar os pacientes a combater a fadiga e a depressão. Exercícios motores e de alongamento podem ajudar a prevenir espasmos dolorosos e encurtamento (contratura) dos músculos. Fisioterapeutas podem recomendar exercícios que forneçam esses benefícios sem que os músculos sejam excessivamente trabalhados. Os terapeutas ocupacionais podem sugerir dispositivos como rampas, talas, andadores e cadeiras de rodas, que ajudam os pacientes a conservar energia, permanecendo móveis.

Pacientes com ELA que têm dificuldade para falar, podem beneficiar-se de um atendimento por uma terapeuta da fala. Esses profissionais da saúde podem ensinar os pacientes a usar estratégias adaptativas, como técnicas para ajudá-los a falar mais alto e mais claramente. Com a progressão da ELA, um fonoaudiólogo pode ajudar os pacientes a desenvolver formas para responder com sim ou não a perguntas, usando os seus olhos ou outros meios não verbais, e podem recomendar dispositivos como sintetizadores de voz e sistemas de comunicação baseados em computadores. Esses métodos e dispositivos ajudam o paciente a comunicar-se quando já não podem mais falar ou produzir sons vocais.

Pacientes e cuidadores podem aprender com fonoaudiólogos e nutricionistas a como planejar e preparar várias pequenas refeições ao longo do dia, que forneçam calorias, fibras e líquidos suficientes e evitar alimentos difíceis de deglutir. Os pacientes podem começar a usar dispositivos de sucção para remover o excesso de líquidos ou saliva, prevenindo a asfixia. Quando os pacientes deixam de comer o suficiente para sua nutrição, os médicos podem aconselhar a inserção de uma sonda alimentar no estômago. A utilização da sonda alimentar também reduz o risco de asfixia e pneumonia, que podem resultar da inalação de líquidos para o pulmão. A sonda não é dolorosa e não impede que o paciente se alimente por via oral, caso os estudos de deglutição apoiem a ingestão monitorada.

Quando os músculos que auxiliam a respiração tornam-se fracos, pode ser usada a assistência ventilatória não invasiva *(ventilação intermitente com pressão positiva* [IPPV] ou *ventilação com pressão positiva bifásica* [BiPAP], para auxiliar a respiração durante o sono.

Esses dispositivos inflam artificialmente os pulmões do paciente, a partir de várias fontes externas que são aplicadas diretamente à face ou ao corpo. Quando os músculos já não são mais capazes de manter os níveis de oxigênio e dióxido de carbono, os pacientes podem considerar formas mais invasivas e permanentes de ventilação mecânica (respiradores), nos quais uma máquina enche e esvazia os pulmões. Isso requer uma traqueostomia, pela qual um tubo é diretamente inseridos na traqueia do paciente. Os pacientes e seus familiares devem considerar diversos fatores ao decidir se e como usar uma dessas opções. Os dispositivos de ventilação diferem em seu efeito sobre a qualidade de vida do paciente e seu custo. Embora a ventilação de apoio possa melhorar os problemas respiratórios e prolongar a sobrevida, ela não afeta a progressão da ELA. Os pacientes devem ser informados sobre essas considerações e os efeitos em longo prazo de uma vida sem movimento, antes de tomar decisões sobre o apoio ventilatório.

Assistentes sociais e enfermeiras de atendimento domiciliar e de cuidados paliativos podem ajudar pacientes, familiares e cuidadores com os desafios médicos, emocionais e financeiros envolvidos no manejo da ELA, particularmente durante os estágios finais da doença. Assistentes sociais fornecem apoio para obtenção de ajuda financeira, elaboração de uma procuração com poderes permanentes, elaboração de um testamento vital, e procuram grupos de apoio para o paciente e os cuidadores. Fisioterapeutas respiratórios podem ajudar com os cuidados em tarefas, como a operação e manutenção de respiradores, e enfermeiras de cuidados domiciliares estão disponíveis não somente para fornecer cuidado médico, mas também para ensinar os cuidadores a manusear as sondas de alimentação e a movimentar os pacientes para evitar problemas cutâneos dolorosos e contraturas. Enfermeiras de cuidados paliativos trabalham com os médicos para assegurar uma medicação adequada, controlando a dor e fornecendo outros cuidados que afetam a qualidade de vida dos pacientes que desejam permanecer em casa. A equipe de cuidados paliativos também pode aconselhar os pacientes e cuidadores sobre questões pertinentes sobre o fim da vida.

QUESTÕES DE COMPREENSÃO

41.1 Um homem de 45 anos apresenta fraqueza dos braços e das pernas. A suspeita é ELA. Qual dos exames diagnósticos a seguir é fundamental para o diagnóstico?
   A. Análise do líquido cerebrospinal (LCS).
   B. Eletrencefalografia.
   C. EMG/VCN.
   D. Exame genético.

41.2 Qual a porcentagem de casos familiares de ELA?
   A. 10%.
   B. 25%.
   C. 50%.
   D. 100%.

41.3 Uma mulher de 44 anos tem um diagnóstico de ELA. Qual das características clínicas a seguir é provavelmente mais observada nessa paciente?
   A. Perda sensorial na face.
   B. Tremor de repouso nas mãos.
   C. Fala arrastada.
   D. Perda da sensibilidade posicional dos pododáctilos.

RESPOSTAS

41.1 **C.** Embora vários estudos diagnósticos ajudem a apoiar um diagnóstico de ELA, a EMG/VCN é fundamental para determinar o padrão de envolvimento juntamente com o exame físico.

41.2 **A.** De todos os casos de ELA, 10% apresentam um padrão de hereditariedade autossômica dominante.

41.3 **C.** ELA é um distúrbio do neurônio motor e não está associada com sintomas sensoriais.

> **DICAS CLÍNICAS**
>
> ▶ ELA é uma doença neurodegenerativa progressiva, que é esporádica em 90 a 95% dos casos.
> ▶ A mielopatia cervical comumente imita ELA e deve ser excluída por meio de exames de imagem apropriados.
> ▶ ELA é um diagnóstico de exclusão e requer a avaliação para distúrbios metabólicos, estruturais, infecciosos e inflamatórios que podem produzir um quadro clínico semelhante ao da ELA.
> ▶ Riluzole é o único fármaco aprovado pela FDA para ELA e demonstrou prolongar a sobrevida em 10%, definido por um retardo de três meses para iniciar apoio ventilatório invasivo.

REFERÊNCIAS

Ince PG, Highley JR, Kirby J, et al. Molecular pathology and genetic advances in amyotrophic lateral sclerosis: an emerging molecular pathway and the significance of glial pathology. *Acta Neuropathol*. 2011 Dec;122(6):657-671.

Murray ME, Dejesus-Hernandez M, Rutherford NJ, et al. Clinical and neuropathologic heterogeneity of c9FTD/ALS associated with hexanucleotide repeat expansion in C9ORF72. *Acta Neuropathol*. 2011;122(6):673-690.

National Institute of Neurological Disorders and Stroke. Amyotrophic lateral sclerosis fact sheet. Available at: http://www.ninds.nih.gov/disorders/amyotrophiclateralsclerosis/detail_amyotrophiclateralsclerosis.htm.

Rocha JA, Reis C, Simoes F, et al. Diagnostic investigation and multidisciplinary management in motor neuron disease. *J Neurol*. 2005 Dec;252(12):1435-1447.

Simpson EP, Yen AA, Appel SH. Oxidative stress: a common denominator in the pathogenesis of amyotrophic lateral sclerosis. *Curr Opin Rheumatol*. 2003 Nov;15(6):730-736.

Traynor BJ, Codd MB, Corr B, et al. Clinical features of amyotrophic lateral sclerosis according to the El Escorial and Airlie House diagnostic criteria: a population-based study. *Arch Neurol*. 2000 Aug;57(8):1171-1176.

University of Bristol Department of Anatomy. Upper motor neuron pathways: a tutorial. Available at: http://d-mis-web.ana.bris.ac.uk/calnet/UMN/page2.htm.

CASO 42

Uma mulher destra, de 45 anos, secretária, apresenta uma queixa há cinco meses de dormência e dor em seu dedo indicador e médio da mão direita, que piora ao dirigir ou quando ela digita em seu teclado no trabalho. Os sintomas muitas vezes despertam a paciente do sono. Ela notou recentemente uma redução da força de preensão, associada com queda frequente de objetos pesados. Sua história médica tem somente um achado importante, um diagnóstico de hipotireoidismo há sete meses. Seu exame neurológico e físico apresenta paresia na pesquisa da sensibilidade com agulha ao longo do lado direito da palma da mão, polegar, indicador e dedo médio da mão direita. Existe apenas leve fraqueza da flexão dos dedos, limitada aos dedos citados. Os sintomas são agravados quando se toca o lado ventral ou palmar de seu punho. O restante de seu exame é normal, incluindo o exame muscular e sensorial. Seus reflexos tendinosos profundos são normais. Não há alterações de músculos esqueléticos ou anormalidades articulares.

▶ Qual é o diagnóstico mais provável?
▶ Qual é o próximo passo diagnóstico?
▶ Qual é o próximo passo terapêutico?

RESPOSTAS PARA O CASO 42:
Mononeuropatia do nervo mediano

Resumo: uma mulher destra, com 45 anos, secretária, portadora de hipotireoidismo, apresenta uma queixa há cinco meses de dormência e dor em seu dedo indicador e médio à direita, que piora com a atividade dos dedos. Os sintomas frequentemente acordam a paciente do sono. Existem déficits motores e sensoriais na distribuição do nervo mediano. Existe um sinal de Tinel positivo. O restante de seu exame é normal, incluindo o exame muscular e sensorial. Seus reflexos tendinosos profundos também são normais.

- **Diagnóstico mais provável:** mononeuropatia do nervo mediano direito (síndrome do túnel do carpo [STC]).
- **Próximo passo diagnóstico:** eletromiografia e estudos da condução nervosa.
- **Próximo passo terapêutico:** tala de punho, analgésicos, reabilitação, avaliação cirúrgica.

ANÁLISE

Objetivos

1. Compreender os sinais e sintomas da mononeuropatia do mediano.
2. Conhecer o diagnóstico diferencial de fraqueza focal e déficits sensoriais.
3. Saber o tratamento e manejo da mononeuropatia do nervo mediano.

Considerações

A paciente apresenta sinais e sintomas de paresia focal, dor e fraqueza na mão direita. Seu exame revela um déficit sensorial afetando a região lateral da mão e dos dedos. Os sintomas pioram ou podem ser reproduzidos batendo ou exercendo pressão sobre o lado anterior ou o lado palmar de seu punho. O restante do exame é normal. Sua história clínica também é significativa pelo fato de trabalhar como secretária, com piora associada dos sintomas durante a digitação, assim como ao dirigir e durante o sono. Com base nesse quadro clínico, o *local da lesão* provavelmente está localizado no punho. A distribuição do comprometimento sensorial e motor na região lateral (lado do polegar) e nos quirodáctilos 2 a 4 da mão encaixa na distribuição do nervo mediano, que são alimentados ou inervados pelo nervo mediano pelas raízes cervicais 5 a 7, provenientes da medula cervical do mesmo lado. Esse quadro clínico é consistente com uma mononeuropatia mediana direita ou STC, que se origina do punho, embora a compressão das raízes desse nervo ao nível da coluna cervical ou o envolvimento dos plexos de nervos do braço não possam ser excluídos.

ABORDAGEM À
Síndrome do túnel do carpo

DEFINIÇÕES

TÚNEL DO CARPO: uma passagem rígida e estreita para ligamentos e ossos junto à base da mão, pela qual trafega o nervo mediano.

SINAL DE TINEL: reprodução de dormência, formigamento ou dor tocando ou pressionando o nervo mediano junto ao punho do paciente.

SINAL DE PHALEN: teste com o paciente mantendo seus antebraços para cima, enquanto os dedos apontam para baixo e pressionando as regiões dorsais da mão uma contra a outra. A presença de STC é sugerida quando um ou mais sintomas, como formigamento ou piora da dormência, são sentidos nos dedos durante um minuto.

RADICULOPATIA CERVICAL: resulta de compressão mecânica da raiz nervosa ou inflamação intensa da raiz nervosa ou raízes nervosas (i.e., radiculite), ocasionando uma dor aguda e/ou fraqueza na distrição da raiz nervosa.

PLEXOPATIA BRAQUIAL: feixe de nervos situados entre o pescoço e a axila, estando sua porção distal situada atrás da clavícula e dos músculos peitorais. É formado pelas raízes nervosas C5, C6, C7, C8 e T1, e pode ser mais bem entendida quando dividido em três partes: troncos, divisões e cordões.

ABORDAGEM CLÍNICA

Epidemiologia e características clínicas

A STC ocorre quando o nervo mediano, que trafega do antebraço para a mão, torna-se pressionado ou esmagado junto ao punho. O nervo mediano controla a sensibilidade do lado palmar do polegar (I), dedo indicador (II), dedo médio (III) e a região lateral (lado o polegar) do dedo anelar (IV), bem como os impulsos de alguns pequenos músculos da mão, que permitem que os dedos e o polegar se movam. O túnel do carpo é uma passagem estreita e rígida de ligamentos e ossos, situada na base da mão e que abriga o nervo mediano e os tendões. Às vezes, um espessamento dos tendões irritados ou outros edemas estreitam o túnel e comprimem o nervo mediano. O resultado pode ser dor, fraqueza, dormência da mão ou do punho, que se irradia para o braço. Embora as sensações dolorosas possam indicar outras condições, a STC é a neuropatia por aprisionamento mais comum e mais conhecida, na qual os nervos periféricos são comprimidos ou traumatizados.

Os sintomas costumam iniciar de modo gradual, com frequência como queimação, formigamento, dormência com prurido na palma da mão e nos dedos, em especial no polegar e nos dedos indicador e médio. Alguns indivíduos que apresentam a síndrome do túnel do carpo dizem que seus dedos são inúteis e inchados, mesmo quando existe pouco ou nenhum edema presente. Os sintomas em geral aparecem inicialmente em uma ou ambas as mãos durante a noite, porque muitas pessoas dormem com os punhos fletidos. Um indivíduo com STC pode acordar com uma necessidade de "sacudir" as mãos ou o punho. Com a piora dos sintomas, os pacientes podem sentir esse formigamento durante o dia.

A diminuição da força de preensão pode dificultar o ato de fechar o punho, pegar objetos pequenos ou executar outras tarefas manuais. Em casos crônicos ou não tratados, os músculos na base do polegar podem ser atrofiados. Não raramente, os pacientes relatam sintomas em toda a mão. Muitos pacientes com STC também queixam-se de sensações de aperto ou inchaço nas mãos e/ou alterações da temperatura (p. ex., as mãos podem estar sempre frias ou quentes). Muitos pacientes também relatam suscetibilidade a mudanças na temperatura (particularmente, o frio) e diferença na coloração da pele. Em casos raros, existem queixas de alterações da sudorese. Provavelmente esses sintomas sejam causados pelo envolvimento autonômico da fibra nervosa (o nervo mediano transporta a maior parte das fibras autônomas para a mão como um todo).

Com frequência a STC é o resultado de uma combinação de fatores que aumentam a pressão sobre o nervo mediano e os tendões no túnel do carpo, em vez de um problema com o próprio nervo. É muito provável que o distúrbio seja causado por uma predisposição congênita – o túnel do carpo simplesmente é menor em algumas pessoas do que em outras. Outros fatores contribuintes incluem traumatismo ou lesão do punho, causando edema, como entorse ou fratura, hiperatividade da hipófise (p. ex., acromegalia), hipotireoidismo, diabetes, artrite reumatoide, problemas mecânicos na articulação do punho, estresse no trabalho, uso repetitivo de ferramentas manuais que causam vibração, retenção de líquido durante a gestação ou a menopausa ou o desenvolvimento de um cisto ou tumor no canal. Algumas doenças raras podem causar deposição de substâncias normais entre ou ao redor do túnel do carpo, levando à irritação nervosa. Essas doenças incluem **amiloidose**, **sarcoidose**, **mieloma múltiplo** e **leucemia**. Em alguns casos não pode ser identificada nenhuma causa.

Existem poucos dados clínicos para comprovar se movimentos repetitivos e fortes da mão e do punho, durante o trabalho ou as atividades de lazer, podem causar STC. Movimentos repetidos realizados durante o trabalho normal ou outras atividades diárias podem resultar em distúrbios de movimentos repetitivos, como bursite e tendinite. A cãibra do escritor (uma condição na qual existe uma falta da coordenação motora fina, dor e pressão nos dedos, no punho ou no antebraço é desencadeada por atividade repetitiva) não é um sintoma de STC.

As mulheres têm uma probabilidade três vezes maior que os homens para o desenvolvimento de STC, talvez porque o túnel do carpo pode ser menor em mulheres que em homens. A mão dominante geralmente é a primeira a ser afetada, produzindo um dor mais grave. A STC costuma ocorrer somente em adultos.

Nos Estados Unidos, a incidência é de 1 a 3 casos por 1.000 indivíduos por ano; a prevalência é de aproximadamente 50 casos por 1.000 indivíduos na população geral. A incidência pode aumentar para até 150 casos em 1.000 indivíduos por ano, com taxas de prevalência superiores a 500 casos em 1.000 indivíduos, por ano, em grupos de alto risco. Os indivíduos brancos provavelmente têm o maior risco. A síndrome parece ser muito rara em outros grupos étnicos que não sejam brancos. O pico de idade para o desenvolvimento de STC é dos 45 aos 60 anos. Somente 10% dos pacientes com STC têm menos de 31 anos.

Diagnóstico

O diagnóstico e o tratamento precoce são importantes para evitar um dano permanente do nervo mediano. Um exame físico de mãos, braços, ombros e pescoço pode ajudar a determinar se as queixas dos pacientes estão relacionadas com as atividades diárias ou com um distúrbio subjacente, e outras condições dolorosas que imitam a STC podem ser excluídas.

As síndromes do túnel do carpo incluem radiculopatias cervicais ou plexopatias braquiais que podem afetar mais de uma raiz nervosa ou nervo periférico. A radiculopatia cervical resulta de compressão mecânica da raiz nervosa ou inflamação intensa da raiz ou raízes nervosas (i.e., radiculite), ocasionando dor aguda lancinante na distribuição daquela raiz nervosa. A região cervical é responsável por 5 a 36% de todas as radiculopatias encontradas. A incidência de radiculopatias cervicais pelo nível de raiz nervosa é a seguinte: C7 (70%); C6 (19-25%); C8 (4-10%); e C5 (2%). No entanto, as distribuições da dor, dormência ou fraqueza muitas vezes seguem a distribuição das raízes nervosas. Como as raízes nervosas contribuem com mais de um nervo, as radiculopatias afetam com frequência músculos e padrões de dermátomo inervados por mais de um nervo periférico. Isso muitas vezes é uma pista para distinguir entre uma mononeuropatia e uma radiculopatia. Isso também aplica-se a condições que afetam o plexo braquial, que frequentemente envolve mais de um nervo. Embora o nervo mediano seja inervado pelas raízes cervicais C5–C7, essas raízes também fornecem inervação para outros nervos periféricos do ombro e do braço. O nervo mediano fornece inervação motora e sensorial para o compartimento flexor lateral do antebraço e da mão (Figura 42.1).

Clinicamente, o punho é examinado para verificar a presença de dor, edema, calor e descoloração. A sensibilidade deve ser testada em cada dedo e os músculos da base da mão devem ser examinados em relação à força e aos sinais de atrofia. Exames laboratoriais de rotina e radiografias podem revelar diabetes, artrite e fraturas.

Os médicos podem usar testes específicos para reproduzir os sintomas de STC. No teste de Tinel, o médico bate levemente ou pressiona o nervo mediano no punho do paciente. O teste é positivo quando ocorre formigamento nos dedos ou uma sensação semelhante ao choque. O teste de Phalen, ou teste de flexão do punho, requer que o paciente mantenha seus antebraços para cima, apontando os dedos baixo e pressionando as costas das mãos uma contra a outra. A presença de STC é sugerida quando um ou mais sintomas, como formigamento ou aumento da dormência, é percebido nos dedos em menos de um minuto. Os médicos também podem solicitar aos pacientes que façam um movimento que desencadeia os sintomas.

A. Distribuição sensorial do nervo mediano

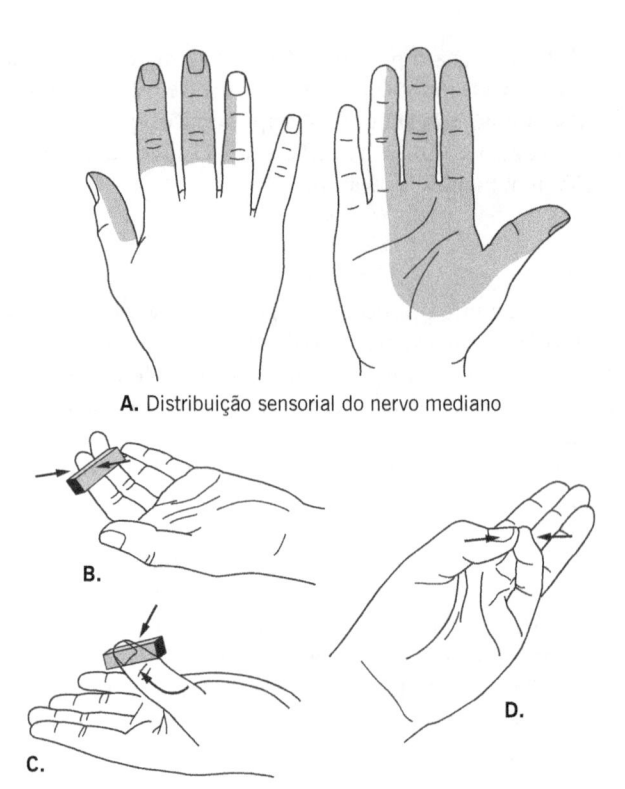

Figura 42.1 (**A**) Distribuição sensorial do nervo mediano. (**B, C, D**) Funções motoras do nervo mediano.

Muitas vezes é necessário confirmar o diagnóstico por meio de exames eletrodiagnósticos, eletromiografia/estudos da condução nervosa (EMG/VCN). Em um estudo da condução nervosa, os eletrodos são colocados na mão e no punho. Pequenos choques elétricos são aplicados e a velocidade com a qual os nervos transmitem os impulsos é medida. Na eletromiografia, uma agulha fina é inserida em um músculo; a atividade elétrica observada em uma tela pode determinar a gravidade da lesão do nervo mediano. A ressonância magnética (RM) pode mostrar a anatomia do punho, mas até hoje não tem sido especialmente útil no diagnóstico de STC. Podem ser feitos exames de sangue para identificar condições médicas associadas com STC. Eles incluem os níveis dos hormônios da tireoide, hemograma completo e análise da glicemia e proteína. As radiografias de mão e punho também podem ser úteis.

Tratamento

O tratamento da STC deve começar o mais cedo possível e sob a orientação de um médico. Causas subjacentes, como o diabetes ou artrite, devem ser tratadas inicialmente. O tratamento inicial em geral envolve repouso da mão e do punho afetados por no mínimo duas semanas, evitando atividades que possam piorar os sintomas, e imobilização do punho com uma tala, para evitar danos futuros decorrentes de torção ou flexão. Se houver inflamação, a aplicação de compressas frias pode ajudar a reduzir o edema.

Tratamentos não cirúrgicos

Em circunstâncias especiais, vários fármacos podem melhorar a dor e o edema associados com STC. Anti-inflamatórios não esteroides (AINEs), como ácido acetilsalicílico, ibuprofeno e outros analgésicos que não requerem prescrição médica podem melhorar os sintomas que estiveram presentes durante um curto período de tempo ou que forem causados por atividade extenuante. Diuréticos administrados por via oral podem reduzir o edema. Corticosteroides (como a prednisona) ou o fármaco lidocaína podem ser injetados diretamente no punho ou administrados por via oral (no caso da prednisona), para o alívio da pressão sobre o nervo mediano e para proporcionar alívio temporário imediato para pessoas com sintomas leves ou intermitentes. Suplementos da vitamina B_6 (piridoxina) demonstraram melhorar os sintomas da STC.

Exercícios de alongamento e fortalecimento muscular podem ser úteis em indivíduos cujos sintomas diminuíram. Esses exercícios podem ser supervisionados por um fisioterapeuta, um profissional treinado para usar exercícios no tratamento de deficiências físicas ou um terapeuta ocupacional treinado para avaliação de pessoas com comprometimentos físicos, ajudando-os a desenvolver habilidades para melhorar sua saúde e seu bem-estar. Acupuntura e cuidados quiropráticos têm beneficiado alguns pacientes, mas sua eficácia ainda não foi comprovada. Uma exceção é a ioga, que demonstrou reduzir a dor e melhorar a força de preensão em pacientes com STC.

Cirurgia

A liberação do túnel do carpo é um dos procedimentos mais realizados nos Estados Unidos. Em geral, é recomendada quando os sintomas duram mais de seis meses; a cirurgia envolve o seccionamento da faixa de tecido ao redor do punho para reduzir a pressão sobre o nervo mediano. A cirurgia é feita sob anestesia local e não requer internação hospitalar. Muitos pacientes necessitam cirurgia para ambas as mãos.

A cirurgia de liberação, o procedimento tradicional para a correção de STC, consiste em fazer uma incisão de até 2 polegadas no punho e, então, seccionar o ligamento carpal para alargar o túnel do carpo. O procedimento costuma ser feito sob anestesia local em caráter ambulatorial, a menos que existam considerações médicas não usuais. A cirurgia endoscópica pode permitir uma recuperação funcional mais rápida e menos desconforto pós-operatório que a cirurgia de liberação tradicional.

Embora os sintomas possam ser aliviados imediatamente após a cirurgia, a recuperação plena da cirurgia do túnel do carpo pode levar meses. Alguns pacientes podem apresentar infecção, lesão do nervo, rigidez e dor na cicatriz. Ocasionalmente, o punho perde a força porque o ligamento do carpo é seccionado. Os pacientes devem ser submetidos à fisioterapia logo após a cirurgia, para restaurar a força do punho. Alguns pacientes podem necessitar ajustar suas funções de trabalho ou, até mesmo, mudar de emprego após a recuperação cirúrgica. A recorrência de STC após o tratamento é rara. A maioria dos pacientes recupera-se completamente.

Prevenção

No trabalho, os pacientes afetados podem fazer um condicionamento de trabalho, executar exercícios de alongamento, fazer intervalos frequentes para descanso, usar talas para o punho e assumir uma postura correta e um posicionamento correto do punho. O uso de luvas sem dedos pode ajudar a manter as mãos quentes e flexíveis. As estações de trabalho, ferramentas e cabos, assim como as tarefas de trabalho, podem ser refeitas para permitir que o punho do trabalhador seja mantido em uma posição natural. Pode ser feito um rodízio de tarefas entre os trabalhadores. Os empregadores podem desenvolver programas em ergonomia. O processo de adaptação das condições do local de trabalho e do de trabalho requer a capacitação dos trabalhadores. No entanto, a pesquisa não mostrou de modo conclusivo que essas mudanças no local de trabalho evitam a ocorrência de STC.

QUESTÕES DE COMPREENSÃO

Combine as descrições clínicas de 42.1 a 42.3 com o diagnóstico correto (A-E). Escolha uma resposta apenas uma vez.

A. Radiculopatia C5.
B. Plexopatia braquial.
C. Miosite focal.
D. Mononeuropatia mediana.
E. Doença do neurônio motor.

42.1 Um homem de 42 anos apresenta dor irradiada para baixo a partir de seu ombro direito até o cotovelo, com dormência e formigamento na região ventral lateral de seu antebraço e sua palma do lado direito. O exame revela diminuição da sensibilidade da região lateral do ombro, região anterior do braço e antebraço, assim como ausência do reflexo bicipital à direita.

42.2 Uma mulher de 53 anos apresenta dormência e dor em suas mãos, que com frequência a despertam do sono. A paciente notou diminuição da capacidade de pegar objetos pequenos, como uma moeda ou um clipe de papel. Seu exame revela diminuição da sensibilidade na superfície tenar de ambas as mãos, maior na direita que na esquerda. A paciente também apresenta redução da sensibilidade no segundo e terceiro quirodáctilo de ambas as mãos. Existe um pequeno grau de atrofia muscular do músculo tenar à direita.

42.3 Uma mulher de 65 anos, com uma história de câncer na mama esquerda – pós--mastectomia e irradiação de linfonodos – apresenta uma fraqueza indolor e dormência de seu ombro esquerdo e nos músculos do braço, com redução da habilidade de abrir ou fechar sua mão esquerda. O exame revela atrofia muscular e abalos musculares dos músculos intrínsecos de sua mão esquerda, bíceps, deltoide e músculo escapular. O reflexo bicipital e braquiorradial estão ausentes.

RESPOSTAS

42.1 **A.** Dor irradiada na presença de sinais e sintomas que se estendem além de um único nervo, mas que é consistente com uma ou mais raízes nervosas.

42.2 **D.** Dor bilateral, dormência e fraqueza na distribuição do nervo mediano.

42.3 **B.** Fraqueza muscular, atrofia e déficit sensorial na distribuição de mais de um nervo (mediano, ulnar, radial, musculocutâneo) e mais de uma raiz nervosa (C4-C7) sugere plexopatia braquial. A história de irradiação prévia é um fator de risco para esta condição.

DICAS CLÍNICAS

▶ A síndrome do túnel do carpo envolve compressão do nervo mediano junto ao punho e envolve o polegar, o dedo indicador e o dedo médio.
▶ O tratamento não cirúrgico da STC inclui imobilização do punho durante o sono e minimização da atividade da mão afetada.
▶ O tratamento cirúrgico da STC envolve a liberação do ligamento do carpo, que pode ser abordado por via endoscópica.
▶ Ao contrário do que se acredita, o uso crônico do teclado de computador não é a causa principal de STC.
▶ A síndrome do túnel do tarso é análoga à STC, mas muito menos comum e causada pela pressão sobre o nervo em seu trajeto pelo túnel do tarso no tornozelo. O tratamento é semelhante.

REFERÊNCIAS

Bongers FJ, Schellevis FG, van den Bosch WJ, et al. Carpal tunnel syndrome in general practice (1987 and 2001): incidence and the role of occupational and non-occupational factors. *ANZ J Surg*. 2006 Dec;76(12):1131-1132.

Furman MB, Simon J, Puttlitz KM, et al. Cervical disk disease. Available at: http://www.emedicine.com/PMR/topic25.htm.

National Institute of Neurological Disorders and Stroke. Carpal tunnel syndrome fact sheet. Available at: http://www.ninds.nih.gov/disorders/carpal_tunnel/detail_carpal_tunnel.htm.

Stapleton MJ. Occupation and carpal tunnel syndrome. *Br J Gen Pract*. 2007 Jan;57(534):36-39.

Wilder-Smith EP, Seet RC, Lim EC. Diagnosing carpal tunnel syndrome—clinical criteria and ancillary tests. *Nat Clin Pract Neurol*. 2006 Jul;2(7):366-374.

CASO 43

Uma estudante universitária de 21 anos apresenta uma história de quedas frequentes e dificuldade para praticar corridas há quatro semanas. Essa mulher atlética afirma que notou estar tropeçando com frequência ao andar, caindo ao correr, dando "topadas" com seu hálux e não percebendo alguns degraus ao subir escadas. A paciente está muito angustiada e preocupada, achando que não será capaz de ser pegadora em seu time intercolegial de *softball*. Sua história médica pregressa não é significativa. Ao exame físico, o exame geral é normal. Seu exame neurológico chama a atenção por uma redução da dorsiflexão do tornozelo e eversão do pé direito. Existe uma leve atrofia muscular e "espasmos" musculares visíveis dos músculos laterais inferiores da perna direita, os quais não são observados à esquerda. O exame sensorial mostra redução da sensibilidade do tato leve e a pesquisa com agulha na região lateral baixa da perna direita e pé direito. A paciente apresenta coordenação normal e reflexos normais.

▶ Qual é o diagnóstico mais provável?
▶ Qual é o próximo passo diagnóstico?
▶ Qual é o próximo passo terapêutico?

RESPOSTAS PARA O CASO 43:
Pé caído

Resumo: é um caso de pé caído à direita em uma mulher jovem e atlética. Achados anormais ao exame estão limitados a sua extremidade distal inferior direita, incluindo incapacidade de levantar o pé direito contra a gravidade e de fazer sua eversão lateral.

- **Diagnóstico mais provável:** paralisia peroneal.
- **Próximo passo diagnóstico:** eletromiografia (EMG) do músculo e estudo da condução nervosa de nervo periférico e raízes nervosas.
- **Próximo passo terapêutico:** avaliação para órtese do tornozelo-pé e reabilitação; possível reparação cirúrgica.

ANÁLISE

Objetivos

1. Conhecer a abordagem diagnóstica de pé caído isolado.
2. Entender as causas de pé caído isolado.
3. Saber o manejo do pé caído isolado.

Considerações

A apresentação clínica deste caso aponta para uma paralisia isolada de um nervo, resultando em pé caído. O nervo fibular comum (L4-L5) inerva os músculos (perônio superficial e profundo) da parte inferior do pé e do tornozelo, que medeia a flexão do pé contra a gravidade (pé/pododáctilos levantados acima do solo) e o desvio lateral do pé para fora. A queda isolada do pé em geral é causada por uma patologia associada com o nervo perônio comum e seus ramos, ou com os músculos diretamente. No entanto, a presença de um grupo isolado de músculos enfraquecidos e de um déficit sensorial que segue a distribuição de um nervo aponta para o envolvimento de um nervo, uma mononeuropatia como causa. Não obstante a isso, outras condições clínicas também podem apresentar pé caído, incluindo a neuropatia ciática, plexopatia lombar ou radiculopatia lombar, distrofias musculares e doença do neurônio motor, requerendo uma avaliação completa para excluí-las.

ABORDAGEM AO
Pé caído

DEFINIÇÕES

FASCICULAÇÃO: pequena contração muscular involuntária e focal (espasmo), visualizada sob a pele e originada de uma descarga espontânea de um feixe de fibras musculares esqueléticas.

DENERVAÇÃO: perda do suprimento nervoso por lesão ou traumatismo de neurônios motores, raízes nervosas ou nervos periféricos.

NEUROPATIA COMPRESSIVA: neuropatia causada por compressão. A compressão pode ocorrer como um resultado de traumatismo, inflamação ou aprisionamento. O tipo mais comum de neuropatia compressiva é a síndrome do túnel do carpo (STC) ou aprisionamento do nervo mediano.

ABORDAGEM CLÍNICA

Características clínicas

"Pé caído" é uma descrição simples para um problema potencialmente complexo. O pé caído está associado a uma variedade de condições, como lesões dorsiflexoras, lesões nervosas periféricas, acidente vascular encefálico, neuropatias, toxicidade de drogas ou diabetes. A causa de um pé caído pode ser neurológica, muscular e anatômica. Essas causas podem sobrepor-se. O tratamento é variável e dirigido para a causa específica. O pé caído pode ser definido como uma fraqueza significativa da dorsiflexão do tornozelo e pododáctilo. Os músculos dorsiflexores do pé e tornozelo incluem o tibial anterior, extensor longo do hálux e extensor longo dos dedos. Esses músculos ajudam o corpo a manejar o pé durante a fase de balanço ao caminhar e ao assentar o calcanhar no solo (Figura 43.1). Essa fraqueza frequentemente resulta em uma marcha do tipo escarvante (ou "*steppage*"), porque o paciente tende a andar com uma flexão exagerada do quadril e do joelho para evitar que os pododáctilos arrastem no chão durante a fase de balanço da marcha, que faz o pé bater no chão. Como foi dito, o pé caído pode resultar de lesão dos dorsiflexores ou em algum ponto ao longo das vias neurais que suprem os dorsiflexores, do neurônio motor até a junção nervo-músculo.

O pé caído pode ser observado com lesão direta dos dorsiflexores. Foram relatados alguns casos de ruptura do tendão tibial anterior, levando ao pé caído. Essa ruptura subcutânea de tendão geralmente segue um traumatismo menor, com o pé em flexão plantar.

Síndromes compartimentais também podem levar ao pé caído, como resultado de edema ou hemorragia progressiva nos músculos do compartimento anterior da região inferior da perna, com frequência associados com atividade extenuante em indivíduos não condicionados.

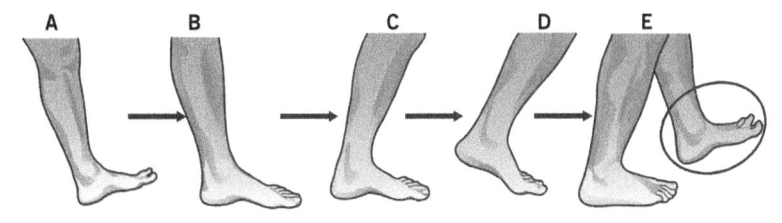

Figura 43.1 Fases de uma marcha normal (A-D); **A**, alinhamento do pé; **B**, acomodação intermediária; **C**, acomodação tardia; **D**, impulsão dos dedos; **E**, fase de balanço.

Lesões do nervo ciático, plexopatia lombossacra, radiculopatia lombar, doença do neurônio motor, miopatia ou lesões corticais parassagitais ou subcorticais também podem manifestar-se como pé caído. As últimas lesões podem ser diferenciadas pelo envolvimento de outros grupos musculares ou extremidades, por exames clínicos e eletrodiagnósticos.

Neuropatia peroneal é causada pela compressão junto à cabeça fibular e é a neuropatia compressiva mais comum no membro inferior, provavelmente porque esse nervo é suscetível a lesões ao longo de seu trajeto. O nervo ciático é composto por fibras nervosas que formam o nervo perônio comum e o nervo tibial. Esse nervo ramifica-se sobre a região posterior dos compartimentos anterior/lateral e posterior da perna e do pé, respectivamente. Como parte do nervo ciático, o nervo perônio comum é relativamente isolado do nervo tibial. Portanto, um traumatismo do nervo ciático pode afetar apenas uma de suas divisões. Além disso, o nervo peroneal é maior e tem menos tecido conectivo de proteção, tornando-o mais suscetível a traumatismo. Além disso, o nervo peroneal tem menos fibras autônomas, de modo que, em qualquer traumatismo, as fibras motoras e sensoriais sofrem o impacto. O nervo fibular tem um trajeto mais superficial, especialmente junto ao colo da fíbula, tornando-o vulnerável a traumatismo direto, como durante procedimentos cirúrgicos ou compressão decorrente de botas ou talas de joelho.

Diagnóstico

A abordagem diagnóstica do pé caído dá-se de acordo com a causa provável. Nos casos em que a causa é facilmente identificada, como no traumatismo, não são necessários exames diagnósticos laboratoriais específicos. Um pé caído unilateral espontâneo em um paciente previamente sadio, como nesse caso, requer investigação suplementar de causas metabólicas, incluindo diabetes, abuso alcoólico e exposição a toxinas.

Exames de imagem

Se um pé caído é pós-traumático, radiografias planas da tíbia/fíbula são apropriadas para demonstrar quaisquer traumatismos ósseos. Na ausência de traumatismo, quando há suspeita de disfunção anatômica (p. ex., articulação de Charcot), radiografias simples do pé e tornozelo podem fornecer informação útil. Quando estiver sendo investigado um tumor ou uma lesão de massa compressiva pode ser usada uma neurografia por ressonância magnética (NRM). A NRM tornou possível a produção de imagens de alta resolução de nervos periféricos, assim como de lesões intraneurais e extraneurais quando comparadas com a RM padrão.

Testes eletrodiagnósticos

A eletromiografia e os estudos de condução nervosa são úteis na diferenciação de várias causas. Esse estudo pode confirmar o tipo de neuropatia, estabelecer o local da lesão, estimar a extensão da lesão e predizer o diagnóstico. Estudos sequenciais são úteis para monitorar a recuperação de lesões agudas.

Tratamento

O tratamento do pé caído é direcionado para sua etiologia. Se o pé caído não for passível de cirurgia, muitas vezes utiliza-se uma órtese tornozelo-pé (órtese). O propósito específico de uma órtese é proporcionar a dorsiflexão do pé durante a fase de balanço, e a estabilidade medial e/ou lateral do tornozelo durante a postura.

O pé caído decorrente de traumatismo direto dos dorsiflexores geralmente necessita tratamento cirúrgico. Quando a lesão nervosa é a causa do pé caído, o tratamento é direcionado para a reparação ou remoção da lesão. Se o pé caído é secundário à hérnia discal (um achado em 1,2 a 4% dos pacientes com essa condição), a cirurgia de disco lombar deve ser considerada. O treinamento da marcha e o estiramento por meio de um programa de reabilitação podem ser incorporados, independentemente da escolha cirúrgica.

Prognóstico

Na neuropatia periférica compressiva, a recuperação ocorre em até três meses, desde que uma nova compressão seja evitada. A recuperação parcial de paralisa peroneal após reposicionamento total do joelho tem um bom prognóstico. A EMG de seguimento e os estudos de condução nervosa podem ser úteis para avaliar a recuperação. Uma paralisia parcial recupera-se mais rapidamente em decorrência do brotamento local. A perda axonal completa é reinervada somente por meio do crescimento axonal proximal para distal, em geral progredindo a 1 mm por dia. Portanto, as lesões de um nervo próximo ao seu músculo alvo têm resultado mais favorável. Em uma neuropatia por compressão nervosa, um estudo que mostra uma fraqueza motora grave com mais de seis meses de duração, um teste de elevação da perna negativo e a idade mais avançada são considerados fatores de mau prognóstico para a recuperação da dorsiflexão.

Quando existe lesão direta do nervo peroneal, um resultado mais favorável é notado com um traumatismo pérfuro-cortante em comparação com um traumatismo contundente. Uma lesão por tração ou estiramento do nervo tem resultado intermediário. Quando se utiliza um enxerto de nervo, a recuperação funcional depende da gravidade da lesão e, portanto, do comprimento do enxerto. Em enxertos com mais de 12 cm raramente é observada uma boa recuperação funcional.

QUESTÕES DE COMPREENSÃO

43.1 Um garoto de 14 anos recentemente começou a jogar hóquei no gelo na posição de goleiro. Duas semanas após treinamento frequente e jogos, o paciente começou a apresentar fraqueza bilateral dos pés, resultando em tropeços frequentes. Seu exame revela pé caído bilateral leve a moderado e fraqueza com eversão dos pés, além de dor ao longo da região superior lateral da perna abaixo do joelho, que ele atribuiu ao uso de protetores tibiais que usa durante os jogos. Qual dos locais a seguir é o local mais provável da doença?

A. Nervo ciático em sua saída da fissura ciática abaixo das nádegas.

B. Nervo peroneal junto à cabeça da fíbula.
C. Nervo tibial posterior nas panturrilhas.
D. Raiz nervosa lombar na coluna vertebral.

43.2 Quais raízes nervosas têm maior probabilidade de estarem associadas com a condição da Questão 43.1?

A. L2-L3.
B. L3-L4.
C. L4-L5.
D. L5-S1.

43.3 Qual os itens a seguir é o melhor método de avaliação da lesão da Questão 43.1?

A. RM da coluna.
B. TC da coluna.
C. Radiografia da região inferior da perna.
D. Eletromielografia.

RESPOSTAS

43.1 **B.** O paciente apresenta fraqueza isolada da dorsiflexão e eversão de ambos os pés e uma história de uso de equipamento esportivo associado com compressão do nervo peroneal em sua passagem ao redor da cabeça da fíbula, na região inferior da pena.

43.2 **C.** As raízes nervosas associadas ao nervo peroneal são L4-L5.

43.3 **D.** A EMG é a melhor modalidade para avaliar a lesão e recuperação do nervo periférico.

DICAS CLÍNICAS

▶ Um pé caído isolado pode ser a manifestação inicial ou predominante de uma polineuropatia desmielinizante hereditária, neuropatia hereditária com tendência a paralisias de pressão.
▶ Certas distrofias musculares afetam os músculos distais, resultando em pé caído, incluindo a distrofia miotônica e as distrofias musculares de Duchenne e Becker.
▶ A esclerose lateral amiotrófica ou doença de Lou Gehrig pode apresentar-se com um pé caído isolado, decorrente de degeneração de neurônio motor.

REFERÊNCIAS

Anselmi SJ. Common peroneal nerve compression. *J Am Podiatr Med Assoc*. 2006 Sep-Oct;96(5):413-417.

Gilchrist RV, Bhagia SM, Lenrow DA, et al. Painless foot drop: an atypical etiology of a common presentation. *Pain Physician*. 2002 Oct;5(4):419-421.

Nercessian OA, Ugwonali OF, Park S. Peroneal nerve palsy after total knee arthroplasty. *J Arthroplasty*. 2005 Dec;20(8):1068-1073.

CASO 44

Um garoto de oito anos é trazido para a emergência por sua mãe, após ter acordado com um formigamento da boca à direita, seguido de espasmos faciais à direita durante um minuto. Durante a crise, o garoto tinha dificuldade em falar. Sua mãe informa que, com um ano, o paciente apresentou um episódio de abalos generalizados quando estava doente, com uma gastrenterite viral e febre de 38,9°C. Durante o interrogatório, a mãe recorda que o paciente, aos quatro anos, acordou após ter urinado em sua cama e mordido sua língua, permanecendo letárgico durante metade do dia. A história familiar é significativa para crises infantis apresentadas por seu pai, que deixou de apresentá-las por volta dos 13 anos. O paciente teve um desenvolvimento normal e participa de um programa escolar para alunos bem dotados e talentosos. O paciente não apresentou febre recentemente, nem traumatismo craniano. Ao exame, o paciente parece um pouco cansado, mas está dentro do normal. Sua temperatura é de 36,7°C, frequência cardíaca de 80 bpm, frequência respiratória de 18 mpm e pressão arterial de 90/60 mmHg. Seu exame é normal, com compreensão apropriada e boa fluência; o exame fundoscópico é normal, sem papiledema, sem parestesia facial residual e nenhuma fraqueza focal ou dormência. Seus reflexos são normativos e sua marcha é estável. O paciente não apresenta lesões de pele e não tem nenhuma evidência de traumatismo craniano; seu pescoço não está contraído. Os exames do coração, dos pulmões e do abdome não apresentam nada digno de nota.

- Qual é o diagnóstico mais provável?
- Qual é o próximo passo diagnóstico?
- Qual é o próximo passo terapêutico?

RESPOSTAS PARA O CASO 44:
Crise epiléptica de início recente, criança

Resumo: um garoto de oito anos, sadio, vem à emergência com um episódio noturno de espasmos faciais e dificuldade de falar. O paciente tem uma história de evento noturno similar aos quatro anos, além de uma crise com febre quando tinha um ano. Seu pai teve crise epilépticas infantis. O desenvolvimento do paciente tem sido normal e seu exame não apresenta nada digno de nota.

- **Diagnóstico mais provável:** distúrbio de crise epilépticas convulsivo infantil, história de crise febril.
- **Próximo passo diagnóstico:** eletrencefalografia, ressonância magnética (RM) e exames laboratoriais de rotina.
- **Próximo passo terapêutico:** considerações de tratamento.

ANÁLISE

Objetivos

1. Compreender a terminologia apropriada para descrever as crises com precisão.
2. Entender as causas das crises em relação à idade e as síndromes epilépticas da infância.
3. Conhecer a abordagem diagnóstica e o tratamento de crises epilépticas de início recente na população pediátrica, com base na história e nos achados de exame.

Considerações

No caso apresentado, um garoto de oito anos apresentou uma crise noturna característica, com espasmos faciais e sialorreia. Sua consciência estava preservada. Antes dos cinco anos, os pacientes também podem apresentar uma generalização secundária, com disseminação dos espasmos faciais, passando a apresentar atividade tônico-clônica em todo o corpo, com incontinência, mordedura da língua, além de confusão pós-ictal. O paciente também tem uma história de crise febril e história familiar de crises na infância; portanto, essa apresentação é altamente sugestiva de epilepsia rolândica benigna, que tem um padrão de hereditariedade autossômica dominante (ver Caso 49). No entanto, crises de início recente na população pediátrica podem estar associadas a várias condições adquiridas ou hereditárias, que requerem uma abordagem prática do diagnóstico e tratamento.

ABORDAGEM À
Crise epiléptica de início recente na infância

DEFINIÇÕES

CRISE EPILÉPTICA: evento isolado, caracterizado por descarga sincronizada excessiva e anormal de neurônios corticais. Entre 7 e 10% dos indivíduos apresentarão crise epiléptica em algum momento da vida.

EPILEPSIA: tendência a apresentar crises recorrentes com manifestações cognitivas estereotipadas ou manifestações físicas. O risco de epilepsia em toda a vida é de 3%. As síndromes epilépticas podem ser grosseiramente classificadas em epilepsias generalizadas e epilepsias relacionadas à localização.

EPILEPSIA GENERALIZADA: crises recorrentes, que se originam concomitantemente em ambos os hemisférios cerebrais, em decorrência de uma predisposição hereditária. Estas incluem crises tipo ausência, crises tônico-clônicas, crises atônicas e crises mioclônicas. As crises ocorrem subitamente, sem auras ou outros sintomas focais.

EPILEPSIA RELACIONADA À LOCALIZAÇÃO: crises focais recorrentes que se originam de uma única região cerebral unilateral ou de múltiplas áreas discretas do cérebro. Causas **idiopáticas** têm uma base genética conhecida e incluem a epilepsia rolândica benigna autossômica dominante e a epilepsia do lobo temporal, enquanto as causas **sintomáticas** envolvem patologias adquiridas, como acidentes vasculares encefálicos, neoplasias e malformações congênitas. Uma etiologia comum é a esclerose temporal mesial direita, como pode ser observado nas imagens de RM (Figura 44.1). Causas **criptogênicas** estão associadas com retardo clínico, mental e do desenvolvimento, sem lesão estrutural óbvia.

CRISE PARCIAL SIMPLES: crise focal sem comprometimento da consciência. Auras, como odores ou sabores estranhos, são crises parciais simples.

CRISE PARCIAL COMPLEXA: crise parcial com comprometimento da consciência durante ou após o evento. Tanto a crise parcial simples como a crise parcial complexa podem disseminar-se, produzindo crises tônico-clônicas secundariamente generalizadas, com incontinência urinária, mordedura da língua e confusão pós-ictal.

ESTADO EPILÉTICO: emergência neurológica na qual uma crise persiste ou recorre por cinco minutos, sem que o estado mental tenha retornado ao estado basal. Algumas autoridades acreditam que a atividade epiléptica não cessa depois de cinco minutos e deve ser tratada o mais breve possível para evitar lesões.

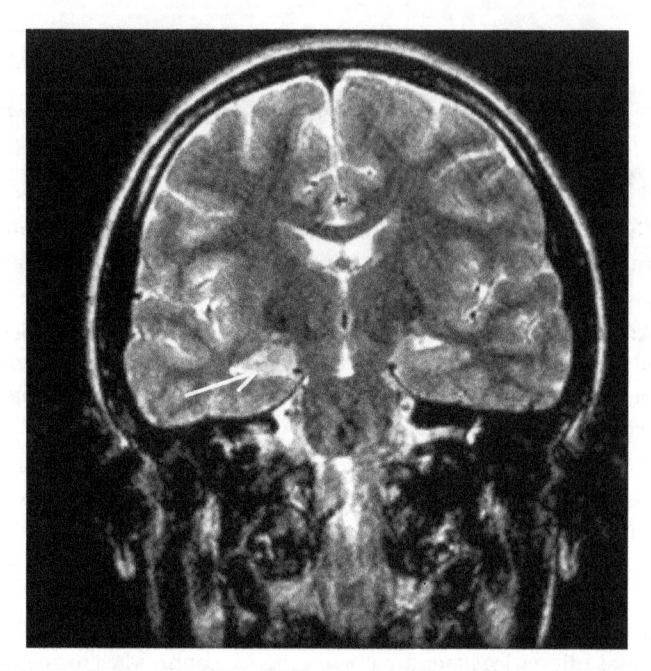

Figura 44.1 Ressonância magnética T2 (coronal) mostrando esclerose temporal mesial.

ABORDAGEM CLÍNICA

Causas comuns de crises pediátricas

Do período neonatal até os três anos, a causa mais comum de crises é uma lesão pré--natal seguida, em ordem decrescente de ocorrência, traumatismo perinatal, defeitos metabólicos, malformações congênitas, infecções do sistema nervoso central (SNC) e traumatismo pós-natal. Em crianças e jovens entre três e 20 anos, a causa mais comum é a hereditariedade, seguida por infecções, trauma, malformações congênitas e defeitos metabólicos. As quatro epilepsias hereditárias mais comuns são as crises febris, a epilepsia rolândica benigna, a epilepsia de ausência da infância e a epilepsia mioclônica juvenil. As três primeiras síndromes resolvem-se espontaneamente. As crises febris são muito comuns e ocorrem em 3 a 5% das crianças entre os seis meses e três anos, durante doenças com febres altas, e devem desaparecer aos cinco anos. A epilepsia tipo ausência é uma epilepsia generalizada, caracterizada por crises breves de olhar fixo, com parada comportamental e um padrão de eletrencefalograma (EEG) de descargas ponta-onda generalizadas de 3 Hz, provocadas pela hiperventilação (ver EEG da Figura 44.2). A epilepsia mioclônica juvenil envolve crises mioclônicas, que ocorrem logo após o despertar, e crises tônico-clônicas generalizadas, que são desencadeadas pela privação do sono e que respondem bem ao tratamento antiepiléptico com ácido valproico.

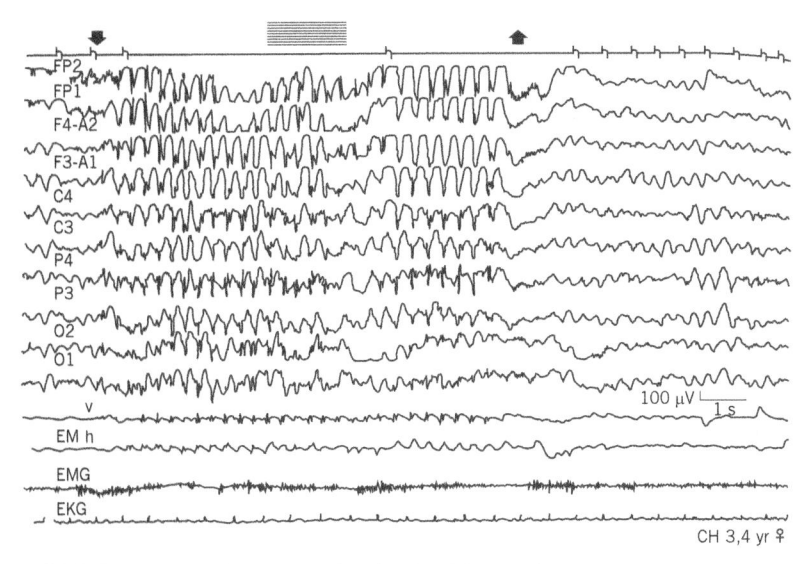

Figura 44.2 Ponta-onda 3 Hz generalizada simetricamente.

Avaliação diagnóstica de uma crise de início recente em uma criança

A primeira prioridade em qualquer paciente epiléptico é determinar que as crises ativas cessaram. O **estado epiléptico** é definido por uma **crise com duração superior a cinco minutos ou crises múltiplas e sucessivas, sem volta ao estado de alerta básico**; trata-se de uma emergência neurológica, em decorrência do potencial de lesão cerebral permanente e complicações tais como hipóxia e instabilidade autonômica. O paciente pode não apresentar uma crise franca, mas somente um comprometimento do estado mental, com espasmos focais sutis em uma condição denominada estado epiléptico não epiléptico, com uma morbidade similar. Quando há suspeita de um estado epiléptico, devem ser tomadas as medidas ABCs (via aérea, respiração, circulação), e medicações antiepilépticas devem ser administradas, começando com as benzodiazepinas e a fenitoína. A bioquímica sanguínea padrão deve ser checada para corrigir anormalidades metabólicas, como hipoglicemia e hipocalcemia, assim como outros exames, caso indicados, como a toxicologia. Depois do estado epiléptico ter sido excluído ou tratado, é importante obter uma história minuciosa e um exame da criança, para excluir traumatismo craniano, infecção, anormalidades do desenvolvimento e déficits neurológicos focais. Essas características atípicas devem alertar o médico para uma epilepsia sintomática, que pode ser causada por etiologias focais, como acidente vascular encefálico, neoplasia, infecção e malformações congênitas. A descrição da história da crise também pode ajudar a diferenciar a sintomatologia relacionada com a localização do paciente, de uma epilepsia generalizada, como as crises tipo ausência, que envolvem crises de olhar parado, ou crises tônico-clônicas generalizadas primárias.

O EEG pode esclarecer qualquer caso de estado epiléptico não epiléptico em pacientes sonolentos, sendo recomendado para avaliar todas as crises infantis inicias, visando uma classificação da crise. Até 50% dos pacientes epilépticos apresentarão um primeiro EEG normal. A RM deve ser feita principalmente na presença de uma história de desenvolvimento anormal ou com exame físico anormal. Caso a história e o exame sugerirem infecção pode ser realizada uma punção lombar; antibióticos empíricos devem ser administrados imediatamente. No recém-nascido com crises e suspeita de anormalidade metabólica deve ser determinada a amônia sorológica e ácidos orgânicos no soro e na urina.

O paciente deve ser internado para posterior monitoração e tratamento, caso a alteração do estado mental ou os déficits focais apresentem resolução lenta, se as crises ou uma etiologia maligna persistirem ou se houver achados anormais como febre e papiledema. Um neurologista deve ser consultado para auxiliar no diagnóstico, tratamento, aconselhamento familiar e acompanhamento.

Tratamento

É necessária uma transferência para uma unidade de tratamento intensivo para **intubação e EEG contínuo, além de monitoração cardiovascular, quando o estado epiléptico não responde a benzodiazepinas e fenitoína, requerendo supressão posterior com midazolam ou fenobarbital**. Para crises de início recente, o tratamento deve ser dirigido à etiologia subjacente. Entre 20 e 70% dos indivíduos com uma primeira crise tônico-clônica generalizada não provocada, não apresentarão mais uma segunda crise, de modo que **a introdução de um agente antiepiléptico é postergada até que ocorra uma segunda crise** ou se houver forte suspeita de instalação de epilepsia. Esses pacientes de risco aumentado são aqueles com déficits neurológicos focais, deficiência mental ou anormalidades na RM ou EEG. **Epilepsias generalizadas primárias**, como as **crises tipo ausência**, respondem melhor ao **valproato, etosuximida**, lamotrigina, topiramato, levetiracetam ou zonisamida; enquanto as epilepsias relacionadas com a localização devem ser tratadas com medicamentos como a **fenitoína, carbamazepina, oxcarbamazepina, lamotrigina, topiramato, levetiracetam ou lacosamida**. Pacientes com epilepsia rolândica benigna apresentam crises não frequentes e em geral se beneficiam de observação, somente. Se as crises piorarem, pode ser instituída uma medicação para crises parciais. Os pais dos pacientes devem ser aconselhados sobre a importância de não deixarem a criança na banheira ou piscina sem acompanhante, e também não devem deixá-la sem assistência em locais onde uma crise pode deixar a criança em perigo. Pacientes adolescentes devem ser proibidos de dirigir até que estejam livres de crises por pelo menos seis meses.

QUESTÕES DE COMPREENSÃO

Combine as seguintes etiologias (A-E) com as situações clínicas 44.1 a 44.4.
- A. Crise sintomática.
- B. Crise criptogenética.

C. Epilepsia generalizada primária.
D. Epilepsia relacionada à localização.
E. Crise parcial simples.

44.1 Um garoto de sete anos é levado ao hospital por sua mãe após se queixar persistentemente de um odor estranho, que não é percebido por mais ninguém.

44.2 Uma garota de oito anos desenvolve crises. A paciente tem uma fácies dismórfica e está frequentando uma escola especial. Sua RM e seu EEG são normais.

44.3 Uma menina de cinco anos apresentou crises súbitas de olhar parado, fixo e piscamento, presenciadas por sua professora durante a aula.

44.4 Um garoto de três anos é trazido ao hospital por apresentar episódios múltiplos de enrijecimento do braço direito, seguidos de abaloas generalizados. A RM identificou um tumor cerebral na região parietal esquerda.

RESPOSTAS

44.1 **E.** Auras são crises parciais simples.

44.2 **B.** A etiologia de uma crise criptogenética pode não estar bem estabelecida para um determinado paciente, mas está claro que existem anormalidades subjacentes.

44.3 **C.** As crises tipo ausência são uma forma de epilepsia generalizada primária e respondem bem à etosuximida.

44.4 **A e D.** As crises parciais com generalização secundária são sintomáticas de uma lesão identificada e continuarão a recorrer sem um tratamento antiepiléptico.

DICAS CLÍNICAS

▶ Uma crise de início recente em uma criança não costuma evoluir para uma epilepsia e pode ser acompanhada para verificar se há recorrência antes de iniciar a administração de um agente antiepiléptico.

▶ O estado epiléptico é uma emergência neurológica e pode ser a apresentação da primeira crise do paciente. O estado epiléptico não significa, necessariamente, um risco aumentado para epilepsia.

▶ Um estado mental alterado pode ser a única manifestação de um estado epiléptico não convulsivo, portanto, deve existir um limiar muito baixo para iniciar um tratamento com benzodiazepinas ou fenitoína, enquanto se aguarda a confirmação eletrencefalográfica.

▶ A história, com uma descrição precisa da crise e epilepsia, em geral fornece um auxílio diagnóstico e prognóstico maior do que todos os exames diagnósticos disponíveis.

▶ Epilepsias generalizadas primárias apresentam a melhor resposta ao tratamento.

▶ Epilepsia rolândica benigna, crises febris, crises tipo ausência e a epilepsia mioclônica juvenil são as quatro epilepsias hereditárias mais comuns, e as crianças geralmente diminuem a ocorrência das três primeiras com o passar dos anos.

▶ Fármacos antiepilépticos de amplo espectro, como o valproato, são melhores para o tratamento da epilepsia generalizada, enquanto fármacos de pequeno espectro, como fenitoína e carbamazepina, são mais adequadas para a epilepsia relacionada à localização.

REFERÊNCIAS

Fenichel GM. *Clinical Pediatric Neurology: A Signs and Symptoms Approach*, 5th ed. Philadelphia, PA: Saunders; 2005.

Guerrini R. Epilepsy in children. *Lancet.* 2006 Feb 11;367(9509):499-524.

CASO 45

Uma menina de 22 meses é levada para a emergência após uma crise com duração de cinco minutos, ocorrida em casa e testemunhada pelos pais. A criança estava bem até um dia atrás, quando apresentou rinorreia, tosse, perda de apetite e aumento da agitação. Hoje pela manhã, a mãe da paciente mediu a temperatura timpânica da criança e o resultado foi de 39,3°C. Após cerca de 15 minutos, o pai da paciente ouviu um ruído "borbulhante" vindo do quarto da criança e encontrou a criança não responsiva, espumando pela boca, com "movimentos espasmódicos" de todas as extremidades. Os pais estimam que a atividade motora durou cerca de cinco minutos, embora relatem que "parecia ser um tempo bem mais prolongado". Ao exame, a paciente está adormecida, mas pode ser despertada. O exame mostra apenas crostas nas narinas e uma orofaringe eritematosa, sem exsudato. Não há rigidez de nuca ou achados focais em seu exame neurológico. Sua temperatura retal atual é de 39,5°C, a frequência de pulso é de 110 bpm, com uma respiração não trabalhosa de 16 mpm e uma saturação de oxigênio de 99%. A criança é de uma gravidez a termo e sem complicações e foi de alta para casa com dois dias. A paciente não tem outros problemas médicos significativos. Pela história, seu desenvolvimento é normal, com um vocabulário de oito palavras, sua marcha é normal para a idade e apresenta destreza motora final apropriada, sem nenhum indício de regressão no desenvolvimento. Não há histórico de crises na família, nem eventos neurológicos, exceto um acidente vascular encefálico sofrido pela avó materna da paciente, que tem 78 anos.

▶ Qual é o diagnóstico mais provável?
▶ Qual é o próximo passo diagnóstico?
▶ Qual é o próximo passo terapêutico?

RESPOSTAS PARA O CASO 45:
Crises febris

Resumo: uma menina de 22 meses, previamente sadia e com desenvolvimento neurológico normal, com uma história de um dia com sintomas respiratórios de via aérea superior, desenvolveu febre durante a manhã, seguida por uma crise generalizada com duração de cinco minutos. Atualmente, no hospital, a paciente está febril, um pouco obnubilada, sem outros achados físicos significativos.

- **Diagnóstico mais provável:** crise febril simples.
- **Próximo passo diagnóstico:** avaliação para encontrar a fonte da febre (como um esfregaço nasal para exames virais e um hemograma completo).
- **Próximo passo terapêutico:** tratamento sintomático da febre (antitérmicos).

ANÁLISE

Objetivos

1. Compreender a diferença entre crises provocadas e não provocadas, assim como entre crise e epilepsia.
2. Saber os critérios para uma crise febril simples contra uma crise febril complexa.
3. Estar ciente da relação entre as crises febris e o desenvolvimento de epilepsia.
4. Saber quando uma crise, no contexto de febre, necessita um trabalho diagnóstico posterior ou tratamento e quando a única atitude a ser feita é acalmar a família.

Considerações

Esta criança de 22 meses desenvolveu crise generalizada associada a uma febre e, no momento, apresenta obnubilação pós-ictal, sem quaisquer achados focais ao exame neurológico. Uma vez que a crise cessou, os cuidados devem ser dirigidos principalmente para encontrar a causa da febre. Tendo em vista a coriza da criança e a falta de outros sintomas, ela provavelmente é causada por uma infecção respiratória alta de etiologia viral. Se a paciente estivesse taquipneica, poderia apresentar pneumonia. Não há evidência sugerindo uma infecção do sistema nervoso central (SNC), seja pela história ou pelo exame. É claro que as crises podem ocorrer em associação com meningoencefalite, mas raramente são a única manifestação de uma infecção tão grave. De fato, em qualquer suspeita clínica de infecção do SNC deve ser feita uma punção lombar (PL) para obtenção de líquido cerebrospinal (LCS) para análise. Especialmente em crianças com menos de 12 meses, que apresentam febre e crise, podem ter sinais adicionais muito sutis de meningite e devem ser submetidas à punção lombar. Após os 18 meses, no entanto, uma PL pode ser reservada para pacientes com rigidez de nuca ou outros achados sugestivos com base na história e no exame. É importante citar que os 18 meses representam o pico etário para a incidência de crises febris.

ABORDAGEM À
Crise epiléptica com febre

DEFINIÇÃO

As crises febris são comuns, a maioria é **simples** e, geralmente, apresentam uma evolução benigna; no entanto, crise febril é um diagnóstico de exclusão. Para ser considerada uma crise febril, um evento convulsivo deve atender a certos critérios: (1) o paciente tem entre três meses e cinco anos; (2) a crise é generalizada, sem elementos focais; (3) a crise dura menos de 15 minutos; (4) a crise está associada com febre (38,5°C) que não é causada por uma infecção do SNC; e (5) a crise ocorre somente uma vez em 24 horas. Se a crise for de natureza focal, durar mais de 15 minutos ou recorrer dentro de 24 horas, deve ser considerada com uma crise febril **complexa**. A crise febril, simples ou complexa, é um tipo de *crise sintomática aguda* ou *provocada*, como as crises traumáticas agudas ou as crises da abstinência alcoólica. Na verdade, as crises febris são o tipo mais comum de crise provocada, ocorrendo em até 5% das crianças nos Estados Unidos. É importante compreender a diferença entre a epilepsia e a crise sintomática (provocada) aguda. A primeira indica que o paciente teve duas ou mais crises não provocadas, separadas por pelo menos 24 horas. A última refere-se a crises que ocorreram imediatamente, em resposta a um evento precipitante (como febre, isquemia, anoxia ou traumatismo).

As crises febris são mais comuns de ocorrer **nas primeiras 24 horas** de uma doença com febre e não é incomum que sejam a primeira manifestação da doença. A doença subjacente é mais vezes viral do que bacteriana, e pode ser decorrente de um grande número de agentes causadores diferentes. No entanto, certos agentes virais, principalmente o **herpes-vírus humano 6**, parece estar desproporcionalmente associado com crises febris por razões desconhecidas. Existem também síndromes genéticas familiares, que podem incluir crises febris como parte do fenótipo – em particular a epilepsia generalizada com síndromes de crises febris *plus* (GEFS+). Neste distúrbio heterogêneo, os pacientes de uma determinada família podem apresentar crises febris típicas ou crises febris que persistem além dos cinco anos de idade, bem como as diversas formas de epilepsia generalizada que costumam iniciar na infância. A variabilidade fenotípica significativa é a regra na GEFS+. As mutações no gene que codifica as subunidades dependentes de voltagem dos canais de sódio (alfa-1, alfa-2 e beta-1), bem como a subunidade gama-2 do receptor GABA(A), parecem fundamentar alguns desses casos. Além disso, foram identificados diversos *loci* genéticos, que parecem aumentar a probabilidade de crises febris sem levar a uma epilepsia subsequente.

Para pacientes que tenham apresentado **crise febril simples isolada**, o **risco total de pelo menos uma recorrência é de aproximadamente 30%**. Se a crise ocorreu antes dos 12 meses, o risco aumenta para 50%, e se a crise ocorrer após os três anos, o risco é de quase 20%. Isso pode ser causado, em parte, pelo fato de que as crises febris são um fenômeno dependente da idade, ocorrendo antes dos cinco anos. Além da idade na qual ocorreu a primeira crise, a duração e o grau da febre parecem estar relacionados com o risco de recorrência. Quanto maior a duração da febre e quando maior o grau da febre associada com a primeira crise febril, menor o risco de recorrência. Como seria de esperar, uma história familiar de crises febris também aumenta o risco de recorrência. **Metade de todas as recorrências ocorre dentro de seis meses e 90% irão ocorrer dentro de 24 meses.**

A relação entre as crises febris e o desenvolvimento subsequente de crises afebris não provocadas (epilepsia) é um pouco complicada. Em análise retrospectiva, cerca de 15% das crianças com epilepsia têm uma história de crises febris na idade. No entanto, de todas as crianças que apresentam crises febris, somente 2 a 4% desenvolverão epilepsia – duas a quatro vezes mais do que a incidência de base da epilepsia (cerca de 1% nos Estados unidos). Por outro lado, 96 a 98% dos pacientes com crises febris não desenvolverão epilepsia – motivo pelo qual os médicos geralmente podem tranquilizar os pais de uma criança que apresentou uma crise febril simples. Os fatores que, sabe-se, podem aumentar o risco de epilepsia tardia incluem: (1) problemas preexistentes do desenvolvimento neurológico (como paralisia cerebral ou retardo do desenvolvimento); (2) crises febris complexas; (3) história familiar de epilepsia; e (4) crises febris precoces ou associadas com febres leves.

A epilepsia do lobo temporal (ELT) é o tipo de epilepsia mais comum em adultos, e o papel que a crise febril pode desempenhar na etiologia da ELT tem sido bastante discutido. Por um lado, pode ser que crises febris frequentes danifiquem o lobo temporal, levando à epilepsia. Por outro lado, o lobo temporal já poderia apresentar anormalidades, aumentando, assim, a suscetibilidade do paciente para crises febris. Não há dados de pesquisa clínica e em animais para apoiar as duas afirmações. Além disso, existe um acúmulo de evidências de que as diferenças genéticas da neuroimunologia da febre possam explicar, pelo menos em parte, porque algumas crianças desenvolvem crises febris e outras não.

Tratamento e profilaxia

Embora a maioria das crises febris dure menos de 15 minutos, cerca de 5% podem durar 30 minutos ou mais (estado epiléptico febril). O manejo desses pacientes é uma emergência médica, pois **crises prolongadas podem causar dano neurológico significativo**. Como ocorre em qualquer situação com risco para a vida, o cuidado inicial deve ser com a **via aérea do paciente**, **sua respiração** e **circulação**. O manejo subsequente prossegue como no estado epiléptico, independente de sua causa: benzodiazepinas por via parenteral, seguidas de fenobarbital. O controle da febre do paciente também merece uma atenção especial, removendo suas vestimentas, usando uma manta de resfriamento e administrando antitérmicos.

Como descrito, a maioria das crises febris não voltam a ocorrer e a maioria dos casos não está associada com o desenvolvimento de epilepsia. Em outras palavras, a maioria das crises febris simples pode ser seguramente considerada como um evento benigno, limitado à idade. No entanto, essas crises são eventos aterrorizantes para o paciente e sua família, e uma pequena porcentagem de pacientes irá desenvolver crises afebris. Levando em conta esses fatores, não é de surpreender que a profilaxia das crises febris tenha sido muito controversa na neurologia pediátrica. Houve duas abordagens de prevenção: regimes de medicação diária e profilaxia intermitente. Embora a **administração diária de ácido valproico e fenobarbital seja eficaz na redução da incidência de crises febris**, seus **efeitos colaterais frequentes** fazem ser difícil justificar seu uso em um contexto como esse. A **profilaxia intermitente**, com administração de antitérmicos ou antiepilépticos somente durante a doença febril, reduz a frequência desses efeitos colaterais. Os pais geralmente são capazes de prever o início de uma doença febril, embora a crise, às vezes, possa ser a primeira manifestação de uma doença. A abordagem mais simples é tratar as crianças com antitérmicos durante a doença, mas isso não parece reduzir o risco de crises. O tratamento com preparados retais ou orais de diazepam durante uma doença febril, no entanto, reduz o risco de recorrência em crianças que já tiveram uma crise febril. Além disso, a aplicação de um gel retal de diazepam pode ser usada para interromper a crise em casa, caso ocorra. Contudo, não está claro se a prevenção de crises febris tem qualquer impacto longo no desenvolvimento neurológico.

QUESTÕES DE COMPREENSÃO

45.1 Qual dos itens a seguir qualifica uma crise febril como *complexa*?
   A. Perda da consciência.
   B. Duração de 14 minutos.
   C. Início focal.
   D. Associação com uma febre de 38,6°C.
   E. Quatro anos de idade.

45.2 Qual dos itens a seguir mostrou ser eficaz na prevenção de crises febris recorrentes, com um perfil de efeitos colaterais aceitável?
   A. Ingestão diária de fenobarbital.
   B. Ácido valproico por via oral durante doença febril.
   C. Redução da febre com antitérmicos.
   D. Diazepam por via retal durante doença febril.
   E. Fenitoína diariamente.

45.3 Qual é a relação entre a ocorrência de crises febris e o desenvolvimento subsequente de epilepsia?
   A. Pacientes que apresentam crise febril têm um risco aumentado para o desenvolvimento de epilepsia.
   B. Pacientes que apresentam sua primeira crise febril com mais de três anos têm um maior risco de epilepsia do que aqueles que apresentam o primeiro evento com idades inferiores a 12 meses.
   C. A prevenção de crises febris reduz claramente o risco de epilepsia.
   D. De 96 a 98% dos pacientes com crise febril não desenvolverão epilepsia.
   E. Somente pacientes com crise febril complexa desenvolvem epilepsia.

45.4 Em qual dos seguintes pacientes é mais importante executar uma punção lombar?
   A. Um menino de três anos previamente saudável, agora no pronto-socorro, depois de 10 minutos de uma crise epiléptica associada a temperatura de 39°C causada por uma doença respiratória viral.

B. Uma menina de nove meses que é trazida à emergência após uma crise epiléptica generalizada de cinco minutos associada a febre de 38,6°C.
C. Um menino de sete anos com epilepsia conhecida, que tem uma crise típica enquanto doente com gastrenterite.
D. Um menino de 30 meses, agora no pronto-socorro, com sua terceira crise febril simples em seis meses.

RESPOSTAS

45.1 **C.** Uma crise febril é considerada complexa se durar mais do que 15 minutos, for focal ou recorrer em 24 horas.

45.2 **D.** Embora o tratamento diário com fenobarbital ou ácido valproico reduza a recorrência, esse tratamento está associado com efeitos colaterais significativos. O tratamento com diazepam por via oral ou retal durante a doença febril é eficaz e melhor tolerado.

45.3 **D.** Embora o risco de epilepsia possa dobrar de 1% (incidência na população de linha base) para 2% ou quadruplicar para 4%, isso ainda significa que 96-98% dos pacientes nunca desenvolverão epilepsia.

45.4 **B.** As crianças menores de 12 meses podem apresentar-se com mínimos ou apenas sutis sinais de infecções do SNC. É claro que uma punção lombar deve ser realizada em qualquer paciente no qual a infecção do SNC é suspeita clínica.

DICAS CLÍNICAS

▶ É fundamental diferenciar entre crises febris simples e complexas. Duração superior a 15 minutos, focal, ou recorrência em 24 horas são crises complexas.
▶ Medicação anticonvulsivante diária não está indicada em decorrência do risco de eventos adversos, sem qualquer evidência de benefício clínico.
▶ Um EEG não é útil na avaliação aguda de crises febris simples, porque as anormalidades epileptiformes estão presentes por até duas semanas após a crise, independente da causa.
▶ O pico de idade da incidência de crises febris é de aproximadamente 18 meses.
▶ O risco geral de recorrência de uma crise febril simples é de 30%.

REFERÊNCIAS

Audenaert D, Van Broeckhoven C, De Jonghe P. Genes and loci involved in febrile seizures and related epilepsy syndromes. *Human Mutat*. 2006;27(5):391-401.

Nakayama J, Aranami T. Molecular genetics of febrile seizures. *Epilepsy Res*. 2006;70S:S190-S198.

Rosman NP. Febrile seizures. In: Pellock J, Dodson W, Bourgeois B, eds. *Pediatric Epilepsy: Diagnosis and Therapy*. New York: Demos Medical Publishing; 2001:163-175.

CASO 46

Uma menina destra, de 13 anos, apresenta cefaleias cada vez mais frequentes há um ano. Ela "sempre" teve dores de cabeça, mas elas se tornaram incômodas há cerca de três anos, aproximadamente, em associação com o início do ciclo menstrual, e diminuíam ao dormir. Sua cefaleia típica começa com uma lentidão de pensamento e mal-estar, que logo são seguidos por uma dor latejante no lado esquerdo, no lado direito ou, às vezes, na região frontal da cabeça. A dor aumenta até uma gravidade máxima de 8 a 9 ou 10 durante sua evolução de uma hora, e pode durar "muitas horas", caso não seja tratada. A paciente relata que mesmo um leve toque na região afetada de sua cabeça causa dor; a paciente refere sensibilidade à luz brilhante e sons altos. Ela costuma apresentar náuseas e, ocasionalmente, vômitos. O paracetamol e ibuprofeno parecem melhorar a dor, mas dormir em um quarto escuro fornece o melhor alívio. Depois que a dor resolve, a paciente refere-se a uma lentidão cognitiva e "parece não estar normal" durante o resto do dia. Durante o ano passado, no entanto, a incidência desses ataques aumentou para um a cada duas a três semanas, fazendo com que ela perdesse dias de escola e houvesse queda no rendimento escolar. As crises parecem estar associadas com a menstruação ou falta de sono. Seu exame físico e neurológico é completamente normal. A paciente refere que "desde sempre" apresenta cinetose. Seu desenvolvimento neurológico foi normal. A mãe da paciente teve "dores de cabeças graves" quando era adolescente e adulta jovem, e uma tia materna com diagnóstico de enxaqueca quando tinha aproximadamente 20 anos. Não existem outras doenças neurológicas na família.

▶ Qual é o diagnóstico mais provável?
▶ Qual é o próximo passo diagnóstico?
▶ Qual é o próximo passo terapêutico?

RESPOSTAS PARA O CASO 46:
Cefaleia pediátrica (enxaqueca sem aura)

Resumo: uma garota destra, de 13 anos, apresenta-se com uma história de cefaleias hemicranianas recorrentes, pulsáteis, com dor moderada a moderadamente grave, associadas a um padrão crescente e decrescente, além de náuseas e vômito ocasional. A paciente também relata fotofobia e fonofobia. A cefaleia dura várias horas quando não tratada, melhora com paracetamol em doses baixas, e resolve se a paciente consegue dormir. Existe um breve pródromo de mal-estar e uma fase pós-drômica de embotamento cognitivo. O único desencadeante notado é a privação do sono e a paciente notou uma associação com seu ciclo menstrual. Seu exame neurológico é completamente normal e sua história familiar é significativa por apresentar duas pessoas com prováveis enxaquecas.

- **Diagnóstico mais provável:** enxaqueca sem aura *(enxaqueca comum).*
- **Próximo passo diagnóstico:** nenhum exame diagnóstico é necessário nesse ponto.
- **Próximo passo terapêutico:** tentativa medicamentosa com anti-inflamatórios não esteroides (AINEs) adequadamente dosados, seguidos por uma tentativa de tratamento com triptanos, se necessário. Considerar um tratamento profilático, dada a frequência da cefaleia.

ANÁLISE

Objetivos

1. Compreender a diferença entre cefaleias primárias e secundárias.
2. Conhecer os critérios clínicos para as cefaleias do tipo enxaqueca pediátricas.
3. Compreender o papel dos exames de neuroimagem na avaliação das cefaleias.
4. Saber as diferentes opções disponíveis para o tratamento abortivo agudo das enxaquecas pediátricas.
5. Reconhecer quando o tratamento profilático diário é justificado no tratamento da enxaqueca e quais são as opções existentes.

Considerações

Esta menina de 13 anos, saudável e com desenvolvimento neurológico normal, é trazida para avaliação de cefaleias frequentes. Como no momento a paciente está sem cefaleia e tem um exame neurológico normal, é possível tentar classificar sua cefaleia, o que irá ajudar no diagnóstico e na intervenção necessária. Cefaleia primária é aquela na qual a dor de cabeça em si é a principal entidade clínica, não existindo nenhum outro distúrbio causador subjacente. As cefaleias tensionais e as enxaquecas são exemplos comuns dessas condições. As cefaleias secundárias, por sua vez, são causadas por outros distúrbios subjacentes, como hemorragia intracraniana, infecção do sistema nervoso central (SNC), dor da articulação temporomandibular ou abuso de substâncias. Em geral, as cefaleias secundárias são definidas pelo problema principal subjacente e necessitam uma avaliação mais extensa e imediata. Cefaleias primárias, no entanto, costumam ser bem definidas por seus sintomas clínicos e podem não necessitar de um trabalho diagnóstico, caso os critérios clínicos sejam cumpridos. Neste cenário, a história é clássica para enxaqueca, com uma queixa de cefaleia unilateral, pulsátil, aura, história familiar e desencadeantes.

ABORDAGEM À
Cefaleia pediátrica

A cefaleia em crianças e adultos pode ser dividida em cefaleia primária e secundária. Também pode ser útil considerar o padrão da cefaleia do paciente: (1) **aguda recorrente** – cefaleia episódica com intervalos livres de dor; (2) **crônica progressiva** – cefaleia com piora gradual, sem intervalos livres de dor; (3) **cefaleia crônica diária** – cefaleia persistente que não melhora, nem piora e não é remitente; e (4) **cefaleia mista** – cefaleia crônica diária, com exacerbações periódicas. **As cefaleias crônicas progressivas levantam a possibilidade de aumento da pressão intracraniana** e requerem avaliação mais detalhada por meio de exames de neuroimagem. Cefaleias crônicas diárias podem ser uma cefaleia secundária causada por trombose do seio venoso cerebral, ou podem originar-se de uma cefaleia primária. Essa condição, bem como as cefaleias mistas, pode necessitar um encaminhamento a um especialista em cefaleias. Em 2004, a International Headache Society definiu os critérios para a enxaqueca pediátrica:

A. Ataque de cefaleia que dura de uma a 72 horas.
B. Cefaleia que apresenta pelo menos duas das seguintes características:
   (1) Localização bilateral ou unilateral (frontal/temporal);
   (2) Qualidade pulsátil;
   (3) Intensidade moderada a grave;
   (4) Agravada por atividades físicas de rotina.
C. Pelo menos um dos seguintes itens acompanha a cefaleia:
   (1) Náusea e/ou vômito;
   (2) Fotofobia e fonofobia (pode ser inferida pelo seu comportamento);
D. Cinco ou mais ataques com os critérios descritos;

A média de idade para o início das enxaquecas pediátricas é cerca de sete anos para meninos e 11 anos para meninas. Quanto à prevalência, 8 a 23% das crianças preenchem os critérios para enxaquecas depois dos 10 anos, tornando as cefaleias primárias um problema muito comum. Embora as enxaquecas possam ser observadas em crianças de três anos, a prevalência é inferior a 3%. Esse valor provavelmente é subestimado, dada a dificuldade de fazer o diagnóstico em crianças muito novas.

As enxaquecas costumam "ocorrer em família" e têm um componente genético significativo, embora somente síndromes enxaquecosas relativamente raras tenham sido ligadas diretamente a uma mutação genética única. Muitos casos de enxaqueca familiar hemiplégica, por exemplo, foram ligados a uma mutação no gene CACNA1A, que codifica um canal de cálcio voltagem dependente tipo P/Q. Uma associação interessante com enxaqueca é que muitos pacientes relatam serem portadores de cinetose (ou "mal-estar ao andar de carro"). Embora esse achado clínico seja útil quando presente, sua ausência não diminuiu em nada a possibilidade de enxaqueca.

Assim como em adultos, as enxaquecas em crianças com frequência começam com uma fase premonitória prodrômica, com sintomas neurológicos ou constitucionais que duram horas ou dias antes da cefaleia. Esses "sinais de alerta" podem aumentar lentamente com o tempo ou permanecer constantes. Alguns pacientes desenvolvem aura antes do aparecimento da dor, consistindo de um sintoma focal estereotipado, em geral precedendo a cefaleia em não mais de uma hora. Auras visuais são o tipo mais comum e podem envolver várias aberrações visuais, como escotomas, *flashes* luminosos ou formas geométricas. Também podem ser observadas auras motoras, sensoriais e cognitivas. O padrão da dor é crescente no início e decrescente ao término, e certamente não é máximo a partir do início. Com a persistência da dor, o paciente desenvolve alodinia cutânea, que significa que um estímulo normal e não nocivo é percebido como doloroso durante a cefaleia. Elementos associados, como náuseas, fotofobia, fonofobia, vertigem e congestão nasal são comuns. Após a cefaleia, a maioria dos pacientes passa por uma fase pós-drômica, com sintomas como desejos de comer um determinado alimento e fadiga. Os desencadeantes que costumam estar associados com cefaleias do tipo enxaqueca incluem odores fortes, em especial quando são nocivos, exercícios, privação do sono, "pular" refeições e traumatismo craniano leve. Muitos pacientes associam certos alimentos com o início das enxaquecas, mas às vezes pode ser difícil distinguir o desejo de comer determinados alimentos, ocorrendo na fase prodrômica. Mulheres com enxaqueca são mais propensas a apresentar cefaleias na época da menstruação.

AVALIAÇÃO

Uma história cuidadosa e um exame físico são os componentes mais importantes da avaliação. Quando a história é inequivocamente consistente com enxaqueca e o exame neurológico é normal, não é necessário desenvolver um trabalho diagnóstico. Nesse caso, exames de neuroimagem são desnecessários e fornecem pouca informação. No entanto, um exame neurológico anormal, ou uma característica preocupante na história médica requerem ressonância magnética (RM). Embora a maioria dos pais tema a presença de um tumor cerebral, mais de 98% dos pacientes com massas intracranianas apresentam anormalidades neurológicas ao exame. É importante que o exame neurológico inclua avaliação da circunferência craniana, visualização dos discos ópticos, avaliação de rigidez de nuca e palpação dos seios paranasais para procurar por causas subjacentes. A eletrencefalografia não está indicada na rotina de avaliação de cefaleias. Pacientes com epilepsia apresentam com frequência cefaleias pós-ictais, mas a cefaleia como queixa primária seria bastante incomum. Uma punção lombar (PL) é essencial se a cefaleia é parte da avaliação de uma hemorragia subaracnóidea (caso a TC revele nada). No entanto, a PL não tem uma função de rotina na avaliação das cefaleias primárias.

Tratamento e manejo

O tratamento da enxaqueca concentra-se em dois conceitos: **alívio da dor aguda (terapia abortiva) e prevenção da cefaleia (terapia profilática)**. Há um número sempre crescente de medicamentos disponíveis, que podem ser usados para a terapia abortiva, com poucos estudos controlados, para ajudar na tomada de decisão. O ibuprofeno e paracetamol são, talvez, os medicamentos mais bem estudados e demonstraram ser seguros e eficazes em crianças. Muitos pacientes já devem ter experimentado esses medicamentos antes de consultar seu médico, mas frequentemente foram subdosados ou administrados muito tardiamente na evolução da cefaleia, deixando-os menos eficazes. Nesses pacientes, vale a pena testar o ibuprofeno, dosado adequadamente (10 mg/kg), ou o paracetamol (15 mg/kg), administrados o mais rápido possível após o início da dor. Se esses medicamentos forem ineficazes, está indicada uma tentativa com agonistas do receptor hidroxitriptamina (os triptanos). Esses agentes estão disponíveis em várias formulações e também diferem entre si em termos de meia-vida. Atualmente, os melhores dados pediátricos apoiam o uso do **sumatriptano em *spray* nasal, como um agente abortivo em crianças**. Até o momento, formulações orais e injeções subcutâneas não foram submetidas a ensaios adequados em crianças.

Para pacientes com enxaquecas frequentes (p. ex., duas ou mais vezes ao mês) ou que apresentam enxaquecas com duração particularmente longa, deve ser considerado uma medicação profilática diária, com a meta terapêutica de diminuir a frequência das cefaleias. Às vezes, evitar os desencadeantes pode diminuir de forma significativa a frequência da cefaleia, tornando os medicamentos profiláticos desnecessários. Uma simples modificação do estilo de vida, como manter um horário regular de alimentação e sono, evitando desencadeantes, pode reduzir a cefaleia. Se a medicação for necessária, são usadas várias classes de agentes farmacológicos: betabloqueadores, antidepressivos tricíclicos, anti-histamínicos, bloqueadores do canal de cálcio e anticonvulsivantes. Como no caso das terapias abortivas, existem dados muito melhores para o uso de medicamentos profiláticos em adultos. A ciproeptadina tem sido bastante usada em crianças mais jovens com esse propósito, mas os dados de apoio baseiam-se em estudos retrospectivos não mascarados. Da mesma forma, a amitriptilina é sedativa, embora costume ser bem tolerada, mas sua eficácia tem sido demonstrada somente em estudos retrospectivos. O uso de anticonvulsivantes, particularmente o topiramato, para a profilaxia da enxaqueca está aumentando, tanto em pacientes adultos quanto pediátricos. Embora estudos clínicos de boa qualidade apoiem o uso em adultos, ainda não existem estudos clínicos adequados em crianças.

QUESTÕES DE COMPREENSÃO

46.1 Qual das seguintes patologias pode ser classificada com uma cefaleia secundária?
   A. Enxaqueca com aura.
   B. Cefaleias em salva.
   C. Hemorragia subaracnóidea.
   D. Enxaqueca sem aura.
   E. Cefaleias tensionais.

46.2 Qual dos itens a seguir é um critério para a enxaqueca pediátrica?
   A. Uma aura visual precedendo o início da cefaleia.
   B. A dor melhora com atividade física.
   C. A intensidade da cefaleia de moderada a grave.
   D. Uma história familiar de enxaqueca.
   E. Resposta a medicamentos anti-inflamatórios não esteroides.

46.3 Qual dos seguintes pacientes deve ser submetido a um exame de neuroimagem como parte da avaliação de sua cefaleia?
   A. Uma garota de 18 anos que foi encontrada inconsciente em casa e agora se encontra na emergência com a "pior dor de cabeça de sua vida".
   B. Um garoto de 14 anos, com ataques recorrentes agudos de dor tipo hemicrânia pulsátil, de intensidade moderada, associados com náusea e fotofobia.
   C. Um estudante de 12 anos, com as melhores notas possíveis, sadio e com desenvolvimento neurológico normal, que se queixa de cefaleia leve compressiva quando está estudando para as provas.
   D. Um rapaz de 17 anos que desenvolve uma cefaleia global moderada, um dia após decidir parar de beber café de uma hora para outra ("*cold turkey*").*

46.4 Qual dos medicamentos a seguir é a melhor como fármaco de primeira escolha para o tratamento abortivo de uma criança com enxaqueca?
   A. Topiramato.
   B. Naproxeno.
   C. Rizatriptano.
   D. Ibuprofeno.
   E. Amitriptilina.

RESPOSTAS

46.1 **C.** A cefaleia causada por uma hemorragia subaracnóidea deve ser classificada como uma cefaleia secundária. Todas as demais possibilidades listadas são cefaleias primárias.

---

* N. de R.T. Essa expressão, muito comum nos EUA, quer dizer interromper o uso de medicação de forma abrupta, sem redução progressiva. Não há similar em português.

46.2 **C.** Para atender os critérios, o paciente deve ter apresentado cinco cefaleias ou mais, com determinadas características, incluindo dor moderada a grave. Uma história familiar de enxaquecas, mesmo comum e útil, não é necessária para o diagnóstico.

46.3 **A.** A história é muito preocupante e sugestiva de uma hemorragia subaracnóidea e requer tomografia computadorizada (TC) de urgência.

46.4 **D.** Um ensaio com ibuprofeno a uma dose adequada (10 mg/kg) será a melhor escolha.

DICAS CLÍNICAS

▶ A presença de enxaqueca dobra as chances do paciente apresentar epilepsia, e a presença de epilepsia dobra a chance do paciente ter enxaquecas.
▶ Não é incomum que pacientes com enxaqueca apresentem vertigem associada com as cefaleias. Caso associado sem cefaleia, trata-se de um *equivalente enxaquecoso*.
▶ Embora as cefaleias do tipo enxaqueca sejam descritas classicamente como unilaterais (*hemicrânia*), isso só é verdadeiro em cerca de 60% de todas as cefaleias. Enxaquecas comumente são bifrontais.
▶ Perguntar ao paciente o que ele faz durante uma cefaleia é a pergunta-chave. Os pacientes com enxaqueca geralmente relatam que desejam ficar imóveis, deitados em um local escuro, e dormir.
▶ Embora nem todas as cefaleias do tipo enxaqueca sejam graves, as cefaleias que não interrompem as atividades do paciente provavelmente não são enxaquecas.

REFERÊNCIAS

Bigal ME, Arruda MA. Migraine in the pediatric population—evolving concepts. *Headache*. 2010 Jul;50(7):1130-1143.

Damen L, Bruijn J, Verhagen A, et al. Symptomatic treatment of migraine in children: a systematic review of medication trials. *Pediatrics*. 2005;116:295-302.

Lewis, D. Headaches in children and adolescents. *Am Fam Physician*. 2002;65:625-632.

Lewis D, Ashwal S, Hershey A, et al. Practice parameter: pharmacological treatment of migraine headache in children and adolescents: Report of the American Academy of Neurology Quality Standards Subcommittee and the Practice Committee of the Child Neurology Society. *Neurol*. 2004;63:2215-2224.

Young W, Silberstein S. Migraine: spectrum of symptoms and diagnosis. *Continuum*. 2006;12(6):67-86.

CASO 47

Um menino de três anos é levado ao pediatra para avaliação por apresentar dificuldade para andar e desajeitamento. Segundo seus pais, o paciente começou a andar aos 18 meses, mas no ano passado ele passou a cair com maior frequência e tem dificuldade de se levantar, muitas vezes apoiando-se com as mãos nas próprias pernas. Seu parto e a história de seu desenvolvimento foram normais até o início do sintoma relatado. Não há uma história familiar correspondente. Ao exame físico, o menino apresenta fraqueza muscular significativa dos músculos flexores do quadril, extensores do joelho, deltoides e bíceps. Suas panturrilhas têm tamanho aumentado e ele anda na ponta dos pés. Os exames laboratoriais revelam um nível sorológico aumentado de creatina quinase (CK) acima de 1.000 UI/L. A eletromiografia de seus músculos revela miopatia. Os estudos de condução nervosa mostram uma função nervosa normal.

▶ Qual é o diagnóstico mais provável?
▶ Qual é o próximo passo diagnóstico?
▶ Qual é o próximo passo terapêutico?

RESPOSTAS PARA O CASO 47:
Distrofia muscular de Duchenne

Resumo: um menino de três anos apresenta regressão do desenvolvimento motor com instabilidade da marcha. Seu exame mostra fraqueza muscular proximal, marcha na ponta dos pés e aumento de tamanho da panturrilha. Os estudos diagnósticos mostram um distúrbio muscular primário, com alterações miopáticas ao exame eletrodiagnóstico e níveis significativamente elevados de uma enzima muscular, a creatina quinase.

- **Diagnóstico mais provável:** distrofia muscular/distrofia muscular de Duchenne.
- **Próximo passo diagnóstico:** biópsia de músculo esquelético.
- **Próximo passo terapêutico:** tratamento de apoio da mobilidade e monitoração da função cardíaca e respiratória.

ANÁLISE

Objetivos

1. Conhecer a apresentação clínica da distrofia muscular mais comum com início na infância.
2. Saber a elaboração diagnóstica das distrofias musculares.
3. Compreender o tratamento e manejo da distrofia muscular de Duchenne.

Considerações

A regressão do desenvolvimento motor em um menino anteriormente saudável é sugestiva de uma doença neuromuscular, na ausência de outros marcos do desenvolvimento. Os estudos diagnósticos indicam doença muscular primária. Uma consideração importante, nesse caso, é o quadro clínico. Essa criança de pouca idade apresenta fraqueza muscular proximal, resultando em instabilidade da marcha (anda apoiado nos dedos dos pés) e uma incapacidade de levantar de uma posição sentada ou após uma queda, muitas vezes obrigando o paciente a levantar-se segurando nos próprios joelhos. A elevação da enzima muscular creatina quinase indica um processo destrutivo. Assim, a consideração clínica é uma miopatia primária, adquirida ou hereditária. No caso, a criança apresenta uma regressão dos marcos do desenvolvimento motor, panturrilhas de tamanho aumentado e uma creatina quinase aumentada, sem histórico familiar. Embora não específico, o quadro clínico é altamente sugestivo de distrofia muscular de Duchenne (DMD), a forma mais comum da distrofia muscular (MD). É causada pela ausência de distrofina, uma proteína envolvida na manutenção da integridade muscular. A característica mais marcante da distrofia muscular de Duchenne é uma distrofia muscular progressiva proximal, com aumento de tamanho característico das panturrilhas (pseudo-hipertrofia). Os músculos bulbares (extraoculares) são poupados, mas o miocárdio está afetado.

Existe uma elevação maciça dos níveis de CK no sangue, alterações miopáticas na eletromiografia e degeneração das miofibrilas, com fibrose e infiltração gordurosa na biópsia muscular. A DMD apresenta um padrão de hereditariedade ligada ao X e afeta somente indivíduos do sexo masculino.

Na ausência de uma história familiar, um paciente provavelmente não será diagnosticado com menos de dois a três anos. A maioria dos garotos com DMD anda sem apoio em uma idade superior à idade normal. Os pais costumam demonstrar preocupação com a maneira com a qual a criança anda, em decorrência das quedas frequentes ao solo, dificuldade de levantar-se e de subir degraus. O nível da creatina quinase no soro é sempre pelo menos cinco vezes mais alto que o limite superior normal, tornando o diagnóstico de DMD provável. No entanto, o diagnóstico é confirmado pela biópsia muscular e/ou testes genéticos.

ABORDAGEM À
Distrofia muscular de Duchenne/Becker

DEFINIÇÕES

MIOPATIA: distúrbios nos quais o sintoma primário é a fraqueza muscular, decorrente da disfunção da fibra muscular.

CREATINA QUINASE: enzima encontrada principalmente no músculo cardíaco e nos músculos esqueléticos e, em menor extensão, no cérebro. Traumatismo significativo de qualquer uma dessas estruturas levará a um aumento mensurável dos níveis séricos de CK.

DISTROFIA MUSCULAR: doença hereditária caracterizada por fraqueza progressiva e degeneração dos músculos esqueléticos que controlam o movimento.

HEREDITARIEDADE LIGADA AO X: doença hereditária transmitida da mãe para o filho, em decorrência de uma anormalidade genética do cromossomo X.

PROTEÍNA DISTROFINA: proteína com formato em bastão, que é parte de uma proteína complexa que conecta o citoesqueleto de uma fibra muscular à matriz extracelular circundante, por meio da membrana celular. Até hoje, seu gene é um dos conhecidos há muito tempo, sendo responsável por 0,1% do genoma humano.

ABORDAGEM CLÍNICA

Características clínicas e epidemiologia

As MDs associadas à distrofina são os tipos mais comuns de distrofias musculares hereditárias e são caracterizadas pela rápida progressão da degeneração muscular, que ocorre de forma precoce. A forma grave ocorre mais cedo e é denominada distrofia muscular de Duchenne; a forma mais leve, que pode ocorrer mais tarde, é denominada distrofia muscular de Becker (BMD). Ambas são causadas por mutações do mesmo gene e seguem um padrão de hereditariedade ligado ao X, afetando principalmente indivíduos do sexo masculino – 1 em 3.500 meninos em todo o mundo. Os sintomas costumam aparecer aos seis anos, mas podem aparecer antes. Os pacientes apresentam fraqueza progressiva das pernas e da pelve, associada com perda da massa muscular ou atrofia muscular. A fraqueza muscular ocorre nos braços, no pescoço e em outras áreas, mas geralmente essa fraqueza não é tão grave ou não tem um início tão precoce quanto nos músculos das extremidades inferiores. Os músculos da panturrilha inicialmente aumentam de tamanho em decorrência da reposição do tecido muscular por gordura e tecido conectivo, uma condição denominada *pseudo-hipertrofia*. Com a fraqueza progressiva, ocorrem contraturas musculares no quadril, nos joelhos e nos tornozelos. Assim, os músculos deixam de ser usados, porque ocorre encurtamento das fibras musculares e uma fibrose (cicatrização) ocorre no tecido conectivo.

Por volta dos 10 anos, podem ser necessárias talas para caminhar, e aos 12 anos a maioria dos pacientes está confinada a uma cadeira de rodas. Os ossos se desenvolvem anormalmente, causando deformidades esqueléticas da coluna vertebral (escoliose) e em outras áreas.

A fraqueza muscular e as deformidades esqueléticas dão origem a problemas respiratórios ou da respiração, levando a infecções frequentes e, muitas vezes, necessitam de ventilação assistida. **O músculo cardíaco também é afetado com frequência**, levando à miocardiopatia e, em quase todos os casos, à insuficiência cardíaca congestiva e arritmias. Pode ocorrer comprometimento intelectual, mas é evitável e não piora com a progressão da doença. A morte em geral ocorre aos 25 anos, mais comumente por doenças respiratórias (pulmonares).

BMD é muito semelhante à DMD, sendo causada por uma mutação do gene distrofina no cromossomo X; no entanto, BMD apresenta uma taxa de progressão muito mais baixa, em geral associada com deficiência parcial da proteína distrofina. Ocorre em cerca de 3 a 6 em 100.000 crianças do sexo masculino. Os sintomas costumam começar em meninos com 12 anos, mas algumas vezes podem começar mais tarde. A média de idade na qual os pacientes deixam de andar é de 25 a 30 anos. Mulheres raramente desenvolvem os sintomas. A fraqueza muscular é lentamente progressiva, causando dificuldade para correr, pular, saltar e, eventualmente, para andar. Os pacientes podem ser capazes de andar muito bem quando adultos, mas a marcha está associada com instabilidade e quedas frequentes. Semelhantes aos pacientes com DMD, os pacientes com BMD apresentam fraqueza respiratória, deformidades esqueléticas, contraturas musculares e pseudo-hipertrofia das panturrilhas. **A doença cardíaca também está comumente associada, mas a insuficiência cardíaca é rara**.

Etiologia e patogênese

A mutação do gene que causa as distrofias de Duchenne e Becker (DBMD) é encontrada no cromossomo X e resulta em perda de uma proteína muscular funcional, a distrofina. Uma cópia funcional do gene é necessária para a função muscular normal. Em mulheres, uma cópia funcional costuma ser suficiente para a compensação, e a paciente com uma mutação *DBMD* geralmente apresenta poucos ou nenhum sintoma. A maioria dos meninos com uma mutação *DBMD* herdou a mutação da mãe. No entanto, em 30% dos pacientes com *DBMD*, ela é resultado de uma mutação nova, Nestes casos, é improvável que futuras crianças também apresentem *DBMD*.

A distrofina é considerada um elemento estrutural chave na fibra muscular e na estabilização da membrana plasmática do músculo, e possivelmente tem um papel de sinalização (Figura 47.1). A lesão mecanicamente induzida por contrações musculares exerce um estresse elevado em membranas frágeis que, eventualmente, pode levar à perda de processos regulatórios e à morte celular. Uma resposta alterada de regeneração, inflamação e comprometimento da resposta vascular e fibrose são, provavelmente, eventos mais recentes, que fazem parte da distrofia muscular.

Diagnóstico

O diagnóstico de DMD e BMD depende da obtenção de uma história médica e familiar completa, e documentação da fraqueza muscular e do pseudo-hipertrofia ao exame físico. Os exames diagnósticos incluem a determinação de uma enzima muscular

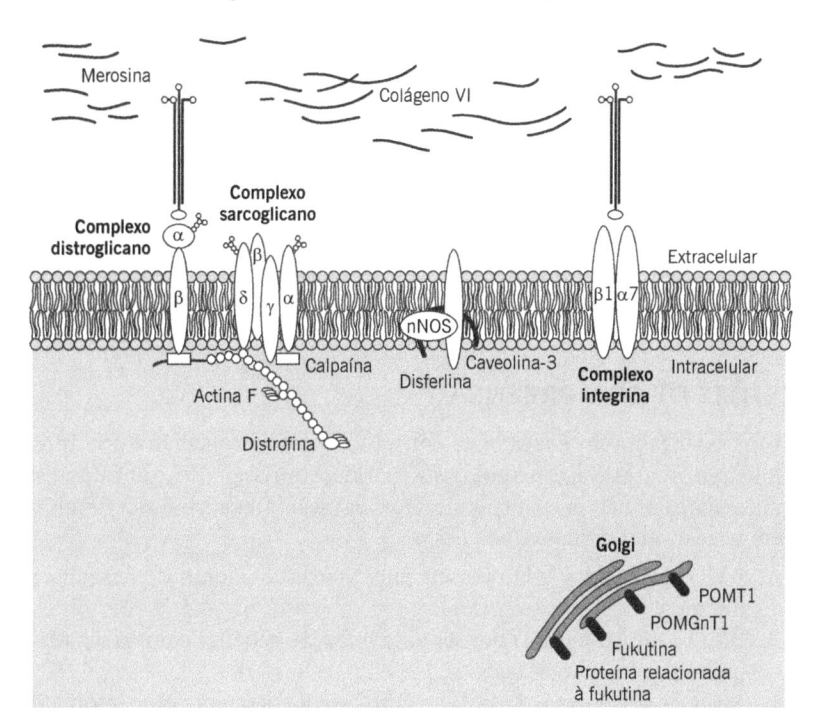

Figura 47.1 Distrofina e outras proteínas sarcolemais na membrana celular.

e a creatina quinase no sangue. Em decorrência da liberação de CK dos músculos lesionados, níveis sanguíneos elevados de CK na DMD com frequência são cinco vezes superiores àqueles apresentados por indivíduos sadios. Por vezes, o nível é 50 a 100 vezes mais elevado. Além disso, estudos eletrodiagnósticos da função nervosa e muscular (eletromiografia e estudos da condução nervosa) confirmarão a função muscular anormal (miopatia) e o padrão de distribuição da disfunção muscular, na ausência de uma doença de nervo periférico. A biópsia muscular costuma ser diagnóstica da doença, confirmando a patologia muscular e a perda ou redução da proteína distrofina na coloração imuno-histoquímica.

O DNA de um indivíduo com DMD e BMD também pode ser examinado para verificar a presença do defeito genético. Se estiver presente, o exame pode ser oferecido a outros familiares. O exame é usado para determinar as probabilidades do estado portador e também para o diagnóstico pré-natal, mas não deve ser a única base para o diagnóstico, uma vez que a análise padrão do DNA pode não revelar o defeito genético em um paciente.

Tratamento e manejo

A meta do tratamento é o controle dos sintomas para aumentar a qualidade de vida. As modalidades podem incluir fisioterapia, terapia respiratória, fonoaudiologia, uso de dispositivos ortopédicos para apoio e cirurgia ortopédica corretiva. O tratamento medicamentoso inclui corticosteroides para retardar a degeneração muscular, anticonvulsivantes para o controle de crises epilépticas, imunossupressores para retardar algum dano das células musculares que estão morrendo, antibióticos para combater infecções respiratórias, além de alguma atividade física. Os pacientes podem beneficiar-se de terapia ocupacional e tecnologia de apoio. Alguns pacientes podem necessitar ventilação assistida para o tratamento da fraqueza dos músculos respiratórios, além de um marca-passo para anormalidades cardíacas. Portanto, os pacientes necessitam assistência multiprofissional por neurologistas, serviços de reabilitação, pneumologistas e cardiologistas.

QUESTÕES DE COMPREENSÃO

47.1 Uma criança jovem é levada ao consultório do neuropediatra por apresentar fraqueza progressiva. O neurologista considera um diagnóstico entre as distrofias musculares de Becker e Duchenne. Qual das seguintes afirmações é mais precisa em relação a estas duas condições?

A. BMD difere da DMD por seu início tardio e padrão de hereditariedade diferente.

B. BMD é similar à DMD por ser uma mutação genética compartilhada e pelo padrão de hereditariedade.

C. Mães de pacientes com BMD e DMD frequentemente são sintomáticas na face adulta tardia.

D. BMD é uma forma mais rapidamente progressiva de DMD.
47.2 Uma mulher de 32 anos está na 32ª semana gestacional e é portadora conhecida de DMD. Ela pergunta o que isso significa para seu filho que irá nascer. Qual das seguintes afirmações é a mais precisa?
   A. 25% de suas filhas estarão afetadas pela doença.
   B. 50% de suas filhas serão portadoras da mutação.
   C. 75% de seus filhos estarão afetados pela doença.
   D. 100% dos filhos serão portadores da mutação ou herdarão a doença.
47.3 Qual dos seguintes exames diagnósticos é mais útil para fundamentar o diagnóstico de DMD/BMD?
   A. Creatina quinase no soro.
   B. Ecocardiograma.
   C. Testes de função pulmonar.
   D. RM cerebral e da coluna.

RESPOSTAS

47.1 **B.** BMD é muito similar à DMD e é decorrente de uma mutação do gene distrofina no cromossomo X, com um padrão de hereditariedade específico para homem; no entanto, a BMD progride de forma bem mais lenta.

47.2 **B.** Como os indivíduos do sexo masculino têm somente um cromossomo X, um homem portador de uma cópia com a mutação do gene distrofina apresentará a doença. Como as mulheres têm duas cópias do cromossomo X, uma mulher pode apresentar uma cópia com a mutação *DMBD* e uma cópia funcional. Assim, uma mãe portadora tem uma chance de 50% de passar a mutação para seus filhos ou filhas. Dessas crianças, 50% dos meninos apresentarão a doença e 50% das meninas serão portadoras da mutação.

47.3 **A.** Na DMD, a CK frequentemente é cinco vezes mais elevada do que o máximo para indivíduos não afetados. Como se trata de um distúrbio primário do músculo esquelético, os demais exames mencionados têm um valor limitado.

DICAS CLÍNICAS

▶ As distrofias musculares de Duchenne e Becker são ligadas ao X. Quando a mulher é portadora da mutação de distrofina, metade de seus filhos apresentarão a doença e metade de suas filhas serão portadoras.
▶ Estudos comportamentais mostraram que meninos com DMD apresentam comprometimento cognitivo e QI mais baixo (média 85), decorrente da distrofina mutante nos neurônios.
▶ Os corticosteroides podem ser benéficos no tratamento da DMD e podem ser oferecidos como uma opção de tratamento.
▶ Níveis elevados da creatina quinase são muito típicos para DMD.

REFERÊNCIAS

Deconinck N, Dan B. Pathophysiology of Duchenne muscular dystrophy: current hypotheses. *Pediatr Neurol.* 2007 Jan;36(1):1-7.

Kakulas BA. The differential diagnosis of the human dystrophinopathies and related disorders. *Curr Opin Neurol.* 1996 Oct;9(5):380-388.

Kalra V. Muscular dystrophies. *Indian J Pediatr.* 2000 Dec;67(12):923-928.

Neuromuscular Disease Center. Home page. Available at: http://www.neuro.wustl.edu/neuromuscular/.

Mayo Clinic. Muscular dystrophy. Available at: http://www.mayoclinic.com/health/muscular-dystrophy/DS00200/DSECTION=3.

CASO 48

Um menino de oito anos é levado a um neurologista, por recomendação do alergologista. Seus pais queixam que seu filho está constantemente pigarreando, tentando limpar a garganta, tossindo, e frequentemente apresenta movimentos repetitivos da mão e uma postura distônica do pescoço. Esses sintomas iniciaram há cerca de um ano. A criança apresenta um hábito socialmente perturbador, tocando de modo constante sua região genital e, recentemente, apresenta dificuldade em prestar atenção na escola. A criança nasceu de parto normal e apresentou um desenvolvimento normal, sem doenças recentes. A criança sofria de terror noturno quando tinha quatro anos e, às vezes, ainda apresenta sonambulismo. A história familiar informa que seu irmão mais velho é portador do transtorno de déficit de atenção (TDA). Ao exame, o paciente se apresenta como um menino quieto e cooperativo, sem desconforto aparente. Ele admite o comportamento relatado e o desejo de limpar a garganta, que ele não é capaz de suprimir. Ao ser lembrado do comportamento, o paciente começa a manifestá-lo, apesar de haver uma tentativa de controlá-lo. O paciente apresenta movimentos involuntários repetitivos e estereotipados da mão e do ombro, assim como uma torção do pescoço. O paciente afirma que está ciente desses movimentos, e que pode controlá-los por um período curto com tensão crescente, o que resulta em uma liberação inevitável, com um comportamento exagerado. A criança manifesta uma profunda compreensão de seu comportamento e parece ser muito inteligente e motivada. O paciente está envergonhado por seu hábito de tocar os genitais, mas não consegue resistir ao desejo e tentar encobri-lo, ajeitando suas roupas.

▶ Qual é o diagnóstico mais provável?
▶ Qual é o próximo passo diagnóstico?
▶ Qual é o próximo passo terapêutico?

RESPOSTAS PARA O CASO 48:
Síndrome de Tourette

Resumo: um menino de oito anos apresenta uma história de 12 meses de tiques motores e fonéticos, acompanhados por um comportamento obsessivo-compulsivo, que afeta seu desempenho escolar.

- **Diagnóstico mais provável:** síndrome de Tourette com transtorno obsessivo-compulsivo (TOC) concorrente.
- **Próximo passo diagnóstico:** a síndrome de Tourette é um diagnóstico puramente clínico e não requer qualquer exame adicional.
- **Próximo passo terapêutico:** educação dos pais, professores e da comunidade. Se necessário, pode ser iniciado um tratamento farmacológico.

ANÁLISE

Objetivos

1. Compreender os critérios diagnósticos da síndrome de Tourette e suas comorbidades.
2. Saber a etiologia de tiques que não fazem parte de uma síndrome de Tourette.
3. Entender o manejo dos tiques e seus sintomas comportamentais acompanhados.

Considerações

Este menino de oito anos apresenta tiques fônicos e motores. O paciente apresenta tendências obsessivo-compulsivas e está tendo problemas de desempenho na escola. O seu exame, fora isso, é normal. O paciente provavelmente tem síndrome de Tourette. Os tiques são o marco clínico dessa síndrome. Os tiques são movimentos breves e episódicos de sons induzidos por estímulos internos, que são suprimíveis apenas temporariamente. Nota-se que os tiques associados com a síndrome de Tourette frequentemente são **sugestionáveis**; quando são comentados, os tiques levam a uma urgência irreprimível de manifestar-se, apesar das tentativas de controlá-los.

Avaliações completas, incluindo exame físico, avaliação para drogas ilícitas, exame do estado mental e exame neurológico são importantes.

O aspecto mais importante do tratamento é a educação, pois a doença pode ser extremamente estressante para a criança e seus pais.

> # ABORDAGEM À
> ## Suspeita de síndrome de Tourette

DEFINIÇÕES

TIQUES: movimentos ou sons breves e episódicos, induzidos por estímulos internos, que podem ser suprimidos somente temporariamente.

DISTÚRBIOS DO ESPECTRO DO AUTISMO: comprometimento das interações sociais, linguagem pouco desenvolvida e comprometimento cognitivo frequente.

OBSESSÕES E COMPULSÕES: *obsessões* são pensamentos intensos e frequentemente destrutivos, que obrigam os pacientes a realizar rituais ou *compulsões*, por vezes constrangedoras, e que, em sua maioria, não têm sentido e consomem muito tempo.

ABORDAGEM CLÍNICA

Embora a síndrome de Tourette seja a causa mais comum de tiques que começam na infância, existem muitos outros distúrbios neurológicos e psiquiátricos que apresentam tiques como parte de seu quadro clínico. O diferencial está baseado nos demais sintomas acompanhantes. Distúrbios do espectro autista costumam manifestar-se por comprometimento das interações sociais, linguagem pouco desenvolvida e comprometimento cognitivo frequente. Embora os sintomas de síndrome de Tourette e TOC possam levar a certo isolamento social autoimposto, as crianças com síndrome de Tourette têm uma excelente percepção de sua condição e podem interagir plenamente com o ambiente no qual são aceitas. Normalmente, não há déficits intelectuais ou cognitivos associados com a síndrome de Tourette. Os pacientes com doenças neurodegenerativas progressivas, como a neuroacantose e doença de Huntington, podem muitas vezes apresentar tiques, mas eles se transformam rapidamente em movimentos hipercinéticos, que os diferenciam da síndrome de Tourette.

A síndrome de Tourette (TS) é um distúrbio neuropsiquiátrico caracterizado por tiques motores e fônicos que em geral começam na infância e são frequentemente acompanhados por controle pobre dos impulsos, TOC e transtorno de déficit de atenção e hiperatividade (TDAH) (Jankovic, 1987; Feigin e Clarke, 1998). A causa da TS é desconhecida, mas em muitos casos observa-se um componente genético.

Os tiques são o marco clínico da TS. Tiques são movimentos breves e episódicos ou sons induzidos por estímulos internos, que são suprimíveis somente temporariamente. Com frequência é difícil diferenciar os tiques de movimentos compulsivos, que também são semivoluntários, mas induzidos por sensações indesejadas ou compulsão. Por exemplo, em nosso paciente, o ato de tocar os genitais provavelmente não é um tique, e sim uma compulsão, enquanto o pigarro para limpar a garganta, a tosse e o movimento da mão representam tiques fônicos e motores simples.

Os tiques são divididos em **simples** e **complexos**. Os tiques motores simples envolvem grupos musculares isolados, causando movimentos semelhantes a abalos, no caso de tiques clônicos, ou uma postura mantida por curto período de tempo, no caso dos tiques distônicos ou tônicos. Tiques clônicos simples incluem piscamento, movimentos da cabeça ou dos membros e movimentos do nariz. Tiques distônicos simples incluem desvios oculógiros, bruxismo, blefarospasmo e posturas semelhantes ao torcicolo. A maioria dos tiques tônicos inclui tensionamento dos músculos abdominais e outros músculos.

Tiques fônicos simples incluem tosse, fungamento, pigarro, grunhidos, entre outros.

Tiques motores complexos incluem movimentos coordenados, que envolvem múltiplos músculos e costumam lembrar movimentos normais. Eles variam de balançar a cabeça ou tocar e bater. Um tique complexo deve ser considerado uma compulsão quando é precedido por pensamento obsessivo, ansiedade ou medo. Tiques motores complexos são muitas vezes camuflados porque o paciente os incorpora a movimentos planejados semelhantes e com propósito. Alguns pacientes tornam-se especialistas nessas *paracinesias*, confundindo o quadro clínico. Tiques fônicos complexos incluem verbalizações com significado linguístico. Apesar de rara, mas notoriamente associada à síndrome de Tourette, pode ser encontrada a **coprolalia** ou gritos de obscenidades e palavrões. Mais comum, no entanto, é a repetição de palavras proferidas por outra pessoa ou suas próprias palavras ou sentenças (**ecolalia** ou **palilalia**).

O tique motor complexo relacionado, quando o paciente exibe brevemente gestos obscenos, é denominado *copropraxia*.

Diferentes da maioria dos outros distúrbios do movimento, os tiques são episódicos, repetitivos e frequentemente estereotipados, sendo confundidos com maneirismos. Os tiques aumentam e diminuem, variando em frequência e intensidade. A maioria dos pacientes relata capacidade de suprimir os tiques com esforço mental, à custa de uma tensão interna, com a liberação explosiva em um ambiente mais apropriado. Apesar da crença comum, a capacidade de supressão não é exclusiva dos tiques. Os tiques são frequentemente exacerbados pelo estresse, pela fadiga ou pela exposição ao calor. A única característica dos tiques é a sugestibilidade. Nenhum outro distúrbio do movimento tem essa característica. Também diferente dos outros movimentos hipercinéticos, os tiques motores e fônicos podem persistir durante todas as fases do sono (Jankovic, 1984).

Além dos tiques, os pacientes com síndrome de Tourette apresentam sintomas comportamentais múltiplos, incluindo TDAH e TOC, que, como a síndrome de

Tourette, são diagnosticados clinicamente, sem a necessidade de testes ou exames de imagem. TDAH e TOC frequentemente interferem no aprendizado e nas atividades sociais, mais do que os tiques. É essencial reconhecer e tratar esses sintomas para ajudar a criança afetada.

É importante elucidar a história familiar de TDAH e TOC, que agora são bem aceitos como parte do espectro de sintomas neurocomportamentais da síndrome de Tourette. No caso, a história familiar de TDA no irmão mais velho e de TOC no pai fornecem a certeza diagnóstica de síndrome de Tourette nesse paciente. *Obsessões* são pensamentos intensivos e intrusivos, que obrigam os pacientes a realizar rituais sem sentido ou constrangedores, que consomem tempo, ou *compulsões*. Ao contrário da TOC primária, na síndrome de Tourette os sintomas raramente estão relacionados com higiene e limpeza compulsiva; os comportamentos envolvem mais novos arranjos, toques forçados, medo de prejudicar a família ou a si mesmo e desejos obsessivos de fazer tudo "direito" (de uma forma rigorosamente predeterminada). Um dos sintomas mais aflitivos da síndrome de Tourette é o comportamento autoprejudicial, que varia de pequenas lesões de pele, mordidas ou arranhões, a lesões com risco para vida. Essas urgências irresistíveis não são tiques, e sim obsessões seguidas por um comportamento prejudicial compulsivo.

Tratamento

O primeiro e mais importante componente no manejo da síndrome de Tourette é a educação dos pacientes e de seus cuidadores, que devem educar professores, treinadores e encarregados. A maioria dos pacientes com síndrome de Tourette não necessita de medicamentos. É necessário ajudá-los a ganhar confiança e a organizar um ambiente mais produtivo para a criança na escola e em casa.

No entanto, se a educação e a modificação comportamental não forem suficientes, os medicamentos podem ser considerados para melhorar o desempenho da criança e facilitar as interações sociais. A maioria dos pacientes tenta tratar os tiques. No entanto, a prioridade não deve ser dada aos sintomas mais visíveis, e sim aos mais preocupantes, que muitas vezes estão relacionados ao TDAH da criança ou TOC. Os tiques devem ser tratados quando interferem na escola ou no trabalho, quando causam embaraço, perturbam tanto terceiros que os pacientes passam a evitar interações sociais, ou quando causam dor ao paciente. Tiques que possam causar lesão imediata ou potencial ao paciente devem ser tratados agressivamente. Os agentes farmacológicos mais eficazes para a supressão dos tiques são os agentes bloqueadores dos receptores da dopamina. O haloperidol e pimozida são os únicos neurolépticos aprovados pela Food and Drug Administration (FDA) para o tratamento da síndrome de Tourette. Neurolépticos típicos, como o haloperidol e a flufenazina, apesar de serem eficientes, são pouco usados como tratamento de primeira linha em decorrência de seus efeitos colaterais. Os efeitos colaterais mais temidos do tratamento em longo prazo com neurolépticos são a discinesia tardia e a hepatotoxicidade. Por isso a maioria dos especialistas usa os *neurolépticos atípicos*, como a risperidona para farmacoterapia de primeira linha, porque eles têm uma menor incidência de discinesia tardia, assim como apresentam menos sedação. Além dos bloqueadores do receptor da dopamina, o depletor da dopamina, tetrabenazina, é eficaz no tratamento dos tiques. Infelizmente, embora disponível nos Estados Unidos, o medicamento é muito caro e aprovado apenas para o tratamento da coreia relacionada à doença de Huntington. Outros agentes como os agonistas dos receptores alfa-2-adrenérgicos melhoram os tiques e os sintomas de TDAH. A segunda linha de tratamento para tiques inclui o clonazepam, a naltrexona e até mesmo injeções com toxina botulínica para o tique específico, bem definido. Injeções de toxina botulínica também são benéficas para o tratamento de tiques fônicos, incluindo a coprolalia (Jankovic, 1994). Infelizmente, o benefício de uma injeção dura, em média, três a quatro meses e, então, o paciente precisa receber nova injeção. A toxina botulínica não é um tratamento aprovados para os tiques, o que limita sua utilização.

O número crescente de relatos de casos e estudos indica que a estimulação cerebral profunda (DBS) pode ser um tratamento eficaz para pacientes com tiques graves, incapacitantes ou socialmente inaceitáveis. No entanto, até o momento não existem estudos randomizados confirmando esses resultados, e a DBS atualmente não está aprovada para o tratamento de TS. A DBS recebeu uma aprovação HED para o tratamento de TOC resistente a fármacos em fevereiro de 2009.

Muitas vezes os tiques não representam uma grande preocupação para o paciente, e sim os sintomas comportamentais que não respondem a uma abordagem conservadora de modificação comportamental e ajustes na sala de aula, que requerem tratamento farmacológico. Os agentes mais eficazes para o tratamento de TDAH são estimulantes, como o metilfenidato, a dextroanfetamina, a permolina e muitos outros. O problema é que, de acordo com alguns relatos, os estimulantes do sistema nervoso central (SNC) podem exacerbar ou precipitar tiques em até 25% dos pacientes (Robertson, 1992). Se for o caso, os agonistas alfa 2 e os antidepressivos tricíclicos podem ser usados no lugar dos estimulantes. No entanto, o transtorno obsessivo-compulsivo responde bem à combinação de psicoterapia cognitivo-comportamental e inibidores seletivos da recaptação da serotonina (ISRS), incluindo a fluoxetina e a sertralina (Hensiek e Trimble, 2002).

Nesse caso, a criança e os pais foram informados sobre o diagnóstico, mas optaram por não iniciar a farmacoterapia. Os professores do paciente também foram informados e modificaram o ambiente em sala de aula. O paciente melhorou seu rendimento escolar e, em um ano, os tiques tornaram-se menos pronunciados e menos preocupantes para o paciente e sua família.

QUESTÕES DE COMPREENSÃO

48.1 Qual das seguintes anormalidades comportamentais está associada à síndrome de Tourette?
  A. Trantorno de déficit de atenção.
  B. Esquizofrenia.
  C. Tricotilotomia.
  D. Autismo.

48.2 Qual das seguintes afirmações é correta em relação à síndrome de Tourette?
  A. Os tiques motores e vocais remitem durante o sono.
  B. Os tiques na síndrome de Tourette podem ser sugestionados quando se fala deles ou quando são demonstrados.
  C. Na síndrome de Tourette, tiques e compulsões têm o mesmo significado.
  D. O risco para síndrome de Tourette está associado com vacinações nos lactentes.

48.3 Um garoto com 12 anos foi recentemente diagnosticado como portador da síndrome de Tourette. Os medicamentos visam ajudar no controle dos sintomas. Qual dos seguintes medicamentos tem a maior probabilidade de ser prescrito?
  A. Haloperidol.
  B. Agentes bloqueadores da dopamina.
  C. Agentes anticolinérgicos.
  D. Antidepressivos tricíclicos.

RESPOSTAS

48.1 **A.** Além dos tiques, pacientes com síndrome de Tourette apresentam múltiplos sintomas comportamentais, incluindo TDAH e TOC.

48.2 **B.** Os tiques são uma característica da síndrome de Tourette e podem ser desencadeados quando se fala deles.

48.3 **B.** Agentes bloqueadores da dopamina são comumente prescritos como tratamento de primeira linha para a síndrome de Tourette. Embora o haloperidol seja usado para essa condição, ele é pouco empregado, em decorrência de seus efeitos colaterais.

> **DICAS CLÍNICAS**
>
> ▶ A síndrome de Tourette é a causa mais comum de tiques infantis.
> ▶ Muitos tiques podem ser sugestionados e suprimidos, pelo menos temporariamente.
> ▶ Um controle de impulsos pobre, TDAH e TOC frequentemente são mais incapacitantes que os tiques.
> ▶ Trate os tiques somente se interferirem com a escola, trabalho ou atividades sociais.
> ▶ Pacientes com a síndrome de Tourette quase sempre têm uma excelente compreensão de sua doença, mesmo quando bem jovens.

REFERÊNCIAS

Hensiek AE, Trimble MR. Relevance of new psychotropic drugs for the neurologist. *J Neurol Neurosurg Psychiatry*. 2002;72:33,281-285.

Jankovic J. The neurology of tics. In: Marsden CD, Fahn S, eds. *Movement Disorders 2*. London: Butterworths Scientific; 1987:383-405.

Jankovic J, Glaze DG, Frost JD. Effects of tetrabenazine on tics and sleep of Gilles de la Tourette's syndrome. *Neurology*. 1984;34(5):688-692.

Jankovic J, Kurlan R. Tourette syndrome: evolving concepts. *Mov Disord*. 2011;26:1149-1156.

Kurlan R. Clinical practice. Tourette's Syndrome. *N Engl J Med*. 2010;363:2332-2338.

Kwak CH, Hanna PA, Jankovic J. Botulinum toxin in the treatment of tics. *Arch Neurol*. 2000;57: 1190-1193.

Müller-Vahl KR, Cath DC, Cavanna AE, et al. ESSTS Guidelines Group. European clinical guidelines for Tourette syndrome and other tic disorders. Part IV: deep brain stimulation. *Eur Child Adolesc Psychiatry*. 2011;20:209-217.

Robertson M, Eapen V. Pharmacologic controversy of CNS stimulants in Gilles de la Tourette's syndrome. *Clin Neuropharmacol*. 1992;15:408-425.

Roessner V, Plessen KJ, Rothenberger A, et al. ESSTS Guidelines Group. European clinical guidelines for Tourette syndrome and other tic disorders. Part II: pharmacological treatment. *Eur Child Adolesc Psychiatry*. 2011;20:173-196.

CASO 49

Um garoto destro, com sete anos, é levado ao hospital porque apresentou uma crise incomum durante a noite. O paciente entrou no quarto de seus pais extremamente assustado, produzindo sons borbulhantes, mas não conseguia falar e o lado direito de sua face apresentava espasmos. Após cerca de 30 segundos, ele caiu ao chão e apresentou um evento tônico-clônico generalizado, com duração de dois minutos. Logo depois, o paciente estava sonolento e confuso e, no momento, está de volta ao seu estado normal. Seus sinais vitais estão dentro da faixa normal para a idade, e o exame físico, incluindo um exame neurológico detalhado, é normal. O paciente nunca apresentou eventos similares e não há um histórico de crises febris, infecções do sistema nervoso central (SNC), traumatismo craniano significativo, cefaleias, problemas comportamentais ou de desenvolvimento, ou mudanças de personalidade. O paciente nasceu após 38 semanas gestacionais de uma gestação normal e recebeu alta para casa no segundo dia. O paciente não está febril e não apresentou qualquer doença recente. O pai da criança afirma que teve episódios similares quando criança.

▶ Qual é o diagnóstico mais provável?
▶ Qual é o próximo passo diagnóstico?
▶ Qual é o próximo passo terapêutico?

RESPOSTAS PARA O CASO 49:
Epilepsia rolândica benigna

Resumo: um garoto de sete anos, previamente sadio e normal sob ponto de vista de desenvolvimento neurológico, é levado à emergência após uma crise noturna envolvendo incapacidade de falar e clônus hemifacial, seguidos por uma aparente crise tônico-clônica secundariamente generalizada. Embora confuso no estado pós-ictal, no momento o paciente encontra-se de volta ao estado normal. Seu exame não apresenta nada digno de nota, assim como a história de parto, a história médica e a história de desenvolvimento. A história familiar é significativa para episódios similares apresentados por seu pai, quando criança.

- **Diagnóstico mais provável:** epilepsia rolândica benigna.
- **Próximo passo diagnóstico:** obter um eletrencefalograma (EEG) como paciente ambulatorial.
- **Próximo passo terapêutico:** tranquilização, assim como monitoração para eventos subsequentes.

ANÁLISE
Objetivos

1. Entender a diferença entre crises parciais, generalizadas e secundariamente generalizadas.
2. Saber as características clínicas da epilepsia rolândica benigna (ERB), assim como de outras epilepsias focais benignas da infância.
3. Estar ciente do prognóstico em longo prazo da ERB e considerações na decisão de tratamento.
4. Saber quando uma crise focal na infância requer uma elaboração diagnóstica posterior e como proceder com a avaliação.

Considerações

Este menino de sete anos sofreu uma crise epiléptica noturna com generalização secundária, não associada com qualquer desencadeante óbvio. O diagnóstico mais provável é de ERB. Ela é a epilepsia focal mais comum da infância, não tem etiologia conhecida e é uma epilepsia relacionada à localização. Trata-se de uma epilepsia hereditária, embora o modo de hereditariedade permaneça obscuro. ERB costuma ter seu início entre os três e 13 anos. Em geral, as crises cessam antes que o paciente chegue aos 20 anos, e cerca de dois terços dos pacientes apresentaram apenas uma crise ou muito poucas. A apresentação típica da crise com ERB inicia com manifestações sensorimotoras de um dos lados da face e da boca. Parestesias orais unilaterais, assim como atividade clônica e/ou tônico-clônica são comuns. A incapacidade de falar, que pode ser observada se a crise envolve o hemisfério dominante, bem como o hemisfério não dominante e sialorreia também são relatados com frequência. A maior parte da atividade epiléptica ocorre à noite, logo após o adormecer, ou ao despertar. O EEG é útil para o diagnóstico de ERB. (Ver EEG na Figura 49.1).

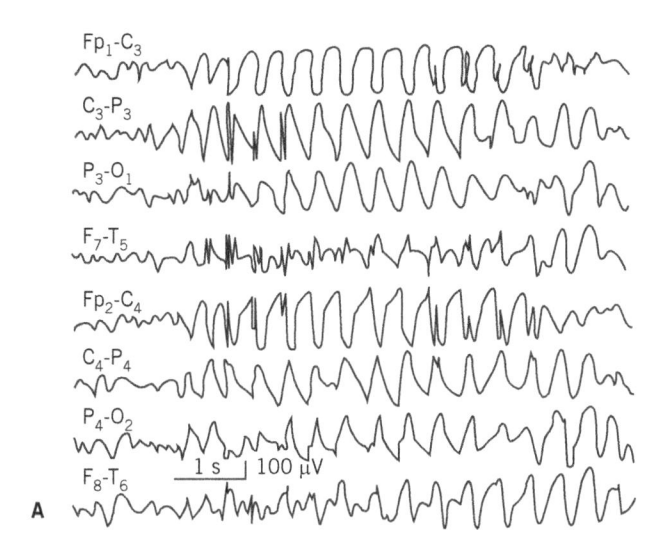

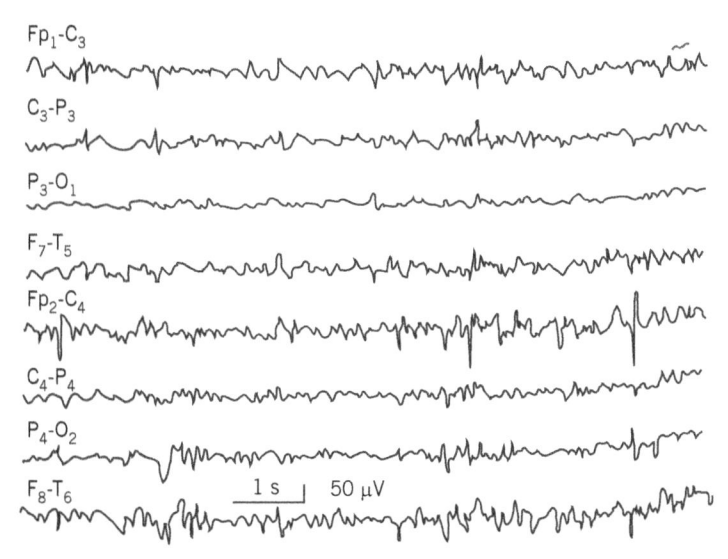

Figura 49.1 (A) Transição de ausência de crises com descargas de ponta-onda de 3 Hz **(B)** a epilepsia rolândica benigna na mesma criança, aos oito anos. Note as inúmeras pontas sobre as regiões central esquerda e centroparietal direita em **B**, típicas de epilepsia rolândica benigna.

Embora nesse caso o paciente tenha voltado ao seu estado basal normal, a idade do paciente, o quadro clínico e a história familiar de episódios similares em seu pai são altamente sugestivos de ERB (ver também Caso 44).

ABORDAGEM ÀS
Crises rolândicas benignas

Quanto a uma classificação inicial, as crises são **generalizadas** se envolverem ambos os hemisférios cerebrais no início. **Crises parciais**, também conhecidas como focais ou relacionadas à localização, começam em uma parte de um dos hemisférios. Crises parciais podem, ainda, ser classificadas como aquelas que não comprometem a consciência – crises parciais simples – e aquelas que comprometem a consciência – crises parciais complexas. É comum que as crises parciais se disseminem e envolvam uma região cortical maior, à medida que a crise progride. Quando essa atividade anormal se dissemina para o hemisférico contralateral, fala-se em uma generalização secundária. Isso parece acontecer no caso em análise, porque inicialmente a criança apresentou manifestações focais (parou de falar e apresentou clônus hemifacial à direita), seguidas de atividade motora generalizada (crise tônico-clônica generalizada).

Por definição, a crise parcial é a manifestação de uma anomalia fisiológica focal no córtex. Frequentemente isso está associado à uma anormalidade anatômica observada em uma ressonância magnética (RM). Exemplos de causas comuns desse tipo de lesão são traumatismos, acidentes vasculares encefálicos, infecção, tumor ou malformação congênita do desenvolvimento cortical. Quando um substrato anatômico é encontrado em associação com a região de início da crise (foco epiléptico), o distúrbio é classificado como *sintomático*. Como alternativa, um foco epiléptico pode existir sem qualquer achado evidente nos exames de neuroimagem. Nesse caso, o distúrbio será considerado *criptogênico* (indicando que a causa *permanece obscura*). A terceira categoria das epilepsias é a *idiopática*, que se refere a condições nas quais existe uma etiologia genética conhecida ou suspeita. A epilepsia focal mais comum na infância, ERB, é um exemplo de epilepsia idiopática relacionada à localização, embora seu modo de hereditariedade permaneça obscuro.

As manifestações comportamentais ou a *semiologia* das crises focais refletem a função normal da região cerebral a partir da qual as crises são originadas. Por exemplo, um foco no lobo occipital pode produzir manifestações visuais, enquanto um foco no córtex motor primário pode gerar atividade tônica e/ou atividade clônica contralateral. Nesse paciente, a incapacidade de falar e o clônus hemifacial à direita sugerem um foco epiléptico próximo da região facial da faixa motora esquerda, bem como de regiões próximas, responsáveis pela expressão da linguagem. Isso é consistente com uma localização *perirrolândica*, envolvendo a região lateral do hemisfério cerebral esquerdo, próximo ao sulco central (antes designado como *fissura rolândica*). As informações sobre a apresentação da crise estão combinadas com os achados da RM e uma eletrencefalografia, na tentativa de localizar a anormalidade focal.

ERB, também conhecida como *epilepsia benigna com pontas centrotemporais*, é uma síndrome epiléptica idade-dependente, com um início entre três e 13 anos. Basicamente todos os pacientes deixarão de apresentar suas crises por volta dos 20 anos, o que é uma razão para rotular a crise de benigna. Outra razão para isso é o fato de que cerca de dois terços dos pacientes apresentaram somente uma ou muito poucas crises, o que é importante ao considerar a instituição ou não de um tratamento anticonvulsivante. A crise típica da ERB começa com manifestações sensorimotoras em um lado da face e boca. Parestesias orais unilaterais, assim como atividade facial clônica e/ou tônica, são comuns. A incapacidade de falar, que pode ser observada independentemente de a crise envolver o hemisfério dominante ou não dominante, e a sialorreia também são relatadas com frequência. Alguma variação na sintomatologia da crise epiléptica pode ser observada entre as crises para qualquer paciente, sendo que alguns apresentam dois tipos distintos de crises. Cerca de 75% das crises são noturnas, ocorrendo logo após adormecer ou ao acordar. Os demais pacientes apresentam crises noturnas e diurnas ou, mais raramente, apresentam eventos epilépticos somente durante as horas de vigília.

Um EEG é útil principalmente para fazer o diagnóstico de ERB, pois várias características podem ser observadas no período interictal. Se durante a execução do EEG for registrado um período de sono, cerca de 30% dos pacientes com ERB apresentarão ondas agudas que se originam da região centrotemporal. Embora estejam além do escopo desta revisão, existem outras características, como um *dipolo frontal* e um *pré-potencial*, que ajudam na identificação dessas ondas agudas como consistentes com ERB. Quando a história e o EEG são consistentes com ERB, é desnecessário aprofundar o trabalho diagnóstico com mais exames. Se a história for consistente, mas o EEG não revela nada digno de nota, a realização de um novo EEG pode fazer sentido para tentar capturar uma atividade anormal diagnóstica. Certamente, na presença de características focais no exame neurológico, aspectos preocupantes na história (como regressão no desenvolvimento), ou anormalidades EEG inconsistentes com ERB, exames de neuroimagem com RM devem ser consideradas. De forma curiosa, nem todos os pacientes com anormalidades EEG consistentes com ERB realmente apresentam crises. De fato, apenas 10% dos pacientes com ondas agudas centrotemporais do tipo ERB realmente apresentaram uma ou mais crises clínicas.

Uma vez feito o diagnóstico, a atenção deve estar voltada para o tratamento. A maioria dos pacientes apresenta somente uma crise ou poucas crises e todos os pacientes, eventualmente, deixam de apresentar ERB. Além disso, embora esta seja uma questão debatida, não há nenhuma evidência de que as crises típicas e infrequentes de ERB sejam prejudiciais ao sistema nervoso em desenvolvimento. Dados esses fatores, como os efeitos colaterais dos anticonvulsivantes, muitos neurologistas recomendam não iniciar o tratamento antes que um paciente tenha apresentado três ou mais crises. Essa decisão deve ser adaptada para cada criança e seus pais. Se o tratamento for iniciado, a maioria dos anticonvulsivantes demonstrou ter alguma eficácia no tratamento da ERB, em geral com doses relativamente baixas. O diagnóstico de ERB deve ser reconsiderado em pacientes que não respondem ao tratamento, cujas crises persistem na idade adulta ou naqueles pacientes que apresentam crises muito frequentes ou, de outro modo, atípicas.

QUESTÕES DE COMPREENSÃO

49.1 Um estudante do terceiro ano de Medicina observa uma crise em um paciente na enfermaria de Neurologia e determina que se tratava de uma crise "parcial simples". O estudante estaria correto se:
   A. A crise envolvesse somente os movimentos de um membro.
   B. A crise fosse facilmente descrita por seus observadores.
   C. A crise fosse focal e a consciência normal estivesse preservada.
   D. A crise fosse focal e a consciência estivesse alterada, mas não completamente perdida.
   E. A crise fosse focal e muito breve.

49.2 Qual das seguintes afirmações é normalmente observada em pacientes com ERB?
   A. Ocorre principalmente durante o dia.
   B. São generalizadas desde o início.
   C. Envolvem principalmente os membros inferiores.
   D. Recorrem com frequência.
   E. Muitas vezes começam na face ou boca.

49.3 Um menino de cinco anos, com epilepsia, apresenta crises parciais que se originam no lobo frontal esquerdo. Uma RM de encéfalo revela uma grande área de gliose no lobo frontal dorsolateral esquerdo, consistente com um acidente vascular encefálico antigo. A epilepsia desse paciente deve ser classificada como:
   A. Idiopática generalizada.
   B. Criptogênica relacionada à localização.
   C. Idiopática relacionada à localização.
   D. Sintomática relacionada à localização.
   E. Sintomática aguda.

49.4 Uma menina de nove anos é levada ao hospital com uma história completamente consistente com o diagnóstico de ERB. É obtido um EEG, que revela ondas agudas centrotemporais, características do distúrbio. A paciente apresentou uma crise testemunhada há duas semanas, e apresentou um evento não testemunhado há um ano, que pode ter sido uma crise. Os pais da criança não estão muito interessados em começar uma medicação anticonvulsivante diária. Qual dos itens a seguir seria a melhor evolução de tratamento para essa paciente?
   A. Encorajar os pais a iniciar um tratamento diário com ácido valproico em baixa dose.
   B. Prescrever diazepam como profilaxia em caso de doença febril.

C. Tranquilizar a família e incentivar uma "espera vigilante" para verificar se ocorrem mais crises.
D. Solicitar uma RM antes de fazer quaisquer recomendações de tratamento.
E. Recomendar um tratamento com duas doses oxcarbazepina ao dia.

RESPOSTAS

49.1 **C.** A crise parcial simples é uma crise focal que não altera o nível de consciência do paciente.

49.2 **E.** As crises da ERB geralmente são noturnas, infrequentes, iniciam com envolvimento orofacial e podem apresentar generalização secundária.

49.3 **D.** O paciente apresenta uma anormalidade anatômica (uma área de cicatrização glial) visível na RM, na área de início da crise e, portanto, apresenta uma epilepsia sintomática, relacionada à localização (parcial). Não existem crises sintomáticas agudas como a descrita porque não existe um fator desencadeante presente. Em vez disso, existe uma sequela crônica de um evento remoto.

49.4 **C.** No contexto de uma ERB típica, com crises infrequentes, a "espera vigilante" é a abordagem mais prudente. Nesse paciente e nesse momento, uma RM é desnecessária.

DICAS CLÍNICAS

▶ Embora a ERB seja a epilepsia focal mais comum na infância, a epilepsia focal mais comum em adultos é a do lobo temporal.
▶ Foi descrito um pequeno subgrupo de pacientes com *epilepsia rolândica maligna*, na qual as crises são similares àquelas da ERB, mas são frequentes, difíceis de tratar e não desaparecem por volta dos 16 anos. É provável que esses pacientes apresentem uma síndrome diferente e não uma forma grave de ERB.
▶ Cerca de 50% dos pacientes com ERB não são tratados com anticonvulsivantes porque suas crises não são frequentes.

REFERÊNCIAS

Arunkumar G, Kotagal P, Rothner D. Localization-related epilepsies: simple partial seizures, complex partial seizures, benign focal epilepsy of childhood, and epilepsia partialis continua. In: Pellock J, Dodson W, Bourgeois B, eds. Pediatric Epilepsy: *Diagnosis and Therapy*. Demos Medical Publishing: New York; 2001:243-264.

Camfield P, Camfield C. Epileptic syndromes in childhood: clinical features, outcomes, and treatment. *Epilepsia*. 2002;43(suppl 3):27-32.

Loiseau P. Idiopathic and benign partial epilepsies. In: Wyllie E, ed. *The Treatment of Epilepsy: Principles and Practice*. Philadelphia, PA: Lippincott Williams and Wilkins; 2001:475-484.

Willmore LJ. Treatment of benign epilepsy syndromes throughout life. *Epilepsia*. 2001;42(suppl 8):6-9.

CASO 50

Um bebê do sexo masculino, com 13 meses, é levado para ao hospital por sua mãe grávida, após ter apresentado uma crise. O bebê apresenta crises recorrentes desde os seis meses, além de ter apresentado espasmos generalizados quando lactente. A mãe expressa sua preocupação com o fato de que o bebê não consegue sentar sozinho e que ele sempre foi um bebê fraco. O bebê não tem se alimentado bem e ultimamente apresentou uma tosse produtiva com febres baixas. Quanto ao seu desenvolvimento, o paciente ainda não fala nenhuma palavra, em comparação com sua irmã mais velha, que conseguia falar três palavras, como "mama" e "dada", quando tinha a mesma idade. Sua história de parto é significativa para uma restrição do crescimento intrauterino e redução dos movimentos fetais. Após o nascimento, o bebê foi submetido a uma cirurgia para criptorquidismo. Ao exame, sua circunferência craniana é pequena para a idade. O exame geral revela uma região frontal alta, com rugas verticais, afundamento bilateral, olhos bem separados com epicanto, orelhas achatadas, nariz pequeno com narinas voltadas para cima, prega nasal proeminente, uma região facial média achatada com um *philtrum* e lábio superior redondo e um queixo pequeno. O paciente é taquicárdico, e os ruídos torácicos estão diminuídos no lobo superior direito. O exame das costas mostra uma fosseta sacral. Neurologicamente, o bebê apresenta hipotonia generalizada e é incapaz de manter-se sentado.

▶ Qual é o diagnóstico mais provável?
▶ Qual é o próximo passo diagnóstico?
▶ Qual é o próximo passo terapêutico?

RESPOSTAS PARA O CASO 50:
Lissencefalia

Resumo: um bebê do sexo masculino, com 13 meses, é trazido por sua mãe por apresentar crises recorrentes, com uma história de espasmos infantis. O paciente apresenta deficiência mental grave e retardo no desenvolvimento motor, assim como dificuldades na alimentação. Sua história pregressa chama a atenção pelo retardo do crescimento intrauterino e criptorquidia. Ao exame, o bebê apresenta microcefalia, dismorfismo craniofacial, incluindo hipertelorismo com pregas epicânticas, nariz curto com narinas voltadas para cima, micrognatia, taquicardia e fosseta sacral, além de hipotonia generalizada.

- **Diagnóstico mais provável:** síndrome de Miller-Dieker ou lissencefalia tipo 1.
- **Próximo passo diagnóstico:** ressonância magnética (RM) cerebral.
- **Próximo passo terapêutico:** manejo sintomático das crises e da dificuldade alimentar/deglutição e aconselhamento genético.

ANÁLISE
Objetivos

1. Conhecer as características clínicas e a epidemiologia da síndrome de Miller-Dieker.
2. Compreender o diagnóstico diferencial de lissencefalia.
3. Saber o manejo dos pacientes com lissencefalia e suas famílias.

Considerações

Este bebê de 13 meses é um caso típico de síndrome de Miller-Dieke. Deficiência mental grave, crises recorrentes e espasmos infantis são típicos. A epilepsia refratária apresenta-se durante os primeiros seis meses em 75% das crianças afetadas, com espasmos infantis que começam logo após o nascimento em 80%. De modo geral, mais do que 90% desses pacientes desenvolvem crises. A deficiência mental e o retardo do desenvolvimento são graves, e a maior parte das crianças afetadas não é capaz de progredir além dos três a seis meses. Características dismórficas craniofaciais distintas, como as descritas para o nosso paciente, hipotonia generalizada que progride até o opistótono e a espasticidade, com a idade, contraturas, clinodactilia, criptorquidismo, onfaloceles (um defeito na parede abdominal), anormalidades cardíacas e renais são fenotípicas. Problemas de alimentação e deglutição resultam com frequência em baixo ganho de peso e pneumonia aspirativa. A história pregressa costuma revelar uma gestação complicada por polidrâmnio, restrição do crescimento intrauterino e diminuição dos movimentos fetais.

ABORDAGEM À
Lissencefalia

DEFINIÇÕES

LISSENCEFALIA: malformação genética do córtex cerebral, levando a um *cérebro liso*, na qual uma migração neuronal anormal durante a fase precoce do desenvolvimento neural resulta em superfícies cerebrais lisas, com circunvoluções ausentes (agiria) ou reduzidas (paquigira).

SÍNDROME DE MILLER-DIEKER: fenótipo de lissencefalia grave, secundário a uma deleção no cromossomo 17p13.3, com agiria e características dismórficas próprias.

SEQUÊNCIA ISOLADA DE LISSENCEFALIA: fenótipo menos grave em comparação com a síndrome de Miller-Dieker, com paquigiria e características dismórficas leves ou ausentes, em decorrência de mutações autossômicas dominantes no gene LIS 1 no cromossomo 17p13.3 ou mutações ligadas ao X no gene *double cortin* (DCX) no cromossomo Xq22.3. A paquigiria causada pelas mutações LIS 1 é de predomínio posterior nos exames de neuroimagem, enquanto a paquigiria de predomínio anterior é mais típica de mutações DCX.

ESPASMOS INFANTIS: episódios dramáticos e repetitivos de flexão rápida do pescoço, extensão do braço, flexão do quadril e joelho, além de flexão abdominal, frequentemente despertando o paciente do sono. A mãe pode descrevê-los como crises de "susto" não provocadas, ou crises de cólicas, resultantes de dor abdominal, embora não exista o choro típico de cólicas. O quadro clínico em geral ocorre entre os três e oito meses.

HIPERTELORISMO: aumento anormal da distância entre os olhos.

EPICANTO: dobra da pele da pálpebra superior (do nariz até a porção medial da sobrancelha) cobrindo o canto interior (canto medial) do olho.

CLINODACTILIA: condição congênita na qual o dedo mínimo está curvado em direção ao dedo anelar.

OPISTÓTONO:[*] hiperextensão grave da porção posterior do corpo, causada pelo espasmo dos músculos da coluna vertebral.

ABORDAGEM CLÍNICA

Epidemiologia e diagnóstico diferencial

Lissencefalia é um conjunto de distúrbios cerebrais raros, no qual a superfície cerebral (ao todo ou em parte) apresenta um aspecto liso. A palavra lissencefalia é deri-

---

[*] N. de R.T. O opistótono envolve a musculatura extensora globalmente – em uma fase inicial a contração da musculatura paravertebral é proeminente.

vada da palavra grega *lissos*, que significa liso, e da palavra *encephalos*, que quer dizer cérebro. O cérebro humano normalmente apresenta uma superfície com circunvoluções. Na lissencefalia, essas convoluções estão completa ou parcialmente ausentes, ou existem áreas com um aspecto liso. As convoluções também são chamadas de *giros* e sua ausência é conhecida como *agiria* (sem giros). Em alguns casos, as convoluções estão presentes, mas estão espessadas e em número reduzido; nesse caso, usa-se o termo *paquigiria* (giros grossos). O diagnóstico em geral é feito com auxílio de uma tomografia computadorizada (TC) ou RM cerebral.

Na lissencefalia, o desenvolvimento cerebral precoce é normal até os três ou quatro meses do desenvolvimento, quando o cérebro para de progredir normalmente. Tipos diferentes de lissencefalia têm causas diferentes.

A **síndrome de Miller-Dieker**, segundo relatos, ocorre em 11,7 por milhão de nascidos vivos. Essa forma grave parece ser a causa de um terço dos pacientes com lissencefalia identificada. É causada por uma deleção cromossômica, resultando em monossomia do cromossomo 17p13.3 com o gene LIS 1. O principal diagnóstico diferencial é a sequência de lissencefalia isolada, que apresenta um fenótipo mais leve e é causada por uma pequena mutação no gene LIS 1 com um padrão de hereditariedade autossômica dominante, ou do gene DCX, com uma transmissão ligada ao X.

Tanto a síndrome de Miller-Dieker quanto a sequência de lissencefalia isolada são consideradas lissencefalias clássicas ou lissencefalias tipo 1. O diagnóstico diferencial também inclui outras síndromes de defeito migratório que apresentam crises epilépticas, retardo mental e lissencefalia, incluindo a lissencefalia com hipoplasia cerebelar (AR, gene RELN em 7q22) e a lissencefalia com genitália anormal (ligada ao X, ARX em Xp22.13). Síndromes relacionadas, que apresentam quadro clínico semelhante, mas achados de neuroimagem diferentes, incluem a heterotopia subcortical em banda (LIS 1 ou DCX), polimicrogiria, heterotopia nodular periventricular bilateral e esquizencefalia.

Diagnóstico

Um diagnóstico preciso é importante por dois motivos. Primeiro, se a condição é genética e foi herdada, o diagnóstico permitirá que os pais compreendam o risco para futuras gestações, assim como informará se outras crianças da mesma família também são *portadoras* do gene defeituoso. Segundo, o diagnóstico é útil para que os pais de crianças com lissencefalia possam encontrar outros pais com crianças na mesma condição, e assim aprender com base na experiência deles.

Uma condição de lissencefalia ou paquigiria não é um diagnóstico completo, e a causa não pode ser determinada sem uma avaliação mais detalhada feita por um neurologista, pediatra ou geneticista. Exames de neuroimagem são muito importantes na avaliação e no diagnóstico. A RM é quase sempre superior para o detalhamento de malformações cerebrais, em especial para condições como polimicrogiria, na qual as imagens de TC não fornecem a resolução necessária. Da mesma forma, essas condições são tão raras que muitos neurorradiologistas podem nunca ter visto esses achados ou podem não ter ajustado o aparelho de RM corretamente para detalhar as pequenas malformações que podem ocorrer. Nesses casos, é importante que o encaminhamento seja feito para especialistas competentes.

O manejo do paciente com lissencefalia é de apoio, centrado nas três principais complicações: epilepsia, dificuldade alimentar e espasticidade. A melhora do tratamento sintomático aumentou a expectativa de vida desses pacientes de alguns anos para até o início da adolescência. O uso de esteroides (prednisona) e hormônio adrenocorticotrófico (ACTH) é um tratamento aceito para os espasmos infantis, mas pode ou não ser bem-sucedido. As crises retornarão após o tratamento com esteroides e, frequentemente, são intratáveis. É frequente a necessidade de vários anticonvulsivantes com cuidados especiais quanto ao estado epiléptico com risco para a vida. A dificuldade alimentar e a dificuldade de deglutição predispõem à má nutrição e à pneumonia aspirativa; uma sonda de alimentação e uma gastrostomia em longo prazo podem ajudar a reduzir essas comorbidades. A hipotonia nos pacientes de pouca idade progride para uma espasticidade e contraturas que, se não tratadas, podem resultar em dor grave e desconforto, assim como em imobilidade e complicações, como quedas, atelectasias e úlceras de decúbito.

Fisioterapias de alongamento frequentes, talas e relaxantes musculares podem retardar o desenvolvimento de espasticidade e contraturas, enquanto cadeiras de rodas e colchões especiais podem reduzir os problemas originados pela imobilidade. Os pacientes com lissencefalia também podem apresentar anormalidades congênitas cardíacas e renais, que devem ser monitoradas e tratadas atentamente.

Assim como no caso da família desse paciente, o aconselhamento genético desempenha um papel importante por causa da preocupação com uma síndrome hereditária. O risco de recorrência da síndrome de Miller-Dieker é muito baixo, pois a maioria dos casos é causada por uma deleção cromossômica recente. No entanto, o risco de recorrência pode ser de até 33%, caso seja determinada uma translocação familiar recíproca. A elucidação diagnóstica pode começar com uma análise de hibridização *in situ* (FISH) para a deleção 17p13.3, e uma consulta com um geneticista. O teste pré-natal é possível pela análise cromossômica fetal por cariotipagem, FISH, biópsia de vilo coriônico ou amniocentese. O exame de imagem para malformações dos giros cerebrais é mais sensível após a 28ª semana gestacional.

QUESTÕES DE COMPREENSÃO

50.1 Um bebê de 14 meses foi diagnosticado como portador da síndrome de Miller-Dieker. Qual dos itens a seguir é o mais provavelmente encontrado no exame físico?

  A. Macrocefalia.
  B. Retardo motor.
  C. Genitália ambígua.
  D. Estudos anormais do cromossomo X.

50.2 Qual dos seguintes itens é a sequela mais comum da síndrome de Miller-Dieker?

  A. Epilepsia.
  B. Insuficiência respiratória.
  C. Hipotonia.

D. Rabdomiólise.

50.3 Um lactente de dois meses levanta suas pernas e contrai o abdome após ser alimentado com leite. Não parece haver nenhuma atividade epiléptica anormal. O desenvolvimento parece ser normal. Qual é o diagnóstico mais provável?
A. Espasmos infantis
B. Cólica intestinal
C. Lissencefalia, início precoce
D. Síndrome de Noonan

RESPOSTAS

50.1 **B.** Retardo motor, crises e microcefalia são as características da síndrome de Miller-Dieker.

50.2 **A.** O manejo de um paciente com lissencefalia de Miller-Dieker é de apoio, centrado nas três complicações principais: epilepsia, dificuldade alimentar e espasticidade.

50.3 **B.** O lactente é normal, exceto pelo levantamento de suas pernas e pela contração abdominal após a alimentação, que provavelmente é uma cólica intestinal.

DICAS CLÍNICAS

▶ A lissencefalia deve ser considerada no diagnóstico diferencial de uma criança que apresenta deficiência mental, retardo motor, espasmos infantis e características craniofaciais dismórficas, incluindo microcefalia, nariz curto com narinas voltadas para cima e micrognatia.
▶ A RM cerebral e uma consulta com um neuropediatra são passos importantes no diagnóstico de lissencefalia.
▶ O tratamento de pacientes com lissencefalia deve focalizar o tratamento sintomático das complicações, incluindo epilepsia, dificuldade alimentar e espasticidade.
▶ O aconselhamento genético é uma parte importante no cuidado dos pacientes com lissencefalia e suas famílias.

REFERÊNCIAS

Dobyns WB, Curry CJ, Hoyme HE, et al. Clinical and molecular diagnosis of Miller-Dieker syndrome. *Am J Hum Genet*. 1991 Mar;48(3):584-594.

Guerrini R, Marini C. Genetic malformations of cortical development. *Exp Brain Res*. 2006 May 25; 173:322-333.

Lissencephaly Contact Group. About lissencephaly. Available at: http://www.lissencephaly.org.uk/aboutliss/index.htm.

Pilz D. Miller-Dieker syndrome. Orphanet encyclopedia. Available at: http://www.orpha.net/data/patho/GB/uk-MDS.pdf. Last updated September 2003.

Radiology.com. CT scan files—lissencephaly type 1. Available at: http://www.radiologyworld.com/Ctscan-lissen.htm.

Tulane University. Lissencephaly type 2. Available at: http://www.mcl.tulane.edu/classware/pathology/medical_pathology/neuropathology/congenitalq.htm.

CASO 51

Um menino de 28 meses é levado ao consultório médico porque "ele não está falando como outras crianças da sua idade". A criança é fruto de uma gravidez não complicada e parto no tempo ideal. Embora ele não seja uma criança particularmente afável e carinhosa, os pais do paciente não notaram nada de anormal em seu primeiro ano de vida. Aos 16 meses, a criança ainda não havia articulado qualquer palavra, embora às vezes balbuciasse, e não mostrava nenhuma afeição por seus pais ou irmãos. O paciente se irrita com rapidez, em especial quando há mudanças em sua rotina habitual, e se acalma balançando-se para frente e para trás, ou girando lentamente em um círculo. Durante a consulta, a criança não falou nenhuma palavra, e seu temperamento é irritadiço e de isolamento. Seus pais afirmam que ele nunca faz contato visual e, se forçado por outros, fica irado. Ao exame, é uma criança ativa e sadia, que parece estar vagando pelo consultório, ignorando o médico e seus pais, dando atenção somente aos livros, puxando ritmicamente da prateleira, sem atividade lúcida. Quando sua mãe tenta impedi-lo, o menino começa a gritar, olha para o teto, bate com seus braços e, em seguida, vai para um canto e começa a se balançar para frente e para trás. O paciente tem uma marcha normal para uma criança de sua idade, mas parece ser um pouco descoordenado quando tenta alcançar ou agarrar objetos. Não há características dismórficas e o exame de sua pele é normal. A história do desenvolvimento na família é normal. Os dois irmãos mais velhos dessa criança são sadios e apresentam um desenvolvimento neurológico normal. A criança sempre foi fisicamente saudável, nunca foi internada e nunca passou por uma cirurgia. Suas vacinas estão em dia.

▶ Qual é o diagnóstico mais provável?
▶ Qual é o próximo passo diagnóstico?
▶ Qual é o próximo passo terapêutico?

RESPOSTAS PARA O CASO 51:
Autismo

Resumo: um menino de 28 meses apresenta um retardo no desenvolvimento da linguagem, interações sociais anormais e comportamentos incomuns. O paciente é fisicamente sadio e não há nada digno de nota em sua história pré-natal, médica, cirúrgica e familiar. Seu exame é significativo somente por demonstrar os déficits e comportamentos relatados por seus pais.

- **Diagnóstico mais provável:** autismo.
- **Próximo passo diagnóstico:** avaliação auditiva.
- **Próximo passo terapêutico:** intervenção educacional e modificação comportamental.

ANÁLISE

Objetivos

1. Compreender a diferença entre atraso no desenvolvimento e regressão no desenvolvimento.
2. Conhecer os quatro domínios do desenvolvimento e como avaliá-los clinicamente.
3. Lembrar a importância da avaliação auditiva ao avaliar um atraso na linguagem em uma criança.
4. Conhecer as características principais do autismo.

Considerações clínicas

Este menino de 28 meses é levado para o consultório em decorrência de preocupações sobre seu desenvolvimento e comportamento. Clinicamente, o passo mais importante é distinguir cuidadosamente entre retardo no desenvolvimento e regressão do desenvolvimento. Um retardo significa que a criança está progredindo, embora a uma taxa mais lenta do que a taxa considerada normal. A regressão do desenvolvimento, por outro lado, denota que a criança está perdendo habilidades anteriormente obtidas, levantando a possibilidade de um processo neurodegenerativo progressivo. Às vezes, a distinção entre retardo e regressão pode ser difícil. Por exemplo, uma criança pode demonstrar inconsistentemente uma nova habilidade no desenvolvimento, dando a impressão de que ela foi perdida. **Uma regressão real do desenvolvimento é como uma *bandeira vermelha*, um alerta que deve levar a uma busca imediata por um distúrbio progressivo do sistema nervoso.** Nesse paciente, no entanto, não existe nenhum indício de regressão no desenvolvimento, e sim um quadro de atraso no desenvolvimento.

A avaliação de problemas com o desenvolvimento é facilitada pela verificação de quatro aspectos distintos do desenvolvimento: habilidades motoras grosseiras, habilidades motoras finas, interações pessoais-sociais e capacidades linguísticas. Por exemplo, um déficit isolado de linguagem pode ser causado pelo comprometimento auditivo isolado, enquanto um atraso global do desenvolvimento (envolvendo os quatro aspectos) é mais provavelmente causado por um distúrbio intrauterino, perinatal ou genético. Um atraso nas habilidades grosseiras, que se inicia antes de um ano, sugere fortemente o diagnóstico de paralisia cerebral.

A avaliação de quais são as áreas do desenvolvimento impactadas é facilitada pela utilização do Denver Developmental Screening Test (DDST), sendo confirmada com outras medidas psicométricas mais sofisticadas, disponíveis para o uso no consultório ou encaminhando o paciente a um neuropsicólogo pediátrico.

Aplicando esta abordagem ao paciente, nota-se que embora a criança esteja adquirindo as habilidades motores grosseiras de maneira adequada, ela está um pouco atrasada em relação às habilidades finas, na área da linguagem e na área pessoal-social. Com relação à linguagem, as crianças normalmente começam a balbuciar por volta dos seis meses e articulam uma palavra por volta de um ano. Aos dois anos, aproximadamente, são capazes de combinar duas palavras para formar sentenças rudimentares, assim como são capazes de seguir comandos verbais simples. Esse paciente, no entanto, apresenta um retardo significativo, uma vez que ele somente é capaz de balbuciar e parece não obedecer a comandos. Embora a maioria dos recém-nascidos seja examinada para problemas auditivos no berçário (por meio de um teste neurofisiológico denominado Respostas Auditivas Evocadas do Tronco Cerebral), os médicos devem ter certeza de que a audição é normal quando são confrontados com um retardo da linguagem. Esse paciente, no entanto, tem mais atrasos do que um atraso isolado da linguagem. Segundo o relato dos pais e com base nas observações, o paciente também apresenta problemas significativos de interação social. O paciente não é carinhoso com os pais e é incapaz de manter contato pelo olhar. Às vezes ele parece tratar as pessoas da mesma maneira que trata os objetos a seu redor. Embora o jogo solitário seja um estágio normal do desenvolvimento, essa criança nunca progrediu a ponto de incluir qualquer tipo de jogo social, o que certamente é anormal para sua idade. Além disso, o paciente apresenta vários comportamentos estranhos e idiossincráticos. Por exemplo, a criança é fascinada pela remoção de livros das prateleiras, mas o faz de forma mecânica e não como uma brincadeira. Além disso, usa comportamentos repetitivos, como balançar-se, girar lentamente ou bater suas mãos com rapidez para se acalmar quando fica irritado, em vez de procurar conforto com seus cuidadores. Esses comportamentos estereotipados e repetitivos de autoestimulação são conhecidos como estereotipias e podem muitas vezes ser observados em crianças com autismo ou portadoras de comportamentos do espectro autista. Se analisarmos o quadro como um todo, a condição clínica dessa criança parece cumprir todos os critérios para o autismo.

ABORDAGEM AO
Autismo

DEFINIÇÕES

TRANSTORNO DO ESPECTRO AUTISTA (TEA) OU TRANSTORNO PERVASIVO DO DESENVOLVIMENTO (TPD): caracterizados por graus variáveis de comprometimento das habilidades de comunicação, interação social e com padrões de comportamentos restritos, repetitivos e estereotipados.

SÍNDROME DE ASPERGER: um dos cinco TPDs, caracterizado por deficiências nas habilidades sociais e de comunicação, inteligência normal ou acima do normal e desenvolvimento padrão da linguagem.

RETARDO NO DESENVOLVIMENTO: retardo no desenvolvimento ocorre quando as crianças não atingem os marcos do desenvolvimento esperados em um certo período de tempo, para todas as cinco áreas de desenvolvimento, ou para somente uma área (cognitiva, de linguagem e fala, social e emocional, motora fina e motora grosseira).

ABORDAGEM CLÍNICA

O autismo é uma das condições mais graves do espectro de transtornos comportamentais que envolvem déficits de comunicação, interação social e comportamento. O diagnóstico é feito clinicamente, de acordo com os critérios apresentados no *Manual Diagnóstico e Estatístico de Transtornos Mentais*, quarta edição, texto revisado (DSM-IV-TR).

Em primeiro lugar, no que diz respeito aos déficits sociais, o paciente deve apresentar pelo menos dois problemas a seguir.

1. Comprometimento acentuado no uso de múltiplos comportamentos não verbais, como olhar nos olhos de outrem, expressão facial, postura corporal ou gestual, necessários para a interação social regular.
2. Incapacidade de desenvolver relacionamentos com outros.
3. Incapacidade de compartilhar espontaneamente os prazeres, interesses ou realizações com outras pessoas.
4. Falta de reciprocidade social ou emocional.

Em segundo lugar, em termos de habilidades de comunicação, o paciente deve apresentar pelo menos um dos seguintes itens:

1. Retardo ou falta total do desenvolvimento da linguagem falada.
2. Em indivíduos com fala adequada, comprometimento acentuado na habilidade de iniciar ou manter uma conversação.
3. Uso estereotipado e repetitivo da linguagem ou da linguagem idiossincrática.
4. Falta de jogos de faz de conta espontâneos ou jogos de imitação social.

Finalmente, em relação aos critérios comportamentais, o paciente deve demonstrar pelo menos um dos seguintes sintomas:

1. Preocupação abrangente com um ou mais padrões de interesses estereotipados ou restritos, anormal em sua intensidade ou foco.
2. Aparentemente uma adesão inflexível a rotinas ou rituais específicos, não funcionais.
3. Maneirismos motores estereotipados e repetitivos.
4. Preocupação persistente com partes de um objeto, em vez do todo.

Além disso, seis dos sintomas apresentados (em qualquer categoria) devem estar evidentes na criança antes dos três anos. Se os achados sugestivos de autismo são obtidos pela história ou por exame de rastreamento do desenvolvimento, o paciente deve ser encaminhado para avaliação mais detalhada com um médico especializado com o diagnóstico formal de autismo.

Além do autismo, existem outras condições nessa sequência patológica conhecida por TEA. Ela afeta 3,4 crianças em cada 1.000 crianças com idades entre três a 10 anos, embora as taxas variem dependendo dos relatórios. O transtorno do déficit de atenção (TDA) muitas vezes pode ser detectado por volta dos três anos e, em alguns casos, já aos 18 meses.

Crianças com linguagem normal, mas com interesses restritos e comportamentos anormais, além de interação social pouco desenvolvida, podem apresentar a síndrome de Asperger.

Às vezes essas crianças são muito difíceis de distinguir das autistas altamente funcionantes (aquelas com um QI na faixa média). Pacientes que desenvolvem sintomas autistas com mais de três anos são menos comprometidos que os pacientes autistas típicos, ou aqueles que apresentam características atípicas e que podem ser diagnosticados como TPD não especificado de outra forma (TPD-NES). TEAs são mais comuns em meninos que em meninas (4:1) e têm uma taxa global de prevalência de cerca de 60 por 10.000 indivíduos. O tipo de TEA encontrado com mais frequência é o TPD-NES, seguido pelo distúrbio autista, enquanto a síndrome de Asperger é o subtipo menos comum.

Embora a causa de TEA seja desconhecida, evidências crescentes apontam para um processo fisiopatológico subjacente e progressivo, muito tempo antes que os retardos de desenvolvimento fiquem evidentes e, provavelmente, o processo esteja presente desde o nascimento. Embora várias regiões cerebrais sejam suscetíveis ao envolvimento em um transtorno tão complexo, parece que o lobo frontal e a amígdala estão significativamente envolvidos. Isso faz sentido, dado o envolvimento do lobo frontal na regulação das emoções e do comportamento, assim como o papel da amígdala na mediação da resposta ao estresse. Recentemente, houve uma onda de pesquisa investigativa sobre uma possível ligação entre as vacinações de rotina da infância, contendo o conservante timerosal, e o autismo. Embora grandes estudos epidemiológicos não tenham conseguido apoiar essa ligação, ela continua sendo uma importante preocupação para muitos pais e talvez precisem ser abordadas diretamente com eles.

Manejo

Talvez o aspecto mais importante do manejo de pacientes com autismo seja um ambiente educacional estruturado de forma adequada. Se o autismo é um transtorno do desenvolvimento, é fundamental começar as intervenções o mais breve possível para maximizar o desenvolvimento do potencial da criança. Além disso, as intervenções comportamentais podem ser muito úteis para o paciente, bem como para a família e os cuidadores. As intervenções farmacológicas são, às vezes, empregadas, embora atualmente não existam muitos estudos clínicos para apoiá-las. Estudos menores têm sugerido que o uso de inibidores da recaptação seletiva da serotonina e medicamentos antipsicóticos atípicos podem fornecer algum benefício. É preciso citar que até hoje nenhuma medicação recebeu uma indicação da Food and Drug Administration (FDA) para uso no tratamento dos sintomas do autismo. Portanto, não é uma supressa que muitos tratamentos alternativos e complementares tenham sido recomendados para esses pacientes, tratamento de quelação de mercúrio, com secretina por via intravenosa e uma série de suplementos. Os pais devem ser perguntados sobre o uso de tais tratamentos e devem ser aconselhados sobre seus perigos potenciais.

Prognóstico

A doença não costuma ser progressiva, embora ocasionalmente, com o crescimento de uma criança, possam ser evidenciados déficits adicionais. Embora indivíduos menos afetados possam desenvolver melhoras em seus relacionamentos sociais, o prognóstico para as crianças afetadas é significativamente pobre. O grau de comprometimento da linguagem e inteligência em geral prediz o resultado funcional final; uma criança que não aprendeu a falar até os cinco anos geralmente não obterá a capacidade de comunicação.

QUESTÕES DE COMPREENSÃO

51.1 Dos pacientes a seguir, encaminhados por problemas de desenvolvimento, qual é o clinicamente mais preocupante?
A. Uma criança com três anos que nunca aprendeu a falar.
B. Uma criança de cinco anos com retardos moderados em todas as quatro áreas de desenvolvimento.
C. Uma criança de dois anos com paralisia cerebral e epilepsia.
D. Uma criança de quatro anos que sempre foi desajeitada.

51.2 O Denver Developmental Screening Test é descrito como:
   A. Uma avaliação abrangente de todas as esferas do desenvolvimento.
   B. Uma ferramenta desnecessária com técnicas modernas de neuroimagem como a RM.
   C. Um método rápido para detectar problemas potenciais de desenvolvimento no consultório.
   D. Uma ferramenta bem padronizada para o diagnóstico do autismo.
   E. Um teste de habilidades de linguagem expressiva e receptiva.
51.3 Qual dos seguintes itens é mais importante no diagnóstico de um distúrbio com características autistas?
   A. História familiar de autismo.
   B. Atrofia do lobo temporal na RM.
   C. Sintomas de desenvolvimento antes dos cinco anos.
   D. Função de linguagem normal.
   E. Reciprocidade social anormal.
51.4 Das seguintes intervenções, o que é mais importante para uma criança com diagnóstico recente de autismo?
   A. Prescrever uma dose moderada de fármaco antipsicótico atípico, como a risperidona.
   B. Assegurar que a criança não passará por imunizações futuras.
   C. Encaixar a criança em um programa educacional altamente estruturado.
   D. Envolver a criança em atividades sociais, como esportes de equipe.
   E. Tratamento diário com multivitamínico.

RESPOSTAS

51.1 **D.** Qualquer sinal de regressão no desenvolvimento (como a perda de habilidades da linguagem de expressão) é muito preocupante.
51.2 **C.** O Denver Developmental Screeening Test é útil para verificar problemas potenciais de desenvolvimento, que podem ser posteriormente avaliados usando técnicas mais aprofundadas.
51.3 **E.** Reciprocidade social anormal, junto com anormalidades de comunicação e comportamento, é uma característica-chave dos distúrbios autísticos. No momento, o autismo é um diagnóstico clínico clássico, sem achados úteis em exames auxiliares como RM ou EEG.
51.4 **C.** Crianças com autismo se beneficiam de um ambiente educacional bem estruturado, desenvolvido para ensinar habilidades de maneira concreta. Embora a medicação possa ser útil em alguns pacientes, não existem estudos em grande escala para apoiar seu uso.

> ### DICAS CLÍNICAS
>
> ▶ Embora a regressão do desenvolvimento seja uma *bandeira vermelha* ou um *sinal de alerta*, não é raro observar alguma regressão da linguagem quando os sintomas de autismo tornam-se evidentes aos dois anos.
> ▶ Frequentemente crianças com autismo desenvolvem um vocabulário de poucas palavras em uma idade aparentemente apropriada, perdendo o uso dessas palavras por volta dos dois anos. Esta *regressão autística* é observada em cerca de 25% dos pacientes
> ▶ Mais de 25% das crianças com autismo desenvolvem epilepsia, representando um aumento notável em relação à taxa da população geral, que é de 1%. Pacientes com QIs mais baixos têm um maior risco para o desenvolvimento de epilepsia.
> ▶ Embora os problemas de linguagem e comunicação não se apresentem antes dos dois anos em pacientes com autismo clássicos, os pais frequentemente relatam que essas crianças parecem diferentes desde o início do primeiro ano.
> ▶ Embora a paralisia cerebral e a deficiência mental possam coexistir, trata-se de diagnósticos diferentes.

REFERÊNCIAS

American Psychiatric Association. *Diagnostic and Statistical Manual of Mental Disorders*, 4th ed. Text revision. Washington, DC: American Psychiatric Association; 2000.

Barbaresi W, Katusic S, Voigt R. Autism—a review of the state or the science for pediatric primary health care clinicians. *Arch Pediatr Adolesc Med*. 2006;160:1167-1175.

Fenichel G. *Clinical Pediatric Neurology: A Signs and Symptoms Approach*, 3rd ed. Philadelphia, PA: WB Saunders; 1997:118-152.

Price CS, Thompson WW, Goodson B, et al. Prenatal and infant exposure to thimerosal from vaccines and immunoglobulins and risk of autism. *Pediatrics*. 2010 Oct;126(4):656-664.

Sugden S, Corbett B. Autism—presentation, diagnosis, and management. *Continuum*. 2006:12(5):47-59.

CASO 52

Uma mulher destra, de 43 anos, vem ao consultório com perda auditiva, paralisia facial e cefaleia. Sua história começou há um mês, com uma redução súbita da audição na orelha direita. Na semana anterior a consulta, ela começou a perceber uma fraqueza da face direita, que agora evoluiu para uma paralisia completa. Nos últimos três meses a paciente apresentou cefaleia occipital direita intermitente e notou desajeitamento e falta de equilíbrio quando ela se vira rapidamente. Ela nega qualquer alteração de voz ou dificuldade de deglutição. Sua história médica pregressa é normal. A paciente não está tomando qualquer medicação, exceto pílulas anticoncepcionais. Seu exame físico nos mostra uma mulher de 43 anos, com uma paralisia facial direita evidente. Seu pulso é de 62 bpm, pressão arterial de 118/62 mmHg e temperatura de 36,7°C. Seu crânio e sua face não apresentam lesões. Sua voz é normal, mas sua fala é levemente distorcida em decorrência da paralisia facial. Seus movimentos extraoculares são normais. O exame de fundo de olho não mostra qualquer papiledema. Suas orelhas apresentam membranas timpânicas normais. O teste de Weber com diapasão lateraliza para a orelha esquerda. A condução aérea é melhor do que a condução óssea em ambas as orelhas. Não há linfadenopatia cervical ou outras massas cervicais. Não há sinais cerebelares. O restante do exame físico, incluindo o exame neurológico, é normal. Uma audiometria mostra perda auditiva neurossensorial leve na orelha direita; a orelha esquerda apresenta audição normal. Uma audiometria de tronco cerebral (ABR) é anormal para a orelha direita e normal na orelha esquerda.

► Qual é a etiologia neuroanatômica e qual é o diagnóstico mais provável?
► Qual é o próximo passo diagnóstico?

RESPOSTAS PARA O CASO 52:
Meningioma do nervo acústico

Resumo: uma mulher de 43 anos tem uma história de cefaleia, perda auditiva e paralisia facial.

- **Etiologia neuroanatômica e diagnóstico:** tumor do ângulo cerebelopontino; os tumores mais comuns são o neuroma e o meningioma acústico.
- **Próximo passo diagnóstico:** ressonância magnética (RM) com gadolíneo.

ANÁLISE
Objetivos

1. Estudar os tumores mais comuns que ocorrem no ângulo cerebelopontino.
2. Entender as características de imagem mais comuns desses tumores.
3. Saber as opções de tratamento disponíveis para esses tumores.

Considerações

Esta mulher de 43 anos tem sintomas de perda auditiva, paralisia facial e cefaleia. A paciente também apresenta sintomas de desequilíbrio. A causa mais comum de paralisia do nervo facial é a paralisia de Bell; no entanto, essa paciente também apresenta perda auditiva, distúrbios de equilíbrio e cefaleia, que apontam mais para um distúrbio central do que periférico. **Pacientes que apresentam a combinação de perda auditiva e paralisia facial necessitam de avaliação por exames de imagem.** Os sintomas dessa paciente sugerem fortemente uma anormalidade no ângulo cerebelopontino. Técnicas de imagem modernas revolucionaram a avaliação desta região. Uma RM com contraste pode diferenciar facilmente os diversos processos patológicos que ocorrem na área (Quadro 52.1).

ABORDAGEM AOS
Tumores do ângulo cerebelopontino

DEFINIÇÕES

NEUROMA ACÚSTICO: tumor benigno que se origina das células de Schwann no nervo vestibular, também denominado schwannoma vestibular. É o tumor mais comum encontrado no ângulo cerebelopontino.

AUDIOMETRIA DO TRONCO CEREBRAL (ABRs): teste auditivo eletricamente evocado. Nesse teste, os eletrodos são posicionados sobre cada lóbulo auricular e sobre a região frontal. Um estímulo sonoro (seja um clique ou uma frequência espe-

Quadro 52.1 • CARACTERÍSTICAS DA RESSONÂNCIA MAGNÉTICA DE PATOLOGIAS COMUNS NO ÂNGULO CEREBELOPONTINO

Tipo de tumor	Aspecto em T1[a]	Aspecto em T2[a]	Contraste com gadolíneo	Características especiais
Schwannoma	Isointenso	Intermediário	++++	Pode ser cístico, dentro ou fora do CAI
Meningioma	Isointenso ou levemente hipointenso	Hiperintenso a hipointenso	+++	Cauda dural, excêntrico em relação ao CAI, pode haver calcificação
Epidermoide	Hipointenso	Isointenso	Nenhum	Aspecto de faixas internas
Tumor do glomo (paraganglioma)	Hipointenso	Isointenso	+++	Aspecto "sal e pimenta"
Cisto aracnoide	Hipointenso	Hiperintenso	Nenhum	Conteúdo homogêneo
Lipoma	Hiperintenso	Hipointenso	Nenhum	A intensidade desaparece com a supressão da gordura
Cistos de colesterol	Hiperintenso	Hiperintenso	Nenhum	Localizados dentro do ápice petroso

CAI, conduto auditivo interno.
[a] Intensidade relativa ao cérebro.
+ Contraste mínimo.
+++ Contraste moderado.
++++ Contraste máximo.

cífica) é liberado para o ouvido testado a uma determinada sonoridade; um computador acoplado captura a atividade elétrica cerebral que resulta deste estímulo e filtra os ruídos de fundo.

PARALISIA DE BELL: fraqueza facial idiopática.

ÂNGULO CEREBELOPONTINO: espaço anatômico entre o cerebelo, ponto e osso temporal. Esse espaço contém os nervos cranianos V a XI.

PERDA AUDITIVA DE CONDUÇÃO: forma de perda auditiva que resulta de um defeito no mecanismo de coleta sonora da orelha. Estas estruturas incluem o conduto auditivo, a membrana timpânica, a orelha média e os ossículos.

TUMOR EPIDERMOIDE: tumor benigno composto por elementos epiteliais escamosos; acredita-se que se origina de restos congênitos.

TUMOR DO GLOMO: nome comum do paraganglioma. Esse tumor ricamente vascularizado origina-se de células neuroepiteliais. Ele é denominado pela estrutura da qual se origina: glomo timpânico (orelha média), glomo jugular (veia jugular), glomo vagal (nervo vago) e tumor do corpo carotídeo (artéria carótida). Uma regra de 10% está associada a esse tumor: cerca de 10% desses tumores produzem uma substância semelhante à catecolamina, aproximadamente 10% são bilaterais, cerca de 10% são familiares, e cerca de 10% são malignos (i.e., têm um potencial de metastização).

MENINGIOMA: tumores extra-axiais benignos comuns dos envoltórios cerebrais. A célula de origem provavelmente se origina de vilos aracnoides. São descritos vários subtipos histológicos: sincicial, transicional, fibroblástico e maligno.

PERDA AUDITIVA NEUROSSENSORIAL: forma de perda auditiva que resulta de uma anormalidade na cóclea ou no nervo auditivo.

ABORDAGEM CLÍNICA

Meningiomas

Os meningiomas geralmente são tumores benignos, de origem mesodérmica e fixados à dura-máter. Costumam estar localizados ao longo do seio sagital, sobre as convexidades cerebrais e no ângulo cerebelopontino. Macroscopicamente, são tumores cinzentos, bem demarcados e firmes. Microscopicamente, as células são uniformes, com núcleos redondos ou alongados e com uma tendência característica de formar espirais. Meningiomas tendem a afetar mais mulheres do que homens na meia-idade. A apresentação clínica típica é a instalação lenta de um déficit neurológico ou uma crise focal; um achado inesperado em um exame de imagem também é uma apresentação comum. Em geral, a RM revela uma massa com base na dura-máter, que apresenta um realce homogêneo ao contraste. O tratamento cirúrgico é ideal e a ressecção completa é curativa. Para lesões não passíveis de cirurgia, a radioterapia local ou estereotáxica pode melhorar os sintomas. Pequenas lesões assintomáticas podem ser observadas em pacientes mais idosos. Raramente, os meningiomas podem ser mais agressivos e apresentar um potencial maligno; esses tumores tendem a apresentar um grau alto de mitose e atipia celular e nuclear. Nestes casos, o tratamento cirúrgico deve ser seguido de radioterapia.

ABORDAGEM À
Paralisia facial

A paralisia facial é um distúrbio relativamente comum. Em sua apresentação mais comum, a paralisia facial ocorre como uma mononeuropatia craniana esporádica súbita. Ela não está associada com perda auditiva; ao contrário, pode estar associada com hiperacusia. Essa forma de paralisia facial, também denominada paralisia de Bell, não está associada com doença da orelha média, tumor de parótida, doença de Lyme ou qualquer outra causa conhecida de paralisia facial. Essencialmente, a paralisia de Bell é um diagnóstico de exclusão. Em geral, uma história indicativa e um exame físico detalhado eliminarão a maior parte do diagnóstico diferencial. Da mesma forma, várias causas de perda auditiva podem ser eliminadas por meio de um exame físico cuidadoso. Processos patológicos, como otite média, colesteatoma e otosclerose, podem ser eliminados por meio de uma história cuidadosa e exame físico com testes feitos com auxílio de um diapasão. No entanto, para saber o tipo e o grau da perda auditiva, é necessária uma audiometria.

Embora necessite da cooperação do paciente, a audiometria fornecerá ao médico uma medida muito precisa do nível auditivo do paciente. Às vezes, os pacientes apresentam perda auditiva mista, ou uma combinação de perda condutiva e neurossensorial em um ouvido isolado. Além disto, a audiometria pode fornecer uma pista sobre a presença de perda auditiva *retrococlear* ou perda auditiva causada por doenças proximais em relação à cóclea. Os testes que podem indicar uma patologia retrococlear incluem a discriminação da fala, os reflexos acústicos e a redução do reflexo.

Diagnóstico

A perda auditiva neurossensorial também pode ser avaliada pela **resposta auditiva (audiometria) de tronco cerebral (ABR)**. Este teste mede a atividade elétrica dentro da via auditiva e, assim, o teste ajuda a avaliar as causas retrococleares da perda auditiva.

A ABR tem cinco ondas numeradas de I a V que estão correlacionadas às principais conexões neurais na vida auditiva. Essas ondas apresentam determinadas morfologias e ocorrem em latências previsíveis. Ondas ausentes ou retardadas são indicativas de patologia naquele ponto da via auditiva. As latências entre as ondas (como I a III, III a V ou I a V) podem ser comparadas com o lado oposto ou com normas padronizadas. Anormalidades na ABR devem ser melhor avaliadas por meio de exames de imagem.

A RM fornece uma excelente definição das estruturas dentro da fossa posterior. O meio de **contraste gadolíneo** permite uma diferenciação adicional de várias patologias. Além disso, tecnologia mais recente, como a supressão de gordura e a imagem ponderada em difusão, pode ajudar a identificar a patologia (Figura 52.1). Os aspectos da RM dos tumores mais comuns na fossa posterior estão indicados no Quadro 52.1.

Embora a RM com gadolíneo forneça uma resolução excelente para o cérebro, nervo e tecidos moles, a TC é necessária para fornecer imagens ósseas. Com frequência, ambas as modalidades de imagens são combinadas para a compreensão da completa extensão do processo patológico dentro da base do crânio.

Tratamento

Uma vez diagnosticado um tumor do ângulo cerebelopontino, deve ser feito um plano de tratamento. Muitos fatores devem ser considerados durante a abordagem destes tumores. A idade do paciente, seu estado geral de saúde, tamanho e localização do tumor, grau da perda auditiva e outros sinais neurológicos devem ser levados em conta. As diversas opções de tratamento disponíveis devem ser discutidas com o paciente; a decisão final da evolução do tratamento deve ser decidida entre o paciente e o médico.

Pelo menos **três opções** devem ser consideradas no manejo de tumores na fossa posterior: **observação e imagens seriadas, radiocirurgia estereotáxica ou cirurgia**

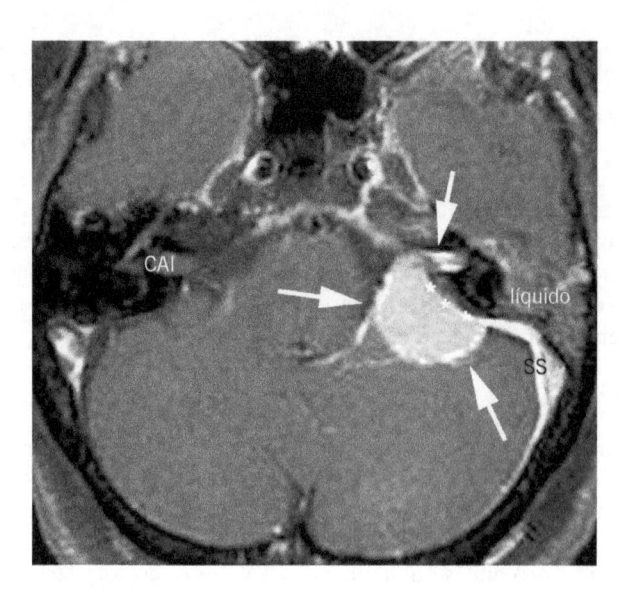

Figura 52.1 Ressonância magnética em T1 pós-administração de gadolíneo, com supressão de gordura. Meningioma do ângulo cerebelopontino. CAI, conduto auditivo interno (Reproduzida, com permissão, de Lalwani A. Current Diagnosis and Treatment in Otolaryngology: Head & Neck Surgery, 2nd ed. New York, NY: McGraw-Hill Publishers, 2008:154.)

convencional. Algumas dessas opções podem não estar disponíveis ou não ser prudentes para certos tipos ou tamanhos tumorais. É certo que um paciente que tem um tumor grande, que está causando compressão do tronco cerebral ou hidrocefalia obstrutiva, não deve ser observado por algum tempo e não deve ser submetido a imagens seriadas. Esses achados exigem atenção imediata.

A cirurgia pode fornecer vários benefícios para o paciente. A remoção do tumor permite um diagnóstico patológico final, pode corrigir déficits neurológicos e prevenir outras complicações causadas pelo crescimento continuado do tumor. Esses benefícios podem estar associados com novos déficits neurológicos, meningite, infecção, acidente vascular encefálico e até mesmo óbito. O estado de saúde do paciente deve ser considerado, porque esses procedimentos cirúrgicos muitas vezes são demorados. Pacientes com um estado de saúde geral debilitado podem não tolerar um procedimento cirúrgico.

Um tipo de tratamento relativamente recente (embora com mais de 20 anos de experiência) envolve o uso de um **feixe de radiação focalizado diretamente para o tumor**. Foram desenvolvidos vários dispositivos com marca registrada para destruir ou impedir o crescimento desses tipos de tumores. A experiência com radioterapia estereotáxica provavelmente seja maior para o **neuroma acústico**, porque esse tumor é a **massa tumoral mais encontrada no ângulo cerebelopontino**. A radioterapia estereotáxica é tida como muito eficaz na abordagem de tumores de tamanho pequeno a médio (até 3 cm). Nesses tumores, a taxa de complicação para cirurgia estereotáxica é pelo menos tão baixa quando a da cirurgia convencional e, com esse tipo de tratamento, não há necessidade de permanência hospitalar longa ou período de recuperação. A desvantagem da radioterapia estereotáxica é o potencial para crescimento continuado e esse crescimento ocorre em um número significativo de pacientes. Infelizmente, a cirurgia após uma radioterapia estereotáxica é tecnicamente mais difícil e os resultados cirúrgicos não são tão bem-sucedidos como na cirurgia isolada.

A cirurgia estereotáxica tem limitações. Ela não é útil para certos tipos de tumores (meningiomas e epidermoides). É óbvio que a radioterapia estereotáxica não fornece amostras patológicas para exame e nunca deve ser usada quando existe dúvida quanto ao diagnóstico patológico.

QUESTÕES DE COMPREENSÃO

52.1 Um pintor de 45 anos apresenta ataxia. Uma RM evidencia um tumor do ângulo cerebelopontino. Qual é o tumor mais provável nesta localização?

A. Tumor epidermoide.
B. Paraganglioma.
C. Meningioma.
D. Neuroma acústico.
E. Lipoma.

52.2 Qual é o melhor exame para elucidar a etiologia da perda auditiva neurossensorial unilateral?

A. Emissões otoacústicas.
B. Resposta auditiva do tronco cerebral.
C. RM dos condutos auditivos internos com gadolíneo.
D. Eletronistagmografia.
E. Exame físico detalhado.

52.3 Qual é a causa mais comum de paralisia facial unilateral?

A. Idiopática.
B. Otite média.
C. Processo maligno da parótida.
D. Neuroma acústico.
E. Doença de Lyme.

RESPOSTAS

52.1 **D.** O tumor mais comum no ângulo cerebelopontino é, de longe, o neuroma acústico.

52.2 **C.** Embora a ABR seja usada para avaliar a perda auditiva neurossensorial unilateral, sua limitação é a falta de especificidade para o diagnóstico. As emissões otoacústicas podem medir o grau de perda auditiva, mas não conseguem esclarecer a causa patológica. A eletronistagmografia é um teste que mede o reflexo vestibular. Um exame físico detalhado é um pré-requisito importante para a solicitação de exames diagnósticos. Somente a RM contrastada pode elucidar a causa de uma perda auditiva neurossensorial unilateral.

52.3 **A.** A forma mais comum de paralisia facial é a idiopática. Ela também é denominada paralisia de Bell. Evidências recentes sugerem que a causa da paralisia de Bell seja, provavelmente, uma recrudescência do herpes-vírus simples. Cada paciente deve passar por um exame cuidadoso para excluir outras causas de paralisia facial, como os diagnósticos listados. Quando indicado, esse exame pode requer uma audiometria ou RM.

DICAS CLÍNICAS

▶ A paralisia facial idiopática (também denominada paralisia de Bell) é a causa mais comum de fraqueza facial unilateral.
▶ A paralisia de Bell é um diagnóstico de exclusão e os pacientes com paralisia facial requerem um exame otológico cuidadoso, assim como um exame de nervos cranianos.
▶ Pacientes que apresentam uma queixa relacionada a um nervo craniano necessitam uma avaliação de todos os nervos cranianos.
▶ Neuromas acústicos são os tumores mais comuns do ângulo cerebelopontino.
▶ Uma perda auditiva neurossensorial unilateral deve ser avaliada por meio de RM contrastada com gadolíneo.

REFERÊNCIAS

Fan G, Curtin H. Imaging of the lateral skull base. In: Jackler R, Brackmann D, eds. *Neurotology*, 2nd ed. Philadelphia, PA: Elsevier; 2004, pp 383-418.

Lo W, Hovsepian M. Imaging of the cerebellopontine angle. In: Jackler R, Brackmann D, eds. *Neurotology*, 2nd ed. Philadelphia, PA: Elsevier; 2005, pp 349-382.

CASO 53

Um *barman* de 59 anos, aposentado, apresenta uma queixa de cefaleias e dificuldade de concentração nas últimas seis semanas. O paciente foi saudável durante toda sua vida e anualmente passa por um *checkup*. O paciente descreve as cefaleias como dores "dolentes", que ocorrem primeiramente sobre a região frontotemporal direita. O paciente refere que apresenta náuseas ocasionais associadas à cefaleia, sem vômitos. Além disso, ele tem dificuldade para se concentrar em tarefas banais, como ler o jornal ou jogar baralho. Sua esposa afirma que ele está mais irritado, mal-humorado e "não é o mesmo" há um mês. Não há história de abuso de álcool ou exposição a toxinas. O paciente admite uma história de tabagismo de 30 maços de cigarro por ano. A revisão de sistemas chama a atenção por uma perda significativa de peso e tosse produtiva.

Seu exame revela um paciente afebril, com pressão arterial de 124/72 mmHg e frequência cardíaca de 78 bpm. O exame geral é normal. O paciente está orientado quanto à pessoa, ao horário, à localização e à situação, embora se aborreça durante o exame. O exame dos nervos cranianos e o exame sensorial não apresenta nada digno de nota. O exame de força é normal, exceto por uma fraqueza questionável dos extensores dos dedos quirodáctilos esquerdos. Os reflexos tendinosos profundos são normais, exceto por um sinal de Babinski presente à esquerda. Durante a deambulação, o paciente apresenta um balanço de braço menor à esquerda em comparação com o lado direito.

▶ Qual é o diagnóstico mais provável?
▶ Qual é o próximo passo diagnóstico?
▶ Qual é o próximo passo terapêutico?

RESPOSTAS PARA O CASO 53:
Tumor cerebral metastático

Resumo: um homem sadio de 59 anos apresenta uma história de seis semanas de cefaleias frontotemporais à direita, associadas com dificuldade de concentração, perda de peso e tosse. Suas cefaleias costumam estar associadas a náuseas e têm uma natureza dolente. Sua esposa relata alterações de personalidade e o paciente reconhece que apresenta alterações do humor. Seu exame chama a atenção por uma redução do balanço do braço esquerdo, fraqueza questionável dos extensores dos dedos esquerdos e um sinal de Babinski à esquerda.

- **Diagnóstico mais provável:** tumor cerebral metastático afetando o hemisfério cerebral direito.
- **Próximo passo diagnóstico:** ressonância magnética (RM) cerebral com e sem gadolíneo e radiografia de tórax.
- **Próximo passo terapêutico:** corticosteroides e anticonvulsivantes são iniciados imediatamente, enquanto se aguarda a avaliação cirúrgica.

ANÁLISE
Objetivos

1. Conhecer a apresentação clínica e a abordagem diagnóstica do tumor cerebral metastático.
2. Compreender o diagnóstico diferencial do tumor cerebral metastático.
3. Descrever o tratamento para o tumor cerebral metastático.

Considerações

Este homem de 59 anos, saudável sob outros aspectos, apresenta cefaleias unilaterais dolentes, associadas com náusea e alterações de personalidade. Além disso, existe uma história de dificuldade de concentração, perda de peso e tosse. Seu exame físico sugere uma leve fraqueza do lado esquerdo, provavelmente decorrente de uma lesão hemisférica esquerda, dado o sinal de Babinski à esquerda. Com base na história e no exame físico, o diagnóstico mais provável é uma lesão em massa no hemisfério cerebral esquerdo. Passando um pouco mais à frente, a história de perda de peso e tosse sugere um câncer pulmonar metastático. Uma radiografia de tórax irá revelar que ele apresenta uma grande lesão de massa no lobo superior direito, altamente sugestiva de câncer pulmonar. Uma RM cerebral irá demonstrar uma lesão frontal direita bem circunscrita, junto à junção das substâncias cinzenta-branca, com hemorragia e edema circundante. A evidência de um desvio da linha média ou herniação iminente deve ser avaliada. Corticosteroides, como a dexametasona, devem ser iniciados, pois reduzem o edema cerebral e a permeabilidade capilar. A instituição de uma profilaxia anticonvulsivante em indivíduos com tumores metastáticos, que não tenham apresentado uma crise epiléptica, é controversa. Cerca de 40% dos pacientes com tumores cerebrais metastáticos apresentarão uma crise. Somente 20% dos pacientes com tumores cerebrais metastáticos apresentam crises. Nesse caso em particular, o paciente tem uma hemorragia cerebral, sabe-se ser epileptogênica. A maioria dos médicos introduziria anticonvulsivantes.

Deve-se tomar cuidado em pacientes que recebem anticonvulsivantes e corticosteroides, pois estes podem reduzir de forma significativa os níveis dos anticonvulsivantes. Deve ser feita uma consulta neurocirúrgica, assim como uma consulta com oncologista.

ABORDAGEM AOS Tumores cerebrais metastáticos

DEFINIÇÕES

TUMORES CEREBRAIS METASTÁTICOS: são tumores que se originam de metástases de neoplasias sistêmicas para o parênquima cerebral.

SINAL DE BABINSKI: extensão do hálux, seguida de abdução dos demais pododáctilos quando se estimula a região lateral da sola do pé. Isso é feito tocando o pé junto ao calcanhar, movendo o estímulo em direção aos dedos do pé. É um sinal sensível e confiável de doença do trato corticospinal. Também é conhecido como reflexo plantar.

DESVIO DA LINHA MÉDIA: movimento de um hemisfério cerebral para o lado oposto, secundário ao edema intracraniano. Isso pode causar uma compressão dos ventrículos laterais e contribuir com o elevamento posterior da pressão intracraniana.

HERNIAÇÃO: deslocamento do hemisfério cerebral para baixo, decorrente do aumento da pressão intracraniana.

ABORDAGEM CLÍNICA

Tumores cranianos metastáticos podem originar-se de cânceres sistêmicos primários, que se disseminam para as leptomeninges, parênquima cerebral, ossos do crânio ou dura-máter. **Metástases cerebrais são 10 vezes mais comuns que tumores cerebrais primários.** Nos Estados Unidos, são relatados cerca de 150.000 novos casos de tumores cerebrais metastáticos por ano. Os homens têm uma incidência um pouco mais elevada que as mulheres, com uma razão de 1,4:1. Aproximadamente 66% dos tumores cerebrais metastáticos envolvem o parênquima, dos quais quase 50% consistem em uma lesão solitária. Os tumores mais comuns que metastizam para o cérebro estão listados no Quadro 53.1, e o mais comum é o câncer de pulmão.

Os tumores metastizam para o cérebro mais comumente ao entrar na circulação sistêmica; isso é conhecido como disseminação hematogênica. A distribuição

Quadro 53.1 • TUMOR METASTÁTICO E FREQUÊNCIA

Tipo de tumor	Casos (%)
Câncer pulmonar	50%
Câncer de mama	20%
Melanoma	10%
Tumor primário desconhecido	10%
Outros: tireoide e sarcoma	Desconhecidos

dos tumores apresenta paralelos com o fluxo sanguíneo para o cérebro, com cerca de **82% das metástases supratentoriais**, 15% disseminam para o cerebelo e 3% afetam o tronco cerebral. **Tumores cerebrais metastáticos costumam estar localizados na junção das substâncias cinzenta-branca e nas zonas limítrofes arteriais**, que são localizações com vasos sanguíneos de pequeno calibre, que podem aprisionar células tumorais.

As características clínicas de doença cerebral metastática são variadas e podem depender da localização. Os sintomas neurológicos ocorrem por infiltração direta do tumor, hemorragia, edema ou mesmo hidrocefalia. O Quadro 53.2 ilustra as características clínicas mais comuns das metástases cerebrais.

O diagnóstico diferencial dos tumores cerebrais metastáticos inclui abscesso cerebral, doenças desmielinizantes, necrose por irradiação, acidentes vasculares encefálicos, sangramento intracraniano e tumores cerebrais primários. **Aproximadamente**

Quadro 53.2 • CARACTERÍSTICAS CLÍNICAS DE TUMORES CEREBRAIS

Características clínicas	Pacientes que apresentam as características (%)
Cefaleias dolentes associadas à náusea	45 a 50%
Distúrbios visuais, incluindo borramento visual; unilateral do lado do tumor e mais associado com metástases de fossa posterior	
Comprometimento cognitivo, incluindo alterações da personalidade, do humor e problemas de memória	33%
Crises epilépticas de início recente, mais frequentemente associadas com metástases frontais, temporais ou múltiplas	10 a 20%
Síndrome semelhante ao acidente vascular encefálico	5 a 10%
Papiledema	10% (no momento da apresentação)
Outros achados neurológicos inespecíficos	20 a 40%

60% daqueles sem tumor primário conhecido e que apresentam metástases cerebrais têm um câncer pulmonar primário.

A avaliação clínica em pacientes com câncer primário desconhecido é centrada e inclui uma RM cerebral com gadolíneo. **O gadolíneo, ou contraste, é fundamental e irá demonstrar um realce ao redor das lesões.** Dado o fato de o câncer pulmonar ser o tipo mais comum a metastizar para o cérebro, deve ser feita uma radiografia de tórax, seguida por uma tomografia computadorizada (TC) de tórax. Se esses exames não mostrarem nada digno de nota, deve ser feita uma TC abdominal ou pélvica. Deve ser dada atenção à próstata, aos testículos, às mamas e ao reto, durante o exame clínico. Deve ser feito um exame de fezes com pesquisa para sangue oculto. Isso ajudará na avaliação de cânceres gastrintestinais.

Infelizmente, uma RM cerebral é incapaz de diagnosticar o tipo de tumor em pacientes com um processo primário maligno desconhecido. Uma exceção é o melanoma maligno, que demonstrou ter um sinal hiperintenso nas imagens ponderadas em T1 e um sinal hipointenso nas imagens ponderadas em T2. **Uma biópsia cerebral pode ser necessária caso não seja encontrado um tumor primário.** Pacientes com sinais de aumento grave da pressão intracraniana podem beneficiar-se da cirurgia.

Um tratamento com corticosteroides, como a dexametasona, é importante para reduzir a pressão intracraniana e o edema. Em geral, é administrada uma dose de 10 mg de dexametasona, seja por via oral ou intravenosa, seguida de 4 mg a cada 6 horas. Como discutido, a necessidade ou não de anticonvulsivantes é controversa em pacientes que não apresentaram crises. No entanto, aqueles indivíduos que apresentaram ou desenvolveram uma crise justificam o tratamento anticonvulsivante.

A decisão de submeter ou não os pacientes à cirurgia depende do número de metástases cerebrais, localização, tamanho, probabilidade de resposta ao tratamento e do estado geral de saúde do paciente. O fator mais importante ao considerar a cirurgia é a carga tumoral localizada fora do cérebro. Uma **melhor sobrevida** e qualidade de vida foram observadas em pacientes com **lesões únicas**, quando tratados com radioterapia cerebral total e cirurgia. Os indivíduos que evoluem melhor com esse tratamento são indivíduos mais jovens, sem doença extracraniana e com um período de tempo mais longo para o desenvolvimento de metástases cerebrais. O **tratamento com radioterapia** demonstrou reduzir a mortalidade por disfunção neurológica. O regime mais comum é administrado por um período de duas semanas, usando 30 Gy em 10 frações. A radioterapia melhora os sintomas neurológicos em 50 a 93% dos pacientes. Complicações da radioterapia incluem necrose cerebral, atrofia cerebral, deterioração cognitiva, leucoenfalopatia e disfunção neuroendócrina. A radiação estereotáxica por meio do *gamma knife*, aceleradores lineares de partículas ou partículas carregadas, também pode ser usada. Ele parece diminuir a toxicidade para o tecido sadio e minimiza os efeitos colaterais. A radiação estereotáxica é frequentemente usada em tumores cirurgicamente inacessíveis; as complicações da radiação estereotáxica incluem crises, cefaleia, náusea, hemorragia e necrose por radiação. A maior parte das quimioterapias não é usada para metástases cerebrais.

Fatores prognósticos favoráveis incluem idade inferior a 60 anos, duas ou menos metástases cerebrais, boa função básica e acessibilidade de ressecção cirúrgica. Indivíduos com metástase cerebral isolada, que recebem radiação cerebral e cirurgia, têm uma sobrevida média de 10 a 16 meses. Pacientes com metástases para regiões cerebrais infratentoriais têm um prognóstico pior do que aqueles com metástases supratentoriais.

QUESTÕES DE COMPREENSÃO

53.1 Um homem de 56 anos queixa-se de confusão e déficits motores e apresenta múltiplas lesões cerebrais. Suspeita-se de tumor metastático. Qual dos seguintes tumores é o tumor que mais causa metástases cerebrais?

A. Mama.
B. Melanoma.
C. Renal.
D. Pulmonar.
E. Tireoide.

53.2 Um homem de 50 anos apresenta alguns sintomas sugestivos de um tumor cerebral. Qual dos itens a seguir é o sintoma mais comumente encontrado em tumores cerebrais?

A. Crises epilépticas.
B. Cefaleias.
C. Papiledema.
D. Alterações de personalidade.
E. Ataxia.

53.3 Um homem de 45 anos, com uma história de tabagismo, apresenta-se após ter tido uma crise tônico-clônica generalizada. O paciente vem apresentando cefaleias dolentes do lado esquerdo nos últimos dois meses. Seu exame revela hiper-reflexia do lado direito, com leve fraqueza do iliopsoas direitos e dos músculos extensores dos quirodáctilos à direita. A RM cerebral mostra uma grande lesão de 7 cm × 10 cm sobre a região frontal esquerda, associada a um desvio da linha média. A radiografia de tórax mostra uma massa no lobo inferior esquerdo. Qual é o próximo passo?

A. Consultar a neurocirurgia para uma biópsia cerebral imediata e ressecção.
B. Iniciar tratamento com dexametasona a uma dose de 10 mg, seguida de 4 mg a cada 6 horas. Junto disso, iniciar uma medicação anticonvulsivante.
C. Iniciar com dexametasona a uma dose de 100 mg, seguida de 4 mg a cada 6 horas e adiar o início da medicação anticonvulsivante.
D. Consultar a Oncologia para ajudá-lo na decisão sobre a quimioterapia.
E. Iniciar o tratamento radioterápico de todo o cérebro.

RESPOSTAS

53.1 **D.** O câncer pulmonar é o tumor mais comum com metastização cerebral, sendo responsável por cerca de 50% dos casos.

53.2 **B.** Cefaleia é o sintoma mais encontrado em associação com tumores cerebrais, sendo encontrado em cerca de metade dos casos.

53.3 **B.** Pacientes com metástases cerebrais que apresentam crises devem iniciar um tratamento anticonvulsivante, além de um tratamento com dexametasona. Neste caso, existe um desvio associado da linha média, que justifica um tratamento imediato.

DICAS CLÍNICAS

- Processos malignos metastáticos são responsáveis pela maioria dos tumores cerebrais em adultos.
- Lesões cerebrais contrastadas na RM, localizadas na junção das substâncias cinzenta-branca, têm grande probabilidade de serem tumores cerebrais metastáticos.
- A maioria das lesões cerebrais metastáticas na RM é inespecífica. O melanoma é uma exceção, sendo hiperintenso em imagens ponderadas em T1 e hipointenso em imagens ponderadas em T2.
- Pacientes com cefaleias de início recente, alterações da personalidade e distúrbios do humor devem ser avaliados para tumores cerebrais.

REFERÊNCIAS

Dorland's Illustrated Medical Dictionary, 27th ed. Philadelphia, PA: WB Saunders; 1988.

Kaye AH, Laws ER. *Brain Tumors, an Encyclopedic Approach*, 2nd ed. Philadelphia, PA: Churchill Livingstone; 2001.

Nathoo N, Toms SA, Barnett GH. Metastases to the brain: current management. *Expert Rev Neurother*. 2004;4(4):633–640. Online publication updated: July 1, 2004.

Sawaya R, Ligon BL, Bindal RK. Management of metastatic brain tumors. *Ann Surg Oncol*. 1994;1(2): 169-178.

CASO 54

Um recém-nascido a termo, com dois dias, é examinado no berçário de cuidados intermediários por apresentar hipotonia generalizada. O bebê nasceu de uma mãe com 25 anos, G2 P2, que recebeu cuidados pré-natais adequados sem intercorrências. No entanto, em retrospectiva, a mãe refere que sentia bem menos movimentos fetais durante a gestação desse bebê do que na gestação anterior. A evolução clínica da criança, até agora, foi significativa pelo distúrbio de alimentação, com sucção inadequada nas tentativas de amamentação no seio ou na mamadeira. Ao exame, o paciente parece desperto, alerta e atento a estímulos visuais e auditivos. Seu esforço respiratório parece adequado, mas seu choro é fraco e contido. O bebê está deitado na posição supina, com os braços estendidos, as articulações do quadril abduzidas e os joelhos um pouco flexionados. Existe escassez de movimentos espontâneos e, mesmo quando estimulado, o bebê aparentemente não apresenta força antigravitacional. Ele apresenta uma hipotonia axial e apendicular significativa, assim como hiporreflexia difusa. O exame de nervos cranianos é significativo por apresentar movimentos extraoculares horizontais normais, com fibrilações da língua. Seus quadris são deslocados bilateralmente com facilidade.

▶ Qual é o diagnóstico mais provável?
▶ Qual é o próximo passo diagnóstico?
▶ Qual é o próximo passo terapêutico?

RESPOSTAS PARA O CASO 54:
Atrofia muscular espinal tipo 1

Resumo: este lactente a termo, nascido após uma gestação aparentemente não complicada, apresenta hipotonia profunda e fraqueza. Sua mãe notou movimentos uterinos diminuídos em comparação com sua gestação anterior – um achado comum na hipotonia congênita. Além de hipotonia e fraqueza, o exame do paciente é significativo por estar alerta e atento a estímulos sensoriais, ter choro fraco, luxação congênita do quadril bilateralmente, hiporreflexia difusa, músculos extraoculares normais e fibrilações da língua.

- **Diagnóstico mais provável:** atrofia muscular espinal tipo 1.
- **Próximo passo diagnóstico:** teste molecular para o gene SMN1.
- **Próximo passo terapêutico:** tratamento de apoio, incluindo apoio respiratório, fisioterapia e terapia ocupacional, discussão do prognóstico e consideração de um aconselhamento genético para os pais.

ANÁLISE

Objetivos

1. Descrever a apresentação clínica típica de AME tipo 1.
2. Determinar a patogênese subjacente do tipo AME 1.
3. Descrever a abordagem diagnóstica para lactentes hipotônicos.

Considerações

O recém-nascido é profundamente hipotônico e fraco, no entanto, parece alerta e atento. Seu exame revela múltiplos achados de neurônio motor inferior: hipotonia, fraqueza, hiporreflexia e fibrilações da língua. Em conjunto, esses sintomas sugerem uma etiologia mais periférica do que central ou combinada, como discutido adiante. Deslocamentos congênitos do quadril sugerem hipotonia intrauterina, uma vez que o desenvolvimento do acetábulo depende de um contato firme da cabeça femoral. Da mesma forma, a pobreza de movimentos intrauterinos sugere fraqueza fetal. A dificuldade alimentar, as fibrilações da língua e o choro fraco sugerem envolvimento da musculatura bulbar e respiratória. De acordo com esses achados, o diagnóstico mais provável é atrofia muscular espinal (AME) tipo 1. Esse distúrbio será brevemente apresentado, seguido de uma discussão sobre a abordagem geral de lactentes hipotônicos – o assim chamado *"floppy baby"* ou "bebê hipotônico".

Atrofia muscular espinal tipo 1

Durante o desenvolvimento intrauterino da medula espinal existe um excesso relativo da produção de neurônios motores, que depois são selecionados por meio de um processo de morte celular programada. Na AME tipo 1, esse processo é defeituoso e um excesso de células é eliminado, resultando em um número insuficiente dessas células. AME é, portanto, um distúrbio puro de neurônio motor, caracterizado por sinais de neurônio motor inferior, como hipotonia, fraqueza, hiporreflexia e fibrilações.

Uma vez que esse processo não afeta o córtex cerebral ou as estruturas subcorticais, os pacientes parecem alertas e atentos. Curiosamente, embora os músculos bulbares e respiratórios estejam afetados, os músculos extraoculares são poupados. Enquanto a forma infantil de AME (tipo 1) seja a mais comum e mais grave, há também formas menos graves, que se apresentam em lactentes mais velhos ou na infância precoce (tipos 2 e 3), assim como uma forma de início na idade adulta (tipo 4). A mutação ou deleção do gene SMN1 (Survival Motor Neuron 1) causa a maioria dos casos de AME e as mutações mais comuns, que são facilmente detectadas com testes genéticos moleculares disponíveis para venda, com análise de mutação-alvo. No entanto, as mutações pontuais requerem sequenciamento do gene – um segundo passo no diagnóstico se a análise da mutação procurada não revelar a causa genética subjacente em um caso que parece típico. Testes auxiliares como eletromiografia e biópsia muscular são menos usados, dada a disponibilidade do exame genético. O prognóstico para AME tipo 1 em geral é muito pobre, e a maioria dos pacientes morre no primeiro ano de vida, embora existam relatos de pacientes que sobrevivem por mais tempo. A presença de um gene praticamente idêntico – SMN2 – contribui para a variabilidade clínica de pacientes com AME. O manejo focaliza principalmente o apoio respiratório e nutricional, assim como a prevenção de contraturas. A terapia genética para promover níveis de proteína SMN, bem como o tratamento para aumentar a expressão do gene SMN2, mostraram-se promissoras em modelos animais, mas ainda não fazem parte do arsenal terapêutico à beira do leito.

ABORDAGEM À
Hipotonia infantil

Quando na posição supina, os recém-nascidos não apresentam a postura normal fletida dos braços e das pernas e, em vez disso, estarão com seus braços estendidos lateralmente, e com suas pernas abduzidas na articulação do quadril (Figura 54.1). Muitas vezes existe uma história de diminuição dos movimentos fetais e polidrâmnio decorrente de uma diminuição da ingestão fetal de líquido amniótico. O parto pode ser prolongado e difícil devido à posição fetal anormal ou redução de movimentos fetais. Em decorrência de dificuldades perinatais, muitos pacientes podem manifestar depressão neonatal inicial, independente da causa de sua hipotonia. Como será discutido, o nível de alerta do paciente é uma dica importante para a localização, mas deve ser interpretado à luz dessa ressalva. A hipotonia grave pode estar associada com contraturas congênitas (artrogripose) ou flexibilidade articular excessiva. Se a fraqueza é proeminente, a dificuldade alimentar e respiratória também pode ser observada. O envolvimento ou não da musculatura bulbar é uma pista importante para a localização subjacente. Por exemplo, uma força facial normal com fraqueza apendicular profunda sugere um possível processo medular. No entanto, como no caso

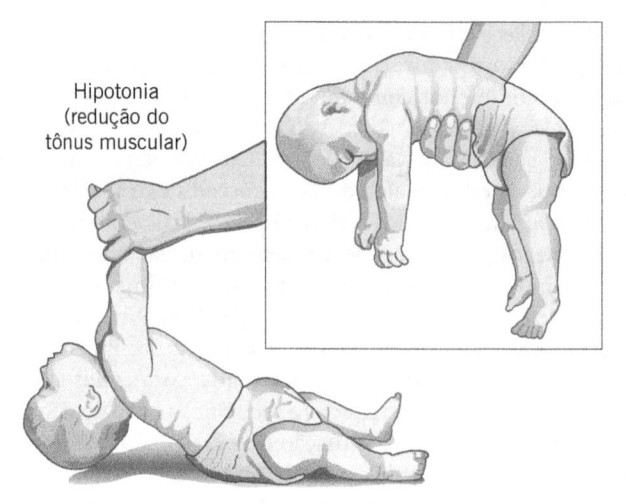

Figura 54.1 Um lactente apresentando hipotonia ao cair sobre a mão do examinador quando sustentado ventralmente. Normalmente a cabeça será mantida no mesmo plano que o tronco e os membros estarão fletidos. O controle da cabeça pode ser pobre ou ausente, com a cabeça caindo para trás ou para o lado quando se eleva o corpo do lactente.

da AME, o envolvimento bulbar pode ser incompleto. Características dismórficas e envolvimento de outros sistemas orgânicos sugerem uma anormalidade cromossômica e, portanto, é importante procurar por um exame adequado. Os reflexos do desenvolvimento são importantes para a avaliação, pois eles podem ajudar a distinguir entre causas cerebrais e periféricas. O reflexo de Moro é provocado por uma rápida extensão do pescoço em relação ao tronco, sendo caracterizado por abdução inicial e extensão dos braços, com adução e flexão subsequentes.

O reflexo cervical tônico assimétrico é provocado ao virar a cabeça para o lado, o que resulta em extensão do braço e da perna do lado para o qual a cabeça foi virada, com flexão do braço e da perna do lado oposto.

A classificação inicial em uma localização cerebral, espinal, periférica ou combinada ajuda a limitar as causas multiformes da hipotonia infantil, enfocando, assim, o diagnóstico diferencial e a avaliação. A hipotonia cerebral costuma ser observada em associação a outros achados corticais e subcorticais, como alteração da consciência e crises epilépticas ou mioclonias subcorticais. Ao exame, o tônus do paciente tende a ser reduzido de forma desproporcional em comparação com a força do paciente. O reflexo de Moro e os reflexos tônicos cervicais provavelmente estão presentes e, no segundo caso, podem ser posturais (i.e., o braço estendido do paciente permanece estendido até que a cabeça volte para a posição neutra). As causas cerebrais da hipotonia infantil incluem distúrbios cromossômicos, como a síndrome de Prader-Willi, erros inatos do metabolismo, como a síndrome de Zellweger, disgenesia cerebral, como as várias formas de lissencefalia, e lesão cerebral, como na encefalopatia hipóxico-isquêmica.

Causas periféricas comuns de hipotonia incluem distúrbios dos neurônios motores (como AME), neuropatias congênitas ou miopatias, distrofias musculares, distúrbios da junção neuromuscular e condições neurometabólicas como a doença mitocondrial. Em contraste com as causas cerebrais, as etiologias periféricas tendem a produzir fraqueza desproporcionada e hipotonia, assim como achados de neurônio motor inferiores, como descritas. A percepção do paciente, como nesse caso, tende a não ser afetada, a não ser que exista uma encefalopatia secundária sobreposta, causada por depressão respiratória inicial e hipóxia, por exemplo. Devido à fraqueza significativa, os reflexos posturais, como o reflexo de Moro, e o reflexo tônico da cabeça são difíceis de obter (proporcionalmente ao grau de fraqueza) e, se presentes, não têm uma natureza postural. O envolvimento de outros sistemas orgânicos pode ser observado (como o músculo cardíaco em algumas miopatias congênitas). Exames auxiliares ainda podem ser úteis para localizar um processo periférico para um neurônio motor, nervo, junção muscular ou músculo. Assim como na AME1, um quadro clínico típico pode levar a teste genético para confirmação. Se a história e o exame não sugerir um determinado diagnóstico, a eletromiocardiografia e velocidade de condução nervosa podem ser úteis. A creatina quinase pode estar elevada em algumas miopatias congênitas ou distrofias musculares. O uso de biópsia muscular e de nervo tornou-se cada vez menos comum, dada a disponibilidade de exames genéticos para muitas doenças. No entanto, esses exames ainda são úteis quando o diagnóstico permanece obscuro.

Miopatias isoladas são causas relativamente incomuns de hipotonia infantil, embora a medula espinal possa estar com frequência afetada, juntamente com estruturas corticais e subcorticais. Como mencionado, a preservação significativa da função bulbar em um paciente com hipotonia dos braços e/ou das pernas e do tronco sugere uma localização medular. A causa mais comum de uma lesão medular resultando em hipotonia seria uma lesão medular durante o parto. Por fim, alguns processos podem envolver estruturas centrais e periféricas, resultando em um fenótipo combinado. Isso pode ser observado tanto nas síndromes genéticas, como distúrbios mitocondriais, quanto nas condições adquiridas, como a encefalopatia hipóxico--isquêmica profunda.

QUESTÕES DE COMPREENSÃO

54.1 Qual dos seguintes achados clínicos é frequentemente observado na AME tipo 1?
   A. Encefalopatia.
   B. Reflexo tônico cervical postural.
   C. Oftalmoplegia.
   D. Reflexos tendinosos profundos preservados.
   E. Fibrilações da língua.

54.2 Qual dos seguintes processos patogênicos é responsável por AME tipo1?
   A. Anormalidade da função do receptor nicotínico de acetilcolina na junção neuromuscular.
   B. Ausência de uma proteína conectando a membrana celular muscular com os filamentos deslizantes.
   C. Acúmulo de produtos proteicos anormais nas células do músculo esquelético.

D. Morte celular programada excessiva dos neurônios motores espinais.
E. Incapacidade dos axônios de neurônios motores espinais de se estender para fora da medula.

54.3 Qual dos seguintes achados sugere especificamente uma causa cerebral para a hipotonia de um paciente?
A. Arreflexia.
B. Crises epilépticas.
C. Preservação da função bulbar.
D. Atenção visual.
E. Fraqueza.

RESPOSTAS

54.1 **E.** Fibrilações na língua são frequentemente observadas na AME tipo 1. Os pacientes também apresentam preservação dos movimentos oculares, sentidos normais, hiporreflexia e ausência de reflexos posturais – consistentes com uma causa periférica da hipotonia.

54.2 **D.** AME é causada por morte celular programada excessiva de neurônios motores espinais, resultando em um distúrbio puro de neurônio motor inferior.

54.3 **B.** Crises epilépticas, sendo um achado cortical, sugerem uma causa cerebral para a hipotonia. Arreflexia sugere uma causa periférica. A fraqueza pode ser observada em associação com qualquer causa de hipotonia, mas em geral é mais profunda com causas periféricas. A atenção visual sugere que o córtex está intacto, enquanto a preservação da função bulbar sugere um processo medular.

DICAS CLÍNICAS

▶ Um lactente desperto, atento, com fraqueza e hipotonia significativa, provavelmente apresenta um processo periférico.
▶ Crises epilépticas, mioclonias e alteração dos sentidos sugerem envolvimento cerebral.
▶ Em lactentes hipotônicos, sempre avalie a função respiratória, a capacidade de proteger a via aérea e a capacidade de alimentação.

REFERÊNCIAS

Bodensteiner JB. The evaluation of the hypotonic infant. *Semin Pediatr Neurol*. 2008 Mar;15(1):10-20.

Fenichel G. The hypotonic infant. In: *Clinical Pediatric Neurology: A Signs and Symptoms Approach*. Philadelphia, PA: Saunders Elsevier; 2009, pp 153-176.

Prasad AN, Prasad C. Genetic evaluation of the floppy infant. *Semin Fetal Neonatal Med*. 2011 Apr;16(2):99-108.

Tulinius M, Oldfors A. Neonatal muscular manifestations in mitochondrial disorders. *Semin Fetal Neonatal Med*. 2011 Aug;16(4):229-235.

Wee CD, Kong L, Sumner CJ. The genetics of spinal muscular atrophies. *Curr Opin Neurol*. 2010 Oct;23(5):450-458.

SEÇÃO III

Lista de casos

Lista por número do caso
Lista por distúrbio (em ordem alfabética)

LISTA POR NÚMERO DO CASO

CASO	DISTÚRBIO	PÁGINA
1	Tremor essencial	16
2	Doença de Huntington	24
3	Distonia	32
4	Doença de Parkinson	40
5	Ataxia espinocerebelar	48
6	Discinesia tardia	56
7	Lesão medular, traumática	62
8	Hematoma epidural/subdural	70
9	*Delirium* decorrente de traumatismo craniano	78
10	Concussão cerebral	86
11	Infarto cerebral agudo	94
12	Hemorragia subaracnóidea	102
13	Acidente vascular encefálico em um paciente jovem (isquêmico agudo)	110
14	Crise epiléptica de início recente, adulto	116
15	Ausência *versus* crise parcial complexa	124
16	Síncope cardiogênica	134
17	Pseudocrise	142
18	Cefaleia do tipo enxaqueca	148
19	Cefaleia crônica	158
20	Demência de Alzheimer	166
21	Demência (corpúsculos de Lewy)	176
22	Degeneração combinada subaguda da medula espinal	184
23	Neurite óptica (NO)	192
24	Esclerose múltipla	202
25	Encefalomielite disseminada aguda	214
26	Meningite viral	220
27	Botulismo infantil	228
28	Demência associada ao HIV	234
29	Doença de Creutzfeldt-Jakob esporádica	242
30	*Tabes dorsalis*	252
31	Lesão intracraniana (toxoplasmose)	260
32	Pupila não reativa	268
33	Papiledema – Pseudotumor cerebral	276
34	Paralisia do sexto nervo craniano (mononeuropatia isquêmica)	284
35	Paralisia facial	292
36	Miastenia grave	302
37	Vertigem posicional paroxística benigna	312
38	Polineuropatia desmielinizante inflamatória crônica	322

39	Síndrome de Guillain-Barré	330
40	Dermatomiosite	338
41	Esclerose lateral amiotrófica	348
42	Mononeuropatia do nervo mediano	358
43	Pé caído	368
44	Crise epiléptica de início recente, criança	374
45	Crises febris	382
46	Cefaleia pediátrica (enxaqueca sem aura)	388
47	Distrofia muscular de Duchenne	396
48	Síndrome de Tourette	404
49	Epilepsia rolândica benigna	412
50	Lissencefalia	420
51	Autismo	426
52	Meningioma do nervo acústico	434
53	Tumor cerebral metastático	442
54	Atrofia muscular espinal tipo 1	450

LISTA POR DISTÚRBIO (EM ORDEM ALFABÉTICA)

CASO	DISTÚRBIO	PÁGINA
13	Acidente vascular encefálico em um paciente jovem (isquêmico agudo)	110
5	Ataxia espinocerebelar	48
54	Atrofia muscular espinal tipo 1	450
15	Ausência *versus* crise parcial complexa	124
51	Autismo	426
27	Botulismo infantil	228
19	Cefaleia crônica	158
18	Cefaleia do tipo enxaqueca	148
46	Cefaleia pediátrica (enxaqueca sem aura)	388
10	Concussão cerebral	86
14	Crise epiléptica de início recente, adulto	116
44	Crise epiléptica de início recente, criança	374
45	Crises febris	382
22	Degeneração combinada subaguda da medula espinal	184
9	*Delirium* decorrente de traumatismo craniano	78
21	Demência (corpúsculos de Lewy)	176
28	Demência associada ao HIV	234
20	Demência de Alzheimer	166
40	Dermatomiosite	338
6	Discinesia tardia	56

3	Distonia	32
47	Distrofia muscular de Duchenne	396
29	Doença de Creutzfeldt-Jakob esporádica	242
2	Doença de Huntington	24
4	Doença de Parkinson	40
25	Encefalomielite disseminada aguda	214
49	Epilepsia rolândica benigna	412
41	Esclerose lateral amiotrófica	348
24	Esclerose múltipla	202
8	Hematoma epidural/subdural	70
12	Hemorragia subaracnóidea	102
11	Infarto cerebral agudo	94
31	Lesão intracraniana (toxoplasmose)	260
7	Lesão medular, traumática	62
50	Lissencefalia	420
52	Meningioma de nervo acústico	434
26	Meningite viral	220
36	Miastenia grave	302
42	Mononeuropatia do nervo mediano	358
23	Neurite óptica (NO)	192
33	Papiledema – Pseudotumor cerebral	276
34	Paralisia do sexto nervo craniano (mononeuropatia isquêmica)	284
35	Paralisia facial	292
43	Pé caído	368
38	Polineuropatia desmielinizante inflamatória crônica	322
17	Pseudocrise	142
32	Pupila não reativa	268
16	Síncope cardiogênica	134
39	Síndrome de Guillain-Barré	330
48	Síndrome de Tourette	404
30	*Tabes dorsalis*	252
1	Tremor essencial	16
53	Tumor cerebral metastático	442
37	Vertigem posicional paroxística benigna	312

ÍNDICE

Nota: os números de página seguidos por *q* ou *f* indicam quadro ou figura, respectivamente.

A

Acetato de glatiramer, 209-210
Acetazolamida, para pseudotumor cerebral, 281, 282
Aciclovir, para síndrome de Ramsay Hunt, 295-296
Acidente com veículo motorizado de velocidade moderada. *Ver* Lesões medulares
Acidente vascular encefálico hemorrágico
  causas, 95-96
  opções de tratamento, 98-99
  sintomas, 97-98
Acidente vascular encefálico isquêmico
  avaliação diagnóstica, 96-97
  causas, 95-96
  etiologias, 96-97
  opções de tratamento, 94-95, 97-99, 112-113
  vs. hemorragia intracerebral, 94-95
Acidentes vasculares encefálicos
  hemorrágico, 95-96
  isquêmico, 95-96
  lacunar, 96-97
  opções de tratamento, 97-99
Acidentes vasculares encefálicos, em pacientes jovens
  abordagem clínica/diagnóstico, 111-112
  arteriografia, dissecção ICA, 112*f*
  considerações, 110-111
  definições associadas, 110-111
  dicas clínicas, 114
  etiologias/quadro clínico, 111-113
  fatores de risco, 111-114
  opções de tratamento, 112-114
  sintomas, 109
Acidentes vasculares encefálicos lacunares, 96-97
Ácido acetilsalicílico
  como causa de vertigem posicional paroxística benigna, 322-323
  para cefaleia diária crônica, 161-163
  para prevenção de acidente vascular encefálico, 97-98
  para síndrome do túnel do carpo, 364-365
  vs. varfarina, 112-113
Ácido folínico, 261-265
Ácido valproico
  para crises, 130-131, 381, 385-386

  para esclerose múltipla, 210-211
Aconselhamento genético
  para ataxia espinocerebelar, 48
  para coreia, 27-29
  para doença de Huntington, 24-25
  para lissencefalia, 422-423, 425-427
Adjuntos diagnósticos, 6-7
Afasia, 96-97
Agentes imunomoduladores, para esclerose múltipla, 209-210
Agentes imunossupressores
  para dermatomiosite, 345-346
  para distrofia muscular de Duchenne/Becker, 401-402
  para miastenia grave, 308
  para polineuropatia desmielinizante inflamatória crônica, 326
Aglutinação de partícula do látex, 221-222
Agnosia, 96-97
Agonistas da dopamina, para doença de Parkinson, 40, 43-45
Agonistas dos receptores de 5-hidroxitriptamina, 393
Álcool
  e demência, 172-173
  e síncope cardiogênica, 137-138
  e tremores, 16, 18-19, 21
Alprazolam, 19-20
Amantadina
  para doença de Parkinson, 44-46
  para esclerose múltipla, 210-211
Amiloidose, 361-363
Amitriptilina, 161-162, 393
Anemia
  macrocítica, 186-187, 189-190
  megaloblástica, 188-189
  perniciosa, 172-173, 186-190
Aneurismas
  angiografia, 105*f*
  fatores de risco, 103-104
  saculares rotos, 103-104
Angiografia
  para aneurismas, 105-107
  para cefaleia diária crônica, 160-163
  para hemorragia subaracnóidea, 102-107, 105*f*

para ptose, 306-307
Anormalidades de nervos cranianos e botulismo
    infantil, 230-231
Antibióticos
    para crises de início recente, crianças, 379-380
    para infecção respiratória, na distrofia muscular,
        401-402
    para meningite viral, 220-225
    para toxoplasmose, 265
Anticolinérgicos
    para distonia, 36-37
    para doença de Parkinson, 44-45
    para esclerose múltipla, 210-211
Anticonvulsivantes
    para cefaleias crônicas, 161-163
    para cefaleias do tipo enxaqueca, 153-154
    para cefaleias pediátricas, 393
    para crise parcial complexa, 124, 129-131
    para distrofia muscular de Duchenne/Becker,
        401-402
    para epilepsia rolândica benigna, 417
    para tumores cerebrais, metastáticos, 444-448
Anticorpo anti-JO-1, 341-342
Anticorpos anti-MuSK, 305-306, 309-310
Antidepressivos
    para cefaleias crônicas, 161-162
    para cefaleias do tipo enxaqueca, 153-154
    para cefaleias pediátricas, 393
Anti-histamínicos, para cefaleias pediátricas, 393
Antipiréticos, para crises febris, 384-386
Antitoxina, para botulismo infantil, 231-232
Apraxia, 96-97, 177-178
Apraxia construcional, 177-178
Apraxia ideomotora, 17-18
Arboviroses, 222-223
Arenaviroses, 222-223
Artéria carótida, anatomia da, 95-96
Artéria temporal superficial – artéria cerebral média
Arteriograma. *Ver também* Angiografia
    dissecção de artéria carótida interna, 112*f*
    para acidente vascular encefálico, paciente jovem,
        110-111, 112*f*
    para infarto cerebral, 96-97
Asma
    evitar uso de beta bloqueadores, 19-20
    nas pseudocrises, 145
Ataque isquêmico transitório, 95-96
Ataxia, 48-49, 51, 236-237. *Ver também* Ataxia
    espinocerebelar,
Ataxia espinocerebelar, autossômica dominante
        (SCA)
    abordagem clínica, 49, 51-53
    dicas clínicas, 54
    opções de tratamento, 51-53
        terapia da fala, 51-53
        terapia ocupacional, 51-53
    sintomas, 47
    tipos, 50*q*
Atetose, 25-26

Ativador tecidual do plasminogênio (t-PA), para
    acidente vascular isquêmico, 97-98
(ATC-ACM) *bypass*, para doença de *moyamoya*,
    113-114
Atrofia de múltiplos sistemas (AMS), 35*t*, 43-44, 49,
    51, 53-54, 137-138
Atrofia muscular espinal tipo 1, 452-454
Audiograma, 315, 318
    para paralisia facial, 294-297, 438-439
    para vertigem, 314
Audiometria de tronco cerebral (ABR), 436-440
Auras
    com cefaleias do tipo enxaqueca, 148-149, 156
    com cefaleias pediátricas, 392-393
    com crises parciais simples, 124-127, 378-379,
        381
Auras sensitivas, com cefaleias do tipo enxaqueca,
    149
Auras visuais, com cefaleias do tipo enxaqueca, 149
Autismo. *Ver também* Epilepsia
    abordagem clínica, 430-432
    considerações, 428-430
    definições associadas, 429-430
    dicas clínicas, 433
    manejo, 431-432
    prognóstico, 431-432
    sintomas, 427-428, 430-432
Autossômica dominante
Avaliação de sinais vitais, 4-5
Avaliação do tempo de protrombina (TP)
    para meningite, 220
    para traumatismo craniano, 72-73
Avaliações laboratoriais
    análise urinária, 6-7
    bioquímicas no soro, 72-73
    função hepática/pancreática, 6-7
    hemograma completo, 6-7
    marcadores cardíacos, 6-7
    medidas da gasometria arterial, 6-7
    níveis de drogas, 6-7
    painel metabólico básico, 6-7
    para degeneração combinada subaguda, da
        medula espinal, 186-188
    para hematoma epidural, 72-74
    para meningite viral, 220
    para traumatismo craniano, 72-73
    TP/TTPa, 72-73

B

Baclofeno
    para discinesia tardia, 56, 58-59
    para distonia, 35-37
    para esclerose múltipla, 210-211
Benzodiazepinas
    para crises, 378
    para crises febris, 385-386
    para discinesia tardia, 56, 58-59
    para distonia, 35-37
    para doença de Alzheimer, 173-174

Betabloqueadores
    efeitos colaterais, 135-136, 155
    para cefaleias crônicas, 161-162
    para cefaleias do tipo enxaqueca, 153-155
    para cefaleias pediátricas, 393
    para síncope cardiogênica, 135-136
    para tremor essencial, 19-21
Betametasona, 161-162
Biópsia
    cerebral
        para cefaleias do tipo enxaqueca, 150-151
        para doença de Creutzfeldt-Jakob, 249-251
        para toxoplasmose, 264-265
        para tumores, 446-447
    de espécimes de nervos, para polineuropatia inflamatória desmielinizante crônica, 327
    de espécimes musculares
        para dermatomiosite, 344-345
        para distrofia muscular de Duchenne, 398-402
        para esclerose lateral amiotrófica, 353-354
Bloqueadores do canal de cálcio
    efeitos colaterais, 135-136
    para cefaleias crônicas, 161-162
    para cefaleias do tipo enxaqueca, 153-154
    para cefaleias pediátricas, 393
Borrelia burgdorferi, 334-335, 353-354
Botulismo infantil
    abordagem clínica, 229-232
    apresentação clínica, 231-233
    considerações, 228-229
    definição de, 229
    dicas clínicas, 233
    estatísticas dos EUA, 230-231
    ferramentas diagnósticas, 229, 231-232
    fraqueza descendente *vs.* ascendente, 228, 231-232
    opções de tratamento, 231-232
    sintomas, 227, 228
Bradicardia
    causas farmacológicas de, 135-136
    doença do nódulo sinusal em, 137-138
    doença do sistema de condução em, 137-138
Bradicinesia, 17-18, 26-29, 41, 46

C

C. botulinum, 228, 229
C. jejuni anticorpos sorológicos, 332-335
CAG repetição tripla, no gene *huntingtina*, 24-26
Calcinose cutânea, 343-344
Câncer de pulmão, e tumores cerebrais metastáticos, 446-448
Capacidade vital forçada, 305-306
Carbamazepina, para crises, 119q-120q, 130-131, 378, 381
Cefaleia pós-relação sexual, 151-152
Cefaleias, crônicas
    abordagem clínica, 159-161
    avaliação, 160-161
    considerações, 158-160

definições associadas, 159-160
dicas clínicas, 162-163
sintomas, 157
tipos
    diárias recentes persistentes, 160-161
    enxaquecas crônicas, 159-160
    neuralgia occipital, 160-161
    tipo cefaleia tensional, 159-163
tratamento, medicamentoso,
    anticonvulsivantes, 161-163
    antidepressivos, 161-162
    betabloqueadores, 161-162
    bloqueadores do canal de cálcio, 161-162
    injeções de toxina botulínica, 161-163
    topiramato, 161-162
    valproato de sódio, 161-162
tratamento não medicamentoso
    alterações no estilo de vida, 160-161
    biofeedback, 160-161
    intervenções psicológicas, 160-161
    manejo do estresse, 160-161
Cefaleias, em cenários clínicos,
    cefaleia pós-relação sexual, 151-152
    cefaleias pós-punção lombar, 150-152
    dissecção carotídea, 151-152
    glaucoma agudo, 151-152
    hemorragia subaracnóidea, 152-153
    pseudotumor cerebral, 151-152
    sinusite, 151-152
    tumor cerebral, 151-152
Cefaleias, enxaqueca. *Ver também* Cefaleias em cenários clínicos; Cefaleias crônicas; Cefaleias, pediátricas
    abordagem clínica, 149
    avaliação, 149-151
    características, 149
    com/sem aura, 148
    considerações, 148
    desencadeadores
    dicas clínicas, 156
    enxaquecas crônicas, 159-160
    sintomas, 147
    tipos raros de, 156
    transformada, 162-163
    tratamentos, abortivos
        derivados da ergotamina, 153-154
        di-hidroergotamina, 153-154
        Midrin, 153-154
        triptanos, 152-154
    tratamentos, profiláticos, betabloqueadores, 153-155
Cefaleias, pediátricas
    abordagem de, 391-393
    avaliação, 392-393
    considerações, 390-392
    critérios da International Headache Society, 391-392
    dicas clínicas, 395
    padrões, 391-392

primário vs. secundário, 390-392
sintomas, 389
tratamento/manejo
tratamento abortivo, 390-391, 393
tratamento profilático, 393
Cefaleias pós-espinais, 150-152
Cefaleias vasculares, 159-160
Cefalosporina, para meningite viral, 221-225
Cianocobalamina. Ver Deficiência de vitamina B_{12}
Ciproeptadina, para cefaleias pediátricas, 393
Cisticercose, e crises parciais, 127-128
Citomegalovírus (CMV), 238-239, 334-335
Citopatias mitocondriais, 305-307
CJD. Ver Doença de Creutzfeldt-Jakob
CK (creatina quinase), 341-342, 399-401
Clinodactilia, 423-424
Clipagem, para aneurismas, 106-107
Clonazepam, para esclerose múltipla, 119q-120q, 210-211
Clopidogrel, para prevenção de acidente vascular encefálico, 97-98
Clostridium botulinum neurotoxina, 334-335
CMV (citomegalovírus), 238-239, 334-335
Colesteatoma, 295-297
Colocação de molas endovasculares, 106-107
Complexo de demência na Aids, 238-240
Compulsões/obsessões, 407-409
Concussão. Ver Contusão cerebral
Condições de hipercoagulabilidade, no acidente vascular, 112-113
Contraceptivos orais, 111-112
Contusão cerebral
classificações, 87-89
considerações, 86
dicas clínicas, 92
epidemiologia, 86-88, 88q
fisiopatologia, 87-89
manejo, 87-90
relacionada a esportes, diretrizes para voltar ao jogo, 89-92, 91q
síndrome pós-concussão, 89-92
sintomas, 85, 89-90
Coprolalia, e síndrome de Tourette, 407-408
Copropraxia, 409
Coreia
definição de, 25-26
em adultos, diagnóstico diferencial, 27q-27q
tratamento sintomático, 27-29
Coreia de Sydenham, 26, 28
Corpúsculos de Lewy, 41, 42f. Ver também Demência com corpúsculos de Lewy difusos
Corticosteroides
para distrofia muscular de Duchenne/Becker, 401-403
para encefalomielite disseminada aguda, 217
para esclerose múltipla, 202
para inflamação, 65-66
para meningite bacteriana, 223-225
para neurite óptica, intravenosos, 199

para polineuropatia inflamatória desmielinizante crônica, 326
para síndrome do túnel do carpo, 364-365
para toxoplasmose, 265
para tumores cerebrais, metastáticos, 444-448
Creatina quinase (CK), 341-342, 399-401
Crise de início recente, criança
avaliação diagnóstica, 378-380
causas, 378-379
considerações, 375-377
definições associadas, 375-379
dicas clínicas, 381
opções de tratamento, 378
sintomas, 375-376
Crises de ausência
ácido valproico para, 130-131
considerações, 125-127, 381
definição de, 125-127
vs. crises parciais complexas, 127q
Crises de pequeno mal. Ver Crises de ausência
Crises epilépticas com início na idade adulta
apresentação clínica, 118-119
classificação de, 117-119, 119q-120q, 121-122
considerações, 116-118
definições associadas, 117-118
dicas clínicas, 121-122
etiologias
crises generalizadas, 118-119
crises parciais complexas, 118-119
crises parciais simples, 117-119
síndromes de epilepsia idiopática, 118-119
síndromes de epilepsia sintomática, 118-119
opções de tratamento, 118-120, 119q-120q
sintomas, 115
Crises epilépticas. Ver também Crises de ausência; Crises de início recente, adultos; Crises parciais complexas; Epilepsia; Crises febris; Crises tônico-clônicas generalizadas; Crises mioclônicas; Crises parciais; Pseucocrises; Crises tônico-clônicas
definição de, 117-118, 375-377
medicações para, 19-20, 119q-120q, 129-131, 417
primeiros socorros para, 129q
Crises febris
abordagem clínica, 385-386
considerações, 381, 384
dicas clínicas, 386
riscos de recorrência, 386
simples/complexas, 385
sintomas, 383
tratamento/profilaxia, 385-386
Crises febris complexas, 385
Crises febris simples, 385-386
Crises generalizadas, 118-120
Crises mioclônicas, 130-131, 245-246, 378-379
Crises parciais, 117-119, 378-379, 381, 415-418
Crises parciais complexas, 378-379
avaliação/tratamento, 128-130

características clínicas/epidemiologia, 125-129
como sintoma de epilepsia de lobo temporal, 128-129
considerações, 124-126
definição de, 125-127
dicas clínicas, 132
em adultos, 131-132
estilo de vida/modificação de atividades, 130-132
etiologia/patogênese, 128-129
sintomas, 123
tratamento/manejo, 129-131
vs. crises de ausência, 127*q*
Crises tônico-clônicas
ácido valproico para, 130-131
generalizadas e toxoplasmose, 263-264
Crises tônico-clônicas generalizadas, 263-264, 415-416
Critérios da International Headache Society, 391-392

D

DCLD. *Ver* Demência com corpúsculos de Lewy difusos
DCS, da medula espinal. *Ver* Degeneração combinada subaguda, da medula espinal
Defeito pupilar aferente (pupila de Marcus Gunn), 194-195, 195*f*
Deficiência de vitamina B_{12}
e anemia perniciosa, 172-173, 186-190
e degeneração combinada subaguda da medula espinal, 184-187
e demência, 172-173
e esclerose múltipla, 188-189
manifestações clínicas, 187*q*
tratamento de, 187-188
Déficit de atenção e hiperatividade (TDAH), 407-410
Déficits neurológicos focais, 94-95
Degeneração combinada subaguda (DCS), da medula espinal
confirmação laboratorial, 186-188
considerações, 184-186
definições associadas, 185-186
diagnóstico diferencial, 186-187
dicas clínicas, 189-190
e deficiência de vitamina B_{12}, 185-187
opções de tratamento, 187-188
sintomas, 183
Degeneração ganglionar corticobasal, 43-44
Degenerações cerebelares paraneoplásicas (DCP), 48-49, 51
Delirium, decorrente de traumatismo de crânio
abordagem clínica, 80-82
características clínicas, 78, 80-81
considerações, 78-79
definições, 79
diagnóstico, 80-83
diagnóstico diferencial, 80-82
dicas clínicas, 83
duração, 83
etiologias de, 82*q*, 83
fatores de risco, 80-81, 81*q*

fisiopatologia, 80-81
medicação para, 80-82
níveis de atenção, 80-82
opções de tratamento, 80-82
sinal de Babinski, 80-81
sintomas, 77, 80-81
vs. demência, 80-83
Demência associada ao HIV. *Ver também* Aids
abordagem clínica, 237-239
complexo da demência
considerações, 236-237
definições associadas, 236-238
diagnóstico diferencial, 238-239
dicas clínicas, 240
opções de tratamento, 239
sintomas, 235-238
Demência com corpúsculos de Lewy difusos (DCLD), 43-44
abordagem clínica, 177-180
características diagnósticas/estudos, 179*q*, 178-180
considerações, 176-178
definições associadas, 177-178
dicas clínicas, 181-182
história clínica/características, 178-180, 180*q*
opções de tratamento, 179-180
patologia, 178-180
sintomas, 175
vs. demência de Alzheimer, 176-181
Demência por infartos múltiplos, 168-169, 172-173
Demência. *Ver também* Complexo de demência na Aids; Doença de Alzheimer; Demência por corpúsculos de Lewy difusos; Demência associada ao HIV
abordagem clínica, 168-172
anterior/posterior, 168-169
causas, 172-173
classificações cortical/subcortical, 168-169, 170*q*
diagnóstico diferencial, 170-173
doença de Parkinson e, 177-180
síndrome de pseudodemência, 167-172
Demências corticais, 168-169, 169*q*, 170*q*
Demências subcorticais, 168-169, 169*q*, 170*q*
Denervação, 189-190, 371-372
Denver Developmental Screening Test (DDST), 429-430, 433
Depressão. *Ver também* Síndrome de pseudodemência
na demência, 167-168, 170-174
na demência associada ao HIV, 236-237, 240
na doença de Huntington, 25-29
na doença de Parkinson, 41
na síndrome pós-concussão, 89-92
nas enxaquecas, 149, 159-160
nas pseudocrises, 144-145
Dermatomiosite
características clínicas, 341-343
características cutâneas de, 342-344
considerações, 340-341

definições associadas, 340-342
diagnóstico, 343-346
diagnóstico diferencial, 344-345
dicas clínicas, 347
epidemiologia, 341-343
fisioterapia/fonoaudiologia, 346
miopatias inflamatórias idiopáticas,
  sintomas, 339-340
tratamento/manejo, 345-346
vs. polimiosite, 340-343
Desmielinização perivenular, 215-216, 216f
Desvio da linha média, 444-446, 448
Dextroanfetamina, para transtorno de déficit de
  atenção com hiperatividade, 410
Diagnóstico diferencial
  coreia em adulto, 27q
  degeneração combinada subaguda da medula
    espinal, 186-187
  delirium, decorrente de traumatismo, 80-82
  demência, 170-173
  demência associada ao HIV, 238-239
  dermatomiosite, 344-345
  distonia, 33t
  doença de Parkinson, 43-44
  encefalomielite disseminada aguda, 215-217
  esclerose múltipla, 208q-209q
  lissencefalia, 423-424, 426-427
  vertigem, posicional paroxística benigna, 318-320
Diazepam, 19-20
Difenidramina
  para distonia, 36-37
  para doença de Parkinson, 44-45
Difenidramina, 36-37, 44-45
Digitálicos, efeitos colaterais, 135-136
Dipiridamol, para prevenção de acidente vascular
    secundário, 97-98
Diplopia binocular, 286-289, 291
Diplopia monocular, 288-289, 291
Diplopia vertical, 289
Diplopia. *Ver* Diplopia binocular; Diplopia
    monocular; Diplopia vertical
Disartria
  com ataxia espinocerebelar, 48
  com botulismo infantil, 231-232
  com *delirium*, 80-82
  com doença de Creutzfeldt-Jakob esporádica,
    244-245
  com doença de Parkinson, 41
  com esclerose lateral amiotrófica, 352-353
  com esclerose múltipla, 205-206
  com miastenia grave, 307-308
  com síndrome de Guillain-Barré, 332-335
Disautonomia, 137-138, 229-231
Discinesia tardia (TD)
  abordagem à, 57-59
  considerações, 56
  definição de, 25-26. *Ver também* Distúrbios
    discinéticos
  dicas clínicas, 60

fatores de risco, 27-29, 57, 60, 410
opções de tratamento, 58-59
sintomas, 55, 60
vs. doença de Huntington, 58-59
vs. síndromes de distonia idiopática, 58-59
Disfagia
  na coreia, 27-29
  na dermatomiosite, 340-343, 346
  na doença de Huntington, 27-29
  na esclerose lateral amiotrófica, 350, 352-354
  na miastenia grave, 307-308
  na síndrome de Guillain-Barré, 332-335
  na síndrome de Miller-Dieker, 422-423
  nas crises parciais complexas, 124-127, 131-132
  no botulismo infantil, 231-232
Displasia fibromuscular, 103-104, 111-112
Dispraxia, 175
Dissecção carotídea, 110-112, 151-152, 156
Dissecção da artéria carótida interna (ICA),
    arteriografia, 112f
Dissociação proteinocitológica, 327
Distonia
  abordagem clínica, 33-35
  considerações, 32
  definição de, 25-26, 33
  diagnóstico diferencial, 33q
  dicas clínicas, 36-37
  etiologias de, 32-35, 60
  na doença de Huntington, 26, 28
  primária, 32-37
  proteína distrofina, 399-401
  RM cerebral, 32
  secundária, 32
    causas, 35q
    definida, 33
    pistas diagnósticas, 34-35
  síndromes distonia-*plus*, 35q
  sintomas, 31
  tratamentos sintomáticos, 35-36
  tremores, 18-19
Distonia de torsão primária generalizada, 33
Distonias focais de ação, 34-35
Distrofia muscular de Duchenne/Becker
  características clínicas/epidemiologia, 399-401
  considerações, 398-400
  definições associadas, 399-400
  diagnóstico, 400-402
  dicas clínicas, 403
  e creatina quinase, 399-401
  e proteína distrofina, 399-401
  etiologia/patogênese, 400-401
  hereditariedade ligada de, 399-400, 403
  sintomas, 397-398
  tratamento/manejo, 401-402
Distrofia muscular. *Ver* Distrofia muscular de
    Duchenne/Becker
Distúrbio de conversão, 142
Distúrbio do desenvolvimento (PDD), 406-408,
    429-432

Distúrbio pervasivo do desenvolvimento (PDD), 429-432
Distúrbios discinéticos, 57*q*
Distúrbios do sono, 178-180
Distúrbios neurodegenerativos hereditários, 35*q*
Distúrbios pediátricos. *Ver* Cefaleias, pediátricas; Botulismo infantil; Espasmos infantis
Distúrbios relacionados a REM, 177-178, 181-182
Divalproex, para cefaleias do tipo enxaqueca, 153-155
Divalproex valproato de sódio-ácido valproico, 153-155
Doença de Alzheimer. *Ver também* Demência
   considerações, 166-168
   definições associadas, 167-169
   dicas clínicas, 174
   fotomicrografia, placa amiloide/emaranhado neurofibrilar, 169-170, 171*f*
   imagens cerebrais por RM, 171*f*
   opções de tratamento, 172-174
   sintomas, 165
   vs. demência por corpúsculos de Lewy difusos, 176-181
Doença de Creutzfeldt-Jakob (CJD)
   características clínicas/epidemiologia, 245-247
   categorias de
      adquirida, 245-246
      esporádica, 245-246
      hereditária, 245-246
      panencefalopatia, 246-247
      variante nova, 246-247
   confirmação por biópsia cerebral, 249-251
   considerações, 244-245
   derivação do nome, 252
   diagnóstico, 247-250
   dicas clínicas, 252
   EEG de pacientes com, 248-249
   etiologia/patogênese, 246-248
   sintomas, 243-247
   tratamento/prevenção, 250
Doença de expansão da repetição de trinucleotídeo, 49, 51
Doença de Gerstmann-Straussler-Scheinker (GSS), 245-246
Doença de Huntington
   abordagem clínica, 25-26, 28
   considerações, 24-25
   definições associadas, 25-26
   dicas clínicas, 29
   e tiques, 407-408
   exame genético para, 24-25, 29
   manejo, 26, 28
   sintomas, 23
   variante de Westphal, 26, 28-29
Doença de Lyme, 256-257, 297-298, 353-354, 438-439
Doença de Machado-Joseph (DMJ). *Ver*
Doença de *moyamoya*, 111-114
Doença de Parkinson. *Ver também* Bradicinesia postural; Instabilidade
   abordagem clínica 41-42
   considerações, 40
   definições associadas, 41
   diagnóstico diferencial, 43-44
   dicas clínicas, 46
   distúrbios relacionados, 35*q*
   e demência, 177-180
   e rigidez em roda dentada, 16-18
   opções de tratamento, 43-45
   RM cerebral, 40
   sintomas, 39
   vs. tremor essencial, 17*q*
Doença do neurônio, motor superior/inferior, 351-352
Doença panencefalopática de Creutzfeldt-Jakob, 246-247
Donepezil, 167-168, 172-174
Dor lancinante, com *tabes dorsalis*/neurossífilis, 253-256, 260

E

Ecolalia, e síndrome de Tourette, 409
Efeitos colaterais, da medicação
   agentes bloqueadores da dopamina, 29, 57, 60
   agentes neurolépticos, 27-29, 43-44, 57, 59-60, 410
   anticolinérgicos, 44-45
   antieméticos, 43-44
   betabloqueadores, 135-138, 155
   bloqueadores do canal de cálcio, 135-136
   contraceptivos orais, 111-112
   diuréticos de alça, 137-138
   fenobarbital/ácido valproico, 385-386
   medicações anticonvulsivas, 19-20, 136-137, 385-386, 417
   riluzole, 354-355
   topiramato, 153-155
   tranquilizantes, 19-20
   triptanos, 153-154
ELA. *Ver* Esclerose lateral amiotrófica
Eletrencefalografia, 135-136
   para cefaleias pediátricas, 392-393
   para crise parcial complexa, 124, 126*f*
   para crises de início recente, 116-118, 375-377, 379-380
   para *delirium*, 80-82
   para demência com corpúsculos de Lewy difusos, 179-180
   para doença de Creutzfeldt-Jakob, 248-249
   para doença de Creutzfeldt-Jakob esporádica, 244-245
   para epilepsia rolândica benigna, 414-417
   para pseudocrises, 142-145
   para síncope cardiogênica, 135-136
Eletrocardiografia, para síncope cardiogênica, 134-135
Eletroconvulsoterapia, para corpúsculos de Lewy difusos demência, 179-180
Eletromiografia (EMG)
   estimulação de nervo, 229, 231-232, 255-256
   para dermatomiosite, 339-340, 344-345

para distrofia muscular de Duchenne/Becker, 400-402
para esclerose lateral amiotrófica, 350, 353-354
para miastenia grave, 309-310
para paralisia do nervo facial, 295-296
para pé caído, 372, 374-375
para polineuropatia inflamatória desmielinizante crônica, 327
para ptose, 303-308
para síndrome do túnel do carpo, 360-361, 364-365
Eletroneuromiografia, para paralisia do nervo facial, 295-296
Eletronistagmograma (ENG), 315, 318, 320
EM. *Ver* Esclerose múltipla
EMDA. *Ver* Encefalomielite disseminada aguda
EMG. *Ver* Eletromiografia
Encefalite equina do leste, 222-223
Encefaloduroarteriossinangiose, para doença de *moyamoya*, 113-114
Encefalomielite disseminada aguda (EMDA)
  considerações, 214
  definições associadas, 214-216
  diagnóstico, 215-217
  diagnóstico diferencial, 215-217
  dicas clínicas, 218
  etiologias/apresentação clínica, 215-217
  etiopatogênese multifatorial, 218
  neuropatologia de, 215-216, 216f
  opções de tratamento, 217
  prognóstico, 215-217
  sintomas, 213, 215-216
Encefalomielite hemorrágica necrosante aguda (EMHNA), 215-216
Encefalopatia de Wernicke, 172-173
Encefalopatia espongiforme bovina (EEB), 245-246
Encefalopatia hepática, 228
Encefalopatias espongiformes transmissíveis (EETs), 245-248
Enxaqueca abdominal, 156
Enxaqueca transformada, 162-163
Enxaquecas da artéria basilar, 156
Enxaquecas hemiplégicas, 156
Enxaquecas oftalmoplégicas, 156
Enxaquecas. *Ver* Cefaleias do tipo enxaqueca
Epidemiologia
  da contusão cerebral, 86-88, 88q
  da dermatomiosite, 341-343
  da distrofia muscular de Duchenne/Becker, 399-401
  da doença de Creutzfeldt-Jakob, 245-247
  da esclerose lateral amiotrófica, 352-353
  da esclerose múltipla, 203-204
  da lissencefalia, 423-424, 426-427
  da neurite óptica, 194-196, 200
  da polineuropatia inflamatória desmielinizante crônica, 325-327
  da síndrome do túnel do carpo, 361-363
  das crises parciais complexas, 125-129
  dos traumatismos medulares, 63
Epilepsia, 118-119, 135-137, 377-378, 381. *Ver também* Autismo; Epilepsia rolândica benigna; Epilepsia mioclônica juvenil; Crises; Morte súbita inesperada na epilepsia; Epilepsia do lobo temporal
Epilepsia benigna com espículas centrotemporais
Epilepsia do lobo temporal, 128-129, 385-386
Epilepsia mioclônica juvenil, 378-379, 381
Epilepsia relacionada à localização, 377-378
Epilepsia rolândica benigna (ERB)
  abordagem, 415-417
  considerações, 381, 414-416
  diagnóstico, 416-417
  dicas clínicas, 418
  opções de tratamento, 417
  sintomas, 413
Epilepsia rolândica maligna, 418
ERB. *Ver* Epilepsia rolândica benigna
Erupção violácea em heliotropo, 340-343
Escala de coma de Glasgow, 79, 79q, 271-272, 271q
Escherichia coli, 222-223
Esclerose lateral amiotrófica (ELA)
  características clínicas/epidemiologia, 352-353
  considerações, 350-352
  definições associadas, 351-352
  diagnóstico, 353-354
  dicas clínicas, 354
  etiologia/patogênese, 352-353
  sintomas, 349
  tratamento/manejo
    assistência nutricional, 354-355
    assistência ventilatória, 354-355
    riluzole, 353-355
    terapia da fala, 354-355
  vs. mielopatia cervical, 354
Esclerose múltipla (EM)
  características clínicas, 205-206
  considerações, 202
  definição de, 203-204
  diagnóstico, 205-209
  diagnóstico diferencial, 208q-209q
  dicas clínicas, 211-212
  e neurite óptica, 192, 197-198, 200
  epidemiologia, 203-204
  etiopatogenia, 203-205
  opções de tratamento, 208-209-210-211
  padrões clínicos/tipos
    benigna, abrangente, 204-205
    clinicamente isolada, 204-205
    primária progressiva, 204-205
    progressiva recorrente, 204-205
    recorrente-remitente, 204-205
    secundária progressiva, 204-205
  sintomas, 201
  tratamento, sintomático, 210-211
Escotoma, 194-195
Esfregaço de Tzanck, 294-296
Espaço subaracnoide, 103-104

Espasmos infantis (síndrome de West), 423-424
Estado distônico, 34-35
Estado epiléptico, 378-379, 381, 385-386
Estatinas
    para dermatomiosite, 345-346
    para hiperlipidemia/acidentes vasculares encefálicos, 98-99
Estenose da carótida, 98-99
Esteroides
    corticosteroides
        para encefalomielite disseminada aguda, 217
        para esclerose múltipla, 202
        para inflamação, 65-66
        para neurite óptica, 199
        para toxoplasmose, 265
    intravenosa, para esclerose múltipla, 209-210
    para lissencefalia, 424
    para síndrome de Ramsay Hunt, 298-299, 302
Estimulação cerebral profunda (DBS)
    para distonia, 32, 36-37
    para doença de Parkinson, 44-45
    para síndrome de Tourette, 410
    para tiques resistentes a fármacos, 410
    para tremor essencial, 19-20
Estimulação de alta frequência do globo pálido (GPi), para distonia, 35-36
Estreptococo, grupo B, 222-223
Estudo da velocidade da condução nervosa (VCN)
    definição, 185-186
    para amiotrofia lateral amiotrófica, 353-354
    para degeneração combinada subaguda da medula espinal, 189-190
    para dermatomiosite, 339-340, 344-345
    para distrofia muscular de Duchenne/Becker 400-402
    para miastenia grave, 309-310
    para polineuropatia desmielinizante inflamatória aguda, 325-326
    para polineuropatia desmielinizante inflamatória crônica, 327
    para ptose, 306-308
    para síndrome de Guillain-Barré, 335
Estudos VCN. *Ver* Estudos da velocidade de condução nervosa
Etiologia
    da ataxia cerebelar autossômica dominante, 49, 51
    da ataxia espinocerebelar, autossômica dominante, 49, 51-52
    da distonia, 32-35, 60
    da distrofia muscular de Duchenne/Becker, 400-401
    da doença de Creutzfeldt-Jakob, 246-248
    da encefalomielite disseminada aguda, 215-217
    da epilepsia do lobo temporal, 385-386
    da esclerose lateral amiotrófica, 352-353
    da esclerose múltipla, 203-205
    da hemorragia subaracnóidea, 103-104, 107
    da meningite, 220-223
    da neurite óptica, 195*f*, 197
    da paralisia do sexto nervo craniano, 288-289
    da polineuropatia inflamatória desmielinizante crônica, 326-327
    da pseudocrise, 143-145
    da ptose, 305-306
    da síncope ortostática, 136-137
    da síndrome de Guillain-Barré, 332-335
    das crises com início na idade adulta, 117-119
    das crises parciais complexas, 128-129
    das crises pediátricas, 379-380
    do acidente vascular isquêmico, 96-97
    do *delirium*, por traumatismo craniano, 82*q*, 83
    do infarto cerebral agudo, 96-97
    do papiledema, 279-280
    do pé caído, 372
    dos acidentes vasculares encefálicos, em pacientes jovens, 111-113
Exacerbação de crise catamenial (epilepsia catamenial), 132
Exame abdominal, 5-6, 331-332, 375-376
Exame cardíaco, 4-5
Exame da mama, 4-5
Exame das costas/coluna vertebral, 5-6
Exame de cabeça/pescoço, 4-5
Exame de extremidades/pele, 5-6
Exame de líquido cerebrospinal (LCS)
    para crises febris, 384
    para demência associada ao HIV, 236-239
    para demência de Alzheimer, 167-168
    para esclerose múltipla, 206-208
    para hemorragia subaracnóidea, 104-105
    para meningite bacteriana, 222-225
    para meningite viral, 220, 222-223, 225-226
    para neurossífilis, 255-258
    para polineuropatia inflamatória desmielinizante crônica, 327
    para toxoplasmose, 263-264
Exame genital/retogenital/retal, 5-6
Exame neurológico, 5-6
Exame pulmonar, 4-5
Exelon (rivastigmina), 172-173
Exercícios de Brandt-Daroff, para vertigem, 315, 318-320

F

Fasciculação, 47, 351-352, 370-371
Fatores de risco
    em pessoas jovens, 111-114
    para acidentes vasculares encefálicos, 96-99
    para aneurismas, 103-104
    para *delirium*, 80-81, 81*q*
    para discinesia tardia, 57, 59, 410
    para hemorragia subaracnóidea, 102-103
    para infarto cerebral agudo, 94-95
    para pseudotumor cerebral, 281
Fenitoína
    causal para vertigem posicional paroxística benigna, 322-323
    para crises, 119*q*-120*q*, 130-131, 378, 381

Fenobarbital
  para crises, 378
  para crises febris, 385-386
Fenômeno de Raynaud, 341-342
Fenômeno de Uhthoff, 197
Fibrilação atrial, 96-99
Fingolimod (gilenya), 209-210
Fisiopatologia
  da contusão cerebral, 87-89
  da demência associada ao HIV, 239
  da doença de Alzheimer, 169-170
  da esclerose lateral amiotrófica, 352-353
  da miastenia grave, 308-310
  do *delirium*, decorrente de traumatismo craniano, 80-81
  do pseudotumor cerebral, 281
Fisioterapia
  para ataxia cerebelar autossômica dominante, 51-53
  para cefaleia diária crônica, 161-162
  para dermatomiosite, 346
  para distrofia muscular, 401-402
  para doença de Parkinson, 43-44
  para esclerose lateral amiotrófica, 354-355
  para esclerose múltipla, 210-211
  para polineuropatia inflamatória desmielinizante crônica, 326
  para síndrome do túnel do carpo, 364-365
Flufenazina, 410
Fluoxetina, 410
Fonofobia, 159-160
Forame oval patente (FOP), 110-114
Fotofobia, 159-160
Função executora, 177-178

G

Gabapentina
  para cefaleias do tipo enxaqueca, 153-154
  para crises, 119*q*-120*q*, 130-131
Gastrenterite viral, 375-376
Gene *huntingtina*, 24-26, 28
Gilenya (Fingolimod), para esclerose múltipla, 209-210
Glaucoma agudo, 151-152

H

H. influenza, 222-223, 334-335
Haloperidol
  para coreia, 27-29
  para *delirium*, 80-82
  para distonia, 36-37
  para síndrome de Tourette, 410
HED. *Ver* Hematoma epidural
Hematoma epidural (HED)
  abordagem de, 71-72
  considerações, 70
  definição de, 271-272
  dicas clínicas, 76
  estudos diagnósticos
    de imagem, 73-76, 74*f*
    laboratoriais, 72-74
  exame físico, 72-73
  opções de tratamento, 73-75
  resultados, 73-75
  sequelas traumáticas associadas, 72-73
  sintomas, 69, 71-73
Hematoma subdural, 272-273
Hemianopsia homônima, 95-96
Hemorragia intracerebral, 95-96
Hemorragia subaracnóidea, 152-153
  complicações, 106-107, 108
  considerações, 102-103
  definição de, 79
  definições associadas, 103-104
  diagnóstico/prognóstico, 104-106
  dicas clínicas, 108
  etiologias, 103-104, 107
  fatores de risco, 102-103
  opções de tratamento, 105-107
  sintomas, 101
  sistema de graduação, 105-106
Hereditariedade ligada ao X, 399-400, 403
Herniação, 445-446
Herpes-vírus humano 6-7, 385
Herpes-zóster ótico, 294-295, 297-298, 302
Hidrocefalia, 279-280
  comunicante aguda, 103-104
Hidrocefalia comunicante aguda, 103-104
Hidrocefalia de pressão normal, 172-173
Hiperlipidemia, 98-99
Hipermagnesemia, 228
Hiper-reflexia
  e *delirium* com traumatismo de crânio, 78
  e demência associada ao HIV, 236-238
  e doença de Creutzfeldt-Jakob, 244-245
  e esclerose lateral amiotrófica, 353-354
  e meningite viral, 220
  e síndrome de Guillain-Barré, 333-334
Hipertelorismo, 423-424
Hipertensão
  e cefaleias, 150-151
  e cefaleias do tipo enxaqueca, 153-154
  e infarto cerebral agudo, 96-99
  e massa intracraniana em expansão, 72-73
  iatrogênica, no acidente vascular encefálico isquêmico, 96-97
Hipertireoidismo, 18-19, 27*q*
Hiporreflexia
  e botulismo infantil, 228, 230-231
  e neurossífilis, 256-257
Hipotireoidismo
  e botulismo infantil, 228
  e demência, 172-173
  e síndrome do túnel do carpo, 359, 361-363
Hipotonia e botulismo infantil, 228, 230-231
Hipotonia infantil, 451, 453-454
Hipovolemia, 137-138

Hormônio adrenocorticotrófico (ACTH), para lissencefalia, 424
HSV PCR, 221-222

I

Ibuprofeno, para cefaleias pediátricas, 393
ICP. *Ver* Pressão intracraniana
Imunoglobulina do botulismo humano, 231-232
Imunopatogênese, da dermatomiosite, 340-341
Incontinência fecal, e demência, 172-173
Incontinência urinária
  e demência, 172-173
  na crise com início na idade adulta, 116-117
  na crise tônico-clônica, 378-379
  na doença de Parkinson, 42
  na pseudocrise, 143-144
  na síncope cardiovascular, 136-137, 139-140
  no hematoma epidural, 72-73
Infarto cerebral, agudo
  abordagem clínica, 95-97
  apresentação clínica, 96-98
  considerações, 94-95
  definições associadas, 95-96
  dicas clínicas, 100
  etiologias, 96-97
  imagem TC, 97*f*
  linfoma cerebral, 238-239
  opções de tratamento, 97-99
  procedimentos diagnósticos, 95-96
  sintomas, 93, 96-97
Inibidores da monoaminoxidase tipo B (MAO-B), 40, 62
Inibidores seletivos da recaptação da serotonina (ISRSs)
  para depressão, 27-29
  para doença de Alzheimer, 173-174
  para esclerose múltipla, 210-211
  para transtorno obsessivo-compulsivo, 410
Injeções de toxina botulínica tipo A
  para cefaleias crônicas, 161-163
  para diplopia binocular, 289
  para discinesia tardia, 58-59
  para distonia, 35-36
  para tiques/síndrome de Tourette, 410
  para tremor essencial, 19-20
Insônia familiar fatal (FFI), 245-246
Instabilidade postural, 46
Interferon b-1a, 209-210
Interferon b-1b, 209-210
International League Against Epilepsy, 117-118, 119*q*-120*q*
Intervenção cirúrgica
  para crises epilépticas, 130-131
  para crises parciais complexas, 130-131
  para doença de Parkinson, 43-45
  para hematoma epidural, 76
  para hemorragia subaracnóidea, 106-107
  para lesões medulares, 65-66
  para síndrome do túnel do carpo, 365

  para tremor essencial, 19-21
  para tumores do ângulo cerebelopontino, 440
ISRSs. *Ver* Inibidores seletivos da recaptação da serotonina

L

LCS. *Ver* Exame do líquido cerebrospinal
Lesão da circulação posterior/vertebrobasilar, 96-97
Lesão medular sem anormalidade radiográfica (SCIWORA), 64-65
Lesões com realce anelar, 263-264, 267
Lesões medulares
  abordagem clínica, 64-65
  considerações, 62
  cuidados a longo prazo/reabilitação, 65-66
  dicas clínicas, 67
  epidemiologia, 63
  manejo inicial, 64-67
  o papel da cirurgia/esteroides, 65-66
  sintomas, 61
  tipos de
    síndrome de Brown-Sequard, 63
    síndrome medular central, 63
    síndromes do cordão anterior, 63
Leucemia, 353-354, 361-363
Leucoencefalopatia multifocal progressiva, 238-239
Levodopa
  causal para discinesia, 44-46, 59
  e distonia, 33*q*, 35-36, 35*q*
  para doença de Parkinson, 40, 43-46, 181-182
Lewy, Frederick, 178-180
Lissencefalia
  considerações, 422-423
  definições associadas, 423-424
  diagnóstico, 424-425
  dicas clínicas, 426-427
  epidemiologia/diagnóstico diferencial, 423-424, 426-427
  opções de tratamento, 424-425
  sintomas, 421-422
Listeria monocytogenes, 222-223
Lorazepam, para *delirium,* 80-82

M

Malformações arteriovenosas, 110-114
Manual Diagnóstico e Estatístico de Trantornos Mentais (DSM-IV-TR), para autismo, 428-429
Medicações neurolépticas
  efeitos colaterais
    discinesia tardia, 57, 59-60, 410
    exacerbação da bradicinesia, 27-29
    hepatotoxicidade, 410
    para a supressão de tiques, 410
    para síndrome de Tourette, 410
    parkinsonismo induzido por fármacos, 43-44
  para coreia, 27-29, 58-59
  para doença de Huntington, 58-59

sensibilidade na demência com corpúsculos de
    Lewy difusos,178-180
Medicações. *Ver também* Medicamentos individuais
    efeitos colaterais
        agentes bloqueadores da dopamina, 29, 57, 60
        agentes neurolépticos, 27-29, 43-44, 57, 59-60,
            410
        anticolinérgicos, 44-45
        antieméticos, 43-44
        betabloqueadores, 135-138, 155
        bloqueadores do canal de cálcio, 135-136
        contraceptivos orais, 111-112
        diuréticos de alça, 137-138
        fenobarbital/ácido valproico, 385-386
        medicações anticonvulsivas, 19-20, 136-137,
            385-386, 417
        riluzole, 354-355
        topiramato, 153-155
        tranquilizantes, 19-20
        triptanos, 153-154
    para acidentes vasculares encefálicos, 97-98,
        112-113
    para aneurismas, 108
    para cefaleias, 152-155, 160-162
    para cefaleias do tipo enxaqueca, 153-155
    para cefaleias pediátricas, 393
    para coreia, 26-29, 58-59
    para crises, 119*q-120q*, 129-131
    para crises de ausência, 130-131
    para crises febris, 386
    para *delirium*, 80-82
    para demência com corpúsculos de Lewy difusos,
        179-180
    para depressão, 27-29
    para dermatomiosite, 345-346
    para discinesia tardia, 58-59
    para distonia, 35-37
    para distonias secundárias, 33, 36-37
    para distrofia muscular de Duchenne/Becker,
        401-403
    para distúrbio de atenção déficit/hiperatividade,
        410
    para doença de Alzheimer, 167-168, 172-174
    para doença de Huntington, 58-59
    para doença de Parkinson, 43-46
    para epilepsia, 378, 381
    para epilepsia rolândica benigna, 417
    para esclerose lateral amiotrófica, 353-355
    para esclerose múltipla, 209-211
    para hiperlipidemia, 98-99
    para inflamação, 65-66
    para lesões medulares, 65-66
    para lissencefalia, 424
    para meningite viral, 221-222
    para miastenia grave, 308
    para neurite óptica, 199
    para polineuropatia desmielinizante inflamatória
        crônica, 326
    para síncope cardiogênica, 135-136
    para síndrome de Guillain-Barré, 335
    para síndrome de Tourette, 410
    para tiques, 410
    para toxoplasmose, 265-266
    para transtorno obsessivo-compulsivo, 410
    para tremor essencial, 19-21
    para tremores, 19-20
Medicamentos anticolinesterásicos
    para demência com corpúsculos de Lewy difusos,
        176, 179-181
    para doença de Alzheimer, 173-174
    para miastenia grave, 308
Medicamentos anticonvulsivos, 19-21, 130-131
Memantina, para doença de Alzheimer, 167-168,
    172-173
Meningioma, 435-439. *Ver também* Tumores do
    ângulo cerebelopontino
Meningite meningocócica, 225-226
Meningite por HSV, 223-225
Meningite viral
    apresentação clínica/avaliação, 222-225
    avaliação/algoritmo de manejo, 224f
    avaliações, 220-222
    causas, 222-223
    considerações, 220-222
    definições associadas, 221-222
    dicas clínicas, 226
    opções de tratamento, 221-225
    sintomas, 219
    vs. meningite bacteriana, 222-223, 225-226
Meningite. *Ver* Meningite bacteriana; Meningite
    meningocócica; Meningite viral
Metilfenidato, para transtorno do déficit de atenção
    e hiperatividade, 410
Metilprednisolona, 65-66, 192
Miastenia grave, 228, 307-308
    dicas clínicas, 311
    exames diagnósticos para, 309-308
    fisiopatologia da, 308-310
    opções de tratamento, 308
    sintomas oculares, 309-310
Micção, espontânea, 136-137
Mieloma múltiplo, 361-363
Mielopatia, 64-65, 351-352
Mielopatia cervical, 354
Miniexame do estado mental (MEEM), 6-7, 219,
    235-236, 243-244, 253-254
Mioclonias, 32-33, 43-44, 80-82
Miopatia, 303-308, 326, 340-341
Mioquimia facial/faciolingual, 51-53, 205-206
Miosite com corpos de inclusão, 343-344
Mitoxantrona (Novantrone), para esclerose múltipla,
    209-210
Mitoxantrona, 209-210
Modafinil, para esclerose múltipla, 210-211
Mononeuropatia do nervo mediano. *Ver* Síndrome
    do túnel do carpo
Mononeuropatia isquêmica. *Ver* Paralisia do sexto
    nervo craniano

Mordedura da língua, 136-137, 139-140, 143-144
Morte súbita inesperada em epilepsia (SUDEP), 128-129
Mycoplasma pneumoniae, 334-335

N

N. meningitidis, 222-223
Natalizumabe, 209-210
Natalizumabe, para esclerose múltipla, 209-210
National Institute of Neurological Disorders and Stroke (NINDS), 249-250
Neuralgia do trigêmeo, com esclerose múltipla, 205-206
Neuralgia occipital, 160-161
Neuralgia pós-herpética, 295-296
Neurite óptica (NO)
    abordagem clínica, 195-197
    associação esclerose múltipla, 192, 197-198, 200, 205-206
    causas de, 193*q*
    considerações, 192-193
    defeito pupilar aferente, 195*f*
    definições associadas, 194-195
    diagnóstico, 198
    dicas clínicas, 200
    epidemiologia, 194-196, 200
    etiopatogenia, 195*f*, 197
    opções de tratamento, 199
    sintomas, 191
Neurite óptica anterior (papilite), 194-195
Neurite óptica posterior (neurite retrobulbar), 194-195
Neurite retrobulbar (neurite óptica posterior), 194-195
    e esclerose múltipla, 205-206
Neurografia por ressonância magnética (NRM), para Neuromas
    acústico, 435-437, 440-443
    faciais, 296-297
Neuropatia compressiva, 371-372
Neuropatia diabética, 137-138
Neuropatia peroneal, 372
Neuropatia. *Ver* Polineuropatia desmielinizante inflamatória aguda; Polineuropatia desmielinizante inflamatória crônica; Neuropatia compressiva; Neuropatia diabética; Mononeuropatia isquêmica; Mononeuropatia do nervo mediano; Neurite óptica; Neuropatia peroneal
Neurossífilis. *Ver também Tabes dorsalis*
    abordagem clínica, 256-258
    achados do LCS, típicos, 255-256
    e demência, 172-173
    e dor lancinante, 253-256
    opções de tratamento, 257-258
    prognóstico, 258
Nimodipina, para aneurismas, 106-108
Nistagmo, 221-222, 315, 318
NO. *Ver* Neurite óptica

Nortriptilina, 161-162
Nova variante de doença de Creutzfeldt-Jakob (nv-CJD), 246-247

O

Obstipação
    e botulismo infantil, 228, 230-231, 233
    e disautonomia, 229
    e discinesia tardia, 55
    e esclerose lateral amiotrófica, 354-355
Olhos. *Ver também* Papiledema; Pupila não reativa
    diplopia, 287-289
    diplopia monocular, 288-289
    diplopia vertical, 289
    e miastenia grave, 309-310
    escala de coma de Glasgow, 271*q*
    síndrome de Holmes-Adie, 268, 271-275
    via nervosa simpática, 273*f*
Opções de tratamento
    para acidentes vasculares encefálicos, 97-99
        em pacientes jovens, 112-114
        hemorrágico, 98-99
        isquêmico, 94-95, 97-99, 112-113
    para ataxia espinocerebelar, autossômica dominante, 51-53
    para botulismo infantil, 231-232
    para cefaleias
        crônica, 160-162
        da enxaqueca, 152-155
        pediátrica, 390-391, 393
    para coreia, 27-29
    para crises
        de início na idade adulta, 118-120, 119*q-120q*
        de início recente, crianças, 378
        febris, 385-386
        parciais complexas, 128-131
        pseudocrises, 144-145
    para deficiência de vitamina B_{12}, 187-188
    para degeneração medular combinada subaguda, 187-188
    para *delirium*, decorrente de traumatismo craniano, 80-82
    para demência associada ao HIV, 239
    para demência com corpúsculos de Lewy difusos, 179-180
    para dermatomiosite, 345-346
    para discinesia tardia, 58-59
    para distonia, 35-36
    para distrofia muscular de Duchenne/Becker, 401-402
    para doença de Alzheimer, 172-174
    para doença de Creutzfeldt-Jakob, 250
    para doença de Parkinson, 43-45
    para encefalomielite disseminada aguda, 217
    para epilepsia rolândica benigna, 417
    para esclerose lateral amiotrófica, 354-355
    para esclerose múltipla, 208-211
    para hematoma epidural, 73-75
    para hemorragia subaracnóidea, 105-107

para infarto cerebral, agudo, 97-99
para lissencefalia, 424-425
para meningite viral, 221-222
para miastenia grave, 308
para neurite óptica, 199
para neurossífilis, 257-258
para papiledema, 281-282
para paralisia do sexto nervo craniano, 289
para pé caído, 372-373
para polineuropatia desmielinizante inflamatória crônica, 326
para síncope cardiogênica, 137-138
para síndrome de Guillain-Barré, 335
para síndrome de Tourette, 409-410
para síndrome do túnel do carpo, 364-365
para toxoplasmose, 265-266
para tumores do ângulo cerebelopontino, 439-440
Opistótono, 33, 423-424
Órtese pé-tornozelo, para pé caído, 372
Otite média, com paralisia facial, 296-297
Otólito, 315, 318
Otorreia, 295-296
Oxcarbazepina
para crises, 378
para tratamento anticonvulsivante, 130-131

P

Pacientes, abordagem dos
abordagem de leitura orientada para o problema, 8-12
coleta de informações, 2-7
exame físico, 4-7
história, 2-5
solução do problema clínico, 7-9
Palilalia
na doença de Parkinson, 41
na síndrome de Tourette, 409
Papiledema. *Ver também* pseudotumor cerebral
Papilite (neurite óptica anterior), 194-195, 196f
Pápulas de Gottron, 341-344
Para doença de Parkinson, 40, 44-45
Para meningite bacteriana, 222-225
Paracetamol
para cefaleia crônica, 158, 161-163
para cefaleias pediátricas, 393
Paracinesias, 407-408
Paralisia de Bell, 295-296, 298-299, 436-439, 441-443
Paralisia de Todd, 95-96
Paralisia do nervo facial. *Ver também* Paralisia de Bell; Colesteatoma; Neuromas faciais; síndrome de Ramsay Hunt; Tumores , da parótida/base do crânio
abordagem clínica, 295-299
considerações, 294-295
definições associadas, 295-296
dicas clínicas, 302
paralisia facial bilateral, 297-298
sintomas, 293

Paralisia do sexto nervo craniano. *Ver também* Diplopia binocular
abordagem clínica, 287-288
considerações, 286-287
dicas clínicas, 291
etiologia, 288-289
opções de tratamento, 289
sintomas, 285-286
Paralisia facial, 438-439
Paralisia facial bilateral, 297-298
Paralisia facial idiopática. *Ver* Paralisia de Bell
Paralisia supranuclear progressiva, 43-44
Paresia do olhar, 94-97
Parkinsonismo induzido por fármacos, 43-44, 46
Patogênese
da distrofia muscular de Duchenne/Becker, 400-401
da doença de Creutzfeldt-Jakob, 246-248
da encefalomielite disseminada aguda, 218
da esclerose lateral amiotrófica, 352-353
da esclerose múltipla, 203-205
da polineuropatia inflamatória desmielinizante crônica, 326-327
das crises parciais complexas, 128-129
do tremor essencial, 18-19
Pé caído
abordagem clínica, 371-372
associação com esclerose múltipla, 205-206
considerações, 370-371
definições associadas, 370-372
diagnóstico, 372
dicas clínicas, 374-375
etiologias do, 372
exames por imagem, 372
opções de tratamento, 372-373
prognóstico, 373
sintomas, 369-372
testes eletrodiagnósticos, 372
Pemoline, para o distúrbio de atenção com hiperatividade, 410
Penicilina G, aquosa em altas doses intravenosas, para neurossífilis, 254-255, 257
Perda auditiva, de condução/neurossensorial, 437-438
Perda auditiva de condução, 437-438
Perda auditiva neurossensorial, 437-438
PET. *Ver* Tomografia por emissão de pósitrons
Pimozide, para síndrome de Tourette, 410
Pirimetamina, par toxoplasmose, 262-263, 265
Plexopatia braquial, 361-364
Polineuropatia desmielinizante inflamatória aguda (AIDP). *Ver* Síndrome de Guillain-Barré
Polineuropatia inflamatória desmielinizante crônica (CIDP)
características clínicas/epidemiologia, 325-327
considerações, 324-326
definições associadas, 325-326
diagnóstico, 327-326
dicas clínicas, 329

etiologia/patogênese, 326-327
sintomas, 323-324
tratamento/manejo, 326
Poliomielite, 228, 229
Prega epicântica, 423-424
Pressão intracraniana (PIC)
aumentada, no papiledema, 279-280
no traumatismo cerebral, 72-75
Primidona, 19-20
Problemas de deglutição. *Ver* Disfagia
Procedimento de reposicionamento na canalolitíase, 315, 318
Propranolol
para cefaleias diárias crônicas, 161-162
para cefaleias do tipo enxaqueca, 153-155
para tremor essencial, 16, 19-20
Proptose, 287-288
Pseudocrise
considerações, 142
definições associadas, 142-144
dicas clínicas, 145
etiologias/quadro clínico, 143-145
sintomas, 141
tratamento, 144-145
vs. crises epilépticas, 143-144
vs. simulação, 143-144
Pseudoexoftalmia, 51-53
Ptose, 255-256, 287-288. *Ver também* Miastenia grave
abordagem clínica, 305-308
considerações, 303-305
definições associadas, 305-306
etiologias da, 305-306
sintomas, 303-304
Punção lombar (PL). *Ver também* Exame do líquido cerebrospinal
para cefaleias do tipo enxaqueca, 150-151
para cefaleias pediátricas, 392-393
para crises febris, 384
para doença de Huntington, 24-25
para hemorragia subaracnóidea, 104-105
para meningite viral, 220, 225-226
para papiledema, 279-281
para pseudotumor cerebral, 281
para VDRL, para *tabes dorsalis*, 254-255
Pupila de Marcus Gunn (defeito pupilar aferente), 194-195, 195*f*
Pupila não reativa. *Ver também* Síndrome de Holmes-Adie
abordagens clínicas, 272-274
considerações, 269-272
definições associadas, 271-273
dicas clínicas, 275
ferramentas de avaliação, 272-273
sintomas, 269-270
Pupilas de Argyll Robertson, 253-256, 259

Q

Queda
e coreia, 27-29

e demência associada ao HIV, 237-238
e distrofia muscular de Duchenne, 399-400
e doença de Creutzfeldt-Jakob, 243-244
e lesão medular traumática, 63, 66-67
e pé caído, 369-370
e pseudocrises, 143-144
e *tabes dorsalis*, 255-256

R

Radiculomielopatia, 263-264
Radiculopatia, 351-352
cervical, 361-364
lombar, 370-372
Radioterapia estereotáxica, 440
Reflexo H, 255-256
Reflexos primitivos, 185-186
Ressonância magnética (RM)
com contraste de gadolíneo
para tumores cerebrais metastáticos, 444-448
para tumores do ângulo cerebelopontino, 436-437, 437*f*, 439-441
nos traumatismos medulares, 62, 64-65
para ataxia, 51-52
para ataxia espinocerebelar, 52*f*
para cefaleias crônicas, 158, 160-163
para cefaleias pediátricas, 392-393
para crise parcial complexa, 124, 128-130, 130*f*
para crises de início recente, 375-377
para degeneração combinada subaguda da medula espinal, 187-188
para diplopia binocular, 291
para doença de Creutzfeldt-Jakob, 248-250
para doença de Huntington, 24-25
para epilepsia rolândica benigna, 417, 418
para esclerose mesial temporal, 377*f*
para esclerose múltipla, 205-207, 206*f*
para hemorragia subaracnóidea, 104-105
para infarto cerebral agudo, 94-96
para lissencefalia, 422-424, 426-427
para meningite viral, 220
para miastenia grave, 309-310
para neurite óptica, 192, 197-198, 198*f*
para ptose, 306-307, 311
para síndrome de Guillain-Barré, 335
para tremor essencial, 16
Retardo no desenvolvimento, 429-430
Retrocollis (movimentos em arco para trás), 60
Retroviroses, 222-223
Rigidez de nuca, na meningite, 226
Rigidez em cano de chumbo, 17-18
Rigidez em roda dentada, 16-18
Riluzole, para esclerose lateral amiotrófica, 353-355
Risperidona
para *delirium*, 80-82
para doença de Alzheimer, 172-173
Rivastigmina, para doença de Alzheimer, 172-173
RM. *Ver* Ressonância magnética
RT-PCR EV (reação em cadeia da polimerase via transcriptase reversa enteroviral), 221-222

S

S. *pneumoniae*, 222-225
Sangramento sentinela, 103-104
Sarcoidose, 361-363
SCA. *Ver* Ataxia espinocerebelar, autossômica dominante
Sertralina, 410
Sertralina, para síndrome de Tourette, 410
SGB. *Ver* Síndrome de Guillain-Barré
Sífilis, formas neurológicas, 275. *Ver também* Neurossífilis; *Tabes dorsalis*
Simulação, 143-144
Sinal de Babinski, 80-81, 185-186, 219, 445-446
Sinal de Brudzinski, 219, 221-222, 226
Sinal de Kernig, 220-222, 226
Sinal de Lhermitte, 205-206
Sinal de Phalen, 361-362, 364-365
Sinal de Romberg, 255-256
Sinal de Tinel
   na mononeuropatia do nervo mediano, 360-362
   na síndrome do túnel do carpo, 364-365
Síncope
   cardiogênica, 135-139
   convulsiva, 136-137
   definição de, 135-136
   e demência com corpúsculos de Lewy difusos, 178-180
   exercício, 135-136, 139-140
   ortostática, 134-138
   relacionado com epilepsia, 136-137
   sintomas relacionados não cardíacos, 135-136
   tosse/miccional, 136-137
   vasovagal, 134-139
Síncope cardiogênica
   abordagem clínica, 135-138
   avaliação, 137-138
   considerações, 134-135
   definições associadas, 135-136
   dicas clínicas, 139-140
   opções de tratamento, 137-138
   sintomas, 133
Síncope convulsiva, 136-137
Síncope de esforço, 135-136, 139-140
Síncope miccional, 136-137
Síncope ortostática
   causas, 137-138
   definição de, 135-136
   etiologia, 136-137
Síncope por tosse/micção, 136-137
Síncope vasovagal, 134-135, 136-139
Síndrome
   abordagem clínica, 279-281
   condições causais, 278-279
   considerações, 278-279
   definições associadas, 279-280
   dicas clínicas, 283
   e polineuropatia desmielinizante inflamatória crônica, 329
   exame fundoscópico de, 279-280f

   fisiologia de, 280-281
   opções de tratamento, 281-282
   sintomas, 277-281
Síndrome antifosfolipídeo, 113-114
Síndrome das pernas inquietas (SPI), 51-53
Síndrome de Asperger, 429-431
Síndrome de Brown-Sequard, 63, 66-67
Síndrome de Ehlers-Danlos, 111-112
Síndrome de Guillain-Barré (SGB), 228, 297-298
   abordagem clínica, 333-335
   apresentação clínica, 335
   considerações, 332-334
   definições associadas, 333-334
   dicas clínicas, 337
   etiologias, bacteriana/viral, 334-335
   opções de tratamento, 335
   sintomas, 331-332
Síndrome de Holmes-Adie, 268, 271-275
Síndrome de Horner, 111-112, 114
Síndrome de Marfan, 111-112
Síndrome de Miller-Dieker. *Ver* Lissencefalia
Síndrome de pseudodemência, 168-172
Síndrome de Ramsay Hunt, 297-299, 302
Síndrome de Reye, 228
Síndrome de Tourette
   abordagem clínica, 407-409
   considerações, 406-407
   definições associadas, 406-408
   dicas clínicas, 411
   e tiques, 406-411
   opções de tratamento, 409-410
   sintomas, 405-406
Síndrome de West (espasmos infantis), 423-424
Síndrome do pseudotumor cerebral, 280-281
   e cefaleias, 150-152, 162-163
   e papiledema, 281
   e polineuropatia desmielinizante inflamatória crônica, 329
Síndrome do seio doente, 135-139
Síndrome do túnel do carpo (STC). *Ver também* Síndrome do túnel do tarso
   considerações, 360-361
   definições associadas, 361-362
   diagnóstico, 361-365
   dicas clínicas, 367
   distribuição sensorial do nervo mediano, 361f
   epidemiologia/características clínicas, 361-363
   opções de tratamento, 364-365
   prevenção, 365
   sintomas, 359
Síndrome do túnel do tarso, 367
Síndrome medular anterior, 63
Síndrome medular central, 63
Síndrome pós-concussão (SPC), 89-92
Síndromes de herniação, no papiledema, 279-280
Síndromes epilépticas idiopáticas, 118-119, 416-417
Síndromes epilépticas sintomáticas, 118-119
Síndromes pseudoneurológicas, 145

Sinucleinopatias, 178-180
Sinusite, 151-152, 156
Sistema de Harding, 49, 51-53
Sofrimento respiratório
   e botulismo infantil, 230-232
   e esclerose lateral amiotrófica, 352-353
STC. *Ver* Síndrome do túnel do carpo
Substância negra, 34-35, 41, 51-53
Sulfadiazina, para toxoplasmose, 262-263, 265
Sumatriptano em *spray* nasal, para cefaleias pediátricas, 393

T

T. gondii, 263-264
Tabes dorsalis. *Ver também* Neurossífilis
   considerações, 254-256
   definições associadas, 255-256
   dicas clínicas, 260
   sintomas, 253-254
Taquiarritmias, 135-136, 138-139
TC. *Ver* Tomografia computadorizada
TD. *Ver* Discinesia tardia
TDAH (transtorno de déficit de atenção e hiperatividade), 407-410
Tempo de tromboplastina parcial ativada (TTPa)
   avaliação, 72-73
Terapia antirretroviral altamente ativa (HAART), 237-240, 264-265
Terapia da fala
   para dermatomiosite, 346
   para esclerose lateral amiotrófica, 354-355
Teste de absorção do anticorpo treponêmico fluorescente (FTA-ABS), para neurossífilis, 255-256
Teste de Dix-Hallpike, 315, 318, 321
Teste de Rinne, 314
Teste de Weber, 314
Teste genético
   para ataxia espinocerebelar, 51-53
   para distonia DYT-1, 36-37
   para distrofia muscular, 399-402
   para doença de Huntington, 24-25, 29
Teste respostas evocadas auditivas de tronco cerebral, 429-430
Teste tilt, para síncope cardíaca, 134-136
Tetrabenazina, para coreia, 27-29
Timectomia, 309-308
Timoma, 308
Tiques, 406-411. *Ver também* Síndrome de Tourette
Tizanidina, para esclerose múltipla, 210-211
Tomografia computadorizada (TC)
   na ataxia, 51-52
   na doença de Huntington, 26f
   nas lesões medulares, 62, 64-65
   para cefaleias crônicas, 158
   para cefaleias do tipo enxaqueca, 150-151
   para demência por corpúsculos de Lewy difusos, 179-180
   para doença de Creutzfeldt-Jakob, 248-249

   para hemorragia subaracnóidea, 104-105, 104f, 107
   para infarto cerebral agudo, 94-96, 97f
   para meningite viral, 219, 220
   para miastenia grave, 309-310
   para papiledema, 278-280
   para traumatismo de crânio, 73-74, 74f
   para tumores do ângulo cerebelopontino, 439-440
Tomografia por emissão de pósitrons (PET)
   para demência, 171f
   para distonias primárias, 34-35
   para tremor essencial, 18-19
Tontura
   definida, 315, 318
   por betabloqueadores, 19-20, 155, 156
   por paralisia facial, 296-297
   por síncope vasovagal, 136-137, 139-140
   por síndrome pós-concussão, 89-90
   por tratamento anticonvulsivante, 130-131
   vs. vertigem, 315, 318
   vs. zumbido, 316
Tontura, 136-137, 139-140
Topiramato
   para cefaleia do tipo enxaqueca, 393
   para cefaleias crônicas, 161-162
   para distúrbios convulsivos, 119q-120q, 378
   para tratamento anticonvulsivante, 130-131, 153-155
Toxoplasmose, 259
   abordagem clínica, 263-265
   apresentação clínica/diagnóstico, 264-265
   características clínicas, 264-265q
   considerações, 262-264
   definições associadas, 263-264
   dicas clínicas, 267
   opções de tratamento, 265-266
   profilaxia, 266
   sintomas, 261-262
   transmissão, 264-265
Toxoplasmose congênita, 267
TP. *Ver* Determinação do tempo de protrombina
Transtorno do espectro autista (TEA)/disseminado, 428-430
Transtorno obsessivo-compulsivo (TOC), 406-410
Tratamento abortivo, para enxaquecas, 152-154, 318-319, 393
Tratamento anticonvulsivante, para acidentes vasculares encefálicos, 98-99, 112-113
Tratamento com prisma, para paralisia do sexto nervo craniano, 289
Tratamento profilático, para enxaquecas, 393
Tratamento *Triplo H*, para hemorragia subaracnóidea, 106-107, 108
Tratamento trombolítico
   acidente vascular encefálico hemorrágico, contraindicado 98-99
   para infarto cerebral agudo, 94-95, 97-98
Tremor essencial (TE)

abordagem clínica, 17-19
dicas clínicas, 21
considerações, 16
diagnóstico, 18-19
etiopatogênese, 18-19
manejo, 19-20
RM, cerebral/coluna vertebral, 16
vs. doença de Parkinson, 17*q*
sintomas, 15
consumo de álcool e, 16, 18-19, 21
Tremor familiar benigno, 18-19
Tremor fisiológico, 17-18
Tremor fisiológico mais intenso, 17-18
Tremores de repouso, 18-19, 45-46
Tremores específicos de ação, 18-19
Tremores intencionais, 18-19
Tremores posturais, 18-19
Tremores puramente cinéticos (de intenção), 18-19
Tremores terminais, 18-19
Tremores. *Ver também* Tremor essencial, 17-19
Tríade de Charcot, 205-206
Triexifenidil
para distonia, 36-37
para doença de Parkinson, 44-45
Trimetoprim/sulfametoxazol, para toxoplasmose, 265, 266
Tropeçar
e demência associada ao HIV, 235-238
e pé caído, 369-370
e síndrome de Guillain-Barré, 331-332
TTPa (tempo de tromboplastina parcial ativada), 72-73
Tumor do glomo, 437-438
Tumor epidermoide, 437-438
Tumores cerebrais, metastáticos
abordagem clínica, 445-447
características clínicas, 446-447
considerações, 444-446
definição de, 445-446
dicas clínicas, 448
e câncer pulmonar, 446-448
prognóstico, 447
sintomas, 443-444
tipo/frequência, 445-446
vs. tumores cerebrais primários, 445-446
Tumores do ângulo cerebelopontino. *Ver também* Paralisia de Bell; Meningioma
abordagem clínica, 438-439
características da RM, 438*f*
considerações, 436-437
definições associadas, 436-438
diagnóstico, 438-440
dicas clínicas, 442-443
opções de tratamento, 439-440
Tumores. *Ver também* Tumores cerebrais, metastáticos; Tumores do ângulo pontocerebelar; Síndrome do pseudotumor cerebral

da parótida/base do crânio, 297-298
epidermoide, 437-438
glomo, 437-438

V

Valaciclovir, para síndrome de Ramsay Hunt, 297-298
Valproato de sódio
para cefaleias crônicas, 161-162
para doença de Creutzfeldt-Jakob, 250
Varfarina, 97-99, 112-113
Variante de Westphal, da doença de Huntington, 26, 28-29
Vasoespasmo, 103-104, 106-107
VCN. *Ver* Estudo da velocidade da condução nervosa
Verapamil
para cefaleias crônicas diárias, 161-162
para cefaleias do tipo enxaqueca, 153-154
Vertigem, 315, 318. *Ver também* Vertigem posicional paroxística benigna
Vertigem posicional paroxística benigna (VPPB)
abordagem clínica, 315, 318
considerações, 314-315
definições associadas, 315, 318
diagnóstico diferencial, 318-320
dicas clínicas, 322-323
sintomas, 313, 321-323
teste para, 320
Vesículas, 295-296
Viroses. *Ver* Arboviroses; Arenaviroses; Vírus da encefalite equina do leste; Herpes-vírus humano; Retroviroses; Vírus da encefalite de St. Louis; Vírus do oeste do Nilo; Vírus da encefalite equina do oeste
Vírus da encefalite de St. Louis, 222-223
Vírus da encefalite equina do oeste, 222-223
Vírus da encefalite japonesa, 222-223
Vírus da imunodeficiência humana (HIV). *Ver também* Demência associada ao HIV
e demência, 172-173
e neurossífilis, 256-257, 259
e síndrome de Guillain-Barré, 334-335
Vírus do oeste do Nilo, 222-223
Vírus Epstein-Barr (EBV), 334-335
Vírus La Crosse, 222-223
Vitamina D, para esclerose múltipla, 209-210
Vitamina E, para discinesia tardia, 58-59
VPPB. *Ver* Vertigem posicional paroxística benigna

X

Xilocaína, 161-162

Z

Zumbido
definido, 315, 318
na vertigem, 314